D0876653

LE LIVRE
DE LA
MÉNOPAUSE

PAT WINGERT ET BARBARA KANTROWITZ
Préface du D^{re} Bernadine Healy
Ancienne directrice du National Institutes of Health

MODUS VIVENDI

Nous souhaitons joie et santé à toutes les femmes de nos vies :
nos mères, nos sœurs, nos amies, nos filles et celles que
nous aimons comme nos filles.

© 2006, 2009 Patrice Wingert et Barbara Kantrowitz, pour l'édition originale
© 2012 Les Publications Modus Vivendi inc., pour l'édition française

L'édition originale de cet ouvrage est parue chez Workman Publishing Company, inc.,
sous le titre *The Menopause Book*.

LES PUBLICATIONS MODUS VIVENDI INC.
55, rue Jean-Talon Ouest, 2ᵉ étage
Montréal (Québec) H2R 2W8
CANADA

www.groupemodus.com

Directeur éditorial : Marc Alain
Traduction de l'anglais : Ghislaine René de Cotret
Révision : Guy Perreault
Correction : Flavie Léger-Roy
Illustrations médicales : Taina Litwak
Illustrations des exercices : Munira Al-Khalili

ISBN 978-2-89523-663-4

Dépôt légal – Bibliothèque et Archives nationales du Québec, 2012
Dépôt légal – Bibliothèque et Archives Canada, 2012

Nous reconnaissons l'aide financière du gouvernement du Canada par l'entremise du Fonds du livre du Canada
pour nos activités d'édition.

Gouvernement du Québec – Programme de crédit d'impôt pour l'édition de livres – Gestion SODEC

Imprimé au Canada

Préface

Les femmes qui atteignent 50 ans aujourd'hui ne correspondent pas aux stéréotypes d'hier : des femmes quelque peu défraîchies, souvent déprimées, aux prises avec les mystères de la ménopause, attendant de tomber dans l'oubli en même temps que leurs ovaires cesseront de fonctionner. Plus personne ne croit à de telles sottises. La femme moderne dans la quarantaine ou la cinquantaine — intelligente, informée, engagée, de belle apparence et en santé — ne se définit pas en fonction de sa ménopause. Cela ne diminue pas pour autant l'importance de la ménopause en ce qui a trait à la santé de la femme. Particulière à la femelle de l'espèce, la fin de la fonction ovarienne accroît la conscience du vieillissement ainsi que les risques de troubles liés à l'âge qui semblent augmenter dans la seconde moitié de la vie.

Il y a de bonnes nouvelles. La communauté médicale met au jour une énorme quantité d'information qui fait taire les mythes et les tabous d'antan, et qui permet aux femmes de gérer dans la pratique les effets psychologiques et biologiques liés à cette transition, que nos mères appelaient «le retour d'âge». Et cette information est bonne, provenant de recherches de qualité supérieure. Cela est en soi différent du passé. Jadis, la recherche sur la santé de la femme était quasi inexistante. Comme l'homme était le modèle de base, peu d'études se penchaient particulièrement sur la femme.

Au cours de la dernière décennie du XXe siècle, on a constaté une profusion de recherches sur la femme. La Women's Health Initiative (WHI), que j'ai fondée avec amour en 1991 alors que j'étais directrice du National Institutes of Health, constitue une vaste et ambitieuse étude clinique sur la femme à l'âge de la ménopause. Cette étude examine de façon holistique la santé féminine ainsi que le large éventail des risques de maladies qui surviennent alors. L'ampleur de cette étude, qui s'appliquait à l'échelle nationale avec 40 centres de recherche clinique et plus de 150 000 participantes dévouées, ne peut que démontrer que la santé de la femme n'est pas un sujet passager ni un «créneau de marketing», comme l'a déjà dit un administrateur de l'industrie pharmaceutique.

Les mythes et les mystères de la ménopause s'écroulent sous la pression d'une recherche ciblée qui remet en question les idées reçues et qui ébranle certains médecins praticiens. Mais le message qui ressort clairement, en cette ère fructueuse au regard de la santé de la femme, dépasse l'évidence — ce qui est bon pour les hommes ne l'est pas toujours pour les femmes — mais, plus important encore, nous indique que ce qui convient à une femme ne convient pas forcément à toutes les femmes. L'hormonothérapie en est un exemple. Il n'y a pas si longtemps, on disait que cette approche thérapeutique fonctionnait pour toutes les femmes, et ce, pour le reste de leur vie. Cependant, lors d'essais cliniques aléatoires, la WHI a fait des découvertes surprenantes qui sont venues tempérer cette notion. L'hormonothérapie avantage certaines femmes, tandis qu'elle représente un danger pour d'autres. Et l'art de distinguer un cas d'un autre chez une femme donnée se révèle complexe, mais de plus en plus possible à mesure qu'on apprend de nouvelles choses sur l'interaction des hormones avec le cerveau, les seins, les os et le cœur. Les médecins ont compris qu'ils doivent dresser un plan thérapeutique personnel pour chaque femme en tenant compte de son âge, de son état de santé, de sa motivation et de son mode de vie, outre ses expériences vécues et ses choix personnels.

La recherche montre aussi clairement que le style de vie, l'alimentation, la quantité d'exercices et la vigilance en ce qui a trait aux examens médicaux et aux tests de dépistage peuvent être déterminants pour la santé. Les médecins comme les patientes commencent à se rendre compte que la santé de la femme, à l'avenir, sera d'ordre prévisible, préventif et personnalisé. Cette nouvelle approche de la médecine sous-entend que chaque femme participera activement aux décisions liées à sa santé. En travaillant de concert avec les médecins et d'autres donneurs de soins, chacune d'entre nous devra découvrir sa voie.

Pour ce faire, il faut toutefois disposer de guides objectifs et de cartes routières fiables. C'est la mission que se sont donnée Pat Wingert et Barbara Kantrowitz. Comme elles le soulignent, la ménopause ne se résume pas à la fin de la fertilité et des années de procréation, que bien des gens voient comme les meilleures années dans la vie d'une femme. C'est aussi une période de la vie où la femme peut prendre sa santé en main et faire des changements qui lui assureront une vie agréable pendant ses secondes meilleures années. Je suis convaincue que l'ouvrage de Pat et de Barbara saura vous guider dans la bonne direction.

— D^{RE} BERNADINE HEALY

Table des matières

TROISIÈME PARTIE
LA SANTÉ POUR LE RESTE DE VOS JOURS / 249

Pourquoi nous avons écrit ce livre

Est-ce qu'il fait chaud ici, où est-ce moi? Voici l'ouvrage que nous aurions aimé pouvoir lire la première fois que nous nous sommes posé cette question. Nous avons fait le tour des librairies de la région, cherchant un livre pour nous guider dans cette nouvelle phase mystérieuse de nos vies. Malheureusement, les ouvrages que nous avons pu trouver racontaient l'expérience personnelle d'une femme ou se limitaient au point de vue d'un spécialiste. Nous cherchions plutôt une vue d'ensemble complète, scientifique et équilibrée, l'équivalent de l'ouvrage *Vous attendez bébé! (What to Expect When You're Expecting)* destiné aux femmes enceintes… mais pour ce temps de la vie où il ne serait plus question d'enfanter. En d'autres mots, que se passe-t-il après?

Ne trouvant pas le livre que nous cherchions, nous avons décidé de l'écrire nous-mêmes. Nous écrivions en collaboration depuis 20 ans pour le magazine américain Newsweek. Bien que Barbara travaille au bureau de New York et que Pat se trouve à Washington, la distance n'a jamais été un obstacle. Depuis notre premier article jusqu'à la rédaction de ce livre, nous avons formé une équipe. Les enfants de Barbara sont un peu plus vieux que ceux de Pat, mais nous avons souvent dû surmonter les mêmes problèmes et préoccupations tandis que nous luttions pour concilier la vie de famille et le travail. Pendant longtemps, nous avons traité

de sujets comme la parentalité, la santé des enfants et l'éducation – en nous inspirant souvent de nos propres expériences comme nos enfants ont évolué de la petite école jusqu'aux études supérieures. Et en vieillissant (eh non, nous n'y avons pas échappé), nous sommes devenues de plus en plus soucieuses de ce que serait notre qualité de vie dans les décennies à venir. Que pouvions-nous faire pour rester en santé, heureuses et actives pendant et après la ménopause?

Comme bon nombre d'entre vous, nous ne savions pas trop à quoi nous en tenir au sujet de tout ce qu'on entendait raconter, des hormones aux bouffées de chaleur en passant par la baisse de la libido. Nous avons donc décidé de procéder comme nous l'avions toujours fait: en fouillant les rapports de recherche les plus récents, en questionnant les experts dans le domaine et en assistant à des colloques où se réunissaient des spécialistes. Nous avons également consacré beaucoup de temps à nous entretenir avec le «vrai monde» – des amies, des amies d'amies, des voisines, des collègues, des membres de nos clubs littéraires, des membres de nos congrégations, et même les pauvres personnes qui avaient la malchance d'être assises à côté de nous dans l'avion. Nous avons appris que les femmes redoutent les nuits sans sommeil, une baisse de l'activité sexuelle et l'apparition de ces méchantes rides qui semblent se multiplier à chaque moue et à chaque rire. Plus que tout cependant, les femmes cherchent une nouvelle façon d'aborder cette étape de leur vie. Si ce n'est plus la ménopause de nos mères, qu'est-ce que ce sera ?

Voici une autre chose que nous avons observée : rien ne met aussi vite un terme à une conversation avec un homme lors d'une réception que de mentionner que vous rédigez un livre sur la ménopause. La société en général est mal à l'aise avec ce sujet. Parler de la ménopause consiste à admettre que vous n'avez plus 25 ni 35 ans, mais savez-vous quoi ? Ne pas en parler ne vous fera pas rajeunir. Si les femmes discutaient de leurs expériences entre elles et brisaient le tabou qui entoure la ménopause, elles découvriraient qu'elles vivent toutes cette étape d'une manière qui leur est propre. Certaines ne ressentent aucun effet, alors que d'autres sont affligées de tant de symptômes (bouffées de chaleur, sautes d'humeur, saignements abondants) qu'elles ont du mal à fonctionner. La réaction de chaque femme à cette étape de transition dépend de ce qui se passe dans les autres aspects de sa vie. Vous n'avez peut-être pas eu d'enfants et regrettez que ce ne soit plus possible d'en avoir. Certaines d'entre nous sont en train d'élever de jeunes enfants, et d'autres se réjouissent de retrouver leur liberté alors que leur progéniture quitte (enfin) la maison. Peu importe; toutes, nous nous demandons qui est cette étrangère dans le miroir. Dans cet ouvrage, nous avons essayé d'inclure chacune d'entre vous et de fournir de l'information qui convienne à toutes les situations.

Au début de notre recherche, l'une des premières études que nous avons lues indiquait que les femmes qui savaient à quoi s'attendre de la ménopause la traversaient plus facilement. Une rencontre récente nous a rappelé combien c'est vrai. Lors d'une réception, une amie dans la quarantaine avancée nous a raconté une expérience qu'elle venait de vivre. Elle s'était arrêtée dans un magasin tandis qu'elle conduisait son fils de 13 ans à sa partie de football. Une fois à la caisse, elle a senti une intense chaleur l'envahir ainsi que des nausées et des étourdissements. Le caissier, alarmé, lui a demandé si elle avait besoin d'aide. Elle lui a fait signe que non et est retournée à sa voiture. Mais dès qu'elle s'est assise à l'intérieur, elle a demandé à son fils d'appeler les services d'urgence avec son cellulaire. Elle était sûre qu'elle faisait une crise cardiaque. Quelques minutes plus tard, les ambulanciers sont arrivés. Ce n'est qu'à ce moment-là, alors que la chaleur se résorbait et qu'elle s'est mise à transpirer, qu'elle a compris ce qui venait de se produire. Elle venait d'avoir sa première bouffée de chaleur ! Elle a présenté toutes ses excuses aux ambulanciers, des jeunes dans la vingtaine, un peu déconcertés par son explication. La seule chose dont elle souffrait était un immense embarras. Si seulement elle avait pu lire notre ouvrage. Nous le lui dédions, de même qu'à vous toutes.

Pourquoi nous proposons cette édition révisée

Après la première parution de notre ouvrage en 2007, nous avons parcouru les États-Unis afin de discuter avec les femmes de leurs préoccupations au regard de leur santé dans la cinquantaine. Notre périple nous a menées vers des destinations étonnamment variées – un chic club de santé à Aspen, un hôpital central à Chicago, une foire commerciale à Savannah. Nous avons fait un voyage fort agréable, mais la partie la plus enrichissante fut la rencontre de centaines de femmes de notre âge qui partageaient notre engagement à aborder la cinquantaine avec énergie et enthousiasme. C'était encourageant de parler avec autant de femmes qui désiraient avoir accès à une information de qualité. Nous avons cependant vécu quelques frustrations également. Nous avons constaté à maintes reprises que des spécialistes du marketing sans scrupules ciblent les femmes au mitan de leur vie, profitant de l'anxiété et de l'insécurité qui accompagnent le vieillissement. Les produits dont les promesses dépassent grandement les effets réels prolifèrent à une vitesse alarmante. Certains de ces soi-disant remèdes ne font mal qu'à votre porte-monnaie; d'autres peuvent menacer la santé à long terme. Notre inquiétude face à une industrie qui vaut maintenant plusieurs millions de dollars nous a incitées à mettre à jour notre ouvrage et à y inclure l'information la plus récente sur les produits qui fonctionnent et ceux qui ne fonctionnent pas.

Nous reconnaissons qu'il est parfois difficile de distinguer la réalité de la fiction. Nous savons aussi combien il est complexe de faire le tri des manchettes faisant état de découvertes médicales capitales, lesquelles sont contredites peu de temps après par d'autres études tout aussi mises de l'avant. Une partie de notre mission consiste à résumer ces renseignements et à vous faire part de ce qu'il faut savoir et de ce que vous pouvez ignorer. Un phénomène troublant apparu depuis la parution de notre ouvrage est l'influence croissante des vedettes qui font la promotion de leurs propres «remèdes» contre la ménopause. Nous comprenons que certaines femmes n'aient pas confiance dans la médecine conventionnelle (et toutes ces manchettes contradictoires ne sont d'aucun soutien), mais le fait de se tourner vers des spécialistes autoproclamés sans formation professionnelle ne résoudra pas ce problème. Notre message demeure le même. Vous êtes plus avisée que jamais et vous savez ce que vous voulez. Notre but est de vous guider vers votre but, et nous espérons rencontrer de nombreuses autres femmes à l'occasion de notre prochaine tournée.

—Pat Wingert et
Barbara Kantrowitz

Première partie

NOTIONS ÉLÉMENTAIRES

Chapitre 1

Que se passe-t-il ?

Vos dernières règles ont duré moins longtemps que d'habitude. Ou plus longtemps. D'une manière ou d'une autre, elles vous ont paru différentes. Peut-être n'est-ce rien – ou peut-être s'agit-il des premiers signes de la périménopause, c'est-à-dire les années qui précèdent l'arrêt définitif des règles. Certaines femmes ont la chance d'avoir des règles régulières jusqu'à la fin et hop! du jour au lendemain, fini les tampons. Mais pour la plupart d'entre nous, la transition s'échelonne sur quatre à six ans. Ce parcours peut être jalonné de changements subtils que seules les femmes averties remarqueront ou, au contraire, se révéler très cahoteux. Dans ce dernier cas, vous pourriez être aux prises avec de nombreux symptômes, notamment des saignements anormaux, des bouffées de chaleur, des troubles du sommeil et des sautes d'humeur. Vous pourriez en venir à vous demander si vous vous sentirez de nouveau normale un jour. Comprendre ce qui se produit dans votre corps est la première étape qui vous permettra de reprendre le contrôle.

CE QUE VOUS DEVEZ SAVOIR

Rappelez-vous vos 13 ans, alors qu'entre amies vous discutiez des douleurs et malaises liés aux menstruations. Vous avez pu, dès cette époque, vous apercevoir que les règles sont différentes pour chacune. Une fois le choc du début des règles passé, certaines filles n'ont plus rien senti de particulier. Pour certaines, le cycle menstruel a tout de suite été régulier, tandis que pour d'autres, il y avait tant d'écart d'une fois à une autre qu'il était impossible de savoir quand «dame Nature» se présenterait. Certaines filles se bourraient d'aspirine afin de soulager leurs crampes, et quelques-unes souffraient du syndrome prémenstruel et étaient difficiles à supporter une semaine par mois. Beaucoup d'autres jeunes filles se situaient entre ces deux extrêmes. À certains égards, la ménopause constitue un retour, mais vers le futur, car elle inclut bon

Ce qui peut se produire

❖ Les perturbations du cycle menstruel surviennent de façon plus irrégulière. Vous avez officiellement atteint la ménopause lorsque vous n'avez pas de règles pendant 12 mois consécutifs.

❖ Les premiers signes de l'approche de la ménopause (y compris des changements mineurs dans le cycle ou le flux menstruel) peuvent se manifester aussi tôt que 10 à 15 ans avant la ménopause. L'âge moyen du début de la ménopause est de 51,4 ans.

❖ Vous pourriez vous lever un matin et vous rendre compte que vous avez «sauté» vos règles et ne plus jamais en avoir d'autres. Ce serait tout à fait normal, comme ce le serait d'avoir des règles irrégulières pendant 11 ans.

❖ Les variations du taux d'œstrogène à l'approche de la ménopause entraînent des symptômes tels que des bouffées de chaleur, une sensibilité des seins et une réduction de la lubrification vaginale. Certaines femmes peuvent aussi avoir des saignements ou souffrir de fibromes.

❖ La ménopause induite par chirurgie ou chimiothérapie peut provoquer des symptômes plus intenses en raison de la baisse soudaine et substantielle du taux d'œstrogène.

❖ Alors que la ménopause survient naturellement entre 40 et 58 ans chez la plupart des femmes, elle se produit plus tôt dans 1 % des cas. L'âge moyen de l'apparition de la ménopause précoce est de 27 à 30 ans.

---

nombre des mêmes expériences avec des variations aussi grandes. Le diagramme ci-contre permet de constater qu'il y a très peu de différences entre les cycles des premières règles et ceux de la transition de la ménopause.

La *ménopause naturelle* ou spontanée apparaît sans intervention extérieure. Vous pourriez détecter les premiers indices subtils de ce qui s'en vient (de légers changements dans la durée des règles et le flux menstruel) environ 10 ans avant l'arrêt des règles. À mesure que vous approchez de la fin de vos années de fertilité, votre cycle peut devenir imprévisible et vos saignements, anormalement abondants ou, au contraire, presque nuls. Certaines femmes auront des bouffées de chaleur (sensations de chaleur intense), des sueurs nocturnes, de l'insomnie, une lubrification réduite lors de la stimulation sexuelle ainsi que des sautes d'humeur à mesure que les taux d'hormones connaissent de plus en plus de variations. Toutes ces expériences sont considérées comme normales. Vous

ne saurez pas avec certitude que vous avez atteint la ménopause avant d'avoir passé un an sans avoir de règles. Cela peut survenir de 40 à 58 ans, bien que l'âge moyen du début de la ménopause soit de 51,4 ans. Un faible nombre de femmes n'atteindront leur ménopause que dans la soixantaine.

La *ménopause induite*, qui peut se manifester n'importe quand après la puberté, se définit comme l'arrêt des règles provoqué par une intervention extérieure, comme la chimiothérapie, la radiothérapie pelvienne ou l'ablation des deux ovaires (parfois à l'occasion d'une hystérectomie). La périménopause peut s'échelonner sur plusieurs mois dans le cas d'une chimiothérapie ou d'une radiothérapie. Parfois, la fertilité cesse immédiatement. Le type le plus courant de ménopause induite est la ménopause chirurgicale, qui se produit lors de l'ablation des deux ovaires. L'organisme perd instantanément sa principale source d'œstrogène naturel; la chute soudaine du taux d'hormones accroît la probabilité de présenter des symptômes tels que des bouffées de chaleur et des troubles de mémoire verbale.

La *ménopause précoce* inclut toute ménopause (naturelle ou induite) qui se manifeste avant l'âge de 40 ans. Bien que rare, la ménopause précoce accentue les risques de perte osseuse.

Une question de temps

Q. J'ai été étonnée d'apprendre que la ménopause naturelle survient entre 40 et 58 ans. Cet intervalle de temps est très long. Qu'est-ce qui détermine si la ménopause se manifeste tôt ou tard ?

R. Le nombre de follicules que vous avez à la naissance et le rythme auquel ils se détériorent joue un rôle dans le moment où la ménopause se produit. Votre style de vie également. Les grandes fumeuses, les fumeuses de longue date et les fumeuses actuelles atteignent la ménopause environ un an et demi plus tôt que la moyenne. La

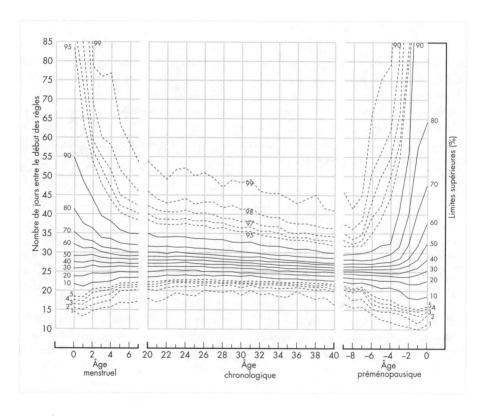

LE DÉBUT ET LA FIN
Ce graphique tiré de l'étude TREMIN, qui représente les intervalles, en nombres de jours, entre les cycles menstruels, permet de constater que les profils du début et de la fin des règles se ressemblent de façon étonnante.

Quand consulter le médecin

Consultez votre médecin si vous présentez l'un ou l'autre des symptômes suivants :

❖ Des saignements très abondants contenant des caillots, ou des règles qui durent une semaine ou plus;

❖ Des saignements fréquents entre les règles;

❖ Des saignements accompagnés de douleur ou de fièvre;

❖ Du sang dans l'urine ou de la douleur à la miction;

❖ Un arrêt soudain des règles;

❖ Des symptômes comme des bouffées de chaleur, des sueurs nocturnes et des saignements irréguliers qui vous empêchent de fonctionner normalement;

❖ Une absence de règles qui pourrait signaler une grossesse;

❖ Tout saignement qui se produit après un an sans règles.

même chose s'applique aux femmes qui ont suivi un traitement contre la dépression, l'épilepsie ou un cancer infantile (en particulier si elles ont subi une radiothérapie pelvienne ou pris des médicaments contre le cancer appelés alkylants) ou qui ont été exposées à certains virus ou à des substances chimiques toxiques. Selon quelques études, les femmes d'un poids supérieur et celles qui obtenaient des résultats élevés aux tests cognitifs durant l'enfance pourraient atteindre la ménopause plus tard que la moyenne des femmes. De même, les femmes qui ont reçu de l'œstrogène supplémentaire (par les contraceptifs oraux, par exemple) pendant cinq ans tendent à atteindre la ménopause plus tard. La durée de votre cycle menstruel peut constituer un indice. Les femmes de 20 à 25 ans qui ont un cycle menstruel de 26 jours ou moins tendent à atteindre la ménopause plus tôt que celles qui ont un cycle de 33 jours ou plus. Si vous avez été enceinte plus d'une fois, votre ménopause pourrait se déclencher un peu plus tard; si vous n'avez jamais été enceinte, la ménopause pourrait survenir plus tôt.

Voici quelques facteurs qui ne semblent pas influer sur le moment de l'arrêt de vos règles : l'âge au moment des premières règles, le groupe ethnique, l'état civil et le statut socioéconomique.

Fin précoce des règles

Q. **La ménopause précoce et le déficit ovarien précoce sont-ils une seule et même chose ?**

R. Le déficit ovarien précoce réfère à l'arrêt des règles échelonné sur plusieurs mois, voire plusieurs années, et ce, bien avant l'âge moyen de la ménopause. Il peut s'agir d'une situation temporaire, surtout si elle découle d'une grande perte de poids très rapide, d'un trouble de l'alimentation, d'une activité physique excessive ou du stress. Une fois la cause éliminée ou atténuée, les règles peuvent revenir à la normale. En revanche, l'arrêt des règles peut être permanent s'il est relié à des anomalies génétiques ou à certaines maladies auto-immunes. Dans ce dernier cas, le déficit ovarien précoce est synonyme de ménopause précoce.

LES ÉTAPES DE LA MÉNOPAUSE

Pendant longtemps, les médecins n'ont pas vraiment distingué les différentes étapes de la ménopause. Puis, en 2001, un groupe d'experts du National Institutes of Health, de la North American Menopause Society et de l'American Society for Reproductive Medicine a formé le groupe d'étude STRAW (Stages of Reproductive Aging Workshop) afin de formuler une description plus formelle de l'évolution de la femme depuis la puberté jusqu'à la postménopause.

Bien que le modèle STRAW de la ménopause semble montrer une transition plutôt prévisible des années fertiles à la postménopause en passant par la périménopause, dans la pratique, cette transition varie considérablement. Peu après le dévoilement de ces étapes, l'étude TREMIN (l'étude en continu la plus ancienne sur les règles aux États-Unis, maintenant basée à Penn State University) a examiné les journaux des règles de 100 participantes pour vérifier les hypothèses mises de l'avant dans le modèle STRAW. Après avoir évalué les données de chaque femme sur une période de presque 12 ans, les chercheurs ont établi 23 profils différents à l'approche de la ménopause. Bien que la plupart des femmes suivent l'évolution linéaire de base définie par le modèle STRAW, beaucoup de femmes sautent d'une étape à une autre, restent à une étape plus longtemps ou en omettent carrément une autre. D'autres femmes ont des règles régulières jusqu'à la fin. Certaines femmes postménopausiques ont même vécu un retour en arrière à la périménopause. Ainsi, si votre périménopause ne suit pas tout à fait le modèle STRAW ci-dessous, dites-vous que vous n'êtes pas seule.

					Période Menstruelle Finale ▽		
Étapes :	-5	-4	-3	-2	-1	0	+1	+2
Terminologie :	Années de fertilité			Transition			Postménopause*	
	Début	Sommet	Fin	Début	Fin**		Début**	Fin**
				Périménopause				
Durée de l'étape :	Variable à régulier			Variable		ⓐ 1 an	ⓑ 4 ans	Jusqu'à la mort
Cycle menstruel :	Variable à régulier		Régulier	Durée du cycle variable (plus de 7 jours de différence par rapport à la normale)	2 cycles ou plus sautés et intervalle d'aménorrhée (60 jours ou plus)	Aménorrhée x 12 mois	Aucun	
Glande endocrine* :**	FSH Normale		FSH ↑	FSH ↑			FSH ↑	

* La postménopause est la période de la vie où la femme ne peut plus devenir enceinte. À l'étape +1 (moins de cinq ans après les dernières règles), la production d'œstrogène par les ovaires continue de décliner jusqu'à l'atteinte d'un faible taux permanent. Tandis que le modèle STRAW définit deux étapes de postménopause, des chercheurs estiment qu'on en viendra un jour à délimiter des segments distincts.

** Une étape où les bouffées de chaleur et les sueurs nocturnes ont une grande probabilité de se produire.

*** Cette catégorie réfère au taux d'hormone folliculostimulante (FSH) dans le sang. La FSH stimule la maturation des follicules des ovaires. Au cours de la transition ménopausique, les taux de FSH atteignent un sommet et s'y stabilisent alors que les ovaires ne répondent plus comme ils le faisaient lorsque vous étiez plus jeune.

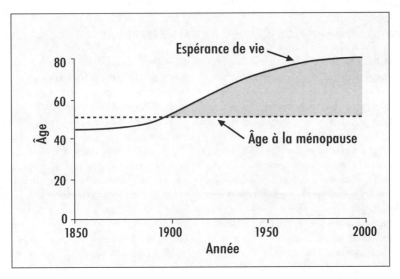

NOUS VIVONS PLUS LONGTEMPS

Les femmes peuvent s'attendre à vivre un tiers de leur vie après la ménopause grâce à la médecine moderne, à une meilleure alimentation et à des choix de style de vie plus judicieux.

L'âge et la ménopause

Q. Je sais que la puberté survient plus tôt chez les jeunes filles de nos jours. La ménopause arrive-t-elle plus tôt également ?

R. Bien que les femmes vivent plus longtemps que jamais dans l'histoire, l'âge moyen de la ménopause n'a pas changé. Selon les scientifiques, la ménopause survient depuis toujours autour de 51 ans. Il est probable toutefois que vous vivrez plus longtemps après votre ménopause que ne l'a fait votre arrière-grand-mère.

LA MÉNOPAUSE NATURELLE

La ménopause naturelle n'est pas une maladie ni une déficience hormonale, bien que dans le passé on l'ait considérée de ces deux façons. Aujourd'hui, beaucoup de femmes veulent démédicaliser la ménopause et la vivre comme un phénomène tout à fait normal. On peut sans doute affirmer sans se tromper que la plupart des femmes traversent ce stade de leur vie sans difficulté et sans avoir recours à des médicaments. Pourquoi pas vous aussi ?

Il y a toutefois une raison qui explique la mauvaise réputation de la ménopause et les nombreuses blagues à son sujet. Une minorité notable de femmes passe un mauvais quart d'heure à la ménopause, et pour certaines, c'est un très mauvais quart d'heure. Les médecins pensent que ces femmes sont plus sensibles aux changements hormonaux ou ont des hormones plus actives.

Il n'est pas facile de distinguer ce dont la ménopause est responsable et ce que la cinquantaine inflige; à cet âge, il est courant de souffrir d'hypertension artérielle, d'obésité, de diabète et de troubles de la thyroïde. Certains symptômes, comme les bouffées de chaleur, les sueurs nocturnes, les saignements abondants, la sécheresse vaginale, la réduction de la

◖ LES GORILLES LE FONT ◗

Nous avons quelque chose en commun avec les femelles éléphants, les femelles gorilles, les femelles baleines et les lionnes, et nous ne parlons pas de ce chiffre décourageant aperçu sur le pèse-personne ce matin! Toutes, nous vivons la ménopause. On peut se demander pourquoi. Autrement dit, quelle est la fonction de la ménopause dans le processus de l'évolution? Selon l'hypothèse «de la grand-mère», les femelles plus âgées qui ne peuvent plus enfanter peuvent prendre soin des petits-enfants. Cela n'explique toutefois pas pourquoi les femelles gorilles âgées s'occupent des petits-enfants même si elles peuvent toujours procréer. Et qu'en est-il des mâles? Pourquoi n'ont-ils pas une ménopause? Une théorie propose que les femelles, en tant que donneurs de soins primaires, sont génétiquement programmées pour vivre assez longtemps pour élever leurs petits. Les mâles interviennent beaucoup moins dans l'éducation des petits, donc ils continuent de se reproduire jusqu'à la fin en laissant le soin aux femelles de préparer les futures générations à la vie qui les attend.

densité minérale osseuse, la sensibilité des seins et les céphalées, semblent avoir un lien avec la fluctuation du taux d'œstrogène. D'autres montrent une relation indirecte : insomnie, sautes d'humeur, infections urinaires et infections vaginales, de même que troubles de mémoire verbale et problèmes de lecture. Certains symptômes sont associés à la diminution du taux d'œstrogène ou à un déséquilibre entre l'œstrogène et les androgènes, notamment la sécheresse oculaire, une libido faible, un gain de poids abdominal, la perte de cheveux (ou une forte pilosité là où il ne faut pas), des rides et une perte de l'ouïe. Il y a des habitudes qui ont un effet sur la santé (comme l'exposition au soleil et le tabagisme) et qui influent sur le rythme de bon nombre de ces changements.

Avant que vous vous enfuyiez à toutes jambes, sachez qu'il est hautement improbable qu'une femme éprouve tous ces symptômes simultanément. Vous pourriez en ressentir quelques-uns pendant quelques mois ou quelques années, ou bien de façon intermittente. Certains symptômes seront à peine perceptibles. D'autres seront désagréables, et d'autres encore pourraient vous empêcher de fonctionner normalement. Il existe cependant des façons de gérer ces symptômes jusqu'à ce que les choses s'améliorent. Par exemple, certaines femmes voient leur vie sexuelle s'améliorer à la ménopause. (Oui, vous avez bien lu!) Et quoi qu'il advienne, au terme de ce processus, vous n'aurez plus à vous préoccuper de contraception ou des grossesses non planifiées pour la première fois depuis des décennies. Vous serez tout aussi brillante qu'auparavant — et sûrement plus sage. Tous les autres changements que vous vivrez pourraient vous inciter à enfin faire tout ce que le médecin vous recommande de faire depuis des années mais que vous remettez toujours à plus tard. Plus tard, c'est maintenant. Si vous vous y prenez bien, à la postménopause, vous pourriez vous sentir mieux et paraître mieux qu'aujourd'hui. (Consultez l'annexe 1 pour une liste de tests à subir.)

Mais nous nous éloignons du sujet. Que se passe-t-il dans votre corps alors que vous commencez le périple de la ménopause?

Tout a commencé alors que vous n'étiez encore qu'un fœtus. Votre corps s'est formé différemment de celui d'un garçon en raison de vos gènes et de vos hormones. À la puberté, vous avez commencé à ovuler et, mis à part les périodes où vous avez utilisé des contraceptifs hormonaux ou avez été enceinte, ce phénomène s'est en principe reproduit tous les mois.

Est-ce vrai ?

Mythe : La ménopause est un phénomène plutôt moderne. Avant le XXe siècle, peu de femmes vivaient jusqu'à 50 ans.

Réalité : L'espérance de vie de la femme à cette époque était de 48,3 ans, mais cela ne veut pas dire que la majorité des femmes mouraient à la fin de la quarantaine. La moitié d'entre elles mouraient jeunes (habituellement dans la petite enfance ou lors d'une grossesse), et les autres vivaient plus longtemps. Un historien moderne a calculé que les femmes nées en 1789 qui atteignaient l'âge de 20 ans pouvaient s'attendre à vivre jusqu'à 56 ans. En fait, des mentions de la ménopause remontent à la Grèce antique. On peut donc en conclure que, bien que ce ne soit qu'au XXe siècle qu'il est devenu probable que les filles vivraient assez longtemps pour atteindre la ménopause, la ménopause n'est pas un phénomène nouveau pour les femmes.

Ce qu'il faut savoir sur l'ovulation

Juste avant le début de vos règles, les taux de deux hormones de l'organisme, l'œstrogène et la progestérone, chutent brusquement. Lorsque ces hormones sont à leur plus bas niveau, l'hypothalamus et l'hypophyse du cerveau reçoivent le signal de passer à l'action. L'hypothalamus libère des doses cycliques de gonadolibérine (gn-RH) à l'hypophyse, stimulant cette dernière à libérer l'hormone folliculostimulante (FSH). Ce signal suffit à déclencher la maturation d'une douzaine d'ovules et la production d'œstrogène, causant l'épaississement de la muqueuse utérine (endomètre) en préparation à une possible grossesse. Juste avant le milieu du cycle menstruel, la taille de la muqueuse utérine a triplé et l'un des follicules est

suffisamment mature pour libérer un ovule. En même temps, le taux de testostérone a augmenté, ce qui accroît la libido. À cette étape, la grande quantité d'œstrogène en circulation dans l'organisme provoque une poussée d'hormone lutéinisante (LH) qui cause la libération de l'ovule, lequel migre dans la trompe de Fallope adjacente jusqu'à l'utérus. C'est le processus de l'ovulation. Les restes du follicule, appelés «corps jaune», sécrètent de la progestérone qui enrichit davantage la muqueuse utérine. S'il n'y a pas fécondation dans les jours qui suivent, tout le processus cesse. Les taux d'œstrogène et de progestérone chutent de nouveau, le corps jaune se dégrade, la muqueuse utérine se détache et les menstruations commencent.

Chez la plupart des femmes, le cycle menstruel dure 27 ou 28 jours, mais sa durée peut varier grandement d'une femme à une autre.

Il est en général de 21 à 38 jours. Cependant, après avoir examiné le cycle menstruel de nombreuses femmes pendant 26 ans, l'étude TREMIN a établi que la durée du cycle peut aller de 11 à 100 jours. Si vous avez des cycles extrêmes comme ceux-là, parlez-en à votre médecin.

La transition s'amorce

De 10 à 15 ans avant le début de la ménopause, votre organisme vous donne les premiers indices des changements à venir. Si vous connaissez bien votre corps, vous pourriez noter des changements subtils dans vos règles. Au début de la vingtaine, votre cycle menstruel durait probablement à peu près 32 jours; à la mi-trentaine, il a pu passer à 28 jours. Même si ce n'est pas arrivé exactement comme ceci, vos règles ont dû revenir toujours plus vite. Cela arrive parce que les follicules en maturation (plus spécifiquement le corps jaune) produisent moins de progestérone

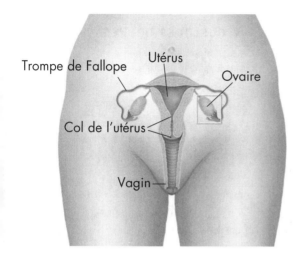

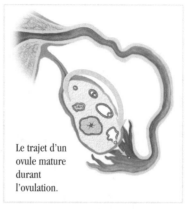

Le trajet d'un ovule mature durant l'ovulation.

LES ORGANES REPRODUCTEURS INTERNES DE LA FEMME

à chaque cycle, ce qui réduit la période pendant laquelle la muqueuse utérine épaissit et se prépare à recevoir l'ovule fécondé. Avec le temps qui passe et la périménopause qui commence, la quantité et la qualité des follicules diminuent au point où l'œstrogène devient insuffisant pour déclencher l'ovulation; les règles sont alors irrégulières, à l'image du début de vos menstruations. À l'approche de la fin des années de fertilité, les changements dans la durée des règles et le flux menstruel deviennent plus évidents.

D'autres changements plus subtils peuvent s'opérer en trame de fond. Une analyse sanguine au milieu de votre cycle menstruel pourrait révéler un taux de FSH élevé. Cela s'explique du fait que les ovaires produisent moins d'œstrogène et que le cerveau tente de compenser en libérant une quantité plus importante d'hormones dans le sang.

Un taux plus élevé de FSH stimule les ovaires à produire plus que la douzaine de follicules habituelle afin de générer de l'œstrogène pour le prochain cycle. En conséquence, votre taux d'œstrogène peut être inhabituellement élevé à certains

moments et inhabituellement faible à d'autres. Les deux extrêmes peuvent provoquer une grande variété de symptômes même si le cycle menstruel ne change pas.

La périménopause s'enclenche lorsque la réaction des follicules à la FSH devient faible et irrégulière. Cela provoque en retour l'irrégularité du cycle menstruel. Lors de certains cycles, votre corps ne libérera aucun ovule. Lors d'autres cycles, il peut en libérer plus d'un. Cela pourrait expliquer pourquoi les femmes plus âgées ont plus de jumeaux.

Techniquement, vous êtes au début de la périménopause lorsque la durée de votre cycle menstruel varie de sept jours ou plus. Avec le temps, vous sauterez deux cycles ou plus de suite. Cela vous indique que vous approchez de la fin de la périménopause. Les intervalles entre les règles peuvent devenir de plus en plus longs, et ce, sur plusieurs années.

Bien qu'il y ait de grandes variations dans la façon dont les femmes traversent la transition de la ménopause, on observe une tendance. Avant la périménopause, le cycle menstruel typique dure 27 ou

Reflets du passé

Nous utilisons souvent des euphé-
mismes pour parler de sujets qui
nous mettent mal à l'aise, et la ménopause
ne fait pas exception. Au fil des siècles,
on lui a donné divers noms : retour d'âge,
âge critique, climatère. Le mot ménopause
vient de deux mots grecs signifiant «mois»
et «cessation». Sa première utilisation
remonte à 1816, par le physicien français
C. P. L. De Gardanne, qui a nommé cette
étape de la vie des femmes menespausie,
devenu en 1821 ménopause. C'est le mot
couramment utilisé depuis le milieu du
19e siècle.

QUELQUES DONNÉES :

◆ Âge moyen de la ménopause naturelle
dans les pays industrialisés : 51,4 ans

◆ Âge typique du début
de la ménopause : de 40 à 58 ans

◆ Âge moyen au début de la transition
de la ménopause naturelle : 47,5 ans

◆ Durée possible de la transition :
de 1 à 12 ans

◆ Durée typique de la transition : 5,8 ans

◆ Espérance de vie moyenne d'une
Américaine qui survit jusqu'à 50 ans :
82 ans

◆ Nombre total estimé de femmes
à la postménopause dans le monde
(2005) : 477 millions

◆ Nombre total estimé de femmes
à la postménopause dans le monde
(2025) : 1,1 milliard

28 jours. Au début de la transition, il peut diminuer jusqu'à 21 à 23 jours. Après un certain temps, les intervalles entre les règles commencent à allonger et un bon jour, les menstruations cessent.

Cependant, beaucoup de femmes suivent une tendance moins prévisible. Certaines traversent les phases très rapidement, alors que d'autres y restent coincées pendant des années. Certaines ont quelques règles de suite, puis n'en ont plus pendant une longue période. Un intervalle de six à neuf mois sans règles est courant vers la fin. Personne ne peut dire à l'avance ce qui arrivera à chaque femme.

Plus d'ovules ?

Q. Qu'est-ce qui déclenche la transition de la ménopause ? Est-ce le manque d'ovules ?

R. On ne sait pas exactement pourquoi la ménopause commence au moment où elle le fait, mais il pourrait y avoir un lien avec la diminution importante du nombre de follicules dans les ovaires. À la naissance, une femme possède de un à deux millions de follicules, mais aussi peu que 500 serviront à l'ovulation. Un très, très grand nombre d'entre eux vont se dégrader et mourir par un processus naturel appelé «atrésie» (mort cellulaire). (La femme possède près de 100 000 follicules à la puberté; ce nombre diminue à quelques centaines ou quelques milliers à l'approche de la ménopause.)

Il semble que le taux d'atrésie demeure stable jusqu'à l'âge de 37 ans, puis qu'il augmente ensuite. (Toutefois, il y a une grande variation d'une femme à une autre.) Il est possible que les follicules qui restent dans les ovaires après la ménopause génèrent un peu d'œstrogène, mais pas assez pour déclencher l'ovulation.

Les scientifiques ont longtemps supposé que les femmes naissaient avec tous leurs follicules. Des études menées à l'Université Harvard aux États-Unis ont cependant montré que des souris femelles généraient de nouveaux follicules durant leurs années de fertilité. Cette découverte a permis de présumer qu'il en soit de même chez les humains. Les scientifiques sont également intrigués par des données qui laissent penser que le matériel utilisé pour la fabrication de nouveaux follicules provient de la moelle osseuse. Ce processus expliquera peut-être un jour la relation entre les cellules souches, la moelle osseuse et les ovules humains.

Dois-je consulter un médecin ?

Q. J'ai 50 ans et, pour la première fois de ma vie, je n'ai pas eu de règles pendant trois mois. J'en déduis que j'ai atteint la deuxième étape de la périménopause. Dois-je consulter un médecin même si je n'ai pas de bouffées de chaleur ou de troubles du sommeil ? Ou puis-je attendre mon prochain rendez-vous annuel chez mon gynécologue pour lui en parler ?

R. Consultez votre médecin sans tarder si vous n'avez pas eu vos règles pendant plusieurs mois et qu'une grossesse est possible. S'il est impossible que vous soyez enceinte et que vous n'éprouvez aucun symptôme, vous pouvez attendre votre prochain rendez-vous.

Pourquoi 12 mois ?

Q. Pourquoi doit-il y avoir 12 mois sans règles pour confirmer la ménopause ? Qu'est-ce que cette durée a de particulier ?

R. À vrai dire, rien. C'est tout simplement la période déterminée par un groupe d'experts. Ces experts auraient pu la fixer à 10, à 14 ou à 24 mois, mais ils se sont entendus sur le fait que la majorité des femmes n'avaient plus de règles après une interruption de 12 mois. Toutefois,

rappelez-vous ceci : 20 % des femmes ont de nouveau leurs règles après un arrêt de trois mois.

Une transition précoce

Q. Je n'ai que 37 ans, mais j'ai noté des signes qui me portent à croire que je vis le premier stade de la périménopause. Cela signifie-t-il que j'atteindrai ma ménopause plus jeune ?

R. Pas nécessairement. Certaines femmes vivent une longue transition avant d'atteindre la ménopause à un âge «normal».

Les règles après la ménopause

Q. Est-il possible que j'aie à nouveau des règles après une interruption de 12 mois ?

R. Oui. Cela arrive à environ 4 femmes sur 100. Une participante à l'étude TREMIN a eu des règles irrégulières pendant un an après une interruption de deux ans, pour ensuite atteindre la ménopause pour de bon. Les chercheurs ont observé que la tension (le stress), comme un décès dans la famille, une déception au travail ou un trouble de santé

Que dire à votre fille

Votre attitude face à la ménopause en apprendra beaucoup à votre fille sur la façon dont elle devra réagir lorsque son tour viendra. Si vous en parlez ouvertement, vous lui montrerez que ce changement, comme tant d'autres dans nos vies, marque le début normal d'une phase aussi bien que la fin normale d'une autre phase.

grave, déclenchait souvent ce type de phénomène. (Inversement, la tension peut faire sauter un mois chez les femmes plus jeunes.) Puisque des saignements irréguliers sont l'un des rares indicateurs d'un cancer gynécologique, assurez-vous d'en aviser votre médecin sans tarder. Mais ne paniquez pas. Cela ne signifie souvent rien.

Une sensation familière

Q. Il y a plus de 12 mois que je n'ai pas eu mes règles, mais je ressens parfois des tiraillements semblables à ceux que j'éprouvais avant d'avoir mes règles.

R. Il reste bien des choses à comprendre au sujet de ce qui se passe à l'intérieur du corps pendant la ménopause. Sachez que vous n'êtes pas la seule à ressentir de tels symptômes annonciateurs. Certaines femmes ont des règles après une

LES HAUTS ET LES BAS DE LA PÉRIMÉNOPAUSE

Des taux élevés d'œstrogène sont associés :

◆ à une sensibilité des seins;

◆ à des maux de tête (céphalées);

◆ à une augmentation de la lubrification vaginale.

De faibles taux d'œstrogène sont associés :

◆ à une diminution de la lubrification vaginale;

◆ à des rapports sexuels douloureux.

La fluctuation du taux d'œstrogène est associée :

◆ à des bouffées de chaleur;

◆ à des sueurs nocturnes.

interruption de plus de 12 mois. Il semble que leur organisme essaie de perpétuer ses fonctions même après un diagnostic officiel de ménopause.

Un test de ménopause

Q. Un test de grossesse peut confirmer si on est enceinte. Existe-t-il un test qui puisse confirmer qu'on n'aura plus jamais de règles ?

R. Il n'existe pas d'analyse sanguine faite chez le médecin ni de trousses vendues en pharmacie qui puissent confirmer que vous avez atteint la ménopause. Tout ce que vous pouvez apprendre est si vous avez un taux de FSH élevé au moment précis du test. Mais parce que le taux de FSH varie grandement au cours d'un mois (et parce que le cycle menstruel devient moins prévisible durant la périménopause), aucun test unique ne peut donner une vue d'ensemble. Une journée, le taux de FSH pourrait être élevé, et le lendemain, dégringoler. En conséquence, les cliniciens doivent examiner d'autres facteurs qu'un taux de FSH élevé avant de déterminer si vous avez atteint la ménopause ou non.

À propos de la progestérone

Q. Mes ovaires continueront-ils de produire de la progestérone après la ménopause ?

R. La progestérone est produite par les restes du follicule après l'ovulation. Lorsque vous cesserez d'ovuler, vos ovaires ne produiront plus de progestérone. C'est la raison pour laquelle il faut combiner de la progestérone si vous prenez de l'œstrogène et que vous possédez toujours votre utérus.

La pilule anticonceptionnelle

Q. Si je prends un contraceptif oral, comment puis-je savoir si j'ai atteint la ménopause, voire si la périménopause est commencée ?

R. Les contraceptifs oraux (la pilule) régularisent le cycle menstruel et éliminent les symptômes associés à la ménopause. Par conséquent, vous ne saurez peut-être pas que vous avez atteint la ménopause si vous prenez la pilule. Cependant, certaines femmes chez qui la transition est avancée peuvent cesser d'avoir leurs règles ou ressentir des bouffées de chaleur durant la semaine de comprimés placebos. En général, les médecins suggèrent d'interrompre la prise du contraceptif oral vers l'âge de 51 ans à titre d'essai. Les contraceptifs oraux sont à proscrire si vous ne nécessitez plus les hauts taux d'hormones requis pour la contraception.

De l'œstrogène après la ménopause ?

Q. Mes ovaires continueront-ils de produire de l'œstrogène après la ménopause ?

R. Le taux d'œstrogène diminue à mesure que vous approchez de la ménopause. C'est la première année après l'arrêt des règles que la diminution dans la production d'œstrogène est la plus importante. Après cette période, vos ovaires en produiront de moins en moins, jusqu'à n'en produire presque plus – ou plus du tout. La durée de ce processus dépend de la qualité et du nombre de follicules restants. En revanche, les ovaires continueront de produire de la testostérone, que le corps peut transformer en œstrogène grâce à une enzyme appelée

« aromatase ». La plupart des femmes à la postménopause ont environ 90 % moins d'œstrogène que les femmes à la périménopause, bien qu'il y ait de grandes variations d'une femme à une autre.

D'autres sources d'œstrogène

Q. Existe-t-il une autre source naturelle d'œstrogène dans l'organisme après la ménopause ?

R. Les glandes surrénales produisent une substance appelée « androstènedione » qui circule dans les muscles et les tissus adipeux, et que l'aromatase peut convertir en œstrogène. La testostérone est aussi convertie en œstrogène dans le cerveau et autour du cœur. Ainsi, il y a encore de l'œstrogène de source naturelle dans votre organisme après la ménopause, mais en quantité moindre.

Trop peu d'œstrogène ?

Q. Il semble que mon corps ait vraiment besoin d'œstrogène. La ménopause ne signifie-t-elle pas que j'aurai une insuffisance en quelque chose dont j'ai besoin ?

R. La perte d'œstrogène associée à la ménopause naturelle est un phénomène que le corps anticipe. Il ne s'agit pas d'une insuffisance. Toutefois, certaines femmes en requièrent plus que ce que leur corps produit pour soulager les symptômes tels que les bouffées de chaleur, les sueurs nocturnes, la sécheresse vaginale ou les rapports sexuels douloureux. En outre, certaines femmes ne se sentent pas vraiment elles-mêmes sans supplément hormonal.

LA MÉNOPAUSE INDUITE

Dans un cas de chimiothérapie ou de radiothérapie pelvienne, ou bien si vous subissez une ablation chirurgicale des ovaires, vous pouvez atteindre brusquement la ménopause et ressentir de façon beaucoup plus intense les symptômes de la ménopause naturelle (bouffées de chaleur causées par la perte d'œstrogène, faible désir sexuel causé par la perte d'androgènes). Votre organisme n'a tout simplement pas le temps de s'adapter. Pour bien des femmes, en particulier celles qui sont atteintes d'une maladie grave comme un cancer, il s'agit d'une transition difficile qui demande un soutien émotionnel et médical supplémentaire.

CHIRURGIE. Dans le cas d'une ablation des deux ovaires (ovariectomie bilatérale), le taux d'hormones ovariennes chute en quelques jours après l'intervention. La capacité d'enfanter disparaît sur-le-champ, bien qu'une grossesse demeure possible grâce à la fécondation in vitro si l'utérus est intact. Après une hystérectomie (intervention chirurgicale qui consiste à faire l'ablation de l'utérus), les ovaires continuent de fonctionner et de produire de l'œstrogène et de la testostérone. Dans le cas où l'irrigation sanguine des ovaires est perturbée par la chirurgie, la ménopause naturelle pourrait survenir deux ou trois ans plus tôt que la moyenne. Après une hystérectomie, les règles cessent et vous ne pouvez plus enfanter. Cela ne signifie pas que vous en êtes à la ménopause, qui n'arrive qu'à l'arrêt de l'ovulation. Les femmes savent qu'elles ont en principe atteint la ménopause lorsqu'elles n'ont pas eu leurs règles pendant un an, mais c'est plus difficile à dire pour celles qui n'ont plus leur utérus. Les bouffées de chaleur pourraient signaler que les ovaires sécrètent moins d'œstrogène.

CHIMIOTHÉRAPIE. La chimiothérapie systémique touche toutes les cellules de l'organisme, tant les cellules cancéreuses que les cellules en santé. Les ovaires sont particulièrement sensibles à la chimiothérapie, quoique son effet dépende de la dose administrée et de la durée du traitement. La perte de la fonction ovarienne peut être graduelle. Les femmes de moins de 30 ans peuvent connaître un déficit ovarien temporaire et ont plus de chances de guérir et de recommencer à avoir des règles. Les femmes de plus de 40 ans sont plus à risque de dommages permanents aux ovaires. Dans un cas ou dans l'autre, si vous subissez une chimiothérapie, vous devez faire face à la fois à une maladie grave et à la possibilité de perdre votre fertilité – un double affront. La plupart des hôpitaux spécialisés ont des groupes de soutien aux patients atteints de cancer. Vous pouvez aussi consulter un professionnel pour vous aider à traverser cette période difficile. Il s'agit là d'un traumatisme majeur.

RADIOTHÉRAPIE PELVIENNE. Ce traitement ne cible que les tumeurs. Des ondes à haute énergie ou des particules (comme les rayons X, les rayons gamma, ainsi que les particules alpha et bêta) s'attaquent aux cellules malignes dans le but de prévenir leur prolifération et leur propagation.

Seule la radiothérapie ciblant la région pelvienne peut léser les ovaires. Comme on peut s'y attendre, de fortes doses de radiothérapie (dans le cas d'un cancer du col de l'utérus, par exemple) ont plus d'effets nuisibles sur les ovaires que de faibles doses (utilisées par exemple dans le traitement de la maladie de Hodgkin). À de faibles doses, il arrive que la fonction ovarienne reprenne. Dans certains cas, il est possible de protéger les ovaires contre les dommages. Discutez-en avec votre médecin.

Travail en solitaire

Q. J'ai un gros kyste sur l'un de mes ovaires et mon médecin me suggère l'ablation. Atteindrai-je tout de suite la ménopause ? Je n'ai que 41 ans.

R. En autant que vous conserviez l'un de vos ovaires, vous produirez de l'œstrogène. L'ovaire restant travaillera plus dur pour stabiliser vos taux hormonaux.

Peut-on renverser la ménopause ?

Q. Vu mes antécédents familiaux, je suis à risque élevé d'avoir un cancer du sein et je songe fortement à procéder à l'ablation de mes ovaires par prévention. J'ai entendu dire qu'on pouvait renverser la ménopause en congelant un de ses ovaires puis en l'implantant ailleurs dans l'organisme. Est-ce vrai ?

R. Une procédure appelée «cryopréservation et transplantation ovarienne» est en développement à l'heure actuelle, mais elle n'a été pratiquée que dans quelques cas et est toujours hautement expérimentale. La procédure consiste à retirer un ovaire et à vérifier la présence de cellules cancéreuses. Si l'ovaire est en santé, on le tranche, on le plonge dans une solution antigel puis on le congèle très lentement. Par la suite (chez une survivante du cancer du sein, six années plus tard), les morceaux d'ovaire sont implantés dans l'organisme, par exemple sous la peau du bas de l'abdomen ou de l'intérieur du bras. Trois mois après la chirurgie environ, il se peut que les tissus deviennent actifs, renversant ainsi la ménopause. Les ovules peuvent être prélevés à des fins de fécondation in vitro. Un bébé est né grâce à cette méthode, bien qu'on en sache peu sur la sécurité à long terme pour la mère.

D'autres techniques, comme la congélation d'embryons ou d'ovules, sont plus courantes. Avant de décider de procéder à l'ablation de vos ovaires, il serait sage de consulter un spécialiste de la fertilité qui évaluera votre situation médicale et discutera avec vous des options disponibles.

LA MÉNOPAUSE PRÉCOCE

La ménopause spontanée (12 mois sans règles) avant l'âge de 40 ans est appelée «ménopause précoce». Contrairement à l'aménorrhée (un dérèglement menstruel temporaire qui peut être lié à une tension [un stress], à une perte de poids ou à une activité physique excessive), la ménopause précoce est permanente. Environ 1 % des Américaines commencent leur ménopause tôt; ces femmes ont plus de risque de souffrir de troubles de santé comme l'ostéoporose ou les maladies du cœur en vieillissant. La ménopause précoce peut aussi causer un choc intense chez la femme qui n'a pas eu la chance d'avoir les enfants qu'elle désirait. Le deuil est une réaction normale chez la femme de 27 ou 30 ans (l'âge moyen de la ménopause précoce) qui apprend qu'elle ne donnera jamais naissance elle-même à un enfant. Elle peut avoir l'impression que son corps l'a trahie, ou se blâmer de ne pas avoir toujours pris soin de sa santé. En fait, les causes de la ménopause précoce sont mal connues. Elle peut être d'ordre génétique ou découler d'une maladie auto-immune.

Les femmes qui atteignent la ménopause tôt dans leur vie éprouvent les mêmes symptômes que celles dont la période de fertilité se termine dans la

QUELQUES CAUSES POSSIBLES DE LA MÉNOPAUSE PRÉCOCE

Dans environ deux tiers des cas, les femmes qui atteignent la ménopause tôt ne sauront jamais pourquoi leurs ovaires ont cessé de fonctionner. Cependant, certaines maladies et troubles sont associés à la ménopause précoce, notamment :

◆ les maladies de la thyroïde;

◆ l'hypoparathyroïdisme;

◆ la polyarthrite rhumatoïde;

◆ le diabète;

◆ l'anémie pernicieuse;

◆ l'insuffisance surrénale;

◆ le vitiligo;

◆ le lupus;

◆ le syndrome de l'X fragile;

◆ le syndrome d'insuffisance androgénique.

quarantaine ou la cinquantaine : bouffées de chaleur et sueurs nocturnes, règles irrégulières, sécheresse vaginale. Certaines femmes ne ressentent cependant aucun symptôme et continuent d'avoir ce qui semble être des règles normales. Dans leur cas, il faut mesurer leur taux d'hormone folliculostimulante (FSH) pour déterminer ce qu'il en est. Des taux continuellement élevés signifient que le cerveau travaille plus fort qu'à la normale pour faire en sorte que les ovaires fonctionnent correctement. À l'occasion, les médecins font une échographie des ovaires afin de vérifier si la réserve de follicules est épuisée. L'hormonothérapie peut s'avérer utile pour traiter les symptômes ennuyants en plus de procurer une certaine protection

contre la perte osseuse, voire les maladies du cœur. Le cas échéant, le médecin peut la prescrire jusqu'à l'âge de la ménopause naturelle, soit environ 51 ans. La quantité d'hormones qu'il vous fera prendre dépassera sans doute celle qui est prescrite aux femmes à la ménopause plus âgées, car le but est de remplacer l'œstrogène qui se trouverait dans votre organisme en temps normal. Habituellement, les hormones prennent la forme d'un timbre d'œstrogène et d'un comprimé de progestine. Le timbre assure un flux continu d'œstrogène dans le sang, ce qui ressemble le plus à sa libération par l'organisme.

La ménopause précoce peut représenter un risque de développer d'autres maladies. Une étude récente a révélé que 27 % des femmes souffrant de déficit ovarien souffraient aussi d'hypothyroïdie, comparativement à 2 % des gens dans la population en général. Le problème se traite bien à l'aide d'hormones thyroïdiennes sous forme de comprimé.

Les antécédents familiaux

Q. J'ai des bouffées de chaleur, mes règles sont de plus en plus irrégulières et mon médecin dit que mes taux de FSH sont élevés. Je n'ai que 36 ans. Pourquoi cela m'arrive-t-il si tôt ?

R. Le problème est peut-être d'ordre génétique. De 10 à 20 % des femmes qui ont une ménopause précoce ont dans leur famille une femme dont les règles ont cessé avant la quarantaine. Une mutation génétique peut aussi faire en sorte de réduire la production d'ovules. Peut-être aviez-vous moins d'ovules à la naissance, ou des ovules qui vivent moins longtemps que chez les autres femmes. Ou encore, vous pouvez avoir un chromosome X, celui qui détermine le sexe du bébé, anormal ou même absent. Les femmes ont besoin de deux chromosomes X pour produire un nombre adéquat de follicules. Si un des chromosomes X manque, en totalité ou en partie, votre corps n'aura pas assez de follicules au départ ou il épuisera sa réserve trop vite.

Ce scénario explique de 2 à 3 % des cas. Dans d'autres cas, le système immunitaire attaque les follicules. C'est la cause de 5 % des déficits ovariens. Les chercheurs ne peuvent toujours pas expliquer pourquoi cela se produit.

Les tests et la technologie

Q. Ma sœur, plus âgée que moi, était encore jeune quand ses règles ont cessé. Comment puis-je savoir s'il m'arrivera la même chose ?

R. Vous devriez consulter un spécialiste de la fertilité sans tarder du fait qu'il y a des antécédents de ménopause précoce dans la famille, surtout chez quelqu'un d'aussi proche qu'une sœur. Une échographie de vos ovaires peut montrer le nombre de follicules qu'il vous reste. Il est aussi possible de vérifier vos taux hormonaux afin de déceler si vous montrez des signes précurseurs de changement. Un suivi régulier peut faire ressortir des taux à la hausse, même légèrement, ce qui pourrait indiquer que votre organisme se dirige plus rapidement qu'à la normale vers la fin de vos années de fertilité. De nouvelles technologies, notamment la cryoconservation des ovocytes ou des tissus ovariens, peuvent vous donner l'occasion de devenir enceinte plus tard que ce que la nature a prévu pour vous. Cependant, il est sans doute trop tard pour intervenir une fois que les signes indubitables de la ménopause se présentent.

Quelle aide puis-je obtenir ?

Q. Existe-t-il des traitements efficaces ? Je n'ai pas encore eu d'enfant, et maintenant cela ne m'arrivera peut-être jamais.

R. Au moment de rédiger cet ouvrage, il n'existe aucun traitement qui permette de restaurer la fonction ovarienne. Lors d'essais cliniques répartis au hasard, des chercheurs ont vérifié l'efficacité d'une large gamme de nouvelles thérapies, mais aucune d'entre elles n'a rétabli la fertilité. En revanche, de 5 à 10 % des femmes vivant un déficit ovarien précoce deviennent enceintes sans traitement. Les chercheurs ne peuvent pas expliquer le phénomène. Il pourrait s'agir de chance, alors qu'un des rares ovules en santé est fécondé.

Une autre option consiste en une procédure dans laquelle un spécialiste de la fertilité combine un ovule obtenu par un don et un spermatozoïde en laboratoire. Il implante ensuite l'embryon dans l'utérus de la mère porteuse. Cela ne fonctionne pas toujours, toutefois. Pour plus d'information sur les taux de réussite ou d'échec des diverses techniques de fécondation, consultez le site Internet du Centers for Disease Control and Prevention à l'adresse www.cdc.gov/ART/index.htm.

Mieux vaut prévenir que guérir

Q. S'il y a des chances de devenir enceinte même en cas de déficit ovarien, est-il préférable de continuer de prendre la pilule ? Les chances semblent si faibles.

R. Elles sont faibles, oui, mais pas nulles, donc il vous faut une méthode de contraception efficace. La pilule anticonceptionnelle est un bon choix si vous ne présentez pas de facteurs de risque élevés comme de l'hypertension artérielle, des antécédents de tabagisme ou des caillots sanguins. Cependant, chez certaines femmes qui ont un déficit ovarien, les contraceptifs sont moins efficaces pour prévenir la grossesse. Des méthodes de barrière comme le diaphragme ou le préservatif (condom) peuvent être préférables. À vous d'évaluer vos antécédents médicaux afin de choisir le contraceptif qui vous ira le mieux. Parlez-en à votre médecin.

La pilule anticonceptionnelle

Q. J'ignorais que mes ovaires avaient cessé de fonctionner jusqu'à ce que j'arrête de prendre la pilule. Est-ce que les contraceptifs oraux peuvent causer ce problème?

R. Les chercheurs n'ont pas trouvé de lien entre l'utilisation de contraceptifs oraux et l'insuffisance ovarienne.

LA GROSSESSE ET LA PÉRIMÉNOPAUSE

Le temps d'avoir des enfants est-il passé pour vous? En avez-vous déjà voulu? Avez-vous toujours espoir de devenir enceinte un jour? Vos réponses à ces questions sont cruciales pour déterminer votre attitude face à l'approche de la ménopause. C'est d'autant plus vrai de nos jours, alors que de plus en plus de femmes prennent leur temps avant de fonder une famille.

Pour la femme qui ne veut plus d'enfants ou qui n'en a jamais voulu, la ménopause peut être un soulagement. Fini la contraception! En revanche, pour la femme qui a remis les grossesses à plus tard pour une raison ou une autre, l'atteinte de ses limites biologiques peut donner un choc. Ne devrions-nous pas être en mesure de planifier nos grossesses aussi bien que nous pouvons les prévenir grâce aux nombreuses méthodes contraceptives sur le marché? Mais nous n'avons aucun contrôle sur notre fertilité. Cette réalité est d'autant plus difficile à accepter lorsque l'horloge biologique avance plus vite pour soi que pour les autres.

Bien qu'on voie plus de mamans de tout-petits avec quelques cheveux gris de nos jours, pour les médecins, les femmes de 35 ans sont à un «âge maternel avancé». Vous pouvez bien être en grande forme et avoir l'apparence d'une femme de 25 ans, vos ovaires, eux, ne sont pas dupes. Après 35 ans, la vitesse à laquelle vos ovules se dégradent naturellement et meurent augmente de façon significative. Une grossesse à cette période de la vie s'accompagne d'un risque élevé d'avortement spontané. À 45 ans, plus de la moitié des grossesses se terminent par un avortement spontané. En outre, les risques de complications liées à la grossesse (césarienne, travail prématuré ou mortalité intra-utérine) ou au fœtus (anomalies chromosomiques) augmentent avec l'âge. (Voir l'annexe 1.) La recherche a aussi montré que des taux continuellement élevés d'hormone folliculostimulante indiquent que la quantité et la qualité de vos ovules sont à la baisse. (Bien sûr, un test unique montrant un taux de FSH élevé ne prouve rien.)

Cela dit, les femmes à l'approche de la cinquantaine ont plus d'enfants que jamais auparavant. La recherche en fertilité a accordé à beaucoup de femmes une chance que la nature allait leur refuser. Il y a 20 ans, il était rare qu'une femme de plus de 40 ans mène une grossesse à terme; c'est beaucoup plus courant aujourd'hui. Il est cependant difficile de prédire dans quelle mesure il sera facile ou non pour une femme de devenir enceinte à un âge plus avancé ou de prédire l'aide professionnelle dont elle aura besoin.

La barrière de l'âge

Q. Est-ce strictement une question d'âge ? Est-il tout à fait impossible de mener une grossesse à terme à l'approche de la cinquantaine ?

R. L'âge avancé tend à signifier une plus grande difficulté à concevoir et à mener une grossesse à terme, mais cela varie beaucoup d'une femme à une autre. Il arrive que l'âge chronologique ne corresponde pas à l'âge ovarien. Rappelez-vous que la ménopause «normale» peut se manifester entre 40 et 58 ans. La recherche montre que certaines femmes naissent avec plus de follicules que la moyenne. Le taux de détérioration des follicules s'accroît avec l'âge, et plus rapidement chez certaines femmes. Cela signifie que bien des femmes auront plus d'ovules en meilleure santé pendant plus longtemps. De tout temps, des femmes qui se croyaient devenues infertiles se sont retrouvées enceintes sans l'avoir planifié. Même si les spécialistes de la fertilité peuvent vous dire s'il vous reste beaucoup d'ovules, et ce qui se produit avec vos hormones, ils ne sont pas en mesure de prédire l'avenir. Si vous désirez vraiment devenir enceinte, il vous faut consulter un spécialiste de la fertilité chevronné sans tarder et lui demander d'évaluer votre situation.

Des règles irrégulières

Q. Je me suis mariée à un âge avancé, mais mon mari et moi essayons tout de même de faire un bébé. Malheureusement, mes règles commencent à devenir irrégulières. Est-ce que cela nuit à ma fertilité ?

R. Tant que vous avez vos règles, vous pouvez devenir enceinte. Toutefois, à mesure que vous approchez de la ménopause, vous pouvez avoir plus souvent des saignements menstruels sans avoir ovulé. En d'autres mots, un taux d'œstrogène trop faible peut faire en sorte que vous ne libériez pas d'ovule à féconder. D'un autre côté, la périménopause se définit comme une période de variation hormonale. Il peut arriver que les taux d'œstrogène soient très élevés. Voici un autre aspect à considérer : il y a de fortes chances que plus d'un ovule à la fois soit libéré lors d'un cycle menstruel, ce qui peut se conclure par une grossesse multiple.

À ce jour, les scientifiques ne connaissent pas bien la relation entre les règles irrégulières et la fertilité, ni les facteurs qui font en sorte que certaines femmes enceintes à la périménopause ont plus de chances que d'autres de mener leur grossesse à terme. Néanmoins, un spécialiste de la fertilité peut vous aider à déterminer vos chances de devenir enceinte en examinant vos ovaires à l'aide d'une échographie et en comptant le nombre exact de follicules qui s'y trouvent. Le suivi de vos taux hormonaux peut aussi déterminer le stade du processus auquel vous vous trouvez. En général, vous pouvez devenir enceinte jusqu'à ce qu'il se soit écoulé 12 mois après l'arrêt de vos règles, en d'autres mots, jusqu'à ce que vous ayez officiellement atteint la ménopause.

Peur d'une fausse-couche

Q. J'ai passé la mi-quarantaine et j'essaie de devenir enceinte, mais mes règles sont irrégulières. Suis-je à risque de faire une fausse-couche ?

R. Nous savons que des femmes peuvent devenir enceintes à un âge

Risque de fausse-couche

Il est plus difficile de devenir enceinte en vieillissant. Il y a également un plus grand risque de fausse-couche.

ÂGE MATERNEL	POURCENTAGE DE GROSSESSES QUI SE TERMINENT PAR UNE FAUSSE-COUCHE
15 à 19	10
20 à 24	10
25 à 29	10
30 à 34	12
35 à 39	18
40 à 44	34
45 et plus	53

avancé et mener leur grossesse à terme. Nous savons aussi que les risques de fausse-couche augmentent avec l'âge. Une grossesse dans la quarantaine représente un plus grand risque de complications tant pour la mère que pour l'enfant.

Toutefois, les scientifiques ne savent pas si la régularité du cycle menstruel a un effet sur la capacité d'une femme de mener une grossesse à terme.

Est-ce vraiment la fin ?

Q. S'il est possible d'avoir de nouveau des règles après une interruption de 12 mois consécutifs, est-il possible de devenir enceinte après ce délai ?

R. En théorie, une femme peut devenir enceinte après une interruption de 12 mois de ses règles, mais les chances sont minces. Comme nous l'avons mentionné précédemment, 4 femmes sur 100 ont de nouveau des règles après une interruption de 12 mois. Les follicules qui restent dans les ovaires à ce stade vont fabriquer un peu d'œstrogène à l'occasion, mais rarement en quantité suffisante pour déclencher une ovulation.

BIENVENUE AU
RESTE DE VOTRE VIE

Comme vous le constatez d'après ce chapitre, votre corps s'apprête à connaître des changements importants : certains seront libérateurs (enfin, fini les règles!), alors que d'autres vous rendront mélancoliques (plus de règles!). Si vous êtes comme la plupart des femmes, vous vous sentez probablement tiraillée entre ces émotions. Peu importe combien vous vous sentez jeune ou paraissez l'être, l'avenir vous préoccupe sans doute.

La ménopause est sans contredit un tournant décisif que vous ne pouvez éviter, mais elle constitue également une excellente occasion de prendre un nouveau départ et de vous mettre en meilleure forme que jamais. Vous verrez dans la suite de cet ouvrage de nombreuses preuves que les changements que vous apportez aujourd'hui auront une énorme influence sur votre vieillissement. Prenez soin de bien vous alimenter et de faire de l'exercice tous les jours. Consultez votre médecin régulièrement et subissez les tests de dépistage appropriés. Réévaluez votre vie des points de vue social, émotionnel et intellectuel. Passez-vous suffisamment de temps avec vos amis et votre famille? Y a-t-il des activités ou des projets qui vous ont toujours attirée? Le temps est venu de vous y mettre.

Vous n'avez plus 25 ans – Dieu merci. Vous avez vécu assez longtemps pour savoir ce que vous voulez et comment l'obtenir. Désormais, vous n'avez plus peur des figures d'autorité; en fait, vous en êtes maintenant une. Dans les années 1970 et 1980, alors que bon nombre d'entre nous entrions dans l'âge adulte, nous étions si pressées de réussir, même si nous ne savions souvent pas ce que cela pouvait signifier. Nous voici à destination. Regardez bien votre nouveau décor. Sans oublier de vous amuser.

Chapitre 2

Au sujet des hormones

L'œstrogène peut vous sauver! L'œstrogène peut vous tuer! C'est une fontaine de jouvence naturelle! C'est une drogue insidieuse! Vous avez sûrement entendu dire toutes ces choses, avec une sincérité apparente, tant par des médecins, des charlatans, des scientifiques, des animateurs de talk-shows populaires et diverses célébrités. Pas étonnant que vous soyez perplexe! Dans ce chapitre, nous distinguerons les mythes de la réalité.

Nous n'avons pas l'intention de défendre l'une ou l'autre position quant à cette question controversée. Notre seul but est de fournir aux femmes de l'information le plus à jour possible afin qu'elles prennent des décisions éclairées avec leur médecin. Les hormones sont des substances chimiques étonnantes, à la fois puissantes et complexes. Les scientifiques ne font que commencer à comprendre leur fonctionnement. Trop souvent, les partisans d'une chose ne font que vanter ses vertus, tandis que ses opposants insistent sur ses inconvénients. L'œstrogénothérapie est la méthode la plus efficace pour éliminer les bouffées de chaleur et contrer la perte de masse osseuse.

L'ensemble de la recherche indique également que l'usage prolongé de l'œstrogénothérapie peut augmenter les risques de cancer du sein et de maladies cardiovasculaires. Cela signifie que la prise d'hormones peut représenter plus de bienfaits que de risques à un certain âge, mais qu'elle peut s'avérer dangereuse plus tard dans la vie. Ainsi, il y a quelques femmes qui devront prendre de l'œstrogène pour le reste de leur vie, et un nombre plus important encore pour qui il est préférable de l'éviter. Le présent chapitre a pour but de vous aider à comprendre qu'il s'agit là d'un choix très personnel et que ce qui est bon pour votre sœur ou votre amie (ou encore une célébrité de la télé) n'est pas forcément bon pour vous.

D'abord, revenons en arrière. Il y a dix ans, les médecins prescrivaient couramment des suppléments d'œstrogène aux femmes qui atteignaient la cinquantaine. Ils croyaient que l'œstrogène

Ce qui peut se produire

Dans l'ensemble, pour une femme au début de la cinquantaine qui utilise l'hormonothérapie depuis quelques années, les risques sont faibles. Les antécédents médicaux déterminent votre vulnérabilité.

* La Food and Drug Administration, aux États-Unis, oblige les fabricants d'hormonothérapie substitutive approuvée par la FDA à inscrire sur leurs emballages que les suppléments d'œstrogène sont à proscrire pour :

❖ les femmes enceintes;

❖ les femmes qui ont ou ont eu un cancer du sein ou tout autre cancer sensible à l'œstrogène (cancer de l'endomètre, par exemple) ainsi que les femmes souffrant de troubles hépatiques.

L'œstrogène par voie orale est à proscrire pour :

❖ les femmes ayant des taux de triglycérides très élevés qui constituent un risque de maladies coronariennes;

❖ les femmes qui ont eu des caillots sanguins dans les poumons ou dans les jambes.

Beaucoup de femmes qui essaient l'hormonothérapie arrêtent le traitement après moins d'un an à cause de ses effets indésirables comme la nausée, la céphalée et la sensibilité des seins. Si vous ressentez ces effets, mais que vous souhaitez poursuivre l'hormonothérapie pour soulager les symptômes de la ménopause, discutez avec votre médecin de la possibilité de diminuer la dose ou d'utiliser un autre supplément hormonal approuvé par la FDA (par exemple, utiliser des timbres au lieu de prendre des comprimés).

---

protégeait leurs patientes contre les maladies du cœur, qu'il préservait la santé du cerveau et la solidité de leurs os – et même qu'il pouvait atténuer les rides et les ridules. Toutefois, une importante étude fédérale, la Women's Health Initiative (WHI), a montré que les femmes qui prenaient la combinaison la plus répandue d'œstrogène et de progestine présentaient des risques élevés de souffrir d'un cancer du sein, d'un accident vasculaire cérébral, de caillots sanguins et d'une crise cardiaque. Des millions de femmes en colère ont alors jeté leurs médicaments à la poubelle. Certaines, aux prises avec des symptômes tels que les bouffées de chaleur ou la sécheresse vaginale, ont fini par reprendre leur traitement. Triste fait, des marchands sans scrupules ont fait la promotion de remèdes dits naturels dont l'efficacité et la sécurité n'avaient pas fait l'objet d'études rigoureuses. En l'absence

d'études de haute qualité comparant diverses formes d'œstrogène, les principales organisations médicales s'entendent pour dire que toutes les formes d'œstrogène présentent les mêmes risques et les mêmes bienfaits – peu importe le type de mise en marché qu'on en fait.

Avant de vous en faire outre mesure à propos de la prise d'hormones, sachez qu'il ne s'agit pas là du plus important choix relatif à la santé que les femmes ont à faire à la ménopause. La ménopause est l'occasion de réévaluer un grand nombre de choses, notamment votre santé cardiaque, la solidité de vos os, votre alimentation, votre degré d'activité physique et votre nombre d'heures de sommeil – même la qualité de vos relations les plus intimes. Tous ces facteurs peuvent avoir un effet beaucoup plus important sur votre futur bien-être que la prise ou non d'une hormonothérapie à la ménopause.

* L'équivalent de la FDA au Canada : Santé Canada. En France : AFFSAPS.

TOUT SUR L'ŒSTROGÈNE

En tant qu'hormone, l'œstrogène agit comme un messager chimique dans l'organisme, indiquant aux cellules ce qu'elles ont à faire. En tant qu'hormone sexuelle, il accomplit l'importante tâche de développer et de réguler les parties de votre corps qui font de vous une femme.

Avant la ménopause, ce sont les ovaires qui produisent la plus grande partie de l'œstrogène (voir le chapitre 1 pour plus de détails). À la façon d'un interrupteur qu'on ouvre et qu'on ferme, cette connexion déclenche une série de réactions. À la puberté, l'œstrogène déclenche la croissance des seins; plus tard dans la vie, il maintient la grossesse en régulant le taux d'une autre hormone sexuelle, la progestérone, et en stimulant le développement du cerveau, du foie ainsi que d'autres organes et tissus du fœtus.

L'œstrogène se déplace à même la circulation sanguine à la recherche de récepteurs spécifiques qui se trouvent dans les seins et dans l'utérus, de même que dans le cerveau, le cœur, le foie et les os. Les chercheurs ont d'abord cru qu'il n'y avait qu'une sorte de récepteur d'œstrogène. Puis, il y a quelques années, ils ont découvert une autre sorte de récepteur, le récepteur bêta-œstrogénique, ainsi nommé afin de le distinguer du récepteur œstrogénique alpha original. Il y a davantage de récepteurs alpha dans l'appareil reproducteur et le foie, tandis que les récepteurs bêta se trouvent en plus grande quantité dans les os, les poumons, l'appareil génito-urinaire et les vaisseaux sanguins. Les deux types abondent dans les ovaires et dans le cerveau. Les découvertes réalisées à propos des récepteurs œstrogéniques permettent d'espérer qu'il sera un jour possible d'éradiquer les cancers liés à l'œstrogène.

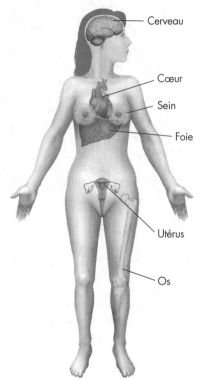

Cerveau

Cœur

Sein

Foie

Utérus

Os

LES PRINCIPALES CIBLES DE L'ŒSTROGÈNE

Durant la transition de la ménopause, les ovaires cessent de produire de l'œstrogène de façon graduelle. Il s'agit là d'un processus naturel, et non d'un signe de maladie. Les taux hormonaux peuvent varier durant des années avant l'arrêt définitif de leur production. La fluctuation des taux hormonaux ainsi que le déclin sont responsables de symptômes tels que les bouffées de chaleur et la sécheresse vaginale.

Cette diminution du taux d'œstrogène à la ménopause accroît le risque de développer d'autres maladies. Les os peuvent devenir plus fragiles, ce qui peut causer l'ostéoporose. (À 60 ans, 25 % des femmes caucasiennes et asiatiques vivront une fracture par compression spinale.)

Après la ménopause, les risques de

maladies cardiovasculaires commencent à grimper. Nombre de chercheurs attribuent cela au fait que l'œstrogène protégeait auparavant le cœur en préservant l'élasticité des vaisseaux sanguins et en éliminant le cholestérol.

Bien que leur production d'œstrogène diminue à la ménopause, les ovaires continuent de produire de la testostérone, laquelle est convertie en œstrogène par le foie et les tissus adipeux. D'autres parties de l'organisme génèrent aussi des hormones de la famille des testostérones, également transformées de la même façon. Les femmes qui ont beaucoup de gras sur les fesses, l'abdomen et les cuisses produisent une plus grande quantité de ces hormones que les femmes plus minces. Cela explique peut-être pourquoi les femmes de poids plus élevé sont plus à risque de développer un cancer du sein ou d'autres cancers sensibles aux hormones.

Tout compte fait, l'activité œstrogénique est un mécanisme très délicat que les scientifiques commencent à peine à comprendre.

Ce qu'il faut savoir sur l'hormonothérapie

Songez-vous à prendre des suppléments d'œstrogène afin de soulager les symptômes ménopausiques comme les bouffées de chaleur, ces vagues de chaleur soudaines qui vous laissent le visage tout rouge et vous mettent en sueur, et la sécheresse vaginale, qui rend vos rapports sexuels inconfortables, ou bien simplement parce que vous aimeriez vous sentir à nouveau comme avant? Si une maladie ou une ablation chirurgicale de vos ovaires a déclenché une ménopause précoce chez vous, votre médecin pourrait vous recommander de prendre des suppléments d'œstrogène jusqu'à ce que vous atteigniez l'âge de la ménopause naturelle. Dans certains cas, on prescrit l'hormonothérapie dans le

Quand consulter le médecin

Si les bouffées de chaleur et les sueurs nocturnes vous dérangent beaucoup et vous empêchent de fonctionner normalement, voyez votre médecin afin de discuter de l'influence de vos antécédents médicaux sur les risques et les bienfaits possibles d'une hormonothérapie. Si vous souffrez de sécheresse vaginale, demandez à votre médecin si vous pouvez utiliser les traitements récents qui ciblent ce problème. Renseignez-vous aussi sur les autres remèdes possibles, surtout les changements de style de vie qui peuvent réduire les bouffées de chaleur. Vous pouvez aussi recevoir de l'hormonothérapie si vous vivez une ménopause précoce, avant l'âge de 45 ans.

but de ralentir la perte de masse osseuse (si les autres thérapies contre l'ostéoporose posent des problèmes) ou afin d'améliorer l'humeur et la réflexion.

Votre médecin et vous aurez le choix entre de nombreux produits approuvés par la FDA. L'hormonothérapie varie selon le type et la dose du supplément d'œstrogène, le régime et le mode d'administration. Votre choix dépendra de vos antécédents médicaux, de vos préférences et du problème à traiter. L'œstrogène sous ordonnance se vend sous forme de comprimés, de pommades ou de crèmes, de gels, de timbres et d'anneaux vaginaux. La plupart de ces produits font circuler l'œstrogène à travers tout l'organisme; ils conviennent au soulagement des bouffées de chaleur. Il existe d'autres produits qui libèrent l'œstrogène localement dans la région vaginale. Vous pouvez les retenir si votre seul problème est la sécheresse vaginale (voir l'annexe 1). Si vous avez toujours votre utérus, vous prendrez également

LES QUATRE « P »

Les femmes à la ménopause ont pris de l'œstrogène seul jusqu'en 1975, année où des chercheurs ont établi un lien entre l'hormonothérapie à l'œstrogène et une incidence accrue de cancers de l'endomètre. À partir de ce moment, les scientifiques ont ajouté à l'œstrogène une forme synthétique de progestérone afin de déclencher le détachement de la muqueuse utérine, qui se produit habituellement à la fin d'un cycle menstruel. Comme les suppléments d'œstrogène, les suppléments de progestogène prennent différentes formes :

Progestérone naturelle. Produite par les ovaires après l'ovulation et par le placenta durant la grossesse, la progestérone prépare l'utérus à la réception de l'ovule fécondé et aide à mener la grossesse à terme.

Progestérone synthétique. Il s'agit d'une version chimiquement identique à la progestérone naturelle produite par l'organisme, mais fabriquée en laboratoire. Des cristaux de progestérone sont micronisés (très finement broyés) afin de faciliter leur absorption.

Progestines. Ces substances synthétiques imitent une grande partie ou la totalité de l'activité de la progestérone même si elles n'ont pas la même structure moléculaire.

Progestogènes. Cette catégorie inclut la progestérone naturelle et la progestérone synthétique, de même que les progestines synthétiques.

un supplément de progestérone ou une progestine (une version synthétique de la progestérone) afin d'éviter toute croissance non contrôlée des tissus de la muqueuse utérine appelée endomètre. Une croissance non contrôlée représente un risque de cancer de l'endomètre. La progestérone fait en sorte que l'endomètre se détache chaque mois. C'est comme si vous aviez

vos règles, sans toutefois ovuler. Les femmes qui ont subi une hystérectomie, soit une ablation de l'utérus, ne requièrent que de l'œstrogène.

En général, l'hormonothérapie est prescrite aux femmes qui approchent de la ménopause ou qui sont au stade postménopausique. Les femmes à la périménopause qui nécessitent plus d'hormones prennent souvent un contraceptif oral, ce qui les aide à contrôler leurs bouffées de chaleur en plus de régulariser leurs règles, de limiter l'écoulement sanguin et de protéger contre une grossesse non désirée.

L'hormonothérapie augmente le risque d'un accident vasculaire cérébral, de caillots sanguins et, dans certains cas, de cancer du sein. Comme à peu près tous les autres médicaments, les hormones sous ordonnance peuvent entraîner des effets indésirables tels que des ballonnements, une sensibilité des seins, des saignements irréguliers, des nausées et des céphalées. Les timbres hormonaux causent une irritation cutanée chez certaines femmes.

Certains produits s'affichent comme bio-identiques, ce qui signifie que leur structure chimique est identique à celle des hormones générées par les ovaires. Les scientifiques ignorent toutefois si ces produits présentent moins de risques à long terme. La FDA a approuvé un grand nombre de produits bio-identiques, ce qui sous-tend que leur sécurité et leur efficacité ont fait l'objet d'études. D'autres bio-identiques sont préparés en pharmacie et échappent à ce contrôle (voir les pages 40 et 41).

THÉRAPIE SYSTÉMIQUE. L'œstrogène systémique se présente sous forme de comprimés, de timbres, de pommades (crèmes) ou de gels. Il existe un anneau vaginal qui libère l'œstrogène dans tout l'organisme; cet anneau est plus puissant que l'anneau utilisé pour le traitement de la sécheresse vaginale uniquement. Toutes les femmes qui prennent une hormono-thérapie sont sujettes à la formation de caillots sanguins, mais les femmes obèses plus que les autres. Ces dernières devraient prendre de l'œstrogène sous des formes autres que les comprimés (pommades ou crèmes, timbres, œstrogène vaginal), car l'œstrogène ainsi libéré ne passe pas par le foie et risque donc moins d'élever les facteurs de coagulation dans le sang. Votre médecin aura aussi ses préférences. Nombre de cliniciens privilégient dorénavant les thérapies à l'œstrogène autres qu'en com-primés en raison de la diminution des risques de coagulation qu'elles procurent. La progestérone et les progestines sont aussi offertes sous différentes formes, soit sous forme de comprimés, de gels et d'un dispositif intra-utérin. La progestérone et les progestines sont désignées par le terme « progestogènes ».

THÉRAPIE LOCALISÉE. Vous pouvez soulager la sécheresse vaginale à l'aide d'un comprimé d'œstrogène que vous insérez dans le vagin, à l'aide de pommades (crèmes) ou d'un anneau qui, une fois inséré dans le vagin, libère de l'œstrogène en doses calibrées. Bien qu'on ait constaté un épaississement de l'endomètre avec les thérapies localisées, selon la recommanda-tion actuelle, la plupart des femmes n'ont pas besoin de prendre un progestogène avec ces médicaments. Votre médecin peut vous proposer des examens périodiques de l'endomètre au moyen d'échographies ou de biopsies.

THÉRAPIES COMBINÉES. Les femmes qui ont toujours leur utérus prennent habituellement des suppléments d'œs-trogène combinés à un progestogène. Il existe deux formes de thérapie combinée, soit la thérapie cyclique ou séquentielle

(œstrogène tous les jours et progestérone ou progestine de 10 à 14 jours durant chaque cycle), soit le traitement continu (œstrogène et progestine pris chaque jour sans interruption). Prempro, une thérapie combinée sous forme de comprimés utilisée dans l'étude WHI, est prescrite en guise d'hormonothérapie combinée en continu. Les médecins semblent préférer de plus en plus la thérapie cyclique, laquelle semble imiter plus fidèlement le cycle menstruel naturel. Vous déciderez avec votre médecin de la thérapie qui vous convient le mieux.

ŒSTROGÈNE SEUL. Les femmes qui ont subi une hystérectomie ne prennent que de l'œstrogène. Dans le cas où l'on aurait retiré vos ovaires avant l'âge de la ménopause naturelle, votre médecin pourrait vous recommander un supplément œstrogénique pour remplacer les hormones manquantes, et ce, jusqu'au début de la cinquantaine. Cela pourrait vous procurer une protection à court terme contre les maladies du cœur et l'ostéoporose. Les femmes qui n'ont plus leurs ovaires, mais qui ont toujours leur utérus, ont besoin d'œstrogène et d'un progestogène.

CONTRACEPTIFS ORAUX. Les femmes à la périménopause peuvent prendre un contraceptif oral à faible dose afin de soulager des symptômes comme les bouffées de chaleur ou les saignements irréguliers. Cette approche est souvent privilégiée chez les femmes plus jeunes. Les taux hormonaux très variables avant la ménopause peuvent causer des problèmes. La pilule anticonceptionnelle régularise le cycle menstruel et prévient les grossesses non désirées. Dans un cas ou dans un autre, il faut utiliser un contraceptif jusqu'à ce que vous ayez une interruption d'un an de vos règles.

LA PETITE HISTOIRE DE L'HORMONOTHÉRAPIE

Les chercheurs évaluent les risques et les bienfaits de l'hormonothérapie depuis plus de trois décennies déjà. Voici un résumé des études les plus importantes.

La *Nurses' Health Study*. Cette étude par observation menée en 1972 visait 59 337 infirmières de 33 à 55 ans. Après 16 années, les chercheurs ont établi que les risques de maladies coronariennes étaient plus faibles chez les femmes qui prenaient de l'œstrogène et un progestogène que chez celles qui ne prenaient aucune hormone. Cependant, ils ont aussi noté que les femmes qui recevaient l'hormonothérapie étaient moins souvent fumeuses ou avaient plus rarement des antécédents familiaux de crises cardiaques ou de diabète. En outre, elles étaient un peu plus jeunes et plus minces, et prenaient plus souvent des suppléments alimentaires multivitaminés. Tous ces facteurs pourraient contribuer à expliquer le nombre inférieur de crises cardiaques chez ces femmes, mis à part le fait qu'elles consommaient plus de gras saturés et que leur taux de cholestérol était plus élevé, ce qui aurait pu accroître leurs risques de maladies du cœur.

L'étude PEPI (œstrogène et progestérone à la postménopause). C'est le National Institutes of Health qui a lancé cette étude de trois ans réalisée auprès de 875 femmes en santé âgées de 45 à 64 ans au départ et qui a semblé montrer un effet protecteur de l'œstrogène sur le cœur. Les participantes prenaient soit de l'œstrogène seul, soit une combinaison d'œstrogène et de progestine, selon qu'elles avaient subi ou non une hystérectomie. Un troisième groupe de femmes a reçu un placebo. Toutes les femmes qui prenaient des hormones ont montré une augmentation significative de leur taux de HDL (le bon cholestérol) par rapport au groupe auquel on administrait le placebo. Chez les femmes qui prenaient de l'œstrogène seul, le taux de HDL a plus que doublé par rapport aux femmes qui recevaient de l'œstrogène avec une progestine. Les femmes qui ont connu la plus importante hausse du taux de HDL ont vu leurs risques de souffrir de maladies du cœur baisser de 25 %. Dans tous les groupes, le taux de LDL (le mauvais cholestérol) a baissé, quoique dans une mesure peu significative dans le groupe de femmes qui prenaient le placebo.

L'étude HERS (*Heart and Estrogen/ Progestin Replacement Study*). Les résultats de cette étude, publiés en 1998, ont fait planer un doute sur le rôle protecteur de l'œstrogène pour le cœur. L'étude a suivi 2 763 femmes à la postménopause dont l'âge moyen était de 67 ans et qui avaient soit eu une crise cardiaque, soit souffert de douleurs à la poitrine causées par une obstruction des artères, soit subi une chirurgie cardiaque. Autrement dit, ces femmes différaient grandement des participantes à l'étude PEPI, qui étaient en bonne santé au début de l'étude.

Le but de l'étude HERS consistait à vérifier si la prise d'œstrogène et de progestine combinés pouvait prévenir une deuxième crise cardiaque ou un problème coronarien chez ces femmes. Aucun de ces effets n'a été recensé en quatre ans. En fait, l'hormonothérapie semble avoir augmenté les risques de coagulation sanguine dans les jambes et les poumons durant la première année. Un suivi à l'étude HERS effectué pendant les trois années suivant l'étude auprès des mêmes femmes n'a montré aucune réduction à long terme des maladies du cœur parmi les utilisatrices d'hormones.

L'étude *Women's Health Initiative* (WHI). Cette étude commencée en 1991 avait pour but de vérifier si les bienfaits perçus d'une hormonothérapie (protection de la femme contre les maladies du cœur, la perte de masse osseuse, la démence) excédaient l'augmentation des risques de cancers du sein, de l'endomètre ou de l'utérus, ou encore les risques accrus de caillots sanguins. Deux essais cliniques, une étude d'observation ainsi qu'une étude de prévention communautaire auprès de 161 000 femmes à la postménopause ont fait de cette étude l'une des plus importantes études sur la santé des femmes jamais réalisée aux États-Unis. Dans la branche de l'étude visant la prise d'œstrogène seul, on a administré à 10 739 femmes qui avaient subi une hystérectomie un placebo ou de l'œstrogène seul, soit du Premarin. Dans la branche portant sur l'œstrogène et la progestine combinés, 16 608 femmes ayant toujours leur utérus ont pris soit un placebo, soit un comprimé combiné de Prempro. Le Premarin et le Prempro ont été retenus pour l'étude, car ils étaient couramment prescrits à cette époque et parce que des études antérieures avaient conclu que ces médicaments semblaient améliorer la santé des femmes. Les participantes avaient de 50 à 79 ans au début de l'étude; leur âge moyen était de 63 ans. (Voir l'annexe 1.)

La branche de l'étude touchant l'œstrogène et la progestine combinés a pris fin trois ans avant la date prévue, en 2002, après que des chercheurs ont découvert qu'en général, dans ce groupe, les femmes qui prenaient effectivement l'œstrogène et la progestine présentaient des risques plus élevés de caillots sanguins, de crise cardiaque, d'accident vasculaire cérébral et de cancer du sein. Le risque de crise cardiaque chez ces femmes a augmenté dans la première année; le risque de caillots sanguins s'est accru dans les deux premières années – devenant quatre fois plus grand que chez les femmes prenant le placebo. Le risque du cancer du sein a augmenté à la cinquième année. Au chapitre des bienfaits, l'hormonothérapie combinée a réduit les risques de fractures et a aussi semblé diminuer les risques de cancer du côlon. La branche de l'étude portant sur la prise d'œstrogène seul a pris fin en 2004 en raison des risques accrus d'accident vasculaire cérébral observés et du fait que l'œstrogène n'avait pas diminué le risque de maladies coronariennes chez la femme moyenne de l'étude. Les effets de l'œstrogène sur le cancer du sein varient selon la santé générale de chaque femme, mais il est clair que ce dernier peut réduire la vulnérabilité des femmes qui ne présentent pas de risque élevé de prime abord. Une étude auxiliaire, la WHI *Memory Study* (WHIMS), a révélé que les femmes de 65 ans ou plus qui prenaient une hormonothérapie combinée présentaient un risque deux fois plus élevé de démence que celles qui recevaient le placebo et qu'elles n'avaient pas de protection contre de légers troubles cognitifs ainsi qu'un affaiblissement moins marqué de leurs capacités de mémoire et de raisonnement. L'œstrogène seul augmentait quelque peu le taux de démence et de troubles cognitifs légers.

Résultats généraux de l'étude WHI

RISQUE	TYPE DE TRAITEMENT	
	ŒSTROGÈNE ET PROGESTINE	ŒSTROGÈNE SEUL
Crise cardiaque	Risque accru	Aucun effet
Accident vasculaire cérébral	Risque accru	Risque accru
Caillots sanguins	Risque accru	Risque accru
Cancer du sein	Risque accru	Variable, mais peut réduire le risque chez certaines femmes
Cancer du côlon	Risque accru	Aucun effet
Santé des os	Nombre réduit de fractures	Nombre réduit de fractures

La première étape

Q. Que faut-il absolument savoir avant d'opter ou non pour une hormonothérapie ?

R. Il importe de bien comprendre le contexte de l'étude WHI afin de prendre la décision la plus éclairée possible au sujet de l'hormonothérapie. Étant donné que les participantes à l'étude ne prenaient que du Premarin et du Prempro, personne ne peut savoir si les résultats auraient été les mêmes pour d'autres types d'hormonothérapie (quoique les médecins supposent que oui, puisque les effets positifs sont les mêmes). Il est aussi important de comprendre que les femmes ayant participé à l'étude WHI étaient en général plus vieilles et n'avaient plus de règles depuis plus longtemps que la candidate moyenne à l'hormonothérapie. Du fait que l'âge et le temps écoulé depuis la ménopause augmentent les risques de troubles cardiaques, l'étude WHI s'avère peu utile pour les femmes qui sont nouvellement ménopausées. Enfin, l'étude WHI visait à évaluer l'efficacité de l'hormonothérapie à titre de protection à long terme contre des maladies chroniques, et non à titre de traitement à court terme des bouffées de chaleur et de la sécheresse vaginale, les deux symptômes les plus courants de la ménopause.

Des résultats contradictoires

Q. De nombreuses études ont eu pour objet d'évaluer les bienfaits et les inconvénients relatifs de l'hormonothérapie. Leurs résultats sont-ils comparables aux données de l'étude WHI ? Je me sens un peu perdue.

R. Il n'y a rien d'étonnant à votre perplexité. Bien des médecins sont tout aussi perplexes que vous l'êtes. Après que des publicités ont vanté sa capacité de préserver la jeunesse des femmes, l'œstrogène a connu une vague de popularité jusqu'en 1975 environ. À cette époque, les chercheurs ont établi un lien entre l'œstrogène et une augmentation étonnante des cas de cancer de l'endomètre. Les ventes d'œstrogène se sont effondrées jusqu'à ce que les médecins commencent à prescrire une progestine avec l'œstrogène à leurs patientes. La progestine déclenche le détachement de l'endomètre, la muqueuse utérine, et diminue les risques d'un cancer de l'endomètre. Cette combinaison œstrogène-progestine est le traitement de base offert de nos jours aux femmes qui ont toujours leur utérus.

Au cours des décennies qui ont suivi, la recommandation publicitaire par des célébrités a contribué à répandre l'idée selon laquelle l'hormonothérapie pouvait aider les femmes à rester vigoureuses et en santé. La science médicale semblait soutenir cette vision. Avant l'étude WHI, plus de 30 études épidémiologiques avaient suivi des femmes pendant plusieurs années et révélé que les femmes qui prenaient de l'œstrogène seul ou une combinaison d'œstrogène et de progestogène présentaient un risque moins élevé de maladies du cœur que celles qui n'utilisaient pas l'hormonothérapie.

Ces études ont également établi que les femmes prenant de l'œstrogène semblaient avoir des os plus solides et un risque réduit de développer une démence. Bien qu'aucun essai clinique (étude de cause à effet) n'ait prouvé la sécurité d'une hormonothérapie à long terme, le nombre de prescriptions annuelles a triplé dans les années 1990. L'étude WHI, qui a débuté en 1991, avait pour but d'en savoir plus sur l'œstrogène en tant que médicament préventif pour les femmes vieillissantes – et

Reflets du passé

Lorsque les médecins ont découvert les hormones au début du XXᵉ siècle et qu'ils ont commencé à comprendre leur fonctionnement, bon nombre de gens ont cru que ces suppléments synthétiques avaient un grand potentiel pour préserver la jeunesse. Les compagnies pharmaceutiques se sont empressées de les produire dans l'espoir d'en retirer de grands profits. Dans les années 1960, les hormones ont reçu un fort appui lorsque Robert Wilson, un gynécologue de New York, a publié le livre *Feminine Forever*. Cet ardent partisan de l'œstrogène y décrivait comment un mari désemparé avait réclamé un traitement pour sa femme à la ménopause. «Elle me rend fou, avait dit l'homme au Dʳ Wilson. Elle ne fait plus à manger, elle m'empêche de dormir, elle raconte des histoires fausses à mon sujet et elle boit toute la journée.»

Le mari avait sorti un revolver de sa poche en menaçant de tuer sa femme si le médecin ne la guérissait pas.

Le Dʳ Wilson avait donc prescrit à la femme ce qu'il a appelé «un traitement intensif à l'œstrogène à raison de deux injections par semaine».

(Le médecin a rapporté par la suite avoir découvert que le mari était un membre important du monde interlope de Brooklyn, et qu'il semblait donc qu'il aurait pu mettre sa menace à exécution.)

Trois semaines plus tard, la femme présentait de «nettement meilleures» dispositions et prenait soin de son mari, lequel devait mourir d'une tuberculose.

«J'ai été invité à ses funérailles pompeuses, a raconté le Dʳ Wilson. Sa veuve était sincèrement triste.» Il semble que l'œstrogène avait aussi eu des effets positifs d'un autre ordre. La femme apprit plus tard au médecin que durant ses dernières semaines de vie, elle avait réussi à amener son mari à se repentir et «espérer pour le salut de son âme par ailleurs perdue». Un vrai remède miracle.

non à titre de traitement des symptômes de la ménopause.

En 2002, lorsqu'on a mis fin à la branche de l'étude portant sur la combinaison œstrogène et progestine, 14 millions d'Américaines utilisaient l'hormonothérapie. Après l'étude WHI, ce nombre a chuté à 6 millions et est resté bas depuis.

Il faut aussi comprendre que la recherche médicale évolue constamment. Depuis 2002, des chercheurs continuent de suivre les participantes à l'étude WHI et ont publié de nouvelles études qui présentent une information plus nuancée au sujet des résultats; il y en a d'autres à venir. Cependant, la seule certitude avec la science est qu'il y aura toujours des questions qui restent sans réponse.

Qu'est-ce que l'hormonothérapie ?

Q. J'ai vu les termes «hormonothérapie», «hormonothérapie substitutive», «hormonothérapie de remplacement» et «traitement hormonal substitutif de la ménopause». Pourquoi tous ces termes différents?

R. Au début de l'étude WHI, on parlait surtout d'une hormonothérapie de substitution ou substitutive. Par la suite, la FDA américaine a retenu le terme «hormonothérapie» pour désigner cette classe de médicaments. Certains médecins et scientifiques souhaitent y ajouter la précision «de la ménopause» afin de distinguer la prise d'œstrogène des autres utilisations d'hormones.

CE QUE VOUS DEVEZ SAVOIR SUR LA RECHERCHE MÉDICALE

Les scientifiques en connaissent beaucoup plus sur le fonctionnement du corps humain aujourd'hui qu'il y a à peine dix ans. Il faut cependant saisir que chaque étude ne les rapproche qu'un tout petit peu de la vue d'ensemble. Plus il y a d'études menées sur un sujet particulier, plus les scientifiques sentent qu'ils sont sur la bonne voie.

Comparez cela à ce qui se produit lorsque vous vous liez d'amitié. La première fois que vous rencontrez la personne, vous apprenez quelques détails à son sujet. Peut-être ne l'aimez-vous même pas. Ensuite, vous réalisez un projet ensemble, vous allez chez elle, vous avez une première dispute ou vous allez en vacances ensemble. À chaque rencontre, vous apprenez à la connaître davantage. Vos premières impressions étaient-elles erronées ? Non, elles étaient justes en fonction du peu d'information que vous aviez alors. Mais à mesure que vous savez plus de choses sur la personne, vous avez une idée plus approfondie et plus nuancée de qui elle est en réalité.

Il en est de même de la recherche médicale. Certaines expériences scientifiques sont plus signifiantes que d'autres.

Études par observation. Par le suivi rigoureux du comportement de grands groupes de sujets pendant une certaine période, les chercheurs étudient, testent et interrogent chaque participant. Ces études donnent souvent aux scientifiques un indice permettant de relier un résultat donné à un certain comportement. Ainsi, au cours des années 1980 et 1990, les études par observation ont révélé le fait que les femmes prenant une hormonothérapie à la ménopause avaient moins de crises cardiaques que les femmes qui n'utilisaient pas de suppléments hormonaux.

Bien qu'importantes, les études par observation présentent une limite majeure : les gens choisissent leurs propres comportements et expériences. Il est impossible de savoir ce qui serait arrivé si elles avaient fait un autre choix. Par exemple, les femmes en santé prenant une hormonothérapie seraient-elles en santé même sans le traitement ? Ces femmes ont peut-être eu moins de crises cardiaques parce qu'elles avaient accès à de meilleurs soins de santé ou qu'elles surveillaient leur poids et faisaient de l'exercice sur une base régulière. Même si elles sont fascinantes, les études par observation nous rappellent que la corrélation n'est pas une preuve de causalité.

Le facteur âge

Q. Quelle incidence l'âge a-t-il sur le début d'une hormonothérapie ?

R. L'étude WHI a montré que l'âge est un des facteurs critiques à considérer au moment de décider d'utiliser ou non l'hormonothérapie. Seulement un tiers des participantes à l'étude avaient moins de 60 ans, et seulement 16 % n'avaient pas eu de règles depuis cinq ans ou moins – la période où il est le plus probable que les femmes utilisent l'hormonothérapie pour soulager les symptômes de la ménopause. Les données présentent des différences notables selon que les femmes ont 50, 60 ou 70 ans. Entreprendre une hormonothérapie est clairement un problème pour les femmes de plus de 70 ans et soulève quelques inquiétudes chez les femmes dans la soixantaine. Cependant, les données relatives aux femmes dans la cinquantaine constituent une moindre menace, surtout si ces personnes ne prennent l'hormonothérapie que pendant quelques années. (Voir l'annexe 1 pour les résultats complets de l'étude WHI par groupe d'âge.)

Essais cliniques à répartition aléatoire. Il s'agit d'études cliniques visant à déterminer la cause et l'effet dans lesquelles les sujets sont répartis de façon aléatoire entre différentes expériences. Les meilleures de ces études réduisent la probabilité que les résultats soient attribuables à quelque chose d'autre, y compris le hasard.

Essais comparatifs avec placebo. Les participants à ces études sont divisés en deux groupes distincts : les sujets qui font l'objet d'une intervention médicale précise et ceux qui prennent un placebo. Dans un *essai à simple insu*, les participants ignorent de quel groupe ils font partie. (Fait intéressant, les sujets prenant le placebo rapportent souvent se sentir mieux. C'est ce qu'on appelle l'effet placebo.)

Dans l'*essai à double insu*, les personnes qui analysent les données ne savent pas ce que chaque groupe reçoit et ne peuvent donc pas influencer les résultats.

Comme vous l'avez sûrement déjà deviné, les meilleures études sont les essais comparatifs avec placebo aléatoires à *double insu*.

Les résultats des études sont déterminés de façon statistique; des formules permettent de déterminer si les résultats ont une «signification statistique» ou sont probablement vrais. Les études qui comptent de plus grands groupes de sujets sont habituellement plus fiables. Le consensus scientifique ne repose cependant pas sur les résultats d'une étude en particulier. Les chercheurs considèrent qu'ils comprennent mieux un phénomène donné lorsque des résultats sont reproduits par plusieurs études indépendantes.

Toutefois, il demeure possible d'obtenir de l'information contradictoire. Certains résultats d'essais ne portent que sur un aspect limité d'une question plus vaste. Ou encore, les chercheurs peuvent réévaluer leurs théories et planifier de nouveaux projets qui les rapprocheront d'une solution – ce sont les «deux pas vers l'avant, un pas vers l'arrière» qui caractérisent le progrès scientifique.

Toutes les études mentionnées dans cet ouvrage reflètent l'état actuel des connaissances au sujet de la ménopause. Nous avons essayé de préciser les cas où les preuves reposent sur de nombreuses études, sur quelques-unes seulement, ou encore sur une simple théorie. Cette information vous sera utile lorsque vous tenterez, avec votre médecin, de prendre les meilleures décisions pour vous-même.

Une autre volteface ?

Q. Puisque les scientifiques continuent d'étudier les pour et les contre de l'hormonothérapie, pourraient-ils découvrir un jour que les suppléments d'œstrogène protègent les femmes contre les maladies du cœur ?

R. Beaucoup de médecins continuent de croire que l'œstrogène protège contre les maladies du cœur avant la ménopause. Il risque de s'écouler bien des années avant que nous arrivions à savoir ce qui se produit chez les femmes qui prennent de l'œstrogène à l'époque de la ménopause et pour une période prolongée. Les scientifiques soupçonnent que la prise d'œstrogène assez tôt peut contribuer à réduire les risques de maladies du cœur pendant un certain temps, sans pouvoir en déterminer la durée. Le vieillissement finit par affecter la santé vasculaire et les artères d'une femme commencent à perdre leur élasticité. L'importance et le moment de l'apparition d'athérosclérose, ou durcissement des artères, dépendent du style de vie et de l'hérédité. Les médecins estiment que pour chaque femme, il existe un point de saturation où l'œstrogène devient plus nocif que bénéfique.

À l'heure actuelle, personne ne peut prédire où se situe ce point pour la plupart des femmes, encore moins chez une femme en particulier. Néanmoins, il est maintenant clair que le fait de commencer une hormonothérapie plusieurs années après la ménopause représente un danger. Des études en cours auprès de femmes plus jeunes pourraient aider les scientifiques à comprendre à quel moment les hormones peuvent protéger contre les maladies du cœur et quand il est trop tard pour commencer à les prendre. Tant que ces réponses nous échapperont, les médecins éviteront de prescrire l'hormonothérapie à titre préventif. Le premier but de l'hormonothérapie doit être le soulagement à court terme des symptômes de la ménopause.

D'autres facteurs de risques

Q. Outre mon âge, que dois-je considérer si je veux suivre une hormonothérapie ?

R. Vous devriez d'abord explorer les solutions non médicamentées si vous êtes aux prises avec des bouffées de chaleur et de la sécheresse vaginale. (Consultez les chapitres 3 et 5 pour de plus amples renseignements.) Une activité physique accrue et la perte de poids, lorsque c'est nécessaire, ont soulagé bon nombre de femmes tout en améliorant leur état de santé général. Cependant, si ces mesures s'avèrent inefficaces, vous devrez évaluer vos risques personnels avec votre médecin, compte tenu de votre âge, du temps écoulé depuis vos dernières règles et de votre état de santé. Vous devez informer votre médecin de tout antécédent de maladies du cœur, de cancer associé à l'œstrogène ou de caillots sanguins pour vous-même ou dans votre famille. Le tabagisme augmente également

les risques de maladies cardiovasculaires et peut accroître le risque d'un cancer du sein si vous prenez de l'œstrogène. Les personnes souffrant de diabète présentent déjà des risques de maladies du cœur; si c'est votre cas, votre médecin peut proscrire l'œstrogène. L'interaction de tous ces facteurs détermine votre degré de risque.

Au sujet du poids

Q. Je sais que les femmes qui souffrent d'embonpoint sont plus sujettes au cancer du sein que les femmes plus minces. Cela signifie-t-il que l'hormonothérapie est plus sécuritaire pour les femmes minces ?

R. Pas vraiment. Des études récentes ont montré que le risque de cancer du sein augmente chez les femmes minces qui prennent de l'œstrogène et un progestogène dans une plus grande mesure que chez les femmes qui font de l'embonpoint. C'est probablement parce que les tissus adipeux des femmes plus enrobées produisent déjà de l'œstrogène supplémentaire. Par conséquent, l'hormonothérapie a moins d'effet chez elles que chez les femmes minces. Dans l'ensemble, toutefois, les femmes qui font de l'embonpoint ou qui sont obèses ont plus de chances de développer un cancer du sein que les femmes ayant un poids normal.

Quelle différence y a-t-il ?

Q. D'où provient l'œstrogène utilisé dans l'hormonothérapie ?

R. Cela dépend du produit. Beaucoup de produits contiennent des hormones synthétisées à partir de plantes, mais la forme d'œstrogène la plus couramment prescrite provient de l'urine de juments enceintes, par exemple le Premarin (de

NATUREL OU PAS ?

Voici quelques définitions importantes pour comprendre le débat qui fait rage au sujet des hormones bio-identiques.

Hormones naturelles. Bien que ce terme signifie différentes choses pour différentes personnes, la seule forme d'œstrogène qu'on puisse considérer comme naturelle pour l'être humain est celle que produit le corps de la femme. Tout le reste est synthétique. Certaines hormones présentées comme naturelles proviennent des plantes, mais cela ne les rend pas plus naturelles que les hormones synthétisées à partir de l'urine de jument (produit utilisé dans l'étude WHI). Il importe aussi de se rappeler qu'il est naturel que le taux d'œstrogène d'une femme diminue à mesure qu'elle vieillit.

Hormones synthétiques. Techniquement, il s'agit de toutes les hormones qui ne sont pas générées par l'organisme féminin. Même si les ingrédients utilisés proviennent de plantes, il reste que l'hormone elle-même est synthétisée en laboratoire et n'est, par conséquent, pas naturelle.

Hormones bio-identiques. Ce terme est issu du domaine de la mise en marché, et non de la science. Il désigne les médicaments dont la structure chimique est identique à celle des hormones produites par le corps humain. Les hormones bio-identiques approuvées par la FDA doivent respecter des normes rigoureuses de sécurité et d'efficacité. D'autres hormones bio-identiques peuvent être préparées sur commande en pharmacie. Ces produits ne font l'objet d'aucune vérification de leur uniformité et de leur puissance par un organisme de normalisation.

Hormones traditionnelles. Les partisans des hormones bio-identiques désignent par ce terme les hormones employées dans l'étude WHI. On les appelle aussi parfois des hormones synthétiques, ce qui est inapproprié, puisque tous ces produits sont synthétisés, qu'ils portent l'étiquette «bio-identiques» ou non.

---

l'anglais pregnant mare urine, qui signifie «urine de juments enceintes»). Pourquoi de l'urine de juments en gestation? Simplement parce qu'il s'agit d'animaux de grande taille qui urinent souvent et qu'il est relativement facile de «récolter» leur urine riche en œstrogène. Il y a des années, les scientifiques ont tenté d'obtenir de l'urine de femmes enceintes, mais cela s'est avéré difficilement applicable en raison de divers facteurs, notamment l'odeur, le goût, la concentration de l'œstrogène et la difficulté à recueillir les échantillons. Il semble que les femmes soient plus imprévisibles et plus difficiles à exploiter que les juments.

Plusieurs œstrogènes synthétiques différents sont utilisés pour l'hormonothérapie. Certains sont chimiquement identiques à l'œstrogène que votre corps produit (certains publicitaires les disent «bio-identiques»). L'estradiol, la principale et la plus puissante forme d'œstrogène produite par les ovaires, est vendu sous forme de gels, de crèmes ou pommades, de comprimés et de timbres. Les dérivés de l'estrone, l'œstrogène le plus abondant dans le corps après la ménopause, sont moins puissants que l'estradiol, mais plus faciles à absorber sous forme de comprimés. L'estrone et l'estradiol sont les principaux composants de l'hormonothérapie. Il y a des dérivés d'estrone dans les produits de type «œstrogène chevalin conjugué» (de juments enceintes) ainsi que de type «œstrogènes estérifiés» (à base de matières végétales). Une forme moins puissante, l'estriol, fabriquée par le foie à partir d'estradiol et d'estrone, est générée en grande quantité durant la grossesse.

Enfin, il existe un groupe de substances similaires à l'œstrogène nommées phyto-œstrogènes qui se retrouvent dans le soja et des centaines d'autres plantes. Leur effet sur le corps humain demeure peu connu.

Pourquoi pas de l'œstrogène pour toutes ?

Q. Puisque toutes les femmes manquent d'œstrogène après la ménopause, pourquoi n'est-ce pas toutes les femmes qui ont besoin d'une hormonothérapie ?

R. Vous ne «manquez» pas d'œstrogène; vous en avez simplement moins qu'avant. Si vous atteignez la ménopause naturelle à la fin de la quarantaine ou au début de la cinquantaine, la perte d'œstrogène fait partie du processus normal de vieillissement et il n'y a pas lieu de le remplacer pour rester en santé. Il suffit d'avoir une bonne alimentation, de faire de l'exercice fréquemment et de consulter le médecin sur une base régulière. La plupart des femmes traversent ces années sans trop de problèmes, alors que certaines doivent traiter des symptômes tels que les bouffées de chaleur et la sécheresse vaginale. C'est là qu'intervient l'hormonothérapie. L'œstrogène soulage jusqu'à 90 % les bouffées de chaleur ainsi que la sécheresse vaginale. Il n'est cependant pas le seul traitement qui puisse régler ces problèmes. Beaucoup de femmes réussissent à soulager leurs bouffées de chaleur en maintenant une température plus basse dans leur chambre la nuit ou en portant plusieurs épaisseurs de vêtements. Des médicaments, notamment certains antidépresseurs, ont un effet positif (voir le chapitre 3). La femme moyenne a des bouffées de chaleur pendant quelques années seulement, habituellement juste avant et après ses dernières règles. À moins que les bouffées de chaleur vous empêchent de fonctionner normalement (c'est le cas d'environ 10 à 15 % des femmes), vous n'avez pas besoin de prendre de médicaments. Les lubrifiants et les hydratants vaginaux peuvent soulager la sécheresse vaginale (vous trouverez plus de détails à ce sujet au chapitre 5), mais ils peuvent être insuffisants pour certaines femmes.

Si vous choisissez l'hormonothérapie, il est recommandé de commencer avec la plus petite dose possible pour la durée la plus courte possible compte tenu des buts du traitement. Il revient à votre médecin et à vous de définir comment se traduisent ces recommandations dans votre cas.

ENVISAGEZ-VOUS L'HORMONOTHÉRAPIE ?

Ces lignes directrices ne sont pas à suivre à la lettre, mais elles vous donnent une idée générale des recommandations actuelles à l'égard des femmes en santé et non fumeuses. La recommandation actuelle en matière d'hormones est de prendre la plus petite dose possible pour la durée la plus courte possible compte tenu des buts du traitement.

(Légende : CO = contraceptif oral; Œ = œstrogène seul; Œ + P = combinaison d'œstrogène et de progestogène)

ÂGE	SITUATION	CONSEIL GÉNÉRAL QUANT À L'HORMONOTHÉRAPIE	TYPE DE THÉRAPIE
Moins de 40 ans	Ménopause précoce; utérus intact	Recommandée	Œ + P
Moins de 50 ans	Symptômes importants de périménopause comme des bouffées de chaleur qui ne disparaissent pas avec d'autres thérapies; utérus intact	Recommandée	CO
Moins de 50 ans	Saignements irréguliers ou abondants à la périménopause; utérus intact	Recommandée	CO
Moins de 50 ans	Ménopause naturelle avec utérus intact; symptômes importants	Recommandée	Œ + P
Moins de 50 ans	Hystérectomie avec ablation des ovaires	Probablement recommandée*	Œ
De 50 à 55 ans	Ménopause naturelle avec des symptômes importants qui ne disparaissent pas avec des interventions non médicamentées; utérus intact	À envisager	Œ + P
De 50 à 55 ans	Ménopause naturelle avec quelques symptômes qui ne disparaissent pas avec des interventions non médicamentées; utérus intact	Peut être envisagée**	Œ + P
De 50 à 55 ans	Ménopause naturelle sans symptômes	Non recommandée	--
De 50 à 55 ans	Hystérectomie avec ablation des ovaires; symptômes importants	Probablement recommandée*	Œ
De 50 à 55 ans	Atteinte de la ménopause des années après une hystérectomie; ovaires intacts; symptômes importants qui ne disparaissent pas avec des interventions non médicamentées	À envisager	Œ
De 50 à 55 ans	Ménopause naturelle avec des symptômes importants qui ne disparaissent pas avec des interventions non médicamentées	À envisager, selon le temps écoulé depuis la ménopause et la durée de l'hormonothérapie	Œ + P
Tous les âges	Cancer lié à l'œstrogène	Non recommandée	--
Tous les âges	Sécheresse vaginale importante; sans utérus	Locale (vaginale) peut être envisagée	Œ
Tous les âges	Sécheresse vaginale importante; utérus intact	Locale (vaginale)***	--

   * Dépend de la cause de l'hystérectomie ou de l'ovariectomie.
  ** Trop difficile de généraliser. Il y a beaucoup de variation ici, selon les souhaits de la patiente et la philosophie du médecin.
*** Certains médecins recommandent une thérapie combinée; d'autres préconisent de l'œstrogène seul avec suivi de l'endomètre.

AU SUJET DES BIO-IDENTIQUES

Pour la plupart des médecins, le terme *bio-identiques* réfère à une classe de médicaments approuvés par la FDA et qui ont une structure identique à celle des hormones produites par les ovaires de la femme. Plus récemment toutefois, ce terme en est venu à désigner des traitements hormonaux préparés sur mesure en pharmacie à partir d'analyses du sang ou de la salive. Certaines célébrités et certains sites Internet promeuvent de façon énergique ces nouveaux types d'hormones bio-identiques, affirmant qu'ils sont plus sécuritaires et plus «naturels» que les hormones produites par les compagnies pharmaceutiques. Il y en a même qui prétendent que ces nouveaux bio-identiques offrent une protection contre les maladies du cœur, la démence ainsi que les cancers du sein et de l'endomètre – ou soutiennent qu'il ne s'agit pas de médicaments. Cela semble trop beau pour être vrai. Et devinez quoi? Ce l'est.

À vrai dire, tous les traitements hormonaux, qu'ils soient fabriqués par les grandes compagnies pharmaceutiques ou préparés par un pharmacien, sont des médicaments. Ils modifient tous la biochimie de l'organisme – ce qui est la définition d'un médicament. En fait, les ingrédients à la base de tous ces médicaments, qu'ils soient approuvés ou non par la FDA, proviennent des mêmes sources. Deuxièmement, aucun d'entre eux n'est «naturel». Vous pouvez préférer un produit fabriqué à base de plantes plutôt que d'urine chevaline; sachez toutefois que ce produit, une fois qu'il est converti en hormonothérapie, est lui aussi devenu synthétique. Le seul œstrogène véritablement naturel est celui que le corps produit. Bien des partisans de ces produits préparés sur mesure agissent comme si vous deviez choisir entre les comprimés d'urine de

jument et les hormones préparées en pharmacie. En réalité, il existe un grand nombre d'autres produits bio-identiques et à base de plantes (offerts dans une grande variété de doses) approuvés par la FDA.

Vous devez aussi savoir que l'utilisation d'analyses du sang ou de la salive en vue de définir la dose d'hormones requise n'est pas une méthode efficace. Les taux hormonaux chez la femme à la périménopause fluctuent constamment; cela rend cette approche inutile pour établir les taux d'hormones ou déterminer la dose d'une hormonothérapie quelle qu'elle soit. En outre, il n'y a aucun lien entre le taux d'une hormone particulière et la gravité des symptômes. Toutes les femmes à la ménopause affichent naturellement des taux d'hormones de beaucoup inférieurs à ceux de femmes plus jeunes, bien qu'une minorité seulement souffre de bouffées de chaleur et de sueurs nocturnes importantes. C'est pourquoi la vaste majorité des médecins considèrent que ces types d'analyses sanguines sont une perte de temps et d'argent. Ils ont plutôt recours à leur expérience clinique afin de déterminer ce qui convient le mieux à chaque patiente.

Certains partisans des bio-identiques insistent sur le fait que toutes les femmes à la ménopause doivent «remplacer» leur œstrogène afin de retrouver leurs taux d'hormones de l'époque où elles avaient 30 ans. Il s'agit là d'un conseil très dangereux. Une quantité élevée de suppléments d'hormones peut accroître le risque de cancer du sein et d'autres complications. Comme nous l'avons dit précédemment, les principaux groupes médicaux affirment que les femmes ne devraient prendre des hormones que dans le but de traiter des symptômes, et pour aucune autre raison. Et même quand elles en prennent, il existe un consensus, à savoir qu'elles devraient s'en tenir à la plus petite dose efficace pour la durée la plus courte possible afin de réduire les risques pour la santé.

Malgré les affirmations que vous pourriez lire ou entendre, il n'existe aucune preuve que les bio-identiques sont plus sécuritaires ou qu'ils protègent davantage contre la maladie. (Leurs partisans tendent à citer uniquement les études qui soutiennent leur point de vue et omettent les données qui vont à l'encontre de leurs idées.)

En effet, la FDA a sanctionné certaines pharmacies qui faisaient cette affirmation. La FDA, de concert avec toutes les autres grandes organisations médicales, affirme que, selon l'état actuel de la recherche, les médecins doivent supposer que tous les types d'hormonothérapie, y compris les prétendus bio-identiques, présentent les mêmes risques.

Il existe par ailleurs des preuves que les médicaments préparés en pharmacie (non approuvés par la FDA) ont moins de chances d'avoir un contenu uniforme ou une puissance appropriée. Conséquemment, la FDA et l'American College of Obstetricians and Gynecologists, entre autres, en déconseillent l'utilisation, et bon nombre de médecins refusent de les prescrire.

Un autre produit grandement vanté dans cette catégorie est la crème à base de progestérone. La FDA n'en a cependant approuvé aucune, car aucune étude de qualité n'a montré que l'ajout de progestérone bio-identique à une crème produisait un supplément hormonal qui pouvait protéger contre le cancer de l'utérus par une absorption cutanée efficace et sécuritaire. (Pour de plus amples renseignements, consultez l'annexe 1.)

Les femmes sont de plus en plus méfiantes à l'égard des affirmations des compagnies pharmaceutiques. Elles devraient faire preuve du même scepticisme envers les produits hormonaux non approuvés par la FDA.

Voici ce que vous devez vous demander si votre médecin vous propose de prendre des médicaments non certifiés :

◆ Votre médecin est-il détenteur d'un certificat de spécialiste (de l'American Board of Medical Specialties), soit en obstétrique et gynécologie, soit en endocrinologie ? Si non, quel est son degré d'expertise ?

◆ Pourquoi votre médecin croit-il que vous devriez prendre un médicament non certifié plutôt qu'un produit approuvé par la FDA ?

◆ Votre médecin vous a-t-il décrit les risques associés à une hormonothérapie ?

◆ Comment votre médecin détermine-t-il la dose que vous devez prendre ? À quelle fréquence subirez-vous des tests ?

◆ Quelles sortes de tests de dépistage ou de suivi (mammographie, par exemple) votre médecin vous propose-t-il pendant l'utilisation d'un produit donné ?

◆ Pendant combien de temps devrez-vous prendre ce médicament ?

◆ Votre régime d'assurances médicales défraie-t-il le coût de ce produit ? Si non, pourquoi pas ? Beaucoup de compagnies d'assurances refusent de payer les médicaments non approuvés. Cela signifie que vous devrez assumer le coût de ce produit de même que celui des analyses sanguines et des consultations médicales.

◆ Si votre médecin vous envoie dans une pharmacie en particulier, a-t-il des intérêts financiers dans cette entreprise ?

Quand est-ce trop ?

Q. Pour l'instant, je n'ai des bouffées de chaleur que de deux à trois fois par semaine, ce que j'endure assez bien. Comment reconnaîtrai-je le moment où mes symptômes seront assez graves pour justifier une hormonothérapie ?

R. Croyez-nous, vous le reconnaîtrez sans peine. Il vous faudra discuter des options de traitement avec votre médecin si vos bouffées de chaleur reviennent si souvent et sont si intenses qu'elles vous empêchent de fonctionner normalement. Il se peut bien que cela ne vous arrive jamais; la majorité des femmes découvrent d'autres façons de gérer l'inconfort dû aux bouffées de chaleur. Il s'agit de toute façon d'une décision personnelle. Certaines femmes trouvent que c'est trop d'avoir quatre ou cinq bouffées de chaleur par jour, tandis que d'autres en supportent le double. Pour certaines femmes, les bouffées de chaleur ne sont qu'un ennui passager; pour d'autres, elles sont débilitantes. Les femmes qui vivent beaucoup de tension (stress) peuvent éprouver plus de difficulté à supporter les bouffées de chaleur que celles qui ont une vie plus paisible.

Si vous n'en pouvez plus, renseignez-vous auprès de votre médecin au sujet des solutions non médicamentées et des médicaments qui peuvent vous aider. Vous pourrez décider ensemble de ce qui vous convient le mieux selon vos antécédents médicaux. Sachez que vous n'avez pas à souffrir en silence; il existe de l'aide.

D'autres utilisations ?

Q. L'étude WHI a montré que l'hormonothérapie aidait à contrer l'ostéoporose et offrait un certain degré de protection contre le cancer colorectal. Est-ce une bonne raison de prendre une hormonothérapie ?

R. La plupart des organisations médicales répondent non à cette question. Il existe d'autres mesures préventives contre ces maladies qui ne comportent pas les risques associés à l'hormonothérapie. En outre, les bienfaits pour les os cessent dès l'arrêt de la thérapie. C'est important, car c'est vers 70 et 80 ans que les femmes sont le plus sujettes aux fractures. Ainsi, une hormonothérapie prise pendant quelques années au début de la cinquantaine n'aurait aucun effet sur les risques de fractures deux décennies ou plus après l'interruption du traitement. La plupart des médecins affirment que seules les femmes présentant un risque important d'ostéoporose et ne pouvant pas prendre d'autres médicaments devraient prendre de l'œstrogène. Quant à l'effet de l'œstrogène sur le cancer colorectal, il faudra poursuivre la recherche à ce sujet.

Le cancer du sein

Q. J'ai des sueurs nocturnes terriblement intenses. Ma mère et ma tante ont toutes deux eu un cancer du sein et l'hormonothérapie m'inquiète. Est-elle une option dans mon cas ?

R. Il est impératif de mentionner à votre médecin qu'il y a des antécédents de cancer du sein dans votre famille lorsque vous discuterez d'hormonothérapie avec lui. Les risques de développer la maladie dépendent d'un bon nombre de facteurs, y compris vos propres antécédents médicaux et l'âge qu'avaient votre mère et votre tante quand elles ont développé le cancer. L'hormonothérapie peut accroître la densité des tissus mammaires et rendre la lecture d'une mammographie plus difficile. Cette information est importante si vous redoutez d'avoir un cancer. Une option plus sécuritaire pour le soulagement de vos symptômes de la ménopause consiste à modifier votre style de vie et à vous faire prescrire l'antidépresseur qui s'est révélé efficace chez les femmes souffrant d'un cancer du sein. (Consultez le chapitre 3 pour de plus amples renseignements.) Et si la situation ne s'améliore pas, rencontrez un spécialiste de la ménopause qui vous aidera à trouver la solution la plus sûre et la plus efficace.

Dans l'étude WHI, les femmes qui prenaient de l'œstrogène et une progestine avaient plus de chances de développer un cancer du sein après cinq ans, tandis qu'on n'a pas noté d'augmentation du risque chez les femmes qui recevaient de l'œstrogène seul (quoique la prise d'hormones ait accru le risque chez les femmes qui présentaient déjà un risque élevé). Cette observation a conduit certains scientifiques à se demander s'il existait un lien entre les progestogènes et le risque de développer un cancer du sein. S'il y en a un, il est encore mal connu.

Le risque persiste-t-il ?

Q. Si je prends des hormones pendant quelques années, le risque de développer un cancer du sein restera-t-il plus élevé pour le reste de ma vie ?

R. Les scientifiques n'ont pas encore de réponse complète à cette question. En revanche, ils savent que le taux de cancer du sein a diminué de façon significative lorsque de nombreuses femmes ont cessé de prendre de l'œstrogène combiné à une progestine après l'interruption précoce de l'étude WHI. Beaucoup de médecins estiment que l'explication la plus plausible est la réduction de l'utilisation des hormones. Cela ne signifie toutefois pas que vous pouvez prendre des hormones le temps que vous voulez, puis cesser de les utiliser afin de réduire votre risque d'avoir un cancer du sein. Des études ont montré

Que dire à votre fille

Le débat ininterrompu sur les bienfaits de l'hormonothérapie nous rappelle que la recherche scientifique est un processus en constante évolution. Lorsque les manchettes font état d'une percée médicale, gardez à l'esprit qu'une autre étude pourrait un jour venir la contredire. C'est pourquoi il importe de devenir des consommateurs avertis en matière de soins médicaux et de participer avec les médecins à la prise de décisions liées à notre santé. Incitez votre fille à poser des questions.

que le risque commence à augmenter après trois ans ou plus d'utilisation des hormones. La meilleure recommandation à l'heure actuelle demeure de prendre la plus petite dose efficace possible pendant une période relativement courte (de un à trois ans) à l'époque de la ménopause. Et ce, toujours dans le but de soulager les symptômes tels que les bouffées de chaleur, et non de prévenir la maladie.

Un gain de poids

Q. J'ai déjà pris plus de poids que je ne devrais. L'œstrogène m'en fera-t-il prendre encore plus ?

R. Vous venez de découvrir l'un des inconvénients de la ménopause : il devient plus facile de gagner du poids et plus difficile d'en perdre. Avec l'âge, le métabolisme ralentit. Et vous faites probablement moins d'activité physique qu'auparavant. L'hormonothérapie n'a pas d'effet sur le poids; rien n'indique que vous gagnerez du poids ou que vous en perdrez. La seule solution à une surcharge pondérale (quel que soit l'âge) est d'adopter une alimentation saine et de bouger davantage.

À fleur de peau

Q. L'hormonothérapie aide-t-elle à paraître plus jeune?

R. Il n'y a aucune preuve solide de cela, bien que certaines petites études indiquent que l'hormonothérapie peut améliorer le contenu en collagène de la peau. Si vous voulez éviter l'apparition de rides, vous devez agir tôt. Utilisez un écran solaire, ne fumez pas et évitez les grandes variations de poids. Le reste dépendra de vos gènes. Si vous prenez déjà ces précautions, continuez à le faire. Si non, commencez maintenant. (Consultez le chapitre 15 pour d'autres suggestions sur les façons de protéger une peau vieillissante et d'améliorer votre apparence.)

Progestérone contre progestine

Q. La progestérone est-elle un choix plus sécuritaire qu'une progestine dans le cas où je devrais prendre une hormonothérapie combinée?

R. Après que l'étude WHI a indiqué que l'hormonothérapie combinant de l'œstrogène et une progestine (par opposition à l'œstrogène seul) augmentait le risque de développer un cancer du sein, il y a eu de nombreuses discussions à savoir si les progestines étaient les vraies coupables. La progestine spécifique utilisée dans l'étude, l'acétate de médroxyprogestérone (AMPR), a fait l'objet d'un examen approfondi. En même temps, certains médecins et scientifiques ont formulé la théorie selon laquelle une progestérone synthétique chimiquement plus semblable à l'hormone produite par les ovaires (parfois appelée bio-identique) pourrait constituer un choix plus sécuritaire, surtout si son administration n'est pas quotidienne.

La controverse s'est intensifiée après qu'une étude par observation européenne a observé différents taux de cancer du sein chez des femmes utilisant différents types de progestogènes. Publiée dans le journal *Breast Cancer Research Treatment* en 2008, cette étude a révélé que les femmes qui prenaient de l'œstrogène combiné soit à une progestérone synthétique, soit à de la dydrogestérone (un type spécifique de progestine) présentaient des taux de cancer du sein plus faibles que celles à qui l'on avait prescrit de l'œstrogène combiné à d'autres formes de progestines, y compris l'AMPR. Cependant, les scientifiques, y compris ceux qui ont réalisé l'étude, affirment que ces résultats sont loin d'être concluants. Du fait qu'il s'agit d'une étude par observation, les résultats indiquent une corrélation, et non une relation de cause à effet. À cet égard, rappelons que c'est l'étude par observation menée dans les années 1980 et 1990 qui a conduit, à tort, les médecins à croire que l'hormonothérapie améliorait la santé cardiaque et qu'elle n'avait que peu d'effet sur les risques de cancer du sein, soit le contraire de ce que des études cliniques devaient montrer par la suite.

De plus, les résultats de cette étude européenne n'indiquent pas que les progestines, dans leur ensemble, présentent un risque plus grand que la progestérone. La progestine dydrogestérone a donné des résultats semblables à ceux de la progestérone, et l'étude a laissé de côté un grand nombre d'autres progestines. Enfin, les chercheurs n'ont considéré que le risque de cancer du sein. Ils n'ont pas fourni de données qui auraient permis de dire si les progestogènes augmentaient ou non le taux d'accidents vasculaires cérébraux, de caillots sanguins ou de maladies du cœur.

Les scientifiques qui ont participé à l'étude, ainsi que d'autres, s'entendent sur

COMPRENDRE LES RISQUES

Les scientifiques ont une définition du mot «risque» différente de celle du grand public. Ils étudient le risque sous divers angles afin de mieux comprendre ce que signifient les résultats de leurs études. Ainsi, le risque relatif est une estimation de la différence de risque entre deux groupes en raison de la présence ou de l'absence d'un facteur donné, par exemple un médicament. Le risque absolu, pour sa part, mesure les chances qu'a une personne de développer un problème de santé pendant une période déterminée.

Souvent, lorsque les médias rapportent les résultats de l'étude WHI, ils mettent l'accent sur le risque relatif, habituellement exprimé sous forme de pourcentage. Par exemple, dans la branche de l'étude portant sur l'œstrogène et la progestine, on a relevé une augmentation de 29 % du risque de maladies coronariennes chez les femmes âgées de 50 à 59 ans. Cependant, cela ne représente que 5 cas de plus pour 10 000 femmes. Vous voyez que l'expression d'un phénomène par un risque relatif a une grande influence sur la perception qu'on en a. Bien qu'il puisse être utile pour les gens devant prendre des décisions à l'échelle gouvernementale de connaître les risques relatifs, ce type d'information n'apporte rien à la femme qui doit faire un choix en fonction de ses antécédents, de son âge et du temps écoulé depuis sa ménopause.

Au moment de prendre une décision relative à un traitement ou à un médicament, la connaissance du risque absolu peut être plus utile pour déterminer les chances qu'un problème survienne. Chez les femmes de moins de 60 ans en bonne santé, le risque absolu de cancer du sein, d'accident vasculaire cérébral, de crise cardiaque et de caillots sanguins se rapproche de moins de 3 sur 1 000 femmes. Rappelez-vous toutefois que le risque est cumulatif. Autrement dit, s'il est de 1 sur 1 000 la première année, il passe à 2 sur 1 000 la deuxième et à 1 sur 100 la dixième année. C'est la raison pour laquelle la plupart des femmes devraient cesser de prendre des hormones le plus tôt possible.

Vous trouverez des liens vers l'étude WHI et d'autres informations sur les recherches actuelles et passées sur les hormones sur le site Internet de la WHI : www.nhlbi.nih.gov/whi.

---

le fait que ces résultats, quoiqu'ils soient intrigants, demeurent préliminaires.

Cependant, puisque les études par observation sont plus fiables en matière de détection des risques que des bienfaits, certains médecins estiment qu'il y a suffisamment de preuves à l'heure actuelle pour recommander l'administration de progestérone approuvée par la FDA (comprimé de progestérone micronisée ou gel de progestérone) avant l'AMPR. Jusqu'à ce qu'il y ait des preuves incontestables que l'une est nettement plus sécuritaire que l'autre, ils veulent pouvoir offrir à leurs patientes une gamme complète d'options puisque chaque femme peut constater qu'un type de progestogène lui apporte plus de bien-être qu'un autre. Il vaut la peine de parler à votre médecin de la possibilité de prendre de la progestérone deux semaines par mois ou moins.

Les crèmes préparées en pharmacie sont-elles plus sécuritaires ?

Q. Les crèmes à base de progestérone bio-identique préparées par un pharmacien sont-elles plus sécuritaires et plus naturelles que les progestines ou que les comprimés ou les gels de progestérone approuvés par la FDA ?

R. La réponse la plus simple est «non». S'il est vrai que toutes les formes de suppléments de progestérone sont chimiquement identiques à la progestérone produite par votre organisme, il demeure que tous les produits à base de progestérone présentent des différences. Les comprimés de progestérone micronisée et le gel à base de progestérone font partie des «bio-identiques» et sont aussi approuvés par la FDA. Cela signifie que leur contenu et leur dosage ont fait l'objet de tests validant leur efficacité pour protéger la muqueuse utérine contre le type de prolifération qui peut mener à un cancer de l'endomètre, soit la principale raison pour laquelle la plupart des femmes prennent un progestogène. D'autre part, une crème à base de progestérone bio-identique non contrôlée, préparée sous ordonnance par un pharmacien préparateur, ne fait pas l'objet d'un examen aussi minutieux quant à sa puissance ou à sa pureté, en plus de ne pas être couverte par les assurances médicales. C'est la raison pour laquelle de nombreux médecins hésitent à l'utiliser. Ce qui dérange encore plus les médecins est l'absence de recherches de grande qualité confirmant que les crèmes à base de progestérone protègent contre un cancer de l'endomètre.

Les scientifiques affirment que la crème à base de progestérone, qu'on applique sur la peau, semble avoir peu d'effet sur les taux d'hormones dans le sang, même à différentes doses. Étonnamment, elle semble influer sur les taux d'hormones dans la salive. Quelques petites études ont montré qu'il y avait un effet léger sur la muqueuse utérine, même si les taux n'étaient pas suffisamment élevés pour offrir une protection contre la formation de croissances précancéreuses. Les chercheurs n'ont pas réussi à ce jour à déterminer la puissance minimale de crème à base de progestérone qui assurerait une protection adéquate. En conséquence, ils estiment qu'il est trop tôt pour savoir comment on peut utiliser la progestérone en toute sûreté.

La durée des symptômes

Q. Combien de temps les symptômes de la ménopause comme les bouffées de chaleur durent-ils chez la plupart des femmes?

R. En général, les bouffées de chaleur sont les plus intenses juste avant les dernières règles. La plupart des femmes rapportent qu'elles se sentent mieux un an ou deux après la ménopause. Mais, comme nous le répétons souvent, il y a de grandes variations d'une femme à une autre – et pas seulement en ce qui a trait aux symptômes. Une femme pourrait à peine remarquer une bouffée de chaleur très forte, tandis qu'une autre aura de la difficulté à en endurer de plus faibles. Il n'y a pas de façon de savoir combien de temps une femme aura des bouffées de chaleur. Vous pourriez opter pour une hormonothérapie pendant un an et constater après cette période que vos bouffées de chaleur ont disparu, ou, dans le cas contraire, qu'elles ont repris et sont plus intenses qu'avant. Voilà l'une des choses qui rend cette décision plus difficile. Personne ne peut prédire ce qui vous arrivera. Toutefois, en moyenne, les bouffées de chaleur devraient cesser un an ou deux après vos dernières règles.

Solution aux bouffées de chaleur

Q. J'ai une amie qui utilise une crème à base de progestérone dite « naturelle », qu'elle achète dans un magasin de produits de santé. Elle dit que la crème a éliminé ses bouffées de chaleur. Est-ce possible?

R. La crème à base de progestérone achetée dans un magasin de produits de santé peut contenir de l'igname sauvage. L'igname sauvage diffère de la progestérone synthétique utilisée en hormonothérapie ou de la progestérone produite par votre organisme. La recherche indique que le corps humain ne peut pas la transformer en progestérone. Les médecins s'inquiètent lorsque des femmes ayant toujours leur utérus utilisent ces produits avec une thérapie œstrogénique, car il n'y a aucune preuve qu'ils protègent contre le cancer de l'endomètre. Sachez aussi qu'il n'existe aucune crème à base de progestérone approuvée par la FDA.

La bonne dose

Q. Je comprends la recommandation selon laquelle il faut limiter l'hormonothérapie à la plus petite dose efficace possible. Comment mon médecin peut-il savoir quelle est cette dose ?

R. Les participantes à l'étude WHI prenaient 0,625 mg de Prempro ou de Premarin, ce qui était la dose standard à l'époque. L'un des bienfaits de l'étude est qu'elle a amené les compagnies pharmaceutiques à offrir une variété d'hormonothérapies à faibles doses, que les médecins présument être plus sécuritaires (même si personne ne peut l'affirmer avec certitude). Beaucoup de femmes constatent que ces doses plus faibles sont tout aussi efficaces. Alors que la plupart des médecins commencent par prescrire une faible dose, il vous faudra peut-être faire l'essai de différentes doses et de divers modes d'administration afin de trouver ce qui vous convient le mieux. Ce processus risque de prendre du temps, puisqu'il faut au moins huit semaines pour savoir si une hormonothérapie fonctionne.

Combien de temps ?

Q. On m'a dit que si je choisissais de prendre des hormones, je devrais les prendre le moins longtemps possible.

Comment saurai-je quand cesser le traitement ?

R. C'est là un autre mystère. Il faut cesser le traitement après un certain temps et vérifier si vos symptômes réapparaissent. Si oui, vous pouvez reprendre votre hormonothérapie. Certains médecins suggèrent d'arrêter le traitement après six mois, d'autres après un an. Si votre médecin ne vous parle pas de la durée du traitement, demandez-lui de le faire.

L'année des risques

Q. Et si je choisissais de prendre une hormonothérapie pendant un an seulement, pour m'aider à passer la période la plus difficile ? Puisqu'une durée plus courte est plus sécuritaire, est-ce une approche à considérer ?

R. Il se pourrait que non. Les participantes à la branche de l'étude WHI portant sur l'œstrogène combiné à une progestine ont présenté un risque légèrement plus élevé de caillots sanguins et d'accident vasculaire cérébral durant la première année de leur thérapie. Donc, pour une femme donnée, la première année peut en fait s'avérer la plus dangereuse. Rappelez-vous qu'il s'agissait de données générales. Les risques étaient plus faibles pour les femmes plus jeunes de l'étude. Selon de nombreux chercheurs, les risques de caillots sanguins et d'accident vasculaire cérébral découlaient de troubles vasculaires préexistants non diagnostiqués. Ils posent la théorie selon laquelle l'œstrogène a aggravé le problème, provoquant le détachement de la plaque accumulée dans les artères et la formation de caillots. Il semble que cela ait moins de chances de se produire chez les femmes plus jeunes et en meilleure santé qui commencent à prendre des hormones à l'époque de la ménopause alors que leurs artères sont toujours relativement saines. Il importe de parler à votre médecin de vos antécédents médicaux, notamment tout cas de maladies cardiovasculaires.

De la patience

Q. Mes symptômes ne finiront-ils pas par disparaître même si je ne prends rien ?

R. C'est le cas pour de nombreuses femmes, quoiqu'il soit impossible de savoir à l'avance si vous en faites partie. Certaines femmes n'ont des bouffées de chaleur que durant une très courte période, et un très petit nombre en souffrent pendant des décennies après la ménopause. Une bonne règle générale est de porter plusieurs épaisseurs de vêtements et de garder la température de la chambre plus basse (en plus de quelques autres changements de style de vie) pendant au moins six mois et de vérifier si les bouffées de chaleur diminuent. Dans le cas contraire, discutez des autres options avec votre médecin.

Une transition qui se prolonge

Q. J'ai 49 ans et j'ai des règles tous les deux mois environ. J'ai aussi des bouffées de chaleur. Quel est le meilleur remède ?

R. Vous devriez essayer d'abord les approches non médicamentées : faites plus d'exercice, cessez de fumer, apprenez des techniques de réduction de la tension (du stress). (Pour plus d'information à ce sujet, consultez le chapitre 3.) Si rien de tout cela ne fonctionne et que les bouffées de chaleur vous empêchent de fonctionner normalement, votre médecin pourrait vous proposer une médication. Vous devez

vous préoccuper de contraception aussi longtemps que vous ovulez et que vous risquez de devenir enceinte. Une pilule anticonceptionnelle à faible dose pourrait résoudre les deux problèmes à la fois pour le moment. Généralement, les médecins ne prescrivent pas d'hormonothérapie ménopausique aux femmes dans votre situation, car l'œstrogène ne serait pas assez puissant pour inhiber l'ovulation et empêcher une grossesse.

Beaucoup de femmes dans la quarantaine et la cinquantaine hésitent à prendre la pilule anticonceptionnelle parce qu'elles se souviennent qu'on considérait comme dangereux, il y a quelques années, de la prendre après l'âge de 35 ans. Ce n'est plus le cas aujourd'hui. Les pilules anticonceptionnelles à faible dose sont dorénavant considérées comme sécuritaires pour les femmes plus âgées qui ont besoin de contraception, à condition qu'elles ne fument pas et qu'elles ne présentent pas de risques de caillots sanguins. En outre, la pilule anticonceptionnelle procure certains bienfaits. La recherche a montré qu'elle réduit les risques de cancer des ovaires, de cancer de l'endomètre et du syndrome inflammatoire pelvien.

Contraception hormonale

Q. Puisque l'hormonothérapie ménopausique est moins puissante que la pilule anticonceptionnelle et qu'il faut prendre la plus petite dose possible, pourquoi ne puis-je pas commencer mon hormonothérapie avant ma ménopause et utiliser une autre méthode de contraception comme le diaphragme ou un dispositif intra-utérin, au moins jusqu'à ce que j'aie 51 ans ?

R. L'hormonothérapie ménopausique et la pilule anticonceptionnelle soulagent les symptômes de manières différentes. Avant la ménopause, vous avez des bouffées de chaleur et des saignements irréguliers en raison de la fluctuation des taux d'hormones. Après la ménopause, vous avez des bouffées de chaleur et de la sécheresse vaginale parce que votre organisme ne s'est pas encore adapté à des taux d'œstrogène moindres. C'est pourquoi les contraceptifs oraux constituent un meilleur choix pour la plupart des femmes avant la fin de leurs règles. À la périménopause, la pilule régule les taux d'hormones et soulage les symptômes. L'hormonothérapie ménopausique, moins puissante, ne régule pas les taux d'hormones.

Elle ne prévient pas la grossesse si vous ovulez toujours. Avoir un bébé dans la quarantaine ou la cinquantaine présente des risques pour votre santé et celle de l'enfant (consultez le chapitre 1).

Les pilules anticonceptionnelles à faible dose ou les timbres peuvent masquer les changements dans le cycle menstruel qui annonceraient le début de la ménopause. Ils peuvent influer sur votre taux d'hormone folliculostimulante (FSH), lequel permet de déterminer si vous approchez de la ménopause. Beaucoup de médecins conseillent à leurs patientes d'interrompre la prise de leur contraceptif oral vers l'âge de 51 ans, car c'est l'âge moyen de la ménopause. De façon générale, il est recommandé de ne plus en prendre à partir de 55 ans. Si vous avez toujours des symptômes importants, vous pouvez envisager l'hormonothérapie ménopausique.

Point tournant

Q. À quel moment l'hormonothérapie ménopausique devient-elle un meilleur choix que les contraceptifs oraux pour éliminer les bouffées de chaleur ?

R. Après une absence de règles de trois ou quatre mois et en présence de taux de FSH toujours élevés, le médecin vous suggérera probablement une hormonothérapie dans le cas où les changements apportés à votre style de vie n'ont pas soulagé vos bouffées de chaleur. Ici encore, on recommande à l'heure actuelle de prendre la plus petite dose efficace possible pour traiter vos symptômes. Vous devrez déterminer avec votre médecin comment cela se traduit pour vous. En général, il est préférable de réévaluer votre situation au moins une fois par année et de vérifier si vous avez toujours besoin d'œstrogène pour soulager vos bouffées de chaleur ou d'autres symptômes.

Un problème embarrassant

Q. J'utilise un timbre hormonal qui laisse des traces noires collantes quand je l'enlève. J'ai essayé de les faire disparaître avec une éponge et un luffa, sans succès. Que suggérez-vous ?

R. Au moment d'appliquer le timbre, assurez-vous que votre peau est propre et sèche. Ne mettez pas de lotion ni de poudre de talc dans cette région (le plus souvent le bras et le bas de l'abdomen). De plus, n'installez pas le timbre vis-à-vis des bretelles de votre soutien-gorge ou de votre ceinture. S'il se forme toujours des traces noires, frottez votre peau avec de l'huile pour bébé.

Quand c'est fini

Q. Quelle est la meilleure façon d'interrompre une hormonothérapie ? Que faire si j'ai encore des bouffées de chaleur ?

R. Il vous revient de déterminer comment vous réagissez ; il n'y a aucune directive

ÂGE ET PUISSANCE

À mesure que nous vieillissons, notre organisme métabolise les médicaments moins efficacement et met plus de temps à les éliminer. Dans des études où l'on administrait la même dose de la progestine AMPR, on a noté des taux de progestine dans le sang beaucoup plus élevés chez les femmes plus âgées que chez les femmes plus jeunes, mais également à la ménopause. C'est pourquoi de nombreux médecins réduisent la dose avec le temps, ou obéissent à l'adage «lentement, mais sûrement» afin de découvrir la dose idéale. Cet effet amplificateur pourrait expliquer pourquoi les femmes plus âgées de l'étude WHI (qui recevaient la même dose d'hormonothérapie que les plus jeunes) ont présenté un risque accru de cancer du sein, de maladies du cœur, d'accident vasculaire cérébral et de caillots sanguins.

clinique à ce sujet. Plus de la moitié des femmes qui ont participé à l'étude WHI ont eu des bouffées de chaleur après avoir interrompu l'hormonothérapie. Elles avaient six fois plus de chances d'avoir ces symptômes que les femmes du groupe placebo. Elles avaient aussi deux fois plus de chances de ressentir plus de raideur et de douleur, un autre symptôme courant de la ménopause. Ce phénomène était intéressant, car aucune de ces femmes ne présentait de symptômes ménopausiques graves avant l'hormonothérapie. On les avait même choisies pour cette raison; des femmes qui auraient eu d'importants symptômes auraient su tout de suite si elles prenaient l'œstrogène ou le placebo. Dans une autre étude sur les femmes qui ont cessé la prise d'œstrogène après l'étude WHI, plus de 70 % ont eu quelques bouffées de chaleur. Dans la plupart des cas, les bouffées de chaleur ont disparu

après quelques mois, mais 25 % des femmes ont décidé de recommencer l'hormonothérapie.

Bien sûr, ces femmes ont cessé de prendre l'hormonothérapie subitement, ce qui a amené les médecins à se demander si une interruption graduelle aurait été préférable. Il y a quelques preuves à l'appui de cette approche, mais dans une autre étude majeure où les femmes ont interrompu leur hormonothérapie après avoir pris connaissance des résultats de l'étude WHI, seulement un quart des participantes ont éprouvé des symptômes inquiétants. En plus des bouffées de chaleur, certaines femmes ont eu des saignements abondants pendant quelques jours après l'interruption de l'hormonothérapie.

Ainsi, quand vous cessez de prendre de l'œstrogène, vous réalisez une petite expérience sur vous-même. Si les bouffées de chaleur reprennent, accordez-vous quelques semaines afin de vérifier si le temps et quelques changements de votre style de vie suffisent à les éliminer. S'il n'y a pas d'amélioration, votre médecin pourrait vous suggérer de reprendre une hormonothérapie à faible dose et de la diminuer graduellement. Un très petit nombre de femmes préféreront poursuivre l'hormonothérapie indéfiniment, car elles se sentent mieux ainsi. Si c'est votre cas, vous devez bien comprendre les risques (qui sont cumulatifs) et vous assurer que votre médecin vous surveille de près.

Voici un conseil : pour savoir si vous aurez toujours des bouffées de chaleur sans les hormones, arrêtez votre hormonothérapie durant la saison froide. Des températures élevées peuvent déclencher les bouffées de chaleur, ce qui rend difficile de déterminer si vous souffrez d'une vague de chaleur interne ou externe.

Heureuse jusqu'à la fin de vos jours?

Q. Est-il possible de prendre l'hormonothérapie le reste de ma vie sans avoir de problèmes ? Une amie plus âgée me dit qu'elle prend des suppléments d'œstrogène depuis 20 ans et qu'elle va à merveille.

R. C'est possible, et il y a en effet des femmes qui prennent des suppléments d'œstrogène depuis des décennies sans vouloir arrêter. La qualité de vie a une grande importance, et si vos bouffées de chaleur vous empêchent de vivre normalement, vous souhaiterez peut-être prendre de l'œstrogène plus longtemps. La décision vous revient; assurez-vous cependant de bien connaître les risques que vous prenez. Si vous optez pour continuer votre hormonothérapie, vous devrez faire preuve de rigueur en consultant votre médecin sur une base régulière et en vous assurant que vous ne développez pas de problèmes de santé liés à la prise de suppléments d'œstrogène. Vous devrez aussi réévaluer votre décision à chaque consultation.

ÉTUDES DE CAS

Chaque femme a ses propres raisons de choisir ou de rejeter l'hormonothérapie. Voici les situations de cinq femmes fictives ainsi que leur décision en matière d'hormonothérapie.

ANNE : Bouffées de chaleur après une hystérectomie
Âge : 43 ans

Le début de sa ménopause :

En raison de saignements abondants causés par des fibromes à caractère permanent, Anne a subi une ablation de l'utérus et des ovaires. Quelques jours après l'intervention, elle a commencé à avoir des bouffées de chaleur et des sueurs nocturnes qui l'empêchaient de dormir. Sa mère de 67 ans souffre d'ostéoporose. La stature plutôt frêle d'Anne, soit 1,60m (5 pi 3 po) et 48 kg (105 lb), et son manque d'exercice accroissent son risque de développer la maladie elle aussi. Anne consulte son médecin dans le but de soulager ses bouffées de chaleur.

Ce qu'elle doit savoir :

Le médecin a expliqué à Anne que dans son cas, la baisse de production d'œstrogène est survenue huit ans plus tôt que pour la femme moyenne des pays industrialisés. La principale préoccupation pour sa santé en lien avec cette perte précoce est l'effet sur ses os, en particulier parce qu'elle est déjà à risque de souffrir d'ostéoporose. Le médecin lui a prescrit un examen de densité osseuse, et les résultats ont montré que les os d'Anne sont déjà plus fragiles que chez la plupart des femmes. La prise de suppléments d'œstrogène pourrait empêcher une perte de masse osseuse pendant qu'elle suit une hormonothérapie. Des études laissent penser qu'elle pourrait bénéficier d'une protection contre les maladies du cœur pendant ce temps.

Les bouffées de chaleur d'Anne sont très intenses en raison de la chute subite d'œstrogène découlant de l'ablation de ses ovaires. Son organisme n'a pas eu le temps de s'adapter au changement. Les sueurs nocturnes qui l'empêchent de dormir pourraient entraîner des troubles de l'humeur. La prise de suppléments d'œstrogène devrait éliminer les bouffées de chaleur et les sueurs nocturnes, ou du moins les réduire de façon significative. Après examen de son dossier médical, le médecin lui annonce qu'il n'y a aucun facteur de risque qui l'empêche de prendre une hormonothérapie.

Sa décision :

Anne choisit de prendre des suppléments d'œstrogène à faible dose. Comme elle n'a plus d'utérus, elle n'a pas besoin d'un progestogène pour protéger sa muqueuse utérine. Le médecin prévoit poursuivre le traitement jusqu'à ce qu'Anne atteigne 51 ans. À ce moment-là, ils détermineront ensemble si elle devrait prendre d'autres médicaments pour renforcer les os ou poursuivre l'hormonothérapie. Anne procédera graduellement à l'arrêt de la prise d'œstrogène afin d'éviter la réapparition des bouffées de chaleur. D'ici là, elle devra consulter son médecin chaque année pour évaluer son état de santé général et vérifier si la thérapie à l'œstrogène est toujours ce qu'il y a de mieux. Elle devra aussi subir un examen de densité osseuse chaque année. Entre-temps, elle a commencé à faire de la musculation en gymnase pour améliorer la solidité de ses os. Elle surveille aussi son alimentation et s'assure qu'elle consomme assez de calcium et de vitamine D.

BÉATRICE : Mauvais caractère
Âge : 52 ans

Le début de sa ménopause :

Béatrice a commencé à avoir des bouffées de chaleur peu après son 50e anniversaire. Elle avait toujours eu un cycle menstruel régulier, mais il s'est mis à raccourcir, et ensuite à s'allonger, et maintenant elle n'a pas eu de règles depuis sept mois consécutifs. Ses sueurs nocturnes l'empêchent de dormir et la rendent grincheuse. Il lui faut quatre ou cinq tasses de café pour rester alerte toute la journée. Elle ne fait plus autant d'exercice qu'avant et elle a pris un peu de poids. Au travail, elle vit beaucoup de tension. Quand son mari et ses adolescents l'appellent «Mauvais caractère», tout le monde trouve ça drôle sauf elle. Elle finit par demander à son médecin de lui parler de l'hormonothérapie.

Ce qu'elle doit savoir :

Le médecin de Béatrice comprend son problème, mais ne veut pas lui prescrire de médicaments avant qu'elle apporte certains changements à son mode de vie qui pourraient soulager ses bouffées de chaleur. Son taux de FSH est très élevé, ce qui signifie qu'elle pourrait arriver à la fin de sa transition ménopausique. Le médecin dit à Béatrice que la plupart des femmes ont des bouffées de chaleur les deux ou trois ans qui précèdent l'arrêt de leurs règles, donc que le pire est peut-être passé. Béatrice n'a jamais eu le cancer du sein ni de caillots sanguins (l'un ou l'autre accroît le risque associé à l'hormonothérapie), mais le médecin lui recommande de maîtriser sa tension (son stress) et de trouver d'autres façons d'améliorer son sommeil avant de prendre des hormones.

Sa décision :

Béatrice n'est pas convaincue, mais elle accepte de prendre des mesures pour mieux gérer son niveau élevé de tension (stress), puis de revoir son médecin trois mois plus tard. Elle s'inscrit à un cours de yoga le matin au centre sportif, et bien qu'il soit difficile pour elle de se lever tôt, elle constate que sa tension (son stress) a diminué après quelques semaines seulement. Elle s'achète un petit ventilateur qu'elle place sur sa table de chevet et qu'elle laisse fonctionner toute la nuit. Cela la rafraîchit considérablement sans incommoder son mari. En outre, elle remplace son édredon par une couverture plus légère et réduit sa consommation de café – en particulier son café au lait de fin d'après-midi. Avant de se mettre au lit, elle prend un bain juste pour se détendre. Tous ces changements ont un effet très positif. Bien qu'elle se réveille encore la nuit à l'occasion, elle arrive à se rendormir assez rapidement et est beaucoup plus reposée le matin. Trois mois plus tard, elle décide avec son médecin d'oublier l'hormonothérapie pour l'instant. Elle y repensera si ses sueurs nocturnes reviennent la déranger.

CHRISTINE : La survivante
Âge : 45 ans

Le début de sa ménopause :

Christine a reçu un diagnostic de cancer du sein à 42 ans. La tumeur a été dépistée tôt, et Christine a subi une intervention chirurgicale et une radiothérapie. Il n'y a pas eu de récurrence depuis. Maintenant, trois ans plus tard, Christine présente les premiers symptômes de la ménopause, soit des règles irrégulières et des bouffées de chaleur. Les bouffées de chaleur ne sont pas trop fortes la nuit, mais il arrive un peu trop souvent que son visage devienne tout rouge au travail. La plupart des collègues de Christine ont 35 ans ou moins, ce qui lui fait avoir conscience de sa quarantaine. Une de ses responsabilités principales est de faire des présentations aux clients, et elle s'est aperçue que plus le client est important, plus elle risque d'avoir une bouffée de chaleur durant la présentation. Elle a essayé de porter plusieurs épaisseurs de vêtements afin de pouvoir en enlever lorsqu'une bouffée de chaleur arrive, et elle a réduit sa consommation de caféine et d'aliments épicés. Elle transporte même avec elle une bouteille remplie d'eau froide afin d'en avaler une gorgée quand la bouffée de chaleur commence. Mais rien ne fonctionne. Christine voit son médecin régulièrement afin de s'assurer que le cancer n'est pas revenu. Elle lui parle de son problème de bouffées de chaleur lors de l'une de ses consultations.

Ce qu'elle doit savoir :

Le médecin explique à Christine que l'hormonothérapie présente des risques pour les femmes qui ont eu un cancer sensible à l'œstrogène comme le sien. En fait, la FDA stipule spécifiquement que l'hormonothérapie est à proscrire pour ces femmes. Certaines études ont indiqué qu'un surplus d'œstrogène pourrait provoquer une récurrence, alors que d'autres n'ont pas observé cet effet. Les comprimés d'hormonothérapie, qui libèrent de l'œstrogène dans l'organisme, pourraient augmenter la densité des tissus mammaires et compliquer la lecture des mammographies, ce qui n'est pas bon pour les survivantes à un cancer du sein. Le médecin dit donc à Christine que pour toutes ces raisons, l'hormonothérapie n'est pas une bonne option pour elle.

Sa décision :

Puisque les changements à son style de vie n'ont rien donné, le médecin de Christine lui suggère de prendre un antidépresseur pour soulager ses bouffées de chaleur. La recherche a montré que certains antidépresseurs peuvent être très efficaces à cet égard. Parmi eux, Effexor (venlafaxine) a donné les meilleurs résultats. Dans plusieurs essais comparatifs avec placebo, ce médicament a réduit les bouffées de chaleur de 61 % en un seul mois, comparativement à 27 % pour le placebo. Le médecin de Christine lui explique qu'elle pourrait ressentir quelques effets indésirables comme la bouche sèche, la réduction de l'appétit, des nausées et une libido plus faible, bien que bon nombre de patients tolèrent le médicament et n'éprouvent pas ces problèmes. (Les effets indésirables disparaissent généralement après quelques semaines.) Après avoir entendu tout cela, Christine décide d'essayer Effexor. Six semaines plus tard, elle annonce à son médecin qu'elle a beaucoup moins de bouffées de chaleur et qu'elle a réussi à faire plusieurs présentations importantes sans la moindre rougeur. De concert, ils décident que Christine va prendre l'antidépresseur pendant un certain temps encore, tout en réévaluant périodiquement la pertinence du traitement.

DIANE : L'amante peu enthousiaste
Âge : 56 ans

Le début de sa ménopause :

Contrairement à la plupart de ses amies, Diane a eu une ménopause des plus banales. Lorsque son cycle menstruel est devenu irrégulier, ses trois enfants avaient déjà quitté le nid familial. Comme il n'y avait plus que son mari et elle à la maison, il y avait beaucoup moins de choses à faire. Cela a donné l'occasion à Diane de se concentrer davantage sur sa carrière avec un résultat très satisfaisant : une promotion à un poste qu'elle adore. Elle a bien eu quelques bouffées de chaleur, mais rien de vraiment incommodant, et c'est avec soulagement qu'elle a vu ses règles cesser à 51 ans. Juste comme elle commence à profiter de sa liberté, un problème se présente. Bien qu'elle et son mari aient toujours eu une vie sexuelle satisfaisante, Diane répugne de plus en plus à faire l'amour. Elle souffre de sécheresse vaginale et de démangeaisons, et a des rapports sexuels douloureux – peu importe la durée des préliminaires. Elle a fait l'essai d'un lubrifiant vaginal, mais sans succès. En général, Diane évite de prendre des médicaments, même de l'aspirine contre la céphalée, mais sa relation conjugale commence à souffrir

de la situation. Même si elle est gênée d'aborder ce sujet, elle demande de l'aide à son médecin.

Ce qu'elle doit savoir :

Percevant son embarras, le médecin rassure tout de suite Diane en lui disant que la sécheresse vaginale est un problème courant après la ménopause. Comme il la soigne depuis longtemps, il sait qu'elle n'aime pas prendre de médicaments et il hésite à lui prescrire une hormonothérapie. Il lui explique qu'à mesure que son taux d'œstrogène a baissé, sa muqueuse vaginale et son méat urinaire sont devenus plus minces, plus secs et moins élastiques. De nombreuses femmes à la postménopause ressentent des brûlures, des démangeaisons et de l'inconfort durant les rapports sexuels. Les lubrifiants et les hydratants vaginaux soulagent beaucoup de femmes. Des rapports sexuels fréquents peuvent aussi aider, car la stimulation augmente l'irrigation sanguine des tissus du vagin. Cependant, malgré ces solutions, les rapports sexuels demeurent plus douloureux qu'agréables pour certaines femmes.

Sa décision :

Étant donné que la sécheresse vaginale est son seul symptôme, Diane n'a pas besoin d'une puissante thérapie systémique à base d'œstrogène sous forme de comprimés ou de timbres. Son médecin lui propose plutôt une application d'œstrogène directement dans la région vaginale. Une telle thérapie localisée est beaucoup moins forte, ce qui libère Diane de ses préoccupations à propos des hormones. Elle doit choisir entre une pommade (crème) à base d'œstrogène, un comprimé ou un anneau vaginal à insérer dans la partie supérieure du vagin. Par souci de simplicité, elle opte pour l'anneau vaginal qui libère lentement de l'œstrogène sur une période de 90 jours. Après trois mois, Diane revoit son médecin et lui dit que ses rapports sexuels sont beaucoup moins douloureux. Le médecin lui suggère d'utiliser des lubrifiants et des hydratants vaginaux sur une base régulière (en plus d'avoir des rapports sexuels fréquents). Si le problème devait réapparaître, elle pourrait le régler à l'aide d'une nouvelle thérapie localisée.

ÉMILIE : L'entre-deux
Âge : 47 ans

Le début de sa ménopause :

Émilie n'y est pas encore, mais il se passe assurément des choses. Son cycle menstruel est très irrégulier (variant de 20 à 40 jours) et les saignements sont parfois abondants au point de l'embarrasser. À un moment donné, elle a dû porter des serviettes hygiéniques à protection maximale pendant 21 jours consécutifs juste pour éviter les accidents. Elle commence aussi à avoir des bouffées de chaleur, qui l'empêchent de bien dormir. Émilie est célibataire, mais elle fréquente un homme. Elle n'est toutefois pas sûre qu'il soit l'homme de sa vie et, même à 47 ans, elle a peur de devenir enceinte. Elle se sent prise entre deux feux; d'une part, elle redoute autant les grossesses que quand elle avait 20 ans et, d'autre part, elle sent la ménopause approcher. Elle consulte son médecin sur la façon d'équilibrer ces enjeux.

Ce qu'elle doit savoir :

Comme elle ovule toujours, Émilie a besoin de contraception. Elle veut aussi soulager les symptômes de la ménopause. La solution que son médecin lui propose l'étonne. Étant donné qu'elle ne fume pas, qu'elle est en bonne santé et qu'elle n'a pas d'antécédents de caillots sanguins, elle devrait prendre un contraceptif oral à faible dose. Émilie a déjà pris la pilule anticonceptionnelle alors qu'elle était dans la vingtaine, mais elle a arrêté lorsqu'elle a entendu dire que c'était dangereux. Elle a peine à croire que le médecin lui dise de la prendre! Le médecin lui explique que les contraceptifs oraux à très faible dose offerts aujourd'hui sont très sécuritaires pour les femmes et qu'ils sont efficaces pour régulariser les taux d'œstrogène et pour contrôler les saignements.

Sa décision :

Émilie choisit de prendre un contraceptif oral après sa discussion avec le médecin. Six semaines plus tard, la plupart de ses symptômes périménopausiques ont disparu. Elle est aussi plus à l'aise avec son partenaire, car elle n'a plus peur de devenir enceinte. Émilie et son médecin conviennent que si tout continue de bien aller, elle prendra un contraceptif oral jusqu'à l'âge de 51 ans. À ce moment-là, elle cessera de le prendre pendant un mois pour voir si elle a atteint sa ménopause. Son médecin pourrait aussi vérifier son taux de FSH 10 jours après l'interruption du contraceptif pour savoir s'il est élevé – un autre indicateur de la ménopause. Si les bouffées de chaleur l'incommodent toujours, Émilie verra avec son médecin si elle peut prendre une hormonothérapie ménopausique pendant quelques années.

Deuxième partie

CE QUE VOUS RESSENTEZ AUJOURD'HUI

Chapitre 3

Les bouffées de chaleur

L a première fois, vous veniez de prendre un repas très épicé, alors vous avez blâmé les piments jalapeños. La fois suivante, vous vous êtes réveillée en pleine nuit, perplexe et trempée de sueur. Quelques jours plus tard, tandis que vous jasiez avec un collègue de travail, vous avez senti cette inquiétante chaleur monter dans votre torse sans avertissement. C'est alors que vous avez compris ce qui vous arrivait : les bouffées de chaleur, ce symptôme de la ménopause que nous redoutons tant puisqu'il est si… visible.

Eh bien, si cela peut vous réconforter, vous n'êtes pas la seule. Plus des trois quarts des Nord-Américaines souffrent de bouffées de chaleur à la ménopause. Cela signifie donc qu'une minorité de femmes heureuses en sont épargnées. Nous aimerions bien savoir qui sont ces femmes et où elles se cachent. Toutes les femmes que nous connaissons ont ressenti plus d'une fois la sensation indésirable d'une chaleur soudaine, et ce, souvent dans des situations embarrassantes, par exemple au milieu d'une conversation importante, lors d'une première rencontre avec quelqu'un ou dans la course pour respecter un délai au travail.

La plupart des femmes souffrent en silence et espèrent que cette phase, elle aussi, finira par passer – comme l'acné ou cette troublante mode des épaulettes des années 1980. Et pour bien des femmes, c'est ce qui se produit. On estime que moins de 20 % des femmes ont des bouffées de chaleur si intenses qu'elles nécessitent un traitement. Beaucoup de femmes ressentent un soulagement lorsqu'elles portent des vêtements plus légers, boivent beaucoup d'eau, perdent du poids et font de l'exercice sur une base régulière. Dans les cas qui requièrent une médication, l'hormonothérapie demeure une option, malgré les nombreuses manchettes alarmantes dont elle a fait l'objet. Si, pour des raisons médicales, vous ne pouvez pas prendre d'hormones, sachez que d'autres médicaments peuvent vous aider. Si rien ne fonctionne, vous pouvez toujours aller vous balader dans les allées des produits surgelés au supermarché !

Ce qui peut se produire

❧ Une sensation soudaine de chaleur dans le torse et le visage, parfois précédée d'un sentiment d'angoisse et d'un rythme cardiaque accéléré;

❧ Des sueurs abondantes tandis que la bouffée de chaleur s'atténue et que votre corps cherche à se rafraîchir;

❧ Des frissons occasionnels à la fin de la bouffée de chaleur;

❧ Une sensibilité accrue à de faibles hausses de température.

UN SOULAGEMENT SANS ORDONNANCE

De petits changements au style de vie peuvent aider beaucoup. Avant d'envisager l'hormonothérapie ou un autre type de médication, faites l'essai de ce qui suit pendant quelques mois :

Bougez. Les chercheurs n'ont pas fini de débattre de l'effet de l'activité physique régulière sur la fréquence et la gravité des bouffées de chaleur. En revanche, bon nombre de femmes affirment que faire de l'exercice pendant une heure trois fois par semaine ou plus leur fait du bien. L'exercice aide à réduire la tension (le stress), un déclencheur courant des bouffées de chaleur.

Vous pourriez ressentir quelque chose qui ressemble à une bouffée de chaleur pendant votre séance d'exercice, mais au gymnase, personne ne vous remarquera si vous avez chaud et si vous transpirez!

PORTEZ PLUSIEURS COUCHES DE VÊTEMENTS. Au travail, portez un haut sans manches sous votre veston. Si vous devez retirer ce dernier, l'effet rafraîchissant

ne sera que plus grand. Évitez les cols roulés. Assurez-vous aussi de vous vêtir plus légèrement que ne l'exige la température. Aimez l'hiver. Les températures fraîches sont vos meilleures alliées.

RELAXEZ-VOUS. La respiration lente, soit une forme de respiration profonde, s'avère efficace chez beaucoup de femmes. Vous devrez vous entraîner pour bien la réussir, alors consultez votre médecin. Le yoga, la méditation et les massages sont aussi d'excellentes façons de réduire la tension (le stress).

BAISSEZ LE THERMOSTAT. Gardez la température de la maison plus basse que d'habitude, surtout la nuit. Pour avoir un peu plus d'air frais, placez un

◀ POINT FORT DE LA MODE ▶

Se réveiller trempée la nuit est fort désagréable. Cela n'arrive pas à toutes les femmes, et cela peut ne se produire que quelques fois. Cependant, si le problème persiste, faites l'essai de vêtements de nuit et d'articles de literie confectionnés dans des tissus de haute technologie conçus pour vous garder fraîche et au sec. Le but est d'éloigner toute humidité. Ces tissus servent aussi à la confection de vêtements de sport, alors, si vous possédez déjà des t-shirts ou des leggings qui en sont faits, essayez de les porter pendant quelques nuits avant d'investir et d'acheter d'autres vêtements. Les principales marques comprennent *Hot Mama, Wicking J. Sleepwear, DryDreams, CoolDryComfort* et *HotCoolWear.* Ces mêmes marques proposent aussi des t-shirts et des sous-vêtements qui peuvent soulager les bouffées de chaleur durant la journée. Certaines lignes de vêtements sont vendues en ligne; d'autres sont offertes dans les grands magasins. Tapez des marques dans un moteur de recherche pour connaître les points de vente dans votre région.

DES TRICEPS AVEC DU TONUS

Cela ne sert pas à grand-chose de porter un vêtement sans manches si vous n'osez pas retirer votre veston de peur qu'on voie vos bras flasques. L'exercice qui suit, proposé par le National Institute on Aging, raffermit les muscles à l'arrière des bras. Tenez-vous debout, ou assoyez-vous avec vos pieds à plat sur le sol, à la largeur de vos épaules. Prenez un haltère dans la main droite et étirez votre bras droit complètement, paume vers l'intérieur, de façon à pointer le plafond. Placez la main gauche juste sous le coude droit de façon à soutenir le bras droit. Abaissez lentement votre avant-bras droit jusqu'à ce que l'haltère soit juste au-dessus des épaules. Dépliez votre bras droit en trois secondes pour le ramener à sa position initiale. Restez ainsi pendant une seconde.

Continuez de soutenir votre bras droit avec la main gauche durant tout l'exercice. Faites une pause, puis répétez de 8 à 15 fois. Faites la même chose avec le bras gauche. Refaites ensuite une série avec chaque bras.

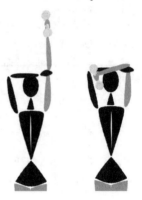

ventilateur de votre côté du lit. Pensez à vous procurer des oreillers rafraîchissants ou à y insérer des blocs de refroidissement de type *Chillow*.

CESSEZ DE FUMER. Voilà une bonne raison d'arrêter de fumer. Les fumeuses de longue date ont plus de chances de souffrir de bouffées de chaleur de modérées à intenses. Plus vous fumez, plus vous aurez chaud. Une étude a montré que les femmes fumant plus d'un paquet par jour rapportaient 2,5 fois plus souvent des bouffées de chaleur intenses que les femmes n'ayant jamais fumé.

PERDEZ DU POIDS. Les femmes ayant un poids plus élevé ont plus de bouffées de chaleur et ont plus de difficulté à se rafraîchir, sans doute parce que la graisse agit comme un isolant. De toute façon, le moment est bien choisi pour commencer à bien vous alimenter si vous avez un excès de poids.

ADOPTEZ UNE ALIMENTATION PLUS FRAÎCHE. Les plats épicés déclenchent les bouffées de chaleur chez beaucoup de femmes. Trop de caféine peut aussi donner des sueurs. Tenir un journal de vos bouffées de chaleur peut vous aider à cerner les aliments déclencheurs.

BUVEZ DE L'EAU. La nuit, gardez un verre d'eau froide sur votre table de chevet; cela peut vous aider à vous rafraîchir si vous vous réveillez en pleine bouffée de chaleur. Assurez-vous aussi de bien vous hydrater au cours de la journée.

Que se passe-t-il?

Q. Je viens d'avoir ma première bouffée de chaleur, c'était très bizarre. Que se passe-t-il exactement dans mon corps?

R. Les bouffées de chaleur sont un phénomène normal qui ne suscite

Quand consulter le médecin

Bien que les bouffées de chaleur soient courantes à la ménopause, elles peuvent aussi signaler d'autres problèmes d'ordre médical. Consultez votre médecin si vos bouffées de chaleur :

❖ sont si fréquentes et si intenses qu'elles vous empêchent de fonctionner normalement;

❖ sont accompagnées d'une perte de poids inexpliquée;

❖ ne s'atténuent pas après un changement du style de vie, comme de l'exercice sur une base régulière.

habituellement aucune inquiétude. Cela n'est toutefois d'aucune aide lorsque vous vous mettez à transpirer au milieu d'une réunion ou à tout autre moment inopportun. Le phénomène se décrit comme une chaleur, parfois intense, qui monte du torse jusqu'au visage. Certaines femmes rougissent; un bon nombre ont un rythme cardiaque accéléré. Les bouffées de chaleur peuvent se produire quelques fois par jour ou toutes les heures. Il n'y a aucune règle. En général, vous serez rafraîchie après quelques minutes, bien que chez certaines femmes une bouffée de chaleur puisse durer près d'une demi-heure. (Vous voyez, il y a pire !) La durée moyenne d'une bouffée de chaleur est de 30 secondes à 5 minutes.

Personne ne sait exactement ce qui se produit dans l'organisme durant une bouffée de chaleur, mais il semble que des variations de la chimie du cerveau jouent un rôle. Selon une théorie, ces variations toucheraient l'hypothalamus, la région du cerveau qui contrôle des phénomènes comme la tension artérielle, l'équilibre hydro-électrolytique et la température corporelle. L'hypothalamus reçoit de l'information de toutes les parties du corps et s'assure du bon fonctionnement

de l'organisme. Lorsqu'il détecte un problème, il réagit sur-le-champ en ajustant le rythme cardiaque ainsi que la circulation sanguine dans la peau, entre autres choses. Il se pourrait que, lors d'une bouffée de chaleur, des variations du taux d'œstrogène et les hormones produites par l'hypophyse confondent l'hypothalamus. Bien avant que vous ressentiez la moindre chaleur, ce dernier pourrait recevoir le message erroné que votre peau est trop chaude et donc essayer de corriger la situation. Votre rythme cardiaque s'accélère, les vaisseaux sanguins de la peau se dilatent afin de permettre une meilleure circulation (et d'éliminer la chaleur) et vos glandes sudoripares fonctionnent à l'excès. Les rougeurs sont causées par la dilatation des vaisseaux sanguins.

Des études plus récentes laissent penser qu'un autre mécanisme intervient. Le Dr Robert R. Freedman et ses collègues de la Wayne State University of Detroit, aux États-Unis, ont observé le cerveau d'une femme pendant une bouffée de chaleur à l'aide de l'imagerie par résonance magnétique fonctionnelle (IRMf). La région la plus active au moment du test était l'insula, dont le rôle principal est de comprendre le fonctionnement interne du corps. Fait étrange, l'hypothalamus n'a montré aucune activité. La théorie du Dr Freedman est que les femmes souffrant de bouffées de chaleur possèdent une très petite « zone thermale neutre », soit l'étendue des températures auxquelles il ne se produit ni transpiration ni frissonnement. Les femmes qui ont de fréquentes bouffées de chaleur ont une zone thermale neutre pratiquement nulle, tandis que chez les femmes qui n'ont pas de bouffées de chaleur, cette zone est de 0,4 °C. L'œstrogène semble étirer la « zone thermale neutre », ce qui expliquerait pourquoi l'hormonothérapie soulage les bouffées de chaleur. D'autres recherches sont en cours, nous permettant d'espérer que nous comprendrons bientôt non seulement la cause des bouffées de chaleur, mais aussi la façon de les prévenir.

Quand cela cessera-t-il ?

Q. **Est-il possible de savoir pendant combien de temps j'aurai des bouffées de chaleur ? J'ai besoin de savoir que cela cessera un jour !**

R. Certaines femmes ont des bouffées de chaleur pendant un an ou deux lors de la transition ménopausique. D'autres en souffrent des années durant. Un très faible pourcentage de femmes rapportent subir des bouffées de chaleur le reste de leur vie. Dans le cas d'une ménopause naturelle, des bouffées de chaleur plus intenses semblent indiquer qu'il faudra vous rafraîchir plus longtemps. Cependant, il n'y a aucune règle en la matière. La ménopause induite par une chirurgie accroît les risques d'avoir des bouffées de chaleur plus intenses sur une période prolongée; dans une étude, 90 % des patientes ont présenté des symptômes pendant plus de huit ans. Mais ne vous affolez pas ! À moins de complications

Reflets du passé

« Le sang s'agglomère dans le cerveau à la moindre excitation, assombrissant la vue et créant des bourdonnements dans les oreilles, parfois très bruyants. Une bouffée de chaleur vous envahit alors de la tête aux pieds et votre vie est complètement perturbée pendant une minute, tout comme si vous vous trouviez dans un four sept fois plus chaud que la température en août à l'heure du midi. » (Traduction libre)

— Tiré de *Eve's Daughter, or Common Sense for Maid, Wife and Mother*, de Marion Harland (1882)

Les bouffées de chaleur étaient des symptômes connus des femmes bien avant qu'on leur donne un nom. Les traitements populaires au XIXe siècle étaient aussi inefficaces que débilitants, voire toxiques : opium, camphre, jusquiame noire, quinine, diacétate de plomb. Si rien de tout cela ne fonctionnait, les médecins pratiquaient des saignées. (Un livre populaire de l'époque recommande une saignée de 375 ml [12 oz].) Mais même dans le XXe siècle avancé, bon nombre de médecins estimaient qu'il s'agissait davantage d'un phénomène psychologique que d'un fait. Le Dr C. A. L. Reed a qualifié les bouffées de chaleur de «sensation subjective… et non réelle» dans son ouvrage intitulé *Text-book of Gynecology* (1901).

particulières, il y a de grandes chances que le pire sera passé un an ou deux après vos dernières règles.

Le jour et la nuit

Q. **Quelle est la différence entre une bouffée de chaleur et une sueur nocturne ?**

R. Il n'y en a aucune, sauf le moment où elles se manifestent. Les bouffées de chaleur qui se produisent la nuit sont appelées « sueurs nocturnes ». Les médecins les classent toutes deux dans la catégorie des symptômes vasomoteurs. Les sueurs nocturnes peuvent être si fortes qu'il faut changer de vêtements de nuit, et même la literie – sans compter qu'elles vous rendent maussade le lendemain. À vrai dire, un grand nombre de femmes estiment que le fait de se réveiller au milieu de la nuit, trempées de sueur, est le pire des symptômes de la ménopause. C'est aussi le plus imprévisible. Des études sur le sommeil des femmes ménopausiques ont révélé que la majorité des femmes ne se réveillent pas lorsqu'elles ont une bouffée de chaleur. Et les bouffées de chaleur qui nous réveillent ne sont pas nécessairement les plus longues ou les plus intenses. Personne ne sait pourquoi.

Les sueurs nocturnes peuvent être un symptôme d'autres problèmes de santé, allant des troubles de la thyroïde à certains cancers. Consultez votre médecin si vous vous réveillez fréquemment la nuit, afin d'éliminer toute autre cause possible.

Des bouffées fréquentes

Q. Certaines de mes amies disent qu'elles n'ont pratiquement jamais de bouffées de chaleur, tandis que j'en ai environ 20 par jour. Pourquoi moi ?

R. Toutes les femmes ne sont pas égales en ce qui a trait aux bouffées de chaleur. Plusieurs facteurs influent sur la durée et la fréquence des bouffées de chaleur, notamment le groupe ethnique, le poids et même la quantité d'exercices effectués. Pour des raisons encore inconnues, les femmes afro-américaines éprouvent plus de bouffées de chaleur que les femmes hispaniques ou caucasiennes. Les Hollandaises ont plus de bouffées de chaleur que les Nord-Américaines. Les travailleuses chinoises qui travaillent dans les usines de Hong Kong en ont beaucoup moins que les femmes de l'Occident. La fréquence s'intensifie à la périménopause, alors que les taux d'œstrogène tendent à fluctuer le plus. Les bouffées de chaleur ont plus de chances de se produire tôt en soirée, quelques heures après le moment où la température corporelle a été le plus élevée. Des antécédents de troubles prémenstruels comme le SPM sont aussi associés aux bouffées de chaleur.

Toutefois, tout n'est pas prédéterminé. Parmi les facteurs liés au style de vie qui tendent à augmenter la fréquence des bouffées de chaleur, mentionnons la température ambiante élevée, l'embonpoint, le tabagisme actuel ou passé, un niveau d'activité physique insuffisant et un statut socioéconomique inférieur.

Fourmillements

Q. Juste avant une bouffée de chaleur, je ressens quelque chose d'étrange... comme si un insecte grimpait sur moi. Est-ce normal ?

R C'est tout à fait normal. En fait,
. cette sensation a un nom : c'est un
fourmillement, mot de la même famille
que fourmi. Vous pourriez aussi éprouver
d'autres sensations qui n'ont pas d'effet
à long terme, comme des palpitations
ou une accélération soudaine du rythme
cardiaque. Certaines femmes ont aussi
rapporté avoir des picotements dans les
mains et dans les pieds.

Est-ce autre chose ?

Q Je sais que les bouffées de chaleur
. sont normales à la ménopause,
mais pourraient-elles signaler un autre
problème de santé ?

R Les bouffées de chaleur peuvent en
. effet signaler un autre problème. Cela
s'applique à de nombreux symptômes que
les femmes éprouvent à la cinquantaine.
Ainsi, il ne faut pas omettre ses examens
médicaux durant cette période (ni à d'autres
périodes, d'ailleurs). Les problèmes de
santé qui peuvent être sous-jacents aux
bouffées de chaleur incluent les troubles
de la thyroïde, l'épilepsie, les infections,
la leucémie et certains cancers. Des
médicaments comme le tamoxifène et
le raloxifène peuvent aussi déclencher
des bouffées de chaleur. De manière
générale, il faut informer son médecin
de tout nouveau symptôme qui persiste
pendant plus d'une semaine ou deux.
Il faut aussi relater au médecin tout
changement corporel qui nuit à votre
fonctionnement habituel. N'hésitez pas
à poser des questions !

Il y a chaud et chaud...

Q Dans quelle mesure est-ce que
. je deviens chaude pendant une
bouffée de chaleur ? J'ai l'impression de
brûler, mais je sais qu'il y a une limite

Est-ce vrai ?

Mythe : Les hommes n'éprouvent pas
de bouffées de chaleur.

Réalité : Les hommes peuvent éprouver
des bouffées de chaleur si leur taux de
testostérone chute soudainement. Cette
fluctuation dramatique peut survenir, par
exemple, chez un homme atteint d'un
cancer de la prostate qui a subi une
ablation chirurgicale des testicules ou qui
prend des médicaments diminuant le taux
de testostérone. Comme chez la femme,
les bouffées de chaleur peuvent être dues
à d'autres causes. L'hyperthyroïdisme,
certains cancers et même une trop grande
consommation de MSG peuvent faire
transpirer les hommes. Tout homme qui
a de fréquentes bouffées de chaleur devrait
consulter son médecin. Une simple analyse
sanguine permettra de déterminer si un
faible taux de testostérone est en cause ou
s'il y a un autre problème.

à l'augmentation de ma température
corporelle.

R La température de la peau peut
. augmenter d'au plus sept degrés,
quoi que l'augmentation soit en général
de un à quatre degrés. Il ne s'agit que de
la température cutanée. La température
corporelle interne (c'est-à-dire que vous
prenez avec un thermomètre) reste la
même. Après la bouffée de chaleur
initiale, la température de la peau revient
graduellement à la normale, ce qui peut
prendre jusqu'à 30 minutes. On en devient
grincheuse juste à y penser.

Du chaud au froid

Q J'ai réussi à assez bien contrôler mes
. sueurs nocturnes en transformant
ma chambre à coucher en une zone de

l'Antarctique. Le climatiseur fonctionne au maximum toute l'année (vous devriez voir notre facture d'électricité). Par contre, mon mari a froid toute la nuit et menace d'aller dormir dans la chambre d'amis.

R. Ah! la guerre de la chambre à coucher. Durant les années de ménopause, tout est une question de degrés. Il n'y a pas de solution simple, mais vous pourriez faire l'essai d'une couverture chauffante avec régulateur double, ou encore placer un ventilateur de votre côté du lit, qui n'incommoderait pas votre mari. Vous pourriez aussi ajuster les sorties d'air du climatiseur pour que l'air n'atteigne que vous. Faites des expériences. Il n'est peut-être pas nécessaire de faire fonctionner le climatiseur à fond en tout temps. Quelques degrés en moins ne vous nuiraient peut-être pas, tandis que votre mari n'aurait plus l'impression de dormir dans le congélateur. Bien qu'une bouffée de chaleur vous donne l'impression que votre température atteint un plafond, la hausse réelle est faible, parfois d'un dixième de degré seulement. Une pièce fraîche plutôt que très froide pourrait suffire à vous contenter tous les deux.

Au travail

Q. Voici une question d'étiquette. Au travail, est-il approprié d'expliquer pourquoi je me sens mal lorsque j'ai une bouffée de chaleur? La plupart des gens ne se gênent aucunement pour dire qu'ils finissent une grippe ou qu'ils ont passé une nuit blanche au chevet de leur enfant malade. Toutefois, je n'ai jamais entendu une femme parler de ses bouffées de chaleur.

R. Votre question reflète le fait que nous vivons à l'heure actuelle dans une société obsédée par la jeunesse, alors que les bouffées de chaleur sont un signe de vieillissement. Ne serait-il pas merveilleux si nous pouvions simplement reconnaître ces choses et nous y ajuster? Malheureusement, ce n'est pas ce qui se passe. Notre réponse sera donc ambivalente. De manière générale, nous recommandons de porter plusieurs couches de vêtements et d'affronter tant bien que mal une bouffée de chaleur qui se produit à un moment inopportun. C'est ce que fait une chirurgienne de notre connaissance lorsque cela lui arrive en plein milieu d'une intervention chirurgicale. Si elle réussit à résister, vous le pouvez aussi! En revanche, si vous vous trouvez à ce moment-là avec des femmes que vous connaissez bien, des femmes très proches, vous pouvez leur en glisser un mot. S'il s'agit de femmes de votre âge, essayez de faire quelques plaisanteries à ce sujet. Évitez de vous plaindre… cette règle s'applique à la plupart des situations délicates au travail.

Des sueurs aux frissons

Q. Je suis peut-être étrange, mais le pire pour moi dans une bouffée de chaleur survient juste à la fin, lorsque j'ai l'impression d'être dans l'Arctique. Qu'est-ce qui produit cet effet?

R. C'est le contraste entre la température de votre peau qui a augmenté pendant la bouffée de chaleur et le retour à la normale, un peu comme au début d'une poussée de fièvre. Par exemple, lors d'une bouffée de chaleur nocturne, vous rejetez d'abord vos couvertures pour ensuite vous emmitoufler dedans afin de vous garder au chaud. La façon la plus simple de gérer la situation est de porter un pyjama léger et de vous endormir avec le moins de couvertures possible. Vous pourrez toujours en ajouter si vous avez froid pendant la nuit. Le jour, portez plusieurs couches de vêtements. Vous pouvez enlever un veston ou un châle sans attirer l'attention puis le remettre une fois la bouffée de chaleur passée.

La tension (le stress)

Q. Je peux passer des journées entières sans avoir de bouffées de chaleur, puis me mettre à transpirer soudainement au milieu d'une discussion avec mon patron. Pourquoi toujours au mauvais moment ?

R. Beaucoup de femmes rapportent que la tension (le stress) déclenche leurs bouffées de chaleur. C'est malheureux, car vous êtes à un stade de la vie où la tension (le stress) est omniprésente – qu'il s'agisse de l'éducation des enfants, des soins aux parents qui vieillissent ou encore d'une pression accrue au travail. Essayez de vous détendre à l'aide d'exercices de yoga ou de méditation. L'activité physique régulière aide aussi à réduire la tension générale. Demandez à votre médecin de vous parler de la respiration lente, une technique de respiration profonde qui permet d'alléger les bouffées de chaleur chez certaines femmes. Il faudra vous entraîner au début, mais il s'agit en bref de respirer environ 33 % moins vite que la normale, depuis le fond de l'abdomen, à peu près comme dans les exercices de respiration du yoga.

Reconnaître les déclencheurs

Q. J'ai remarqué que je semble avoir plus de bouffées de chaleur lorsque j'ai bu trop de café ou après que j'ai mangé des mets épicés. S'agit-il de déclencheurs ?

R. Bien que de nombreuses femmes ne voient aucune tendance dans leurs

---

TROUSSE D'URGENCE POUR LES BOUFFÉES DE CHALEUR

Si vous redoutez les bouffées de chaleur au travail, gardez ces choses dans le tiroir de votre bureau :

◆ un paquet de lingettes humides pour vous laver dans la salle de bain;

◆ un soutien-gorge et un t-shirt propres que vous pouvez porter sous un veston;

◆ une petite bouteille d'eau de Cologne pour vous sentir mieux après vous être changée;

◆ un sac de plastique pour rapporter vos vêtements humides.

---

bouffées de chaleur, d'autres observent qu'elles transpirent davantage à certains moments de la journée ou dans des situations précises. C'est ce qu'on appelle des déclencheurs. En évitant ces déclencheurs, vous pourriez diminuer la fréquence de vos bouffées de chaleur sans médication. Une bonne façon de reconnaître les déclencheurs consiste à tenir un journal de vos bouffées de chaleur (voir l'exemple qui suit). Cela vous permet de faire des liens entre ce qui se produit dans votre vie et le déclenchement d'une bouffée de chaleur.

Je cuis !

Q. Je comprends que la tension (le stress) accroît les chances d'avoir des bouffées de chaleur, mais j'en ai même lorsque je pratique des activités que j'aime. Dernièrement, j'ai eu une bouffée de chaleur alors que je faisais ma spécialité, mon pain à la banane. Qu'est-il arrivé ?

R. Aucune étude n'a observé un lien entre la confection de pain à la banane et les bouffées de chaleur. Il est cependant possible que la chaleur du four ait joué un rôle. Bon nombre de facteurs causent les bouffées de chaleur, et l'un d'entre eux est la chaleur ambiante, c'est-à-dire la température de la pièce où vous vous trouvez. La cuisson de votre délicieux pain à la banane a pu faire augmenter la température de la cuisine de quelques degrés, ce qui a déclenché la bouffée de chaleur. Le meilleur conseil que nous pouvons vous donner est d'éviter la cuisine si vous ne supportez pas la chaleur.

Point limite

Q. **Pourquoi les bouffées de chaleur sont-elles beaucoup plus intenses après une ménopause induite ?**

R. Dans le cas d'une ménopause naturelle, l'organisme diminue graduellement sa production d'hormones ovariennes. Le processus se déroule habituellement sur plusieurs années. Avec une ménopause induite, par une intervention chirurgicale ou par une radiothérapie visant un cancer, ces hormones disparaissent d'un seul coup et les répercussions sur l'organisme sont plus grandes.

Séance d'exercices

Q. **Pourquoi l'exercice aide-t-il à soulager les bouffées de chaleur ? Il me semble qu'il fait augmenter la température du corps. En tout cas, je transpire beaucoup après une bonne séance d'exercices.**

R. Les conclusions au sujet de l'exercice et des bouffées de chaleur sont partagées. Dans les études par observation, les femmes qui faisaient de l'activité physique régulièrement ont rapporté avoir des bouffées de chaleur moins fréquentes et moins intenses que les femmes moins actives. Cependant, les exercices très rigoureux peuvent déclencher des bouffées de chaleur chez certaines femmes. Votre préoccupation est donc justifiée. Il semble y avoir un lien avec la température corporelle. Mais ce n'est pas une raison d'éviter les exercices rigoureux. Si vous aimez bouger et que cela vous garde en bonne forme, allez-y. Prévoyez une bouteille d'eau froide au cas où vous auriez un besoin urgent de vous rafraîchir.

LE TEMPS DES HORMONES ?

Les premières mesures à prendre en cas de bouffées de chaleur devraient toujours être des changements du style de vie. Cessez de fumer, perdez du poids, faites de l'exercice sur une base régulière, portez plusieurs couches de vêtements, puis réduisez votre consommation de mets épicés et de caféine. Si ces mesures ou des mesures semblables ne donnent pas de résultats et que vos bouffées de chaleur vous empêchent de fonctionner normalement, alors il est temps de discuter avec votre médecin des traitements médicamentés possibles, comme l'hormonothérapie.

Bien que les manchettes récentes aient alarmé beaucoup de femmes, l'hormonothérapie (œstrogène combiné à un progestogène ou œstrogène seul) est le principal traitement des bouffées de chaleur depuis les années 1960. Au cours des années 1970, les médecins ont conclu que leurs patientes suivant une hormonothérapie semblaient en meilleure santé et paraissaient plus jeunes que les autres femmes. Ils ont alors commencé à prescrire l'hormonothérapie non seulement pour soulager les symptômes de la ménopause, mais aussi pour prévenir les maladies du cœur et d'autres affections.

Extrait d'un journal de bouffées de chaleur

Jour	Heure	Ce que je faisais
Lundi	10 h 30	Course vers une réunion d'affaires. En retard.
	15 h	J'ai commencé à boire mon café au lait de l'après-midi (le deuxième de la journée).
	22 h 30	Je viens de me coucher et je pense à tout ce que je dois faire demain.
Mardi	9 h	J'ai rencontré Ginette. Ça m'a rappelé que j'ai oublié de lui faire parvenir une carte de remerciements pour son cadeau d'anniversaire.
	13 h	J'ai commandé un sandwich au bistrot, puis je me suis aperçue que j'avais laissé mon porte-monnaie au bureau.
	23 h	Je me suis réveillée après un cauchemar.

Puis, l'étude Women's Health Initiative (WHI) a été publiée, montrant 1) que la thérapie combinée menait à un risque accru d'accidents vasculaires cérébraux, de caillots sanguins et de cancer du sein; 2) que l'œstrogène seul pris par les femmes ayant subi une hystérectomie n'offrait aucune protection contre les maladies du cœur et augmentait les risques d'accidents vasculaires cérébraux et de caillots sanguins (voir le chapitre 2). Beaucoup de femmes ont jeté leurs comprimés; d'autres ont continué de les prendre tout en se préoccupant des effets à long terme. Avant de rejeter cette option, sachez que la WHI a été conçue dans le but de vérifier si l'œstrogène pouvait effectivement prévenir les maladies du cœur, comme le croyaient un grand nombre de médecins. C'est pourquoi l'âge moyen des femmes de l'étude était de 63 ans, soit bien après la ménopause. On ne sait pas comment appliquer ces résultats aux femmes plus jeunes qui veulent prendre de l'œstrogène pendant quelques années pour soulager leurs bouffées de chaleur.

Que faut-il en penser? Maintenant que les médecins ont pu se pencher sur les résultats de l'étude WHI, beaucoup d'entre eux affirment qu'ils continueront de prescrire des hormones aux femmes qui souffrent de bouffées de chaleur de modérées à intenses pour autant qu'elles ne présentent aucun facteur de risque, c'est-à-dire aucun antécédent de cancer du sein ou de l'endomètre, de maladie du cœur, de caillot sanguin ou d'accident vasculaire cérébral. Si vous êtes à la périménopause, vous pourriez prendre un contraceptif oral à faible dose si vous ne fumez pas et que vous ne présentez aucun autre facteur de risque. Les femmes qui arrivent à la ménopause et qui ont toujours leur utérus reçoivent une combinaison d'œstrogène et de progestérone (ou une progestine), car la prise d'œstrogène seul accroît le risque d'avoir un cancer de l'endomètre. Les femmes qui ont subi une hystérectomie ne prennent que de l'œstrogène. (Voir l'annexe 1 pour une comparaison des différentes approches.)

Il faut attendre au moins quatre semaines avant de ressentir les pleins effets de l'hormonothérapie. Les recommandations actuelles indiquent de prescrire la plus petite dose efficace pour la plus courte durée en fonction de l'objectif du traitement. À la fin de l'hormonothérapie, votre sensibilité aux bouffées de chaleur pourrait avoir disparu. Malheureusement, ce n'est pas le cas de toutes les femmes, et certaines d'entre elles reviennent à l'hormonothérapie en raison de leurs bouffées de chaleur.

À ce stade de la recherche, la décision revient à chaque femme. Il n'y a pas de solution unique. Chacune doit soupeser les risques et les bienfaits de concert avec son médecin. Rappelez-vous qu'on peut interrompre l'hormonothérapie en tout temps. En fait, il convient de réévaluer la situation lors de votre examen médical annuel.

Plus que des comprimés

Q. Et si je ne veux pas prendre de comprimés ? Existe-t-il une autre forme d'hormonothérapie pour soulager mes bouffées de chaleur ?

R. Aux États-Unis, la plupart des femmes prennent l'hormonothérapie en comprimés, car elles ont l'habitude de prendre leurs médicaments par voie orale, mais les femmes d'autres pays choisissent plus souvent des timbres, des gels, des crèmes, des dispositifs intra-utérins ou des injections. Parmi ces options, le timbre est un excellent choix. L'avantage des thérapies sous des formes autres que des comprimés est que le foie n'a pas à métaboliser le médicament, mais que ce dernier se rend directement dans le sang ou dans la région qui requiert le traitement (par exemple le vagin). De plus, le fait d'éviter l'estomac ou le foie semble réduire le risque de caillots sanguins. La forme choisie peut dépendre de la raison pour laquelle vous prenez l'hormonothérapie. Les crèmes, les gels et les timbres qu'on applique sur les bras, les jambes ou le torse sont appropriés pour le traitement des bouffées de chaleur. Les anneaux ou les comprimés vaginaux peuvent être plus efficaces pour les femmes qui éprouvent de la sécheresse vaginale ou de la douleur durant leurs rapports sexuels. Comme pour l'hormonothérapie orale, il faut évaluer les risques et les bienfaits de chaque approche.

Que dire des androgènes ?

Q. Je sais que l'œstrogène n'est pas la seule hormone sexuelle dans mon organisme. Les taux d'androgènes fluctuent-ils à la ménopause ? Cela joue-t-il un rôle dans les bouffées de chaleur ?

R. Bien que nous ne comprenions pas à fond le mécanisme des bouffées de chaleur, la fluctuation du taux d'œstrogène semble être le principal coupable. Les taux d'androgènes sont également plus faibles, bien que de façon moins importante. Les taux de testostérone et d'autres androgènes atteignent un sommet vers l'âge de 20 ans. Vers 45 ans, ces taux ont baissé de 50 % et continuent de diminuer graduellement au fil de votre vie. Il est vrai que des médecins ont prescrit dans le passé un produit combinant œstrogène et androgènes à leurs patientes qui ne réagissaient pas favorablement à l'hormonothérapie de base, mais rien ne permet de confirmer que l'ajout de la testostérone a un effet positif. En plus des risques associés à l'hormonothérapie, un excès d'androgènes peut amplifier certaines caractéristiques masculines comme une voix plus grave et une pilosité faciale. La North American Menopause Society ne recommande pas la combinaison d'œstrogène et d'androgènes aux patientes chez qui l'hormonothérapie ne soulage pas les bouffées de chaleur.

Quelles sont les autres options ?

Q. **Les changements apportés à mon style de vie ne m'aident pas assez, et je ne voudrais pas accroître mes risques de cancer du sein ou de maladies du cœur. Y a-t-il d'autres options ?**

R. Vous pouvez essayer quelques séances d'acuponcture avec un acuponcteur certifié. Des chercheurs de Stanford ont observé que neuf sessions d'acuponcture échelonnées sur une période de sept semaines réduisent de façon significative l'intensité (mais non la fréquence) des bouffées de chaleur. Les participantes ont rapporté avoir des sueurs nocturnes moins fréquentes et moins intenses.

Dans des études à répartition aléatoire, un anticonvulsivant nommé Neurontin (gabapentine) s'est révélé plus efficace qu'un placebo pour réduire les bouffées de chaleur et semble constituer un choix plus sécuritaire que l'hormonothérapie pour les femmes ayant déjà souffert d'un cancer du sein. Des médecins de la clinique Mayo, aux États-Unis, qui ont mené des études sur la gabapentine comme traitement contre les bouffées de chaleur l'utilisent parfois de concert avec des antidépresseurs. Le Catapres (clonidine) est un antihypertenseur qui diminue la fréquence des bouffées de chaleur chez certaines femmes. Ce médicament est à proscrire si vous présentez certaines conditions cardiaques, et de fortes doses peuvent causer de l'arythmie. Parmi les autres effets indésirables figurent l'insomnie, la sécheresse buccale et la constipation.

Les antidépresseurs

Q. **Si les antidépresseurs aident à contrôler les bouffées de chaleur, devrais-je en prendre même si je ne suis pas déprimée ?**

R. Les antidépresseurs peuvent constituer une bonne option pour les femmes qui ont eu un cancer du sein ou qui ne peuvent pas prendre l'hormonothérapie pour une autre raison. Les femmes qui ont pris l'hormonothérapie pendant quelque temps et qui continuent d'avoir des bouffées de chaleur pourraient aussi les essayer. Trois médicaments semblent efficaces : Effexor (venlafaxine), Paxil gabapentine (paroxétine) et Prozac (fluoxétine). Effexor peut réduire les bouffées de chaleur de 40 à 60 % (selon la dose) et agit assez rapidement, soit en deux semaines. Paxil semble tout aussi efficace. Quant au Prozac, il s'est révélé meilleur qu'un placebo dans une étude, mais il ne semble pas être aussi efficace qu'Effexor ou Paxil. Tous ces médicaments peuvent avoir des effets indésirables, notamment de la somnolence, une dysfonction sexuelle et des étourdissements, et peuvent interférer avec d'autres médicaments.

Les bouffées de chaleur causées par le tamoxifène

Q. **Je prends du tamoxifène contre le cancer du sein et j'ai commencé à avoir des bouffées de chaleur. Comment puis-je les soulager ?**

R. Les bouffées de chaleur sont l'effet secondaire le plus fréquent du tamoxifène, probablement parce que le tamoxifène bloque les effets de l'œstrogène dans de nombreuses parties de l'organisme. Et la baisse du taux d'œstrogène est responsable de tous les symptômes de la ménopause, y compris les bouffées de chaleur. Essayez d'abord d'apporter des changements à votre style de vie. Faites de l'exercice sur une base régulière, diminuez la température ambiante et portez des vêtements légers. Si ces changements ne fonctionnent pas, discutez des traitements possibles avec votre médecin. Ce n'est pas évident, car le principal traitement, l'hormonothérapie, est à proscrire pour les femmes qui ont eu un cancer du sein, l'œstrogène pouvant stimuler la croissance des cellules cancéreuses. Vous pouvez faire l'essai d'antidépresseurs comme Effexor, Prozac ou Paxil, mais des études en cours semblent indiquer que certains antidépresseurs, surtout le Prozac, peuvent réduire l'efficacité du tamoxifène. Une autre option est la clonidine, un médicament utilisé pour traiter l'hypertension artérielle. Son efficacité a été montrée dans des études, mais elle peut avoir des effets indésirables déplaisants, notamment de l'insomnie, une sécheresse buccale et de la constipation. Il n'y a donc pas de réponse simple. Il vous faudra peut-être attendre que cela passe. Les bouffées de chaleur causées par le tamoxifène se résorbent habituellement en trois à six mois.

Un signe précurseur ?

Q. Malheureusement, j'appartiens au groupe de femmes chez qui les bouffées de chaleur ne perdent pas de leur intensité au fil des ans. Je dis souvent en riant que jamais personne n'est mort d'une bouffée de chaleur, mais quelqu'un m'a dit que les bouffées de chaleur persistantes pouvaient signaler une maladie du cœur.

R. Oui, elles peuvent être un symptôme de maladies du cœur. Les chercheurs ont constaté avec étonnement, dans les plus récentes données de l'étude WHI publiées dans le *Journal of the American Medical Association (JAMA)*, que les femmes plus âgées aux prises avec d'intenses bouffées de chaleur continues étaient en fait les utilisatrices de l'hormonothérapie les plus à risque d'avoir une crise cardiaque. Il y avait une corrélation entre les femmes qui avaient des bouffées de chaleur importantes et celles qui présentaient des facteurs de risque élevés comme l'hypertension artérielle, l'obésité, le diabète et un cholestérol élevé. Même après que les chercheurs ont pris ces éléments en compte, les données révélaient un risque accru. Les scientifiques se sont alors demandé si des bouffées de chaleur intenses pouvaient être un signe précurseur de maladies du cœur. À l'heure actuelle, les chercheurs considèrent qu'il s'agit d'une corrélation, et non pas d'une preuve de causalité.

Néanmoins, ces découvertes ont attiré l'attention des chercheurs sur les femmes plus âgées qui continuent de prendre l'hormonothérapie pendant des décennies dans le but de combattre les bouffées de chaleur et les sueurs nocturnes. Si vous faites partie de ces femmes, nous vous recommandons de réévaluer la prise d'hormonothérapie avec votre médecin ou, à tout le moins, de faire traiter rapidement tout facteur de risque d'ordre cardiovasculaire.

Une bouffée… de rougeur

Q. J'ai 46 ans et j'ai des bouffées de chaleur depuis quelques mois. La chaleur ne me gêne pas vraiment, mais la rougeur, oui. Mon visage est épouvantable. On croirait que j'ai de l'acné. Que m'arrive-t-il ?

R. La chute du taux d'œstrogène et les bouffées de chaleur peuvent déclencher un trouble cutané appelé acné rosacée même si vous ne l'avez jamais eu avant. Cela touche surtout les personnes au teint pâle. On n'en connaît pas la cause, mais ses symptômes sont difficiles à cacher : des boutons et des rougeurs sur le visage, souvent accompagnés d'une sensation de picotement ou de brûlure. Aux premiers stades, l'affection ressemble à un coup de soleil. Aux stades plus avancés, certaines personnes sont défigurées. L'acné rosacée, qui se manifeste habituellement dans la trentaine ou la quarantaine, peut aussi toucher les yeux, le cou et le dos. Il n'existe pas de remède sûr, mais les médecins prescrivent parfois aux femmes de votre âge une hormonothérapie ou un antidépresseur pour atténuer les rougeurs. Une pommade topique ou antibiotique peut être utile dans les cas plus graves. Votre médecin sera en mesure de vous conseiller la meilleure approche thérapeutique.

QUE FAIRE D'AUTRE ?

Les activités qui favorisent la détente et la relaxation, notamment le yoga, le massage, la méditation ou même un long bain, peuvent contribuer à réduire la fréquence et l'intensité des bouffées de chaleur. C'est particulièrement vrai si la tension (le stress) est un facteur déclencheur. Nous en recommandons chaudement l'essai, même si aucune étude clinique n'a été menée pour démontrer leur efficacité. Au pis aller, vous aurez connu quelques moments de paix.

Il existe d'autres options, notamment les produits de soja, la cimicaire à grappes, le ginseng, l'huile d'onagre et la vitamine E. Lisez ce qui suit afin de découvrir les avantages et les inconvénients de chacune.

LE SOJA. Beaucoup de femmes jurent que les produits de soja aident à diminuer la fréquence et l'intensité de leurs bouffées de chaleur, mais il n'existe aucune preuve scientifique. On devrait en savoir plus dans quelques années, lors de la publication des résultats d'une étude majeure sur le soja financée par le National Institute on Aging. Entre-temps, l'ajout de lait de soja

et de tofu à votre alimentation ne peut pas faire de mal. La prise de suppléments de soja pose cependant un problème. Le soja contient des isoflavones, soit des substances chimiques végétales qui aident à combattre le cancer. Les isoflavones imitent l'œstrogène, et les scientifiques craignent que si les femmes déjà à risque de cancer du sein en consomment trop, cela déclencherait la prolifération de cellules malignes. Si vous pensez à prendre des suppléments de soja, nous vous recommandons une dose de 40 à 80 mg par jour. Discutez de vos antécédents médicaux avec votre médecin avant de courir au magasin de produits naturels.

LA CIMICAIRE À GRAPPES. Traitement traditionnel contre les malaises associés à la ménopause, la cimicaire à grappes est prescrite en Allemagne depuis plus de 40 ans pour le soulagement des bouffées de chaleur, de la dépression et des troubles du sommeil. Toutefois, le fait qu'on l'utilise depuis longtemps ne signifie pas qu'elle est sécuritaire. (On a cru l'hormonothérapie sécuritaire jusqu'à la publication des résultats de l'étude WHI.) La plupart des études menées sur son efficacité ont été de courte durée (quelques mois seulement) et ont donné des résultats variables. La plupart des études favorables ont été financées par des fabricants du produit, ce qui invite au scepticisme. Par contre, en 2006, des essais cliniques financés par le National Center for Complementary and Alternative Medicine et le National Institute on Aging ont établi que la cimicaire à grappes était inefficace. D'autres études indiquent qu'elle ne se comporte pas comme l'œstrogène, contredisant la théorie selon laquelle elle a un effet similaire. Il faut noter qu'il y a diverses catégories de cimicaire à grappes. Dans une étude, 3 suppléments sur 11 ne contenaient pas de cimicaire à grappes.

La North American Menopause Society recommande spécifiquement aux femmes qui ont eu un cancer du sein d'éviter la cimicaire à grappes compte tenu des résultats contradictoires quant à sa sécurité. Des études plus récentes l'associent à des lésions hépatiques chez certaines femmes.

LES HERBES ET LES HUILES. Rassemblez quelques femmes et vous entendrez sûrement l'une d'elles louer les merveilles du ginseng, de l'huile d'onagre, du Dong Quai, de la réglisse ou de certaines herbes orientales. Comme il n'y a aucune preuve clinique de leur sécurité, la North American Menopause Society ne recommande aucun de ces produits et affirme qu'en faire l'essai sans l'avis d'un médecin peut comporter des risques. À fortes doses, ces produits peuvent réagir avec vos médicaments sous ordonnance et entraîner des effets indésirables débilitants comme de l'arythmie cardiaque (réglisse), des saignements utérins (ginseng) et de la diarrhée (huile d'onagre). Ces produits ne sont pas réglementés, et cela signifie que vous ne savez pas vraiment ce que vous absorbez.

Pourquoi vos amies vous disent-elles qu'ils font des merveilles ? Peut-être est-ce l'effet placebo. Dans les études portant sur les médicaments contre les bouffées de chaleur, les participantes qui prennent un placebo rapportent souvent un déclin significatif de leurs symptômes, proche de celui fourni par le produit testé. Autrement dit, le fait de penser qu'un produit est efficace suffit souvent à le trouver efficace.

LA VITAMINE E. En 2004, les chercheurs de Johns Hopkins, aux États-Unis, ont étudié la théorie selon laquelle la vitamine E augmentait la durée de vie et ont découvert le contraire. Des doses quotidiennes de 400 unités internationales (UI) ou plus, soit la quantité standard des capsules de vitamine E, ont légèrement diminué la durée de vie. La quantité de vitamine E dans un comprimé de préparation multivitaminique typique est de 30 UI, soit en deçà de 400. Les femmes qui présentent une carence en vitamine K devraient éviter la vitamine E complètement, car un excès de vitamine E peut provoquer des saignements utérins.

Chapitre 4

Le sommeil

V oici un scénario de fin de soirée très habituel : vous vous mettez au lit, épuisée; le temps de le dire, vous vous endormez. Puis, une heure ou deux plus tard, quelque chose vous tire brusquement de ce sommeil dont vous avez tant besoin. Est-ce le compagnon de votre vie qui ronfle? Est-ce une bouffée de chaleur qui a trempé votre pyjama de sueur? Peut-être est-ce de l'anxiété – vous vous en faites à propos de toutes ces factures à régler, d'un parent âgé ou d'un problème au travail. Peu importe la cause, vous êtes complètement réveillée et n'arrivez pas à vous rendormir. Désespérée, vous regardez passer les minutes et les heures sur votre réveille-matin jusqu'à l'aube. Le matin venu, vous avez les yeux troubles, vous êtes irritable, vous vous en prenez à tout le monde.

À la ménopause, un éventail de facteurs physiologiques et émotionnels peuvent converger pour priver les femmes du sommeil dont elles ont besoin. Un sondage récent de la National Sleep Foundation a révélé que 40 % des femmes à la ménopause souffrent d'un trouble du sommeil quelconque, et que 56 % affirment avoir de fréquentes insomnies. Vous avez peut-être l'impression que le repos est un luxe, mais il faut savoir que le manque de sommeil est un problème de santé majeur. Il accroît la vulnérabilité à bon nombre de maladies, y compris le diabète, l'hypertension artérielle, les maladies du cœur et les accidents vasculaires cérébraux. Il a aussi des effets sur les émotions.

Beaucoup de femmes qui se plaignent de troubles de l'humeur à la ménopause ne se doutent pas que le manque de sommeil pourrait en être la cause.

Il arrive souvent que les femmes ne tiennent pas compte de leurs troubles du sommeil ou que les médecins ne fassent pas un diagnostic approprié, du fait qu'ils ont reçu peu d'information sur le sommeil pendant leurs études et qu'ils n'en comprennent pas la complexité. Vos troubles du sommeil peuvent avoir un lien direct avec les fluctuations hormonales ou le vieillissement, comme ils peuvent se manifester sans raison particulière. Plus vous en saurez sur le sujet, meilleures seront vos chances d'avoir un sommeil réparateur.

Ce qui peut se produire

❖ Une difficulté accrue à s'endormir et à rester endormie;

❖ Une tendance à s'endormir tôt dans la soirée;

❖ Un réveil très matinal;

❖ Des sueurs nocturnes qui perturbent le sommeil;

❖ De la difficulté à se rendormir après s'être réveillée;

❖ Un sommeil profond qui dure moins longtemps;

❖ Des réveils plus fréquents;

❖ Le besoin de se lever pour aller uriner une ou deux fois pendant la nuit.

CE QUE VOUS DEVEZ SAVOIR

Il y a longtemps que vous ne dormez plus comme un bébé ou même comme un adolescent (il faut un grand nombre de décibels pour le réveiller). Même si vous aviez l'habitude de dormir huit heures chaque nuit, il vous arrive d'être si épuisée que vous seriez heureuse d'avoir aussi peu que cinq ou six heures de sommeil. Eh bien, c'est toujours possible, quoique de plus en plus difficile avec l'âge. Voici pourquoi. On peut diviser le sommeil en deux phases : le sommeil paradoxal et le sommeil lent. La nuit, une personne passe quatre ou cinq fois d'une phase à l'autre en alternance. La plupart des rêves se produisent durant la phase du sommeil paradoxal. La phase du sommeil lent se subdivise à son tour en quatre parties, allant du sommeil léger au sommeil profond. Cette «architecture du sommeil» évolue avec l'âge. Au fil du temps, le sommeil profond dure moins longtemps. En revanche, le sommeil léger, pendant lequel le simple aboiement d'un chien ou le bruit du journal qui tombe devant votre porte peut vous réveiller, dure plus longtemps. Avec l'âge, vous pouvez à la fois avoir de la difficulté à vous endormir et vous réveiller plus tôt, ce qui se traduit par une diminution des heures de sommeil.

Après 50 ans, il y a en général plus de femmes que d'hommes qui se plaignent du manque de sommeil. Ce n'est pas pour se lamenter. Les femmes sont généralement plus sensibles aux sautes d'humeur causées par le manque de sommeil. Des études en laboratoire ont montré que les femmes faisaient une évaluation plus juste de la qualité de leur sommeil que les hommes. Certains troubles du sommeil sont aussi plus courants chez les femmes âgées, entre autres, les troubles respiratoires du sommeil, caractérisés par des ronflements bruyants. (Oui, les femmes ronflent, même si on en accuse surtout les hommes.) Les femmes obèses et inactives ont plus de chances d'en souffrir. Certains scientifiques pensent qu'il pourrait y avoir un lien avec de faibles taux de progestérone, puisque les jeunes femmes vivant une ménopause induite par une chirurgie sont aussi plus à risque.

Qu'est-ce que l'insomnie ?

Q. **Depuis peu, j'éprouve une grande difficulté à m'endormir, peu importe si je suis fatiguée ou non. Mes règles deviennent irrégulières. Y a-t-il un lien ?**

R. Si vous ne vivez aucune situation troublante (un problème au travail ou un problème familial, par exemple), il serait bon de mentionner à votre médecin que vous n'obtenez pas assez de sommeil.

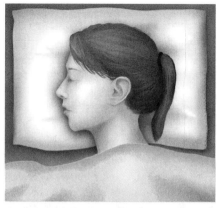

JEUNE ADULTE   ADULTE PLUS ÂGÉE

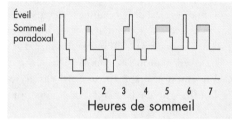

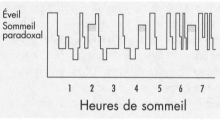

LES STRUCTURES DU SOMMEIL CHANGENT AVEC L'ÂGE

En vieillissant, nous passons moins de temps dans un sommeil profond et à peu près le même temps dans la phase du sommeil paradoxal. La santé physique et le bien-être émotionnel jouent un rôle majeur dans le repos qu'une personne peut obtenir.

L'insomnie chronique, ou l'insomnie qui survient plus de trois nuits par semaine sur une période prolongée, touche environ 10 % des adultes et est plus courante chez les femmes et les personnes âgées. Les femmes tendent à observer que c'est pire à la ménopause. Votre médecin vérifiera s'il existe un problème physique ou psychologique sous-jacent, allant d'un mal de dos à un trouble du sommeil, afin de déterminer si l'insomnie est un symptôme d'un autre problème. Toutefois, chez 25 % des patients souffrant d'insomnie chronique, les médecins ne trouvent pas d'autre problème. C'est ce qu'on appelle l'insomnie primaire. Certains chercheurs ont énoncé la théorie selon laquelle il s'agirait d'un désordre d'éveil ou d'alerte. L'équilibre biochimique des personnes atteintes peut les prédisposer à une hypervigilance en cas de privation de sommeil (contrairement à ce qui se passe chez la plupart d'entre nous, qui nous endormons lorsque nous sommes fatigués). Les personnes qui manquent de sommeil sont plus à risque de souffrir de problèmes de santé, notamment les maladies cardiovasculaires, l'obésité, la dépression et les maladies virales. Elles ont aussi plus de chances d'avoir des sautes d'humeur, des troubles de la mémoire, des troubles de la concentration, des problèmes relationnels ainsi que des accidents à la maison et en voiture. Il faut aussi mentionner une baisse de productivité, en plus de la vivacité au travail et à la maison.

Un réveille-matin hormonal

Q. Que feraient les femmes à la ménopause sans Starbucks ? Nous manquons toutes de sommeil ! Faut-il blâmer nos hormones en folie ?

R. Il est vrai qu'environ la moitié des femmes à la cinquantaine se plaignent de troubles du sommeil, mais la fluctuation des taux hormonaux peut commencer à nuire à votre sommeil bien avant la ménopause. Beaucoup de femmes éprouvent une grande fatigue après l'ovulation en raison d'un taux plus élevé de progestérone, une hormone qui cause la somnolence. Si l'ovule n'est pas fécondé, le taux de progestérone chute rapidement alors que l'utérus se départit de sa muqueuse. C'est l'époque typique où les femmes qui ont toujours leurs règles ont un sommeil agité pendant quelques nuits.

À la ménopause, les taux hormonaux commencent à fluctuer de façon erratique plutôt que selon un cycle prévisible. Votre cerveau réagit et vous avez des bouffées de chaleur et des sueurs nocturnes. Même si beaucoup de femmes n'ont que de légers troubles du sommeil, d'autres éprouvent des problèmes pendant des années. Les femmes qui ont subi une ablation chirurgicale des ovaires (ce qui entraîne une chute subite des taux hormonaux) et celles qui approchent de la fin de leur ménopause rapportent les plus importantes perturbations du sommeil.

La fluctuation des taux d'œstrogène et de progestérone peut perturber le sommeil en raison de l'effet de ces hormones sur la respiration, la réaction au stress, l'humeur et la température corporelle (mis à part les bouffées de chaleur). Des études menées sur certains animaux ont indiqué que l'œstrogène et la progestérone peuvent jouer un rôle dans le réglage des rythmes circadiens (cycle veille/sommeil). Dans une étude, les chercheurs ont retiré les ovaires de hamsters et ont observé que le rythme circadien de ces animaux s'est complètement déréglé. Après l'administration d'hormonothérapie, leur structure du sommeil est revenue à la normale.

Des nuits chaudes

Q. J'ai 51 ans, et mes bouffées de chaleur sont si fortes que je peux me réveiller trois ou quatre fois la nuit, complètement trempée ; et au moins quelques fois par semaine, je dois changer de pyjama avant de me recoucher. Cela dérange aussi mon mari, et nous sommes tous deux en manque de sommeil. Je sais que l'hormonothérapie peut faire cesser les bouffées de chaleur, mais je crains pour ma santé.

R. Bon nombre de femmes ont eu peur des hormones après la fin abrupte de l'étude WHI en 2002. Mais elles ont peut-être exagéré en cessant de les prendre du jour au lendemain. Les femmes de l'étude WHI avaient en moyenne 63 ans et avaient commencé leur thérapie d'œstrogène et de progestine combinés plusieurs années après leur ménopause pour évaluer l'efficacité de l'œstrogène à protéger contre les maladies du cœur. Les résultats ont révélé que les participantes présentaient un risque légèrement accru de cancer du sein, de maladies du cœur, de caillots sanguins et d'accident vasculaire cérébral. Par contre, personne ne sait si ces résultats s'appliquent aux femmes plus jeunes en bonne santé qui adhérent à une hormonothérapie, et ce, pendant une courte période en vue de traiter les symptômes que vous décrivez.

Avant d'opter pour un médicament quel qu'il soit, faites plus d'exercice (mais

Quand consulter le médecin

Vous devez consulter votre médecin si les problèmes suivants se manifestent fréquemment :

❖ Des troubles respiratoires ou des ronflements bruyants (mentionnés par votre partenaire);

❖ Des céphalées (maux de tête) en pleine nuit ou le matin;

❖ Des aigreurs (brûlures d'estomac);

❖ Un rythme cardiaque irrégulier (très rapide ou très lent);

❖ Une envie constante d'uriner (plus qu'une ou deux fois par nuit);

❖ Une transpiration abondante;

❖ Des nuits de plus de 9 heures de sommeil ou de moins de 5 heures de sommeil, sur une base régulière;

❖ Un inconfort dans les jambes qui décroît avec le mouvement et qui empire la nuit.

pas avant d'aller au lit), réduisez votre consommation d'alcool et de caféine et limitez votre usage du tabac. Portez des vêtements de nuit légers et gardez la température de la chambre basse. Votre médecin devra aussi éliminer toutes autres causes pouvant provoquer des sueurs, comme une maladie thyroïdienne, un cancer ou des infections chroniques. Si les bouffées de chaleur persistent, discutez de l'hormonothérapie avec votre médecin. Des perturbations chroniques du sommeil peuvent nuire à la santé, et une hormonothérapie à faible dose peut s'avérer la solution la plus efficace. Il s'agit d'une décision personnelle que vous devrez prendre avec votre médecin compte tenu de vos antécédents médicaux. (Pour de plus amples renseignements à ce sujet, reportez-vous aux chapitres 2 et 3.)

Je ronfle, est-ce possible ?

Q. **Je me suis plainte pendant des années que mon mari m'empêchait de dormir avec ses ronflements. Maintenant, il dit que je ronfle aussi fort que lui. Je n'ai jamais ronflé avant. Pourquoi commencerais-je maintenant ?**

R. Beaucoup de femmes commencent à ronfler à l'époque de la transition de la ménopause, et le problème s'aggrave avec le temps. Ronfler n'est pas seulement embarrassant et ennuyeux (bien que ce le soit sûrement pour vous et votre conjoint). Cela peut aussi signaler des troubles respiratoires du sommeil, comme l'apnée du sommeil, plus fréquents après la ménopause. Les cas d'apnée du sommeil chez l'homme augmentent aussi avec l'âge, mais il pourrait y avoir quelque chose dans les fluctuations hormonales durant la ménopause qui accroît les risques chez la femme. Chez l'homme, la taille du cou et l'obésité sont des marqueurs de l'apnée du sommeil. La corrélation est moins évidente chez la femme, quoique nous ayons tendance à accumuler de la graisse autour du cou en vieillissant.

LES TROUBLES DU SOMMEIL COURANTS

Bien que la science du sommeil soit plutôt récente, les scientifiques ont déjà identifié plus de 70 troubles du sommeil. Heureusement, la plupart peuvent être traités à l'aide de médicaments ou par des changements du comportement.

Apnée du sommeil.

C'est le trouble du sommeil le plus courant. Il touche environ 20 millions d'Américains. Bien des gens pensent qu'il s'agit d'un problème masculin, mais les femmes y sont aussi vulnérables, surtout après la ménopause. Vous présentez des risques d'apnée du sommeil si vous ronflez, faites de l'embonpoint, souffrez d'hypertension artérielle ou avez une anomalie physique au nez ou à la gorge.

L'apnée du sommeil prend plusieurs formes. L'une d'elles est associée à une anomalie du système nerveux qui perturbe la transmission des signaux électriques aux muscles respiratoires. Une autre forme, l'apnée du sommeil d'origine obstructive, se produit lorsque les voies respiratoires sont bloquées la nuit. En temps normal, lorsque vous dormez, les muscles des voies respiratoires supérieures gardent le passage ouvert afin que l'air passe par le nez et la gorge jusqu'aux poumons. Avec l'apnée du sommeil d'origine obstructive, les voies respiratoires peuvent se retrouver bloquées, que ce soit par des amygdales surdimensionnées ou une pression due à l'obésité, entre autres choses. Beaucoup de femmes aux prises avec des troubles respiratoires du sommeil développent le syndrome de résistance des voies aériennes supérieures, dans lequel les voies respiratoires rétrécissent sans bloquer complètement. Les facteurs de risque sont l'obésité, les allergies, la congestion nasale, un menton fuyant ou les amygdales. Dans ces cas, il se peut que le ronflement ou la respiration irrégulière ne soit pas assez sonore pour que le partenaire le remarque, ce qui fait en sorte que le problème ne sera pas diagnostiqué.

Avec la répétition de blocages ou de rétrécissements des voies respiratoires, le taux d'oxygène de l'organisme chute et le cerveau reçoit un signal d'urgence qui vous éveille assez pour que vous repreniez votre respiration normale. Même si vous ne ressentez pas consciemment cet éveil, il peut nuire grandement à votre sommeil. Certains patients ont des centaines d'épisodes d'apnée chaque nuit, caractérisés par des pauses anormalement longues entre chaque respiration suivies de grognements, de halètements ou de ronflements. Cela accroît la probabilité d'avoir des céphalées (maux de tête) pendant la nuit ou au réveil le matin ainsi que d'avoir sommeil au cours de la journée.

En cas d'apnée du sommeil, votre médecin vous suggérera sans doute de perdre du poids, de fumer moins et de réduire votre consommation d'alcool (facteurs qui peuvent contribuer à convertir des ronflements normaux en apnée du sommeil). Vous pouvez essayer des oreillers ou d'autres dispositifs qui aident à dormir sur le côté.

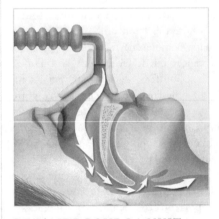

DE L'AIDE POUR LA NUIT
En temps normal, l'air circule librement par la gorge. Pendant un épisode d'apnée du sommeil, le passage est bloqué. Un appareil CPAC envoie de l'air dans la gorge et garde le passage ouvert toute la nuit.

Certains patients doivent avoir recours à des dispositifs mécaniques pour garder les voies respiratoires ouvertes, comme l'appareil CPAC (dispositif de ventilation spontanée en pression positive continue) et des appareils dentaires. L'hormonothérapie s'avère aussi efficace.

De faibles taux d'œstrogène peuvent affaiblir les cartilages des voies respiratoires, les rendant plus susceptibles de s'affaisser pendant que vous dormez. Il se fait beaucoup de recherches dans ce domaine.

Syndrome des jambes sans repos.

Les symptômes les plus courants de ce trouble, notamment de la douleur dans les jambes ou les bras, souvent sous forme de picotements, de paralysie ou de fourmillements, empirent en position assise ou allongée prolongée et tendent à être plus fréquents et plus intenses la nuit. Comme le nom le dit, les patients ont un besoin constant de remuer les jambes, ce qui soulage les symptômes momentanément.

On n'en connaît pas la cause, mais le syndrome des jambes sans repos semble être héréditaire. L'occurrence et la gravité des symptômes augmentent avec l'âge. Il arrive que des femmes enceintes aient le syndrome des jambes sans repos, mais les symptômes disparaissent presque toujours après l'accouchement.

Dans d'autres cas, le syndrome des jambes sans repos est associé à de faibles taux de fer ou à des maladies comme le diabète ou la polyarthrite rhumatoïde. La chimiothérapie peut aussi en être la cause.

L'élimination de la caféine est parfois utile, ainsi qu'un bain chaud, un coussin chauffant, un cryosac ou un massage des jambes.

Peu importe la raison, vous n'avez pas à souffrir. Les médicaments utilisés pour traiter la maladie de Parkinson fonctionnent remarquablement bien pour le syndrome des jambes sans repos.

Narcolepsie.

Plus de 250 000 personnes souffrent de narcolepsie aux États-Unis. Cette condition est caractérisée par de la somnolence et des crises de sommeil diurne ainsi que de la cataplexie (perte de la fonction musculaire souvent déclenchée par les émotions, notamment par le rire). Les crises de sommeil, qui peuvent survenir même après une bonne nuit de sommeil, peuvent durer de quelques secondes à trente minutes. Les personnes atteintes courent de grands risques d'avoir des accidents de la route, car elles peuvent s'endormir au volant. Elles peuvent aussi avoir de la difficulté à garder un emploi ou des relations interpersonnelles, pour des raisons évidentes. Beaucoup de personnes sont atteintes de narcolepsie sans le savoir; en moyenne, les femmes qui en souffrent attendent 15 ans avant qu'un médecin découvre le problème! Entre-temps, les symptômes mènent à des diagnostics erronés d'épilepsie, de dépression ou d'anxiété. Il n'existe pas de remède largement accepté, mais certains traitements permettent aux patients de vivre une vie à peu près normale.

Parasomnies.

Les parasomnies incluent les troubles du comportement en sommeil paradoxal, dans lesquels les personnes endormies «vivent» leurs rêves – parfois au grand désarroi de leur partenaire, qui peut s'éveiller avec des ecchymoses s'il s'agit de rêves violents. La personne ne se rend pas compte qu'elle bouge. La plupart des personnes touchées sont des hommes dans la cinquantaine ou plus vieux. Les troubles de comportement alimentaire du sommeil touchent surtout les femmes et apparaissent souvent autour de l'âge de 20 ans. Les personnes atteintes se lèvent la nuit pour dévaliser le garde-manger et s'empiffrer d'aliments riches en calories. Elles n'ont aucunement conscience de leurs actions jusqu'à ce qu'elles montent sur le pèse-personne le matin venu. On a fait l'essai de divers médicaments pour régler ces problèmes, mais ils sont plus efficaces lorsqu'on les combine à une thérapie comportementale.

En attendant que les chercheurs comprennent ce qui détermine le ronflement, parlez-en à votre médecin. L'apnée du sommeil peut causer de l'hypertension artérielle et accroître les risques de maladies cardiovasculaires et d'accidents vasculaires cérébraux. En outre, une personne qui a des problèmes respiratoires durant la journée est à risque d'apnée du sommeil la nuit. Heureusement, il existe un grand nombre de traitements (voir les pages 80 et 81).

LES CONDITIONS PROPICES AU SOMMEIL

Si vous avez du mal à dormir depuis plus d'une semaine ou deux, passez un examen médical afin d'éliminer toute condition médicale sous-jacente. Si vous êtes en assez bonne santé, le médecin vous suggérera d'abord d'améliorer votre «hygiène du sommeil». C'est ainsi que les experts appellent les comportements qui ont une influence sur la capacité de s'endormir et de rester endormi. La première règle consiste à n'utiliser votre chambre à coucher que pour dormir ou avoir des rapports sexuels; pas question d'y regarder la télévision ou d'y payer vos factures. Il faut entraîner votre cerveau à ralentir lorsque vous vous mettez au lit et éviter que les problèmes de la journée envahissent vos nuits. Voici quelques conseils :

PRENDRE UN BAIN RELAXANT.
Détendez-vous dans le bain juste avant de vous coucher. Gardez votre chambre fraîche puis emmitouflez-vous dans les couvertures. Le passage du chaud au froid est relaxant et induit le sommeil.

ÉLIMINER LE BRUIT.
Le conjoint qui ronfle, le chien du voisin qui aboie, les avions qui passent au-dessus de la maison ou la chasse d'eau au bout du couloir : ces bruits ne vous auraient nullement dérangée à l'adolescence, mais à mesure qu'on vieillit, le sommeil est plus facilement perturbé par le bruit. Les bouchons d'oreilles (en particulier en cire) sont efficaces. Vous pouvez aussi utiliser une machine à «bruit blanc», un ventilateur ou un climatiseur. Les deux derniers ont une double utilité si vous avez des bouffées de chaleur. Si votre principal problème consiste à vous endormir, faites jouer une musique douce sur votre radio-réveil. Ajustez-le pour qu'il s'arrête après une heure, et mettez de la musique classique ou de la musique Nouvel Âge, les deux styles de musique qui ont le mieux fonctionné lors d'une étude.

S'EXPOSER À LA LUMIÈRE DU JOUR.
C'est très important de le faire durant les courtes journées d'hiver. Une dose quotidienne de lumière naturelle stimule la production de l'hormone mélatonine, qui aide à réguler le rythme circadien naturel, ce qui vous garde alerte le jour et augmente la probabilité de dormir la nuit venue.

UNE CHAMBRE SOMBRE.
Certaines personnes sont hypersensibles à la moindre lueur la nuit. Même les voyants lumineux du radio-réveil peuvent nuire à votre sommeil (tournez-le et voyez ce qui se produit). Le fait de réduire l'intensité de la lumière peu avant de vous mettre au lit signale à votre cerveau qu'il est temps de dormir.

L'EXERCICE À LA BONNE HEURE.
Voilà qui est un peu plus compliqué. L'activité physique quotidienne favorise le sommeil, mais il faut la faire au bon moment. Il faut éviter tout exercice physique au moins trois heures avant l'heure de vous coucher, car les endorphines que vous générez vous gardent alerte et stimulée. (Le yoga est une

exception.) Allez au centre sportif le matin plutôt que le soir. C'est une excellente façon de démarrer la journée.

UN LIT CONFORTABLE.

Votre matelas est-il vieux ou plein de bosses ? Est-il trop dur ou trop mou ? Le temps est venu d'en acheter un neuf. De bons oreillers peuvent aussi faire une différence. Il en existe de toutes sortes : pour dormir sur le côté, sur le dos, sur le ventre. Si vous souffrez d'allergies, débarrassez-vous de vos oreillers et de vos couettes en duvet. Faites aussi l'essai de détergents et d'assouplisseurs de tissus inodores. Si les bouffées de chaleur vous gardent éveillée, procurez-vous un édredon en coton léger que vous pouvez repousser facilement.

VIVE LA ROUTINE.

Avoir un horaire régulier fait une grande différence; cela «règle» votre horloge biologique. Couchez-vous et levez-vous tous les jours à la même heure. Levez-vous à l'heure habituelle même si vous vous êtes couchée très tard. Si vous ne pouvez pas décider de l'heure où vous vous endormez, vous pouvez le faire pour l'heure où vous vous levez. Lors de voyages dans différents fuseaux horaires, adoptez sans tarder une nouvelle routine afin de préserver vos heures normales de sommeil.

Apprendre à relaxer

Q. **Mon médecin m'a dit que mes troubles du sommeil ont peut-être plus à voir avec la tension (le stress) qu'avec la ménopause. Il m'a suggéré d'essayer des techniques de relaxation. Quelles sont celles qui aident à combattre l'insomnie ?**

R. La tension (le stress) peut être un obstacle de taille au sommeil, en plus de nuire à votre santé générale. Pensez aux exigences de votre horaire et à la dure tâche de tout équilibrer. Il n'est pas étonnant que votre cerveau continue de s'activer quand vous vous couchez. Il peut sembler ironique de subir de la tension (du stress) par manque de temps et que la solution soit de trouver du temps pour vous relaxer et soulager cette tension. Voyez les choses ainsi : si vous ne dormez pas bien, vous avez plus de chances d'avoir des problèmes de concentration et de mémoire, et vous tendez à tout faire de façon moins efficace. En fait, vous pourriez gagner du temps en prenant le temps de vous détendre.

Bon nombre de techniques peuvent aider, notamment la méditation, la rétroaction biologique, la thérapie cognitivo-comportementale, l'acuponcture, la relaxation musculaire progressive ainsi que la visualisation ou l'imagerie mentale. Dans certains cas, vous pouvez les apprendre à l'aide de vidéos ou de DVD. D'autres techniques, comme la thérapie cognitivo-comportementale (une forme de psychothérapie), la respiration lente et l'acuponcture, exigent l'aide de professionnels. Votre médecin pourrait vous orienter vers des ressources. Le but est de découvrir quelques techniques qui vous conviennent et de les pratiquer en alternance pour éviter la monotonie (comme pour vos exercices au centre sportif). Le plus important, peut-être, est de vous y engager pleinement. Si vous êtes déterminée à apprendre une ou plusieurs techniques de relaxation et à les pratiquer avec sérieux et constance, vous pouvez obtenir d'excellents résultats. Même si vous ne réglez pas entièrement votre problème, il y a des chances que la réduction de la tension (du stress) devienne partie intégrante de votre stratégie de sommeil. Si vous prenez des médicaments pour dormir, ces techniques vous aideront

LES ALIMENTS QUI VOUS ENDORMENT

Les produits laitiers, les fruits de mer, la viande, la volaille, les céréales complètes et les cacahuètes (arachides) contiennent tous du tryptophane, un acide aminé essentiel dont le cerveau a besoin pour produire la sérotonine, un neurotransmetteur induisant le sommeil. La consommation de ces aliments avec des glucides apporte du tryptophane au cerveau. La raison est que les glucides stimulent la production d'insuline, laquelle réduit les taux d'autres acides aminés qui sont en compétition avec le tryptophane. Plus il y a de tryptophane dans le cerveau, plus ce dernier produit de sérotonine. Cela explique en partie pourquoi tant de gens somnolent après le traditionnel repas de dinde et de farce de l'Action de grâces (une autre raison serait d'avoir trop bu ou trop mangé). Essayez de prendre une collation combinant quelques protéines et des glucides complexes avant d'aller au lit, par exemple une demi-tranche de pain complet avec du beurre de cacahuète (arachide) ou une galette d'avoine avec un verre de lait. Un peu de lait chaud peut-il vous aider à mieux dormir? Peut-être, si la chaleur du liquide vous aide à vous détendre; toutefois, le lait n'augmente pas le taux de tryptophane. Que dire de l'alcool? Après tout, un verre de brandy après le dîner vous a toujours un peu endormie, non? À mesure que vous vieillissez, ce verre de brandy jadis réconfortant a plus de chances de vous réveiller au milieu de la nuit (en sueur et avec une céphalée).

à cesser leur utilisation plus rapidement ou à réduire la dose au fil du temps.

Du vin en soirée

Q. Pendant longtemps, un verre de vin pris en soirée m'a aidée à me détendre et à m'endormir. Mais maintenant, j'ai parfois de la difficulté à m'endormir si j'ai pris un verre. Plus souvent encore, je me réveille au milieu de la nuit sans arriver à me rendormir. Est-moi ou est-ce la ménopause?

R. Ce n'est pas la ménopause, mais l'âge peut être en cause. En vieillissant, le corps métabolise moins bien l'alcool qu'il le faisait dans la vingtaine. Pour une même quantité d'alcool consommée, votre taux d'alcoolémie sera plus élevé que celui d'une personne plus jeune.

Le moment où vous buvez a aussi de l'importance. Ce petit verre de merlot peut vous détendre sur le coup, mais votre organisme mettra des heures à le dégrader.

Même une quantité modérée d'alcool, disons 375 ml (12 oz) de bière, 155 ml (5 oz) de vin ou 45 ml (1,5 oz) de spiritueux, consommée moins d'une heure avant de vous coucher peut perturber la seconde moitié de votre sommeil. Il est probable que vous vous réveillerez sans arriver à vous rendormir. Ainsi, serait-il préférable de boire plus tôt? Pas nécessairement. Même en quantité modérée, l'alcool consommé en fin d'après-midi ou au dîner peut vous tenir éveillée une bonne partie de la nuit.

L'organisme a fini de métaboliser l'alcool, mais les effets de la consommation sur les mécanismes de régulation du sommeil peuvent persister pendant des heures. La consommation d'alcool accroît aussi le risque de développer le ronflement ou des troubles respiratoires du sommeil, comme l'apnée du sommeil. La ménopause est un autre facteur de risque de ces troubles. Ensemble, ils réduisent vos chances d'avoir une bonne nuit de sommeil. Voici notre conseil:

buvez avec grande modération et jamais avant d'aller dormir.

Se réveiller la nuit

Q. Je m'endors assez rapidement, mais je me réveille une heure plus tard et j'ai de la difficulté à me rendormir. Qu'est-ce qui peut bien me réveiller à la même heure toutes les nuits ?

R. Certaines causes possibles sont mineures, d'autres sont plus graves. Peut-être vous réveillez-vous à cause d'un bruit de l'extérieur qui se produit toujours à la même heure, par exemple la porte de voiture d'un voisin qui rentre tard du travail. Votre sommeil devenant plus léger avec l'âge, vous avez plus de chances d'entendre de tels bruits. Il pourrait aussi s'agir d'un trouble respiratoire du sommeil. Posez-vous les questions suivantes avant de consulter votre médecin : avez-vous le même problème quand vous êtes en vacances ou que vous dormez ailleurs ? Votre conjoint dit-il que vous ronflez ou que vous affichez des signes de troubles respiratoires ? Avez-vous essayé de vous coucher une heure plus tôt ou une heure plus tard ? Une autre cause de votre problème peut être le syndrome des jambes sans repos (voir la page 81). Votre conjoint dit-il que vous avez des spasmes dans les jambes quand vous dormez ?

Entre-temps, si vous vous réveillez la nuit et que vous ne parvenez pas à vous rendormir après 15 ou 20 minutes, levez-vous et sortez de la chambre. Allez lire un livre ou écouter de la musique douce jusqu'à ce que vous somnoliez. Si vous vous réveillez à cause d'une liste que vous devez rédiger ou d'une tâche que vous n'avez pas achevée, levez-vous et allez la faire. Cela aide souvent à soulager l'anxiété. Regarder la télévision est à proscrire, surtout au lit. L'intérêt généré par une émission peut vous garder éveillée plus longtemps. Si vous ouvrez le téléviseur, que ce soit dans une autre pièce. Ainsi, votre cerveau associera votre chambre au sommeil, et non à une salle de télé. Restez éveillée jusqu'à ce que vous soyez prête à vous rendormir dans votre chambre (évitez de vous endormir sur le divan, avec le téléviseur ouvert).

Réveil prématuré

Q. Jadis, je pouvais dormir jusqu'à midi. Maintenant, même si je me couche tard, j'ai les yeux ouverts dès sept heures. Quel est mon problème ?

R. Nous sommes toutes nostalgiques du temps où nous dormions comme des enfants – ou du moins comme des adolescentes. Pour la plupart d'entre nous, ce temps est révolu. À mesure que nous vieillissons, il y a des chances que nous nous couchions et que nous nous réveillions de plus en plus tôt. La lumière et les bruits que nous ignorions il y a peu de temps nous dérangent maintenant. Quelques changements à votre environnement pourraient régler une partie du problème. Le soleil du matin vous réveille-t-il ? Essayez de bloquer la lumière avec un rideau assombrissant ou un store. Les bouchons d'oreilles peuvent être efficaces contre le bruit. Il est également bon d'adopter un horaire régulier si vous le pouvez, car il est difficile de se remettre des changements constants dans votre cycle de sommeil. Si vos réveils matinaux sont graves au point de causer une somnolence excessive le jour, vous pourriez souffrir du syndrome d'avance de phase du sommeil (SAPS), qui est plutôt rare mais plus fréquent chez les personnes âgées. Le traitement consiste à réajuster votre cycle de sommeil en repoussant peu à peu l'heure du coucher

Reflets du passé

À la fin du XXe siècle, les femmes médecins (dont le nombre commençait à peine à augmenter) ont souvent traité des troubles du sommeil à la ménopause, en particulier en lien avec les bouffées de chaleur, dans leurs livres. Dans *Perfect Womanhood for Maidens-Wives-Mothers* (1903), la D^{re} Mary Melendy a décrit de façon rassurante la ménopause comme une transition naturelle. Elle insistait sur l'importance de l'exercice, de l'air frais, d'une bonne alimentation et de loisirs agréables. Quant au sommeil, son approche était plus radicale : elle préconisait le jeûne.

jusqu'à ce que vous vous éveilliez à une heure raisonnable. Il est parfois combiné à une exposition à la lumière en fin de journée. Votre symptôme peut aussi être un symptôme de dépression (voir le chapitre 8). Ou encore, vous pourriez souffrir d'apnée du sommeil (voir la page 80). L'apnée du sommeil est à son plus fort vers la fin de la nuit, alors que vous êtes sur le point de vous réveiller.

Et si je faisais une dépression ?

Q. Voici l'exemple parfait du dilemme de la poule ou de l'œuf. Je suis en périménopause et je ne dors pas bien. Je présente aussi les symptômes classiques de la dépression : manque d'énergie, irritabilité, libido nulle et troubles de concentration. Comment savoir si c'est la dépression qui m'empêche de dormir ou si c'est le manque de sommeil (peut-être dû à des fluctuations hormonales) qui me déprime ?

R. Il n'est pas facile de déterminer si votre problème est causé par la dépression ou par la ménopause parce que les fluctuations hormonales ont un effet sur les neurotransmetteurs du cerveau. Parfois, un des facteurs est la cause, parfois, ce sont les deux. Certaines femmes réagissent bien à la prise combinée d'antidépresseurs et d'hormones. Parlez de vos antécédents médicaux avec votre médecin. Voici des éléments à surveiller : épisodes de dépression ou d'anxiété (traités ou non) ou troubles émotionnels survenus lors de perturbations hormonales comme les règles, la grossesse, le post-partum, l'allaitement ou même la prise de contraceptifs oraux. Si vous avez vécu ces choses, vos risques de faire une dépression sont plus grands maintenant. Votre médecin peut vous prescrire un antidépresseur, mais il faut savoir que ces médicaments peuvent nuire au sommeil. Certaines femmes doivent essayer plusieurs antidépresseurs avant d'en trouver un qui leur convient.

Si vos problèmes persistent, demandez à votre médecin si vous pouvez prendre une hormonothérapie. Les femmes qui ont leur utérus doivent prendre une combinaison d'œstrogène et de progestogène pour se protéger contre un cancer de l'endomètre. Cependant, les progestogènes peuvent imiter ou exacerber certains symptômes de la dépression, ce qui porte à confusion. Votre médecin pourrait vous proposer une faible dose d'œstrogène seul pendant quelques mois, en vous suivant de près; s'il y a une amélioration, il sera temps de discuter d'autres options. Il pourrait s'agir de l'ajout d'un progestogène chaque mois ou quelques fois par année. Vous pouvez faire l'essai de différentes progestérones et de différentes doses afin de déterminer ce qui vous convient le mieux. Les progestogènes sont offerts sous forme de comprimés, de pommades ou de crèmes et de suppositoires.

LES ALIMENTS QUI VOUS GARDENT ÉVEILLÉE

Vous êtes sortie avec les filles à votre restaurant mexicain préféré. Vous avez dégusté un excellent burrito au bœuf et aux haricots, un cola diététique et deux grosses boules de glace au chocolat, le tout suivi d'un espresso décaféiné. Avant, un gros repas vous incitait à dormir, mais maintenant, il semble avoir l'effet contraire. Pourquoi est-il si difficile de s'endormir? Votre menu peut représenter une partie du problème. Les repas riches et épicés, les desserts sucrés et même les légumineuses (qui peuvent donner des flatulences) peuvent nuire à votre sommeil. Le plus grand coupable est toutefois la caféine, qui ne se trouve pas seulement dans le thé ou le café. Voilà pourquoi il ne suffit pas de boire un café décaféiné. Le chocolat, les boissons gazeuses, le jus, la glace, le yaourt et même certains médicaments en vente libre contiennent assez de caféine pour vous tenir éveillée passé minuit. Bien que la concentration de caféine dans le sang atteigne un sommet une heure après sa consommation, ses effets peuvent durer jusqu'à six heures, voire plus chez certaines personnes. La caféine peut aussi augmenter la fréquence ou l'intensité des bouffées de chaleur – une autre bonne raison de l'éviter à ce stade de votre vie. Le tableau qui suit permet de comparer la teneur en caféine de divers produits.

Produit	Portion	Milligrammes de caféine
Café préparé	250 ml ou 8 oz	135
Café soluble	250 ml ou 8 oz	95
Café décaféiné	250 ml ou 8 oz	5
Thé, en feuilles ou sachets	250 ml ou 8 oz	50
Thé vert	250 ml ou 8 oz	30
Thé double	250 ml ou 8 oz	15
Boisson Mountain Dew	375 ml ou 12 oz	55,5
Cola diététique	375 ml ou 12 oz	46,5
Cola classique	375 ml ou 12 oz	34,5
Yaourt surgelé sans gras au café et au chocolat de Ben & Jerry	250 ml ou 1 tasse	85
Glace au café Häagen-Dazs	250 ml ou 1 tasse	58
Yaourt au café Danone	250 ml ou 8 oz	45
Barre de chocolat au lait Hershey's	1 barre de 45 g (1,5 oz)	10
Chocolat chaud	250 ml ou 8 oz	32
NoDoz, puissance maximale	1 comprimé	200
Dristan	1 comprimé	30
Midol	1 comprimé	32

Le journal de la somnolence

Utilisez ce journal conçu par la National Sleep Foundation afin de découvrir ce qui vous empêche d'obtenir le repos dont vous avez besoin. Montrez ces pages à votre médecin si vous le consultez à propos de vos troubles du sommeil.

La somnolence peut nuire à votre productivité, à votre sécurité et à votre qualité de vie générale. Ce journal vous permet de noter votre niveau de somnolence et la difficulté que vous avez à rester éveillée pendant la journée. Vous pouvez comparer ces données à la quantité de sommeil obtenue durant la nuit et au temps passé à dormir le jour. Reproduisez ces pages afin de pouvoir tenir le journal pendant une deuxième semaine.

SEMAINE DU : _____

Les visages de l'échelle ci-dessous représentent différents niveaux de somnolence, allant de bien réveillée (0) à en train de m'endormir (4). Pour chaque moment de la journée du tableau ci-dessous, indiquez comment vous vous sentez à l'aide des chiffres 0, 1, 2, 3 ou 4.

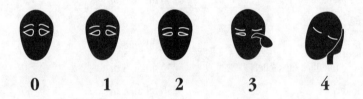

	Lundi	Mardi	Merc.	Jeudi	Vend.	Sam.	Dim.
Avant-midi (6 h à midi) Heure : _____							
Après-midi (midi à 18 h) Heure : _____							
Soirée (18 h à minuit) Heure : _____							
Nuit (Minuit à 6 h) Heure : _____							

Les trois énoncés du tableau ci-dessous décrivent la difficulté à rester éveillée. Pour chaque jour de la semaine, indiquez le nombre de fois où vous avez ressenti ces niveaux de somnolence.

0 = Jamais   1 = À l'occasion   2 = Parfois   3 = Souvent   4 = Toujours

	Lundi	**Mardi**	**Merc.**	**Jeudi**	**Vend.**	**Sam.**	**Dim.**
J'ai combattu/ ignoré mon besoin de sommeil							
Je me suis assoupie/ je me suis endormie sans le vouloir							
J'ai eu besoin de caféine ou d'un autre stimulant pour rester éveillée							

Pour chaque jour de la semaine, indiquez combien de temps vous avez dormi la nuit précédente et combien de temps vous avez dormi pendant la journée, en heures et en minutes. Faites ensuite le total pour chaque journée.

	Lundi	**Mardi**	**Merc.**	**Jeudi**	**Vend.**	**Sam.**	**Dim.**
Heures et minutes de sommeil la nuit précédente	___ h ___ min	___ h ___ min	___ h ___ min	___ h ___ min	___ h ___ min	___ h ___ min	___ h ___ min
Heures et minutes de sommeil pendant la journée	___ h ___ min	___ h ___ min	___ h ___ min	___ h ___ min	___ h ___ min	___ h ___ min	___ h ___ min
TOTAL	___ h ___ min	___ h ___ min	___ h ___ min	___ h ___ min	___ h ___ min	___ h ___ min	___ h ___ min

Comparez vos heures de sommeil avec les niveaux de somnolence indiqués dans le premier tableau. Quoique la somnolence découle souvent d'un manque de sommeil, chez certaines personnes, elle peut être causée par un trouble du sommeil ou un trouble d'une autre nature. Si vous êtes inquiète, montrez ce journal à votre médecin lorsque vous lui parlerez de votre sommeil.

Il existe aussi un dispositif qui libère l'hormone directement dans l'utérus. Ainsi, seule une faible quantité se rend dans votre sang ou dans votre cerveau. Dans le cas où aucun type de progestogène ne vous convient, demandez à votre médecin s'il est possible de prendre une faible dose d'œstrogène et de surveiller votre endomètre au moyen d'une biopsie annuelle ou d'une échographie transvaginale tous les six mois. Comme toujours, le but est de prendre la plus petite dose efficace pendant la période la plus courte possible. Discutez avec votre médecin de ce que cela signifie pour vous.

Nuits médicamentées

Q. J'ai tout essayé pour améliorer mon sommeil. Je me suis même procuré une couette hypoallergène, croyant que j'étais peut-être allergique au duvet d'oie de mon autre couette, mais rien n'y fait. Devrais-je demander à mon médecin de me prescrire des médicaments pour dormir ?

R. Avant de vous prescrire un médicament, votre médecin pourrait vous proposer une technique de sommeil que vous ne connaissiez pas ou vous envoyer à une clinique du sommeil en vue de déceler si vous souffrez d'un trouble du sommeil quelconque ou d'un autre trouble physique. Cependant, vous pourriez avoir besoin de médicaments à court terme, surtout si vous avez vécu un événement stressant comme le décès d'un proche.

Si vous devez prendre des médicaments pour dormir, vous ne serez pas la seule. Selon la National Sleep Foundation, 25 % des Américains ont recours chaque année à un agent d'endormissement quelconque. Les plus largement utilisés sont l'Ambien (zolpidem), le Sonata et le Lunesta. Comme ces nouveaux produits ciblent principalement la partie du cerveau qui régit le cycle veille/sommeil, ils sont considérés comme moins toxicomanogènes que les produits antérieurs (bien que tout somnifère puisse entraîner une dépendance). Les plus vieux produits affectaient le corps entier et vous laissaient somnolente le matin, en plus de réduire la mémoire. Le produit que vous utiliserez dépend de votre trouble du sommeil. Le Lunesta, par exemple, est conçu pour faire effet toute la nuit. Le Sonata vous aide à vous endormir; il est aussi le seul médicament approuvé pour une utilisation ponctuelle, par exemple si vous vous réveillez au milieu de la nuit et que vous n'arrivez pas à vous rendormir. Un autre nouveau médicament, le Rosarem, simule l'effet de la mélatonine, l'hormone qui informe votre organisme qu'il est temps de vous réveiller ou de dormir. D'autres médicaments semblables au Rosarem sont actuellement à l'étude.

En raison du risque de surutilisation, vous devriez commencer avec la plus petite dose efficace possible prise chaque soir, et ce, à court terme ou de façon intermittente à long terme. La plupart des médecins préconisent une utilisation limitée. Suivez les directives de votre médecin à la lettre. Certains patients ont rapporté des comportements étranges comme marcher ou manger en dormant alors qu'ils prenaient de l'Ambien (certains d'entre eux avaient pris une dose plus forte que la dose recommandée sur une longue période). Discutez de tout programme thérapeutique avec votre médecin et continuez de faire l'essai de diverses approches comportementales. En fin de compte, c'est la meilleure façon d'obtenir le sommeil dont vous avez besoin.

Les antidépresseurs et l'insomnie

Q. Quand j'ai commencé à prendre un antidépresseur, je pensais qu'un des

Que dire à votre fille

La structure du sommeil de votre fille change en même temps que la vôtre. Elle désire se lever et se coucher plus tard – changement sans doute induit par la biologie. Malheureusement, la vie moderne ne s'accorde pas avec les besoins de sommeil des adolescentes. L'école commence si tôt le matin à certains endroits que les jeunes arrivent en classe à demi endormis et maussades, et sans doute peu enclins à apprendre. Certaines écoles font l'expérience de commencer les cours un peu plus tard, ce qui aide. Mais l'école n'est pas le seul problème. Les adolescents somnolents font partie des principales causes d'accidents de la route. Incitez votre fille à dormir au moins huit heures chaque nuit. L'adoption d'un horaire de veille et de sommeil régulier, sans dormir trop tard la fin de semaine, l'aidera à s'adapter aux horaires scolaires. Se lever plus tard la fin de semaine accroît la tendance à se coucher plus tard au cours de la semaine et favorise le manque de sommeil. Il en découle un cycle auquel il est difficile d'échapper.

---

effets secondaires serait que je dormirais mieux. Mais c'est le contraire qui semble se produire. Pourquoi ?

R. Tous les antidépresseurs ont des effets indésirables potentiels, et l'insomnie en fait partie. Bon nombre de médications, y compris les agents antihypertenseurs, les bronchodilatateurs, les diurétiques et les corticostéroïdes, peuvent perturber le sommeil.

Rien ne sert de jeter vos médicaments. Il existe un lien entre la dépression et l'insomnie (chacune semble aggraver l'autre), donc il est impossible d'ignorer votre problème. Demandez à votre médecin si vous pouvez changer d'antidépresseur. Si vous décidez de continuer votre thérapie actuelle, vous devrez adopter des habitudes strictes pour favoriser votre sommeil. Par exemple, il vous faudra éviter complètement la caféine et vous assurer de garder votre chambre sombre et paisible. La combinaison de deux antidépresseurs fonctionne parfois. Si votre médecin n'est pas formé en psychopharmacologie, vous pourriez lui demander de vous envoyer voir un psychiatre pour une consultation.

Certaines personnes qui prennent des antidépresseurs peuvent aussi développer le syndrome des jambes sans repos (voir la page 81). Le cas échéant, votre médecin pourrait vous proposer de changer d'antidépresseur. Le Wellbutrin (bupropione), par exemple, est moins susceptible de causer ce problème que d'autres médicaments.

Les rapports sexuels me gardent réveillée

Q. **Les rapports sexuels à l'heure du coucher m'ont toujours aidée à me détendre, à me relaxer, puis à sombrer dans le sommeil. Maintenant, au lieu de cela, je me sens revitalisée.**

R. Vous n'êtes pas la seule. Pour certaines femmes dans la cinquantaine, les rapports sexuels deviennent trop stimulants et donc les réveillent au lieu de les endormir. Quelques changements simples peuvent vous aider. Si les rapports sexuels vous gardent réveillée, essayez d'en tirer profit. Envisagez de faire l'amour le matin plutôt que le soir. Des rapports sexuels en après-midi peuvent aussi vous convenir, si votre situation le permet.

De nouvelles habitudes pourraient même raviver la flamme dans votre couple. Si vous ne disposez que du soir, levez-vous après avoir fait l'amour, sortez de la chambre et relaxez-vous jusqu'à ce que vous soyez assez fatiguée pour vous mettre au lit.

Des allers et retours à la salle de bains

Q. Ma vessie s'est transformée en un réveille-matin qui me réveille trois ou quatre fois par nuit. Plus je dois me lever, plus j'ai de la difficulté à me rendormir. Existe-t-il des thérapies non médicamenteuses à cet effet ?

Est-ce vrai ?

Mythe : Les agents d'endormissement en vente libre sont beaucoup plus sécuritaires que les médicaments sous ordonnance.

Réalité : Même si certains somnifères en vente libre soulagent l'insomnie occasionnelle, il faut éviter de les prendre après avoir consommé de l'alcool ou d'autres drogues à effet sédatif. Il faut aussi les éviter si vous souffrez de problèmes respiratoires, de glaucome ou de troubles de la miction. Assurez-vous d'informer votre médecin de tout ce que vous prenez. En outre, certains médicaments contiennent plus d'ingrédients que nécessaire. Par exemple, des produits comme Excedrin PM et Tylenol PM contiennent de la diphénhydramine, un antihistaminique qui provoque la somnolence (on en trouve aussi dans le Benadryl). Cependant, vous avalez en même temps l'analgésique acétaminophène, qui soulage les douleurs occasionnelles, mais qu'on ne devrait pas prendre tous les jours, car il peut endommager le foie. De plus, les agents d'endormissement peuvent vous laisser étourdie et confuse le matin – un peu comme après une mauvaise nuit.

R. C'est un problème courant tant chez l'homme que chez la femme. En fait, il est si répandu qu'il porte un nom médical : la nycturie. La plupart d'entre nous pouvaient dormir huit heures sans se lever pour aller uriner quand elles étaient plus jeunes, mais la capacité de rétention diminue souvent avec l'âge. La cause peut aussi être d'ordre médical, comme une infection des voies urinaires, des changements dans le vagin à la ménopause, un piètre support de la vessie (surtout chez les femmes qui ont eu plusieurs grossesses) ou la tension (le stress). Les diurétiques peuvent aggraver la situation, comme un excès de caféine, qui agit comme un diurétique naturel. Des mictions plus fréquentes et plus abondantes pourraient signaler une maladie du rein, un cancer de la vessie, un diabète, une hypertension artérielle ou tout autre problème cardiovasculaire. Une consultation médicale vous permettra d'éliminer ces causes possibles. Si les tests ne révèlent aucun problème, essayez de boire moins, surtout le soir. Allez à la toilette juste avant de vous coucher et essayez d'entraîner votre vessie à retenir l'urine plus longtemps durant la journée. Une autre option est une bandelette qui réduit la tension sur la vessie la nuit. Renseignez-vous auprès de votre médecin.

Instinct maternel

Q. J'avais l'habitude de m'endormir en un rien de temps, mais je n'y arrive plus depuis que j'ai eu mes enfants. Je me suis toujours dit que je reprendrais le sommeil perdu une fois les enfants partis de la maison (ils le sont maintenant). Malheureusement, je dors de façon intermittente et je me réveille au moindre bruit. Mes nuits sans sommeil sont-elles devenues une mauvaise habitude ?

R. En général, les femmes ont plus tendance que les hommes à se réveiller la nuit à cause des membres de la famille, qu'il s'agisse de petits enfants qui font des cauchemars ou d'adolescents qui rentrent tard le soir. Une étude de la National Sleep Foundation a révélé que 21 % des femmes disent se réveiller souvent à cause du bruit des autres, comparativement à seulement 12 % des hommes. Votre «instinct maternel» est peut-être un don de la nature faisant en sorte que vous entendiez les pleurs de votre bébé. La plupart des femmes qui n'ont pas d'autres troubles physiques ou émotionnels retrouvent les habitudes de sommeil qu'elles avaient avant d'avoir des enfants. D'autres, en revanche, prennent l'habitude de dormir d'un sommeil léger; des années plus tard, elles demeurent sensibles au moindre bruit.

L'âge a aussi un effet sur la qualité du sommeil. À mesure qu'on vieillit, le sommeil profond dure moins longtemps. La tension (le stress), l'anxiété à la vue du nid qui se vide ou un problème de santé inconnu peut renforcer cette tendance.

Veillez à améliorer vos habitudes de sommeil, notamment en gardant votre chambre sombre et paisible. Une machine à «bruit blanc» peut être utile pour éliminer les sons qui vous dérangent. Si rien ne fonctionne, consultez votre médecin afin de trouver une explication à votre problème de sommeil léger.

L'exercice en soirée

Q. Je veux vraiment adhérer à un programme d'exercices régulier, mais le seul temps libre dont je dispose est le soir. Est-ce que cela m'aidera à m'endormir?

R. L'exercice peut en effet favoriser le sommeil, mais pas si vous en faites moins de trois heures avant de vous coucher. L'exercice stimule l'organisme et le prépare à l'action, donc il est plus difficile de vous détendre et de vous relaxer. Essayez de répartir vos séances et de limiter les exercices d'aérobie à la première moitié de la journée, surtout durant la semaine. Si vous ne pouvez pas vous rendre au centre sportif, ajoutez des occasions de bouger à vos activités quotidiennes, par exemple en garant votre voiture plus loin, en prenant les escaliers plutôt que l'ascenseur et en marchant au lieu de prendre la voiture lorsque c'est possible. Une autre possibilité est de réserver 15 minutes chaque matin pour faire une promenade. Si vous aimez vous rendre au centre sportif le soir, envisagez le yoga ou d'autres types d'exercices qui peuvent vous détendre. Ces exercices nuiront moins à votre sommeil et pourraient même l'améliorer!

DES CHOIX NATURELS

Beaucoup de femmes se tournent vers les suppléments ou les herbes pour arriver à mieux dormir parce qu'elles n'aiment pas l'idée de prendre des médicaments. Malheureusement, cette façon de penser n'est pas la bonne. Les herbes médicinales sont un type d'intervention chimique au même titre que les médicaments sous ordonnance. Le fait que les unes se vendent dans les magasins de produits de santé et que les autres requièrent une prescription ne garantit en rien que les premières soient plus efficaces ou plus sécuritaires. En fait, la Food and Drug Administration, aux États-Unis, n'exige pas de preuve de la sécurité ou de l'efficacité de ces suppléments alimentaires. Le contenu d'un flacon de suppléments peut donc différer de ce qui apparaît sur son étiquette. De plus, il y a plus de chances que l'emballage renseigne sur la dose appropriée, les interactions avec d'autres produits et les effets indésirables. Des produits de médecines alternatives sont actuellement à l'étude, bien que peu de recherches de qualité supérieure aient été réalisées dans ce domaine. Cela dit, voici les agents d'endormissement dits naturels les plus populaires :

MÉLATONINE.

Les bouteilles vendues dans les magasins de produits de santé contiennent une version synthétique de l'hormone naturelle produite dans la glande pinéale, une minuscule structure située au centre du cerveau. Les taux de mélatonine naturelle augmentent et diminuent au fil de la journée. Ils baissent lorsque vous vous exposez à la lumière solaire et augmentent au crépuscule. La mélatonine aide à régulariser votre cycle veille/sommeil. Au cours de la dernière décennie, la mélatonine synthétique a gagné en popularité pour le traitement des effets du décalage horaire et de l'insomnie. Des chercheurs ont découvert dans des études cliniques qu'aussi peu que 0,10 mg permettait aux sujets de s'endormir plus facilement peu importe l'heure de la journée. La plupart des médecins sont à l'aise d'en prescrire une faible dose de façon occasionnelle dans ce but. Par contre, bon nombre d'entre eux hésitent à en prescrire sur une base régulière pour lutter contre l'insomnie, non seulement en raison du nombre restreint d'études menées à ce sujet, mais aussi parce que les résultats sont contradictoires. Même la plus petite dose offerte dans le commerce, soit 1 mg, représente trois fois la teneur normale en mélatonine chez l'adulte. C'est pourquoi plusieurs pays, y compris le Canada, interdisent la vente libre de mélatonine.

RACINE DE VALÉRIANE.

La racine de valériane est vendue en Europe et approuvée en Allemagne pour traiter l'insomnie et la nervosité, et ce, depuis des années. Elle a connu un regain de popularité comme agent d'endormissement naturel lorsque le L-tryptophane a été retiré du marché dans les années 1990. Elle se vend habituellement sous forme de comprimés, car les racines naturelles ont une très mauvaise odeur et un goût désagréable. Il faut en prendre pendant une semaine ou plus avant d'en ressentir les effets. Un compte rendu de la recherche sur la racine de valériane a montré que ses bienfaits ne sont pas universellement prouvés. Certaines études indiquent qu'elle est efficace, alors que d'autres ne révèlent pratiquement aucune différence entre le produit et un placebo. En 1998, le U.S. Pharmacopeia (USP), responsable d'établir les normes relatives aux drogues et aux suppléments, a publié une monographie déconseillant son utilisation. Bien qu'on ne lui connaisse pas d'effet toxique, la racine de valériane a des effets indésirables en cas d'utilisation à long terme, comme la céphalée (mal de tête), l'agitation, la somnolence, les troubles cardiaques, les spasmes musculaires et les troubles de la vision. On sait peu de choses au sujet de ses interactions avec d'autres médicaments. Les femmes enceintes ou qui allaitent devraient l'éviter.

KAVA (PIPER METHYSTICUM).

Les herboristes recommandent depuis longtemps le kava, qui fait partie de la famille du poivrier, sous forme de tisane ou de supplément diététique pour le traitement de l'insomnie, de l'anxiété légère et de la tension (du stress). De nombreuses études montrent qu'il soulage la dépression et d'autres symptômes de ménopause chez les femmes postménopausiques. En 2002 toutefois, la FDA ait émis un avertissement sur le kava, tant aux consommateurs qu'aux médecins, après qu'un lien a été établi entre le produit et des cas rares mais graves de toxicité hépatique, y compris des cas d'hépatite, de cirrhose et d'insuffisance hépatique en Allemagne, en Suisse, en France, au Royaume-Uni et au Canada. Les agents de la santé américains proscrivent particulièrement l'usage de kava avec la prise de médicaments sous ordonnance, la consommation courante d'alcool ou des troubles du foie préexistants. Les personnes qui prennent du kava devraient subir un test de fonction hépatique avant de commencer, puis deux fois par année par la suite. Les agents de la santé disent que cette substance est très toxicomanogène et qu'elle a plusieurs effets indésirables comme des troubles d'estomac, des céphalées (maux de tête), de la sédation et de l'agitation. Il a été démontré que les personnes qui en prennent de grandes quantités tendent à avoir une peau jaunâtre ainsi qu'une irritation cutanée squameuse appelée dermatose du kava, parfois de pair avec une irritation des yeux. Certains pays européens ainsi que le Canada interdisent la vente du produit compte tenu du manque de données confirmant son efficacité et sa sûreté. Le kava se vend aussi sous les noms de kawa, kava-kava ou kawa-kawa.

CAMOMILLE (ANTEMIS NOBILIS).

Surtout vendue en tisane, la camomille est souvent recommandée pour favoriser la relaxation et soulager l'inconfort gastro-intestinal. Les tisanes légères aident à la détente; les tisanes fortes peuvent faire somnoler. Peu d'études réalisées sur des sujets humains confirment son efficacité (une petite étude a été menée afin de déterminer si la camomille soulageait les coliques infantiles), mais on a pu observer un effet sédatif sur les animaux de laboratoire. À de fortes doses, elle peut entraîner des vomissements. Elle est proscrite aux asthmatiques, car elle semble aggraver leurs symptômes. Elle peut aussi déclencher des réactions chez les personnes allergiques à l'herbe à poux, aux pâquerettes (marguerites) et aux chrysanthèmes. En outre, la camomille peut amplifier l'effet sédatif d'autres herbes ou médicaments en plus de ralentir la coagulation sanguine. Évitez de vous toucher les yeux si vous avez de la camomille sur les mains, car elle pique. Elle porte plusieurs noms, entre autres, camomille sauvage, camomille allemande ou petite camomille.

Chapitre 5

La sexualité

Vous êtes peut-être l'une de ces chanceuses qui, à la quarantaine ou la cinquantaine, ont une libido plus forte que jamais. Votre partenaire et vous êtes toujours sur la même longueur d'onde. En fait, on vous prend souvent pour de jeunes mariés, tellement vous êtes inséparables. Voici donc quelques mots pour le reste d'entre nous.

Vous souvenez-vous du bon vieux temps où votre seul souci était d'éviter les grossesses ? Ce n'est plus un problème maintenant, mais il reste d'autres obstacles à la vie sexuelle que vous aimeriez avoir. La plupart du temps, vous n'avez pas envie de faire l'amour. Il y a bien des soirs où vous préféreriez que votre partenaire vous tourne le dos et s'endorme. En revanche, lorsque vous en avez envie, la lubrification met du temps à se faire. Parfois, les rapports sexuels sont plus douloureux qu'agréables. Et le problème ne vient pas seulement de vous. La dysfonction érectile touche beaucoup d'hommes avec l'âge.

Ne vous découragez pas. La première chose qu'il faut se rappeler est qu'il n'y a pas de règle en matière de fréquence des rapports sexuels. Ce qui vous convient ainsi qu'à votre partenaire est bon pour vous, qu'il s'agisse de deux fois par jour, de deux fois par semaine ou d'une fois tous les deux mois.

Sachez aussi que bien des couples ont une vie sexuelle beaucoup plus agréable une fois qu'ils ont surmonté les obstacles qui leur nuisaient. Si vous êtes heureuse avec votre partenaire, une sexualité harmonieuse viendra d'elle-même, à tout âge.

METTEZ LES CHANCES DE VOTRE CÔTÉ

La sexualité est une expérience personnelle tout au long de la vie, et particulièrement à la ménopause. Certaines femmes aiment plus que jamais les rapports sexuels à ce moment de leur vie, car elles ont plus d'expérience. Elles savent ce qui leur plaît et le demandent librement. Elles subissent moins de tension (stress) et ont plus de temps. Avec les fluctuations hormonales, elles peuvent avoir une montée de « testostérone libre », ce qui stimule la libido. Et après la ménopause, elles n'ont plus à s'inquiéter de devenir enceintes.

Les hormones des femmes peuvent cependant se retourner contre elles. Durant la transition de la ménopause, beaucoup de femmes éprouvent une diminution du désir sexuel et n'ont plus envie de faire l'amour. D'autres femmes ont de la difficulté à atteindre l'orgasme aussi souvent que dans le passé, ou se sentent moins attirantes. Les symptômes de la ménopause, comme les bouffées de chaleur, la sécheresse vaginale, l'insomnie, les sautes d'humeur, les saignements abondants et irréguliers, peuvent leur donner l'impression de ne plus être séduisantes. D'autres facteurs qui peuvent jouer un rôle incluent les sentiments de la femme face au vieillissement, sa forme physique, la santé et la disponibilité d'un partenaire, les médicaments et la tension (le stress).

En d'autres mots, si votre vie sexuelle vous importe, vous devrez faire des expériences et y consacrer des efforts. Voici le meilleur conseil que les médecins ont à donner à leurs patientes à la ménopause : soyez actives ou ce sera la fin. Les femmes qui continuent d'être actives sexuellement sur une base régulière à la ménopause ont moins de problèmes que celles qui ont moins de rapports sexuels ou qui n'en ont plus. La raison est en partie physiologique. Les rapports sexuels fréquents stimulent l'irrigation sanguine des organes génitaux, ce qui favorise la santé des tissus. La lubrification vaginale est plus abondante chez les femmes qui ont des rapports fréquents. Les muscles pelviens plus souvent sollicités ont plus de chances de rester forts et sensibles. En outre, le fait d'avoir des rapports sexuels régulièrement vous amène à vous percevoir comme un être sexué.

Certains chercheurs ont élaboré une théorie selon laquelle l'organisme produit davantage d'hormones en réponse à une sexualité active. La chercheuse australienne en sexualité Lorraine Dennerstein a toujours été fascinée par le très petit nombre de femmes qui ont des rapports sexuels tous les jours. Elle a constaté que peu importe dans quel groupe ces femmes se retrouvent dans les études cliniques, elles ne rapportent jamais de troubles vaginaux. Cela ne signifie pas que toutes les femmes à la ménopause doivent avoir des rapports sexuels tous les jours, mais il reste que

Que dire à votre fille

Bien que vous n'en ayez peut-être jamais entendu parler, le papillomavirus humain, ou verrue génitale, est l'infection transmise sexuellement qui se répand le plus rapidement aux États-Unis. Plus de la moitié des femmes et des hommes américains y ont déjà été exposés, et on croit qu'il serait responsable de 99 % des cancers du col de l'utérus à l'échelle mondiale. Un nouveau vaccin contre le virus est actuellement recommandé aux femmes de 9 à 26 ans. On cherche toujours à vérifier son efficacité chez les femmes plus âgées.

Quand consulter le médecin

Consultez votre médecin dès l'apparition de l'un des symptômes suivants :

❖ Des écoulements vaginaux jaunâtres ou verdâtres dégageant une odeur nauséabonde (obtenez des soins immédiats en présence de fièvre et de douleurs abdominales);

❖ Une enflure douloureuse du vagin ou des lèvres de la vulve;

❖ Des infections à la levure persistantes, caractérisées par des écoulements blanchâtres grumeleux, parfois accompagnées de rougeurs et de démangeaisons autour du vagin ou des lèvres de la vulve;

❖ Des saignements ou des douleurs pendant ou après un rapport sexuel.

---

l'attention portée au maintien d'une vie sexuelle satisfaisante peut aider.

Il faut aussi reconnaître que le désir sexuel diminue avec l'âge tant chez les hommes que chez les femmes. Avec les années, vous pourriez constater que l'excitation sexuelle et l'orgasme viennent plus lentement. Les caresses plus directes et mieux dirigées peuvent donner de meilleurs résultats. Si vous reconnaissez et acceptez ces changements, vous vous y adapterez. Pour ce faire, il se peut que vous deviez revoir votre définition des préliminaires pour y inclure des bains chauds ou encore des gestes qui vous mettent dans l'ambiance, comme allumer des chandelles, regarder des films romantiques, porter de la belle lingerie, fantasmer et se donner des massages. Essayez aussi différentes positions, à de nouveaux endroits et à des moments différents.

Il est encourageant de savoir que dans un sondage réalisé par le magazine More (pour les femmes de 40 ans et plus) auprès de 1 328 de ses lectrices, 53 % des participantes dans la cinquantaine ont affirmé que leur vie sexuelle actuelle était plus agréable qu'elle l'était dans la vingtaine.

Autre chose : lorsque la vie sexuelle d'une femme à la cinquantaine ou mature est insatisfaisante, le problème relève plus souvent de la santé de son partenaire que de ses propres problèmes physiques ou psychologiques. Dans l'étude *Duke Longitudinal Study*, à la question de savoir pourquoi les femmes n'avaient plus de rapports sexuels, les trois réponses principales (représentant 74 % des participantes) avaient trait à la santé du partenaire, y compris l'incapacité de l'homme à maintenir une érection. Le cas échéant, consultez votre médecin et demandez-lui où vous pouvez trouver de l'aide dans votre région.

Âge et ménopause

Q. Je ressens moins de désir que lorsque j'étais plus jeune. Est-ce l'effet de l'âge ou des hormones ?

R. Nous n'avons pas encore la réponse à cette question. Les sondages indiquent que les femmes se plaignent de problèmes sexuels à tous les âges. Beaucoup de femmes mettent des années à atteindre l'orgasme. Selon le *National Health and Social Life Survey*, environ un tiers des femmes de 18 à 59 ans ont avoué avoir vécu une diminution du désir pendant au moins quelques mois au cours

QUELQUES LECTURES

Il peut être utile de penser davantage à la sexualité et de lire à ce sujet. Si vous avez besoin d'inspiration, essayez d'élargir vos horizons. Peut-être devez-vous faire d'autres types de lectures au lit. Essayez un roman d'amour ou de la littérature érotique écrite pour les femmes (*Slow Hand : Women Writing Erotica* ou la série *Herotica*). Si vous hésitez à choisir cette dernière, allez en lire un extrait en ligne avant d'acheter le livre. Envisagez de faire une consultation ou un atelier de couple, par exemple *Hot Monogamy* (consultez leur programme à l'adresse www.smartmarriages.org). Il y a un grand éventail de livres d'aide personnelle sur le marché écrits par des thérapeutes et des médecins; presque tous incluent quelques chapitres proposant des idées, des exercices et des jeux qui peuvent mettre du piquant dans votre vie sexuelle. (Consultez l'annexe 2 pour d'autres recommandations.)

L'Internet est une mine d'or pour quiconque veut explorer la sexualité. On y trouve de tout, depuis les sites Web consacrés à la santé des femmes aux salons de clavardage, depuis les boutiques de gadgets sexuels aux sites de pornographie explicite. Même si bien des contenus peuvent vous sembler dégradants, repoussants ou troublants, il y a aussi beaucoup d'information utile. (Les liens proposés dans les sites consacrés à la santé des femmes vous aideront à apprivoiser l'Internet.) L'Internet vous procure la liberté et l'anonymat nécessaires pour vous renseigner sur des sujets que vous trouvez embarrassants.

Assurez-vous de faire vos recherches et vos achats depuis la maison, toutefois; beaucoup d'entreprises ont des logiciels qui leur permettent de connaître les sites Web consultés par leurs employés.

---

de l'année précédente. À partir de 60 ans, la proportion de femmes qui se plaignent d'une perte du désir sexuel commence à augmenter.

Manque de désir

Q. **J'ai remarqué que j'ai moins de désir, mais je refuse de prendre des hormones, des médicaments ou des herbes médicinales. Pouvez-vous me suggérer autre chose ?**

R. Le désir sexuel est plus qu'une question d'hormones, comme vous le savez déjà depuis longtemps. La qualité de vos relations, votre éducation, votre perception de votre corps, votre niveau de tension (stress), le fait d'être déprimée ou non et la quantité de sommeil que vous obtenez ont beaucoup à y voir. Essayez d'évaluer depuis combien de temps vous avez ce problème. Est-il constant ou

intermittent? Le taux d'hormones fluctue d'un mois à l'autre chez certaines femmes à la périménopause, causant ainsi des problèmes qui disparaissent d'eux-mêmes, seulement pour revenir plus tard. Si ce n'est pas le cas, dressez une liste des événements de votre vie qui pourraient diminuer votre enthousiasme sexuel.

Si vous avez un partenaire, discutez ouvertement de vos préoccupations et demandez-lui son opinion. Si vous cachez vos problèmes, votre partenaire pourrait interpréter à tort votre manque d'intérêt pour du rejet.

Vous pouvez également envisager de faire toutes ces choses que vous devriez faire de toute façon, notamment perdre un peu de poids, réduire votre apport en gras et diminuer votre consommation d'alcool. Ces étapes peuvent beaucoup vous aider, sans oublier l'activité physique, qui augmente la circulation sanguine dans

Ce qui peut se produire

❖ Certaines femmes ont une sexualité plus agréable en vieillissant, mais de 33 à 50 % des femmes à la périménopause ou à la ménopause éprouvent un ou plusieurs troubles d'ordre sexuel, y compris la perte de désir, l'incapacité d'atteindre l'excitation sexuelle ou l'orgasme, et des douleurs pendant les rapports sexuels;

❖ L'excitation peut être plus longue à se manifester et exiger une plus grande stimulation (c'est aussi vrai pour l'homme). De plus, vous pourriez être moins lubrifiée en réaction à des stimuli sexuels;

❖ Les orgasmes peuvent être moins intenses ou devenir plus difficiles à atteindre. La sensibilité clitoridienne peut augmenter ou diminuer. Dans la plupart des cas, le clitoris ne répond pas aussi vite qu'avant. Les contractions utérines durant l'orgasme peuvent être moins fortes;

❖ Toute la région génitale peut devenir plus sèche, avec une peau plus mince et moins souple, à mesure que le taux d'œstrogène diminue. Votre médecin vérifiera s'il y a des signes d'atrophie vaginale ou de saignement lors d'un examen pelvien, même si vous ne mentionnez pas de symptômes à cet égard;

❖ La vulnérabilité aux infections vaginales augmente à mesure que les taux de pH changent et que les parois vaginales s'amincissent en raison de la perte d'œstrogène. Il peut être plus difficile de constater la présence d'une infection à cause des changements dans les sécrétions vaginales;

❖ Les infections des voies urinaires deviennent plus fréquentes. (Pour de plus amples renseignements à ce sujet, reportez-vous au chapitre 7);

❖ Un grand nombre des troubles sexuels à survenir durant ces années ont trait à la dysfonction du conjoint ou à l'absence d'un partenaire;

❖ Les risques de grossesse demeurent présents si moins d'un an s'est écoulé depuis vos dernières règles. Il est essentiel d'utiliser un contraceptif.

l'organisme, y compris la région génitale. Si le manque de sommeil est l'une de vos doléances, essayez quelques-unes des techniques de relaxation présentées au chapitre 4. Donnez-vous la peine de planifier de petites escapades romantiques. (Faites preuve de créativité. Amusez-vous !) La révision de vos priorités peut signifier d'inscrire un week-end en amoureux au sommet de votre liste des choses à faire.

Une autre option consiste à consulter un sexothérapeute ou un thérapeute certifié qui dressera un programme adapté à votre situation particulière et vous proposera des exercices favorisant l'intimité. Certains thérapeutes suggèrent à leurs patientes très tendues (stressées) dont la libido diminue, mais qui ont par ailleurs une bonne relation de couple, de simplement «le faire». À leur avis, même si le désir n'est pas là, le rapport sexuel peut amener le désir. En revanche, si vous croyez que la dépression, l'anxiété ou les troubles relationnels sont en cause, envisagez une thérapie.

Assurez-vous que votre refus de prendre des médicaments ne vous empêche pas de parler de votre problème à votre médecin. Il pourrait y avoir un certain nombre d'enjeux d'ordre médical ici : syndrome de fatigue chronique, dépression, grave carence vitaminique ou minérale… Le médecin examinera vos antécédents médicaux à la recherche d'indices et s'assurera qu'aucun de vos médicaments n'est en cause. Après quoi il pourra vous rediriger vers un spécialiste. Assurez-vous de noter ce que vous avez essayé.

Le bon spécialiste

Q. Comment vais-je trouver un médecin spécialiste des troubles sexuels féminins ?

R. Vous devrez peut-être chercher un bon moment avant de trouver le bon spécialiste, car la médecine de la sexualité féminine est une discipline clinique plutôt récente. Une bonne façon est de commencer par votre omnipraticien et votre gynécologue. Ils veilleront à s'assurer qu'il n'y a pas de cause médicale physique à votre problème.

S'ils n'ont pas d'expérience en troubles de la sexualité (ce qui est possible, car les programmes de médecine s'attardent très peu à la médecine sexuelle), ils peuvent cependant vous rediriger vers un spécialiste de votre région, selon la nature de votre problème : un spécialiste de médecine sexuelle, un endocrinologue, un urologue, un psychologue, un psychiatre, un travailleur social ou un sexothérapeute. Dans le cas d'un sexothérapeute, assurez-vous qu'il est reconnu. Avant votre premier rendez-vous, dressez une liste de vos symptômes, de questions à poser ainsi que des médicaments que vous prenez (sous ordonnance et en vente libre).

Partenaires de golf

Q. Mon gynécologue joue au golf avec mon mari et je ne suis pas à l'aise de lui parler de la diminution de mon désir sexuel. Je veux vraiment régler mon problème, mais je n'arrive pas à surmonter mon embarras.

R. Lors d'un congrès médical, nous avons fait la connaissance d'un médecin qui travaille dans un relais de santé haut de gamme. Elle nous a confié que bon nombre des femmes qui prennent rendez-vous avec elle pour parler de leurs problèmes d'ordre sexuel le font parce qu'elles ne veulent pas aborder ce sujet avec leur médecin habituel. Vous n'êtes donc pas seule. Toutefois, il n'y a pas lieu de parcourir des centaines de kilomètres pour régler votre problème. Si vous ne voulez pas en parler à votre gynécologue, consultez simplement un autre médecin, un omnipraticien ou bien un spécialiste des troubles sexuels ou de la ménopause.

Peut-être seriez-vous plus à l'aise avec une femme médecin. Rappelez-vous cependant qu'il vous faudra informer votre médecin actuel de tous nouveaux médicaments (médicaments sous ordonnance ou herbes médicinales) que vous choisirez de prendre. Il serait dangereux de cacher cette information parce que vous êtes embarrassée.

Qu'est-ce que la sexothérapie ?

Q. À quoi dois-je m'attendre d'une consultation avec un sexothérapeute ?

R. Toutes sortes d'idées fausses circulent au sujet des sexothérapeutes, entre autres, qu'ils peuvent vous demander de vous déshabiller et d'avoir un rapport sexuel

Est-ce vrai ?

Mythe : L'œstrogène est l'hormone féminine et la testostérone est l'hormone masculine.

Réalité : Les endocrinologues, spécialistes des hormones, ont observé que les femmes produisent plus de testostérone que d'œstrogène dans leur vie et que les hommes produisent une plus grande quantité de ces deux hormones que les femmes.

en plein cabinet tandis qu'ils commentent votre technique. En fait, la sexothérapie est une forme de psychothérapie (thérapie verbale). La plupart des sexothérapeutes sont des psychologues, des psychiatres, des travailleurs sociaux ou des infirmiers qui se sont spécialisés afin d'aider les personnes seules ou en couple à régler leurs problèmes d'intimité. Le thérapeute commence par vous interroger sur votre vie, vos relations passées et présentes, vos croyances religieuses, vos valeurs et votre éducation. Il évaluera également votre santé sexuelle, physique, psychologique et émotionnelle. L'objectif est de vous aider (ainsi que votre partenaire) à donner et à recevoir du plaisir physique en vue de renforcer vos liens émotifs. Il n'est pas question de faire de vous une machine de sexe ou de vous obliger à faire des choses qui iraient à l'encontre de vos croyances morales ou religieuses. Le plus souvent, le thérapeute vous donnera des exercices qui peuvent consister à mettre en pratique des techniques nouvelles et (espérons-le) plus efficaces de communiquer avec votre partenaire ou d'accroître votre plaisir. Il peut aussi vous suggérer des lectures ou des DVD. Les assurances médicales couvrent souvent les coûts de cette forme de thérapie.

Jeux amoureux

Q. J'ai entendu dire que les gadgets sexuels peuvent améliorer la vie amoureuse, mais j'ignore quoi me procurer et où trouver ce genre d'objets. Je suis bien trop gênée pour le demander. Avez-vous des suggestions ?

R. Les sexothérapeutes affirment que beaucoup de femmes manifestent du dégoût ou sont mal à l'aise lorsqu'on leur suggère d'utiliser des gadgets sexuels ou des vibrateurs pour se stimuler. Le fait est pourtant que votre physiologie change et que vous pouvez avoir besoin de nouveaux trucs et accessoires pour garder de l'intérêt. Cela ne signifie pas que vous deviez faire des choses qui vous déplaisent, mais l'une des plus belles choses que vous pouvez apporter dans la chambre à coucher est un esprit ouvert et un bon sens de l'humour. Vous pourriez commencer par quelque chose de simple, comme une peinture corporelle au chocolat et quelques pinceaux ou la trousse de fin de semaine de Kama Sutra. Si vous n'avez jamais utilisé un vibrateur (et que cela vous intimide), sachez qu'un grand nombre de femmes s'en servent. Un sondage mené par le magazine *More* a révélé que 45 % des participantes utilisaient des vibrateurs et des gadgets sexuels. Beaucoup de ces produits sont conçus pour stimuler votre vagin et votre clitoris, parfois les deux à la fois. Il existe des produits assez petits pour les porter au doigt, d'autres sont des plus discrets. Certains ont la forme d'un stylo-plume (le Vibra Pen), d'un tube de maquillage (le Lipstick et le Stowaway), voire d'une bouteille de vernis à ongles (l'Incognito). Il y en a de très silencieux (un atout si vos enfants vivent toujours à la maison). Vous pouvez utiliser ces gadgets seule ou avec votre partenaire. Les hommes peuvent porter certains gadgets, comme l'anneau pénien, durant un rapport sexuel afin de stimuler directement le clitoris. Souvenez-vous de bien laver tous les gadgets sexuels et les vibrateurs avant et après chaque utilisation.

Mais où se procure-t-on ce type d'objets ? Dans plusieurs régions des États-Unis (notamment en Californie, dans le Midwest et dans les États du Sud), il se donne des démonstrations de gadgets sexuels à domicile (*Passion Parties*) semblables aux démonstrations Tupperware bien connues. La compagnie estime qu'il y a de ces démonstrations dans plus de 10 000 foyers américains chaque mois. Outre les gadgets sexuels, les lubrifiants et la lingerie fine, un de leurs produits les plus populaires est le pudding au chocolat blanc Passion.

Si la confidentialité vous importe, vous pouvez opter pour l'un des nombreux fournisseurs de gadgets sexuels en ligne. Visitez plusieurs sites Internet avant d'en choisir un qui vous plaît. (Cela pourrait constituer une forme de préliminaires. Reportez-vous à l'annexe II pour des adresses de sites Internet.) Assurez-vous de visiter ces sites chez vous, jamais au travail. (Certains employeurs surveillent l'utilisation d'Internet par leur personnel.) Beaucoup de commerces en ligne ou de vente par correspondance expédient les commandes dans un emballage sobre et n'indiquent que les initiales de leur commerce sur votre relevé de carte de crédit. Les pharmacies vendent souvent des vibrateurs dans le rayon de la médecine sportive. Certains portent la mention «masseur», bien que d'autres emballages soient plus explicites. Les puissances et les prix varient (à partir de 12 $ US). Si le vôtre est trop fort, utilisez-le par-dessus vos sous-vêtements ou cherchez un vibrateur à réglage variable.

L'hormonothérapie et la libido

Q. Je crois que mon organisme est entièrement déréglé. Il y a quelques mois, j'ai commencé à avoir des bouffées de chaleur, de l'insomnie et des sautes d'humeur. En revanche, ma libido a augmenté. Je prends une hormonothérapie à faible dose depuis quelques semaines pour soulager mes bouffées de chaleur, avec succès, mais ma libido est disparue elle aussi. Je croyais que les hormones en surplus devaient augmenter l'appétit sexuel.

R. La libido féminine n'est pas toujours facile à comprendre, même si c'est la vôtre. Il y a une explication à votre libido en dents de scie. À l'approche de la ménopause, les taux d'hormones ne diminuent pas de façon linéaire, mais ont des soubresauts que même des montagnes russes envieraient. Certaines de ces variations produisent des bouffées de chaleur et des sueurs nocturnes. Elles peuvent aussi être à l'origine du pic de libido que vous avez ressenti.

Plus précisément, le coupable dans votre cas est la protéine porteuse des stéroïdes sexuels (SHBG). Cette protéine se lie à l'œstrogène et à la testostérone qui circulent dans votre corps. Le taux de SHBG baisse à mesure que le taux d'œstrogène diminue. On pense que lorsque cela se produit, il y a moins de SHBG qui peut se lier à la testostérone, ce qui se traduit par un excès de testostérone «libre» dans l'organisme et une hausse de la libido. Mais quand taux de testostérone est élevé – et que le taux d'œstrogène est bas –, vous recevez des signaux contraires : vous avez envie de rapports sexuels mais la sécheresse vaginale vous en décourage. Dès que vous prenez de l'œstrogène par voie orale, les taux de SHBG et d'œstrogène augmentent, et la quantité

REPENSER LA DYSFONCTION SEXUELLE

Pendant des décennies, la plupart des chercheurs qui s'intéressaient à la sexualité féminine étaient des hommes qui croyaient que la femme percevait la sexualité comme eux. En d'autres mots, ils pensaient que la femme en santé ressentait une tension et un désir constants et qu'elle cherchait des occasions d'écouter ses impulsions. À leurs yeux, celles qui se sentaient autrement étaient dysfonctionnelles. Au cours des dernières années, cependant, un groupe de chercheurs dirigé par Rosemary Basson a remis en question les préconceptions à l'égard du comportement sexuel féminin. Ces chercheurs ont affirmé que les femmes, même si elles ressentent un grand désir au début d'une relation avec un nouveau partenaire, ne pensent pas continuellement au sexe lorsqu'elles vivent une relation à long terme. Elles se préoccupent davantage de préserver et d'améliorer leur relation. Ainsi, tandis que la sexualité masculine suit une courbe linéaire (désir, excitation, orgasme), les chercheurs voient la sexualité de la femme comme un cercle, chaque phase influençant toutes les autres. Le besoin de rapprochement avec son partenaire pousse la femme à s'engager sexuellement, ce qui éveille en elle l'excitation, le désir et enfin la satisfaction sexuelle.

Si une femme n'a plus envie de rapports sexuels et que cela ne la dérange pas, y a-t-il quelque chose qui ne va pas chez elle? La nouvelle réponse à cette question est «non». La femme qui n'atteint plus l'orgasme mais se sent comblée sexuellement devrait-elle aller en thérapie? Ici encore, la réponse est «non». Il faut plutôt réserver le terme dysfonction aux troubles sexuels persistants relatifs au désir, à l'excitation, à l'orgasme ou à la douleur *seulement s'ils causent une détresse.*

Compte tenu de cette nouvelle façon de penser, ce qui se passe dans la tête d'une femme a plus d'influence sur son excitation sexuelle que ce qui se passe entre ses jambes. Les faibles taux d'hormones, les problèmes vasculaires, la division des nerfs, la dépression et l'épuisement peuvent tous influer sur sa vie sexuelle. Le contexte sexuel y contribue aussi, outre sa vision de sa vie et de son partenaire; la façon dont elle se sent physiquement, psychologiquement, socialement et émotionnellement; les médicaments qu'elle prend; la quantité de sommeil qu'elle obtient; ses antécédents sexuels, ses deuils, sa culture, ses valeurs morales et son éducation.

La vision revue de la sexualité féminine a incité les médecins à consigner plus de détails sur leurs patientes et à mieux écouter ce qu'elles ont à dire. Cela ne signifie pas que les solutions seront faciles à trouver, mais que les femmes ont plus de chances de nos jours d'améliorer leur vie sexuelle.

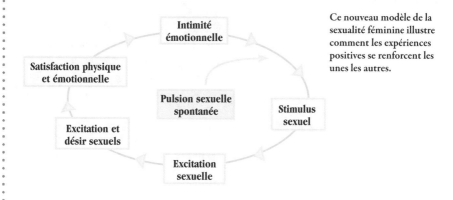

Intimité émotionnelle

Satisfaction physique et émotionnelle

Pulsion sexuelle spontanée

Stimulus sexuel

Excitation et désir sexuels

Excitation sexuelle

Ce nouveau modèle de la sexualité féminine illustre comment les expériences positives se renforcent les unes les autres.

TOUT SUR LA TESTOSTÉRONE

Vous pensez peut-être que la testostérone est l'hormone qui pousse les hommes à se battre lors des matchs de baseball. Pourtant, cette hormone se retrouve aussi dans votre sang. À la pré-adolescence, vos glandes surrénales ont libéré des hormones, les androgènes, qui ont signalé à votre hypothalamus et à votre hypophyse qu'il était temps que vos ovaires commencent à produire de l'œstrogène, de la testostérone et de la progestérone. C'est le début de la puberté. En temps normal, à l'âge adulte, l'organisme de la femme produit plus de testostérone que d'œstrogène. Par contre, à l'approche de l'ovulation chaque mois, la production d'œstrogène culmine. La testostérone joue un rôle dans la régulation de l'humeur, de l'énergie, de la mémoire, du sens spatial, du tonus musculaire et, bien sûr, de la libido. On n'a pas encore déterminé son effet sur le cancer du sein.

Voici une liste de ce qu'on sait sur la testostérone chez la femme et de ce qu'il reste à découvrir.

D'où elle vient.
Vos glandes surrénales et vos ovaires produisent la majeure partie des androgènes de votre organisme. Il y a d'autres sources, notamment la peau et les cellules musculaires (par une conversion biochimique naturelle). Le cerveau produit aussi une petite quantité d'androgènes.

Combien en faut-il?
Nous savons que l'organisme masculin génère 20 fois plus de testostérone que celui de la femme. Toutefois, on n'a toujours pas défini la quantité de testostérone dont la femme a besoin. C'est pourquoi beaucoup de médecins ne voient pas la pertinence de mesurer les taux de testostérone chez la femme.

Libido excessive.
Entre 20 et 45 ans, le taux de testostérone chez la femme diminue d'environ 50 %. Cette diminution s'explique par une production moindre de testostérone par les glandes surrénales et les ovaires avant le déclenchement de la ménopause. La ménopause naturelle a un effet négligeable sur le taux de testostérone. Ainsi, tandis que vos ovaires produisent moins d'œstrogène durant la transition ménopausique (vers la fin, la production a diminué de 90 %), ils continuent de générer de la testostérone. Il s'ensuit chez bon nombre de femmes une augmentation du rapport testostérone-œstrogène pendant la transition. Chez certaines, cela se traduit par une augmentation de la libido.

Pas ce soir, chéri.
À l'inverse, des femmes voient leur désir sexuel s'éteindre durant la transition. La testostérone peut également en être la cause. Des dommages aux ovaires, aux glandes surrénales ou à l'hypophyse, ou encore leur dysfonctionnement, peuvent réduire la production de testostérone. Certains médicaments ont un effet similaire. Si la périménopause s'étire, la femme voit sa libido fluctuer au fil des hausses et des baisses de la production de testostérone. Un mois, elle se sent excitée et le suivant, le désir s'est évanoui. Quelques femmes laissent le temps passer, mais d'autres choisissent de prendre un contraceptif oral ou une hormonothérapie.

Changement abrupt.

La baisse de testostérone est ressentie plus fortement après une ablation des ovaires. Six semaines après l'intervention, le taux de testostérone diminue de moitié. Si la femme a plus de 45 ans, elle pourrait n'avoir presque plus de testostérone dans le sang.

Chez ces femmes, la testostérone n'est qu'un des facteurs influant sur sa libido. La convalescence, le cancer, la dépression ou d'autres enjeux peuvent compliquer les choses.

Caractéristiques personnelles.

Les effets du déclin hormonal sur la vie sexuelle de la femme varient grandement. Le degré auquel vous vous sentez désirable à un moment particulier dépend de ce qui se passe dans votre vie et de la santé de votre partenaire. Si vous éprouvez des problèmes d'ordre sexuel, il convient d'évaluer avec votre médecin vos antécédents médicaux ainsi que toute tension qui peut vous nuire. Bien que l'hormonothérapie à la testostérone soit disponible, vous ne devriez la prendre qu'en dernier recours.

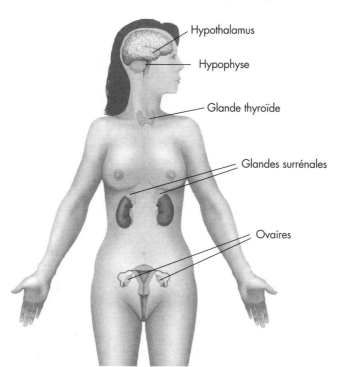

Hypothalamus

Hypophyse

Glande thyroïde

Glandes surrénales

Ovaires

LA PRODUCTION D'ANDROGÈNES CHEZ LA FEMME

Au cours des années fertiles, la testostérone provient en majeure partie des glandes surrénales et des ovaires. Le cerveau ainsi que la peau et les cellules musculaires (par conversion biochimique naturelle) produisent aussi des androgènes. À la ménopause, la production de testostérone continue, mais diminue avec les années.

Reflets du passé

Au cours du XIXe siècle, on disait aux femmes à la ménopause que l'activité sexuelle allait non seulement aggraver leurs symptômes, mais aussi qu'elle pouvait déclencher une maladie mortelle. Dans son livre *The Meanings of Menopause*, Ruth Formanek rapporte que les médecins de l'époque conseillaient aux femmes à la cinquantaine «d'éviter toutes pensées amoureuses pouvant être nourries par l'observation d'images sensuelles, la lecture de romans érotiques ou tout ce qui pouvait éveiller le regret des charmes passés ou des plaisirs disparus à tout jamais». Certains médecins allaient même jusqu'à dire que les symptômes de la ménopause étaient la punition d'une vie débridée, notamment une vie sexuelle passionnée, un habillement indécent, la consommation d'aliments stimulants, des lectures érotiques, la contraception ou la masturbation.

Toutes ces choses pouvaient accroître les souffrances de la femme ménopausique du fait que la nature réclamait « le paiement du non-respect de ses lois par une mauvaise maladie ou des années d'invalidité ».

de testostérone libre dans l'organisme diminue, faisant chuter votre libido. Une étude a révélé qu'un apport en œstrogène pouvait causer une diminution de la production de testostérone par les ovaires et les glandes surrénales, ce qui aggrave le problème. Discutez avec votre médecin de la possibilité de prendre de l'œstrogène sous forme non orale, qui peut stimuler les taux d'hormones dans le sang et soulager les bouffées de chaleur sans augmenter le taux de SHBG. Si cela ne suffit pas, vous pouvez peut-être faire ajouter de la testostérone à votre thérapie actuelle. Avant, toutefois, renseignez-vous au sujet des avantages et des inconvénients d'une

thérapie combinée avec de la testostérone (voir les pages 106 et 107).

Qu'arrive-t-il à mes orgasmes ?

Q. Il me semble plus difficile d'atteindre l'orgasme maintenant. Qu'est-ce qui a changé ?

R. Les orgasmes sont moins intenses et durent moins longtemps avec l'âge, mais rien n'indique que les femmes perdent la capacité d'atteindre l'orgasme. S'il vous arrivait d'atteindre un orgasme durant un coït (c'est le cas d'environ 30 % des femmes seulement) et que ce n'est plus le cas, faites l'essai d'une stimulation clitoridienne plus directe. Vous pouvez intégrer cela aux préliminaires en essayant différentes positions ou en glissant un vibrateur entre votre partenaire et vous pendant que vous faites l'amour.

Essayez de déterminer les causes sous-jacentes du problème s'il persiste. S'il vous est plus difficile de devenir suffisamment excitée, vous pouvez consulter un sexothérapeute, qui peut vous proposer une variété d'exercices et de techniques efficaces. Si vous estimez que le problème réside dans votre relation de couple ou peut découler d'autres facteurs de tension ou de stress, il peut être bon de considérer une psychothérapie individuelle ou de couple. Certains antidépresseurs, y compris ceux qu'on prescrit pour soulager les bouffées de chaleur, peuvent avoir des effets indésirables sur la sexualité. Vous devrez peut-être changer de médicament ou y ajouter du Wellbutrin (buprorione) pour remédier à la situation. Dans le cas d'un problème de dyspareunie (pénétration douloureuse), consultez la page 114 ci-après. En revanche, si vous avez été inactive sexuellement pendant un certain temps et que vous recommencez une vie sexuelle, vous pouvez avoir besoin d'une mise au point. Les hydratants personnels, les lubrifiants à base d'eau, la masturbation (avec ou sans vibrateur), les traitements œstrogéniques topiques et un programme d'exercices génitaux comme les exercices de Kegel (pages 118 et 119) sont autant d'outils qui peuvent vous aider.

À propos du Viagra

Q. Le Viagra semble être très efficace pour les hommes ayant des troubles sexuels. Est-il bon pour les femmes ?

R. Après des années de recherche, les fabricants du Viagra ont annoncé en 2004 qu'ils mettaient fin à leurs tentatives de fabriquer une version féminine du Viagra. Ils avaient eu l'espoir qu'un médicament appelé Sildénafil pourrait détendre les muscles lisses autour du clitoris pour favoriser un engorgement plus facile et ainsi accroître la sensibilité et le désir. (Chez l'homme, le Viagra détend les muscles lisses autour du pénis afin de favoriser l'engorgement.) Bien que le médicament ait accru la vasocongestion, ou l'engorgement génital, bon nombre de femmes n'ont pas associé ces changements physiques aux sentiments subjectifs de stimulation sexuelle et de désir. Diverses études ont révélé qu'il n'y avait souvent aucune différence entre la vasocongestion ressentie par les femmes qui se plaignaient d'un faible niveau d'excitation et par les femmes qui ne rapportaient aucun trouble sexuel. Dans les études sur le Viagra, le Sildénafil ne s'est pas montré plus efficace que le placebo pour accroître la libido.

La FDA n'a pas approuvé l'utilisation du Viagra par les femmes. Pourtant, on sait que certaines femmes volent de petits comprimés bleus à leur conjoint et prétendent qu'ils fonctionnent. L'effet positif est-il causé par leurs attentes ou par le médicament ? Nul ne peut le dire, mais l'effet placebo est en général très puissant lorsqu'il s'agit de réponse sexuelle. Parlez à votre médecin avant d'en faire l'essai afin de ne pas vous mettre en danger. Rappelez-vous que la FDA proscrit l'utilisation de tels médicaments si vous prenez des médicaments à base de nitrates (habituellement pour les maladies du cœur). Il peut également y avoir des interactions néfastes avec le pamplemousse et son jus. En outre, on a rapporté des cas de crise cardiaque, de mort soudaine, d'accident vasculaire cérébral et de cécité soudaine chez les utilisateurs du Viagra. On ne sait pas si ces problèmes étaient liés à l'ingestion de Viagra ou s'ils sont survenus à cause du rapport sexuel, ni si les femmes sont soumises aux mêmes risques.

Si l'excitation sexuelle pose un problème et que vous souhaitez augmenter votre vasocongestion sans prendre ces risques, discutez de l'*Eros Clitoral Therapy Device* (appareil pour la stimulation clitoridienne) avec votre médecin. Cet appareil approuvé par la FDA est un petit aspirateur qui améliore l'engorgement génital, et ce, sans effets indésirables. (Vous trouverez une description complète du produit à la page 130.)

Comment faciliter la transition

Q. Je suis au début de la périménopause et j'ai une libido très variable. Certaines semaines, j'ai très envie de rapports sexuels et d'autres, je n'y pense pas du tout. Je suppose que mes hormones fluctuent beaucoup, et je me doute que cette phase pourrait durer un certain temps. Existe-t-il des médicaments que je pourrais prendre pendant la transition ?

R. Il est très difficile pour les médecins de vous aider pendant cette phase pour la raison que vous mentionnez; vos hormones sont hors de contrôle.

Mais si le problème vous dérange beaucoup, consultez votre médecin ou un endocrinologue afin de savoir si une faible dose d'œstrogène (ou une combinaison d'œstrogène et de testostérone) pourrait vous aider. De faibles doses peuvent amener l'organisme (plus précisément l'hypothalamus et l'hypophyse) à croire que les ovaires réagissent mieux à leurs signaux qu'ils ne le font en réalité. Ils envoient dès lors moins de messages demandant de produire des hormones. Comme d'habitude, ne prenez que la plus petite dose possible pendant la plus courte durée possible. Demandez à votre médecin ce que vous pouvez faire pour protéger votre endomètre si vous avez toujours votre utérus.

Dois-je prendre de la testostérone ?

Q. Je sais qu'il ne faut pas penser aux hormones en premier lieu, mais que pensez-vous d'une injection de testostérone pour stimuler ma faible libido ?

R. La recherche montre en effet que la testostérone stimule quelque peu l'appétit sexuel, surtout chez les femmes qui ont subi une ablation des ovaires. Si votre médecin et vous décidez qu'un essai en vaut le coup, il ne vous reste qu'à choisir le produit à prendre. La plupart des produits à base de testostérone sur le marché, que ce soit sous forme d'injections, de timbres, de crèmes, de pilules ou de granules injectées sous la peau, ont été conçus pour l'homme. Une fois un produit retenu, votre médecin fera appel à son expérience pour estimer la dose dont vous avez besoin. Malheureusement, il n'existe pas de lignes directrices à ce sujet.

Au cours des dernières années, les compagnies pharmaceutiques ont cherché à développer des produits à l'intention des femmes. Cependant, la FDA n'en a approuvé aucun. Elle a refusé un timbre transdermique à base de testostérone appelé Intrinsa, en partie à cause d'un mauvais concours de circonstances. Peu de temps avant la présentation de l'Intrinsa à la FDA, l'étude WHI sur l'œstrogénothérapie a été interrompue pour des raisons de sécurité. En outre, les opposants à la testostérone ont argumenté que la majorité des participantes aux essais cliniques répartis au hasard n'avaient eu qu'un seul rapport sexuel de plus par mois que les femmes qui prenaient un placebo. Ils se sont aussi montrés préoccupés par les effets observés du médicament (acné et poils indésirables) et par le peu d'information sur les effets à long terme. Pour leur part, les partisans de l'Intrinsa ont vite rétorqué que le Viagra a été approuvé malgré des effets connus beaucoup plus graves (risques de troubles cardiaques et d'érections prolongées). Il n'existait pas de données sur l'efficacité et la sécurité à long terme du Viagra. Il en est allé de même pour les deux autres médicaments contre la dysfonction érectile que la FDA a approuvés par la suite. (En fait, la recherche sur l'efficacité et la sécurité à long terme des produits est rarement réalisée avant leur approbation par la FDA.) Et, bien que l'augmentation du désir sexuel ait été modeste, plusieurs participantes à l'étude sur l'Intrinsa se sont dites satisfaites. Il reste des recherches à faire avant de présenter de nouveau le produit à la FDA. Le développement d'autres médicaments à base de testostérone pour la femme est en cours, et le gouvernement approuvera selon toute probabilité l'un d'eux à l'avenir.

Entre-temps, les médecins peuvent continuer de prescrire les produits conçus pour l'homme. Même si l'on a longtemps supposé que la testostérone, comme d'autres hormones, pouvait accroître les risques de cancer chez la femme, une étude récente révèle que les femmes plus âgées prenant de la testostérone (dont la majorité prenait des hormones depuis longtemps) affichaient un risque de cancer du sein deux fois et demi plus élevé que les femmes n'ayant jamais pris d'hormones. La North American Menopause Society (NAMS) a émis une déclaration dans laquelle elle incite les médecins à évaluer toutes les causes possibles de dysfonction sexuelle avant de prescrire de la testostérone. Toutefois, si une femme décide de l'essayer, il convient de la combiner à de l'œstrogène et de prendre la dose la plus efficace et la plus faible possible pendant un maximum de six mois. La NAMS privilégie l'utilisation de timbres ou de crèmes de testostérone aux produits oraux.

Si vous optez pour la testostérone, la meilleure chose à faire est de consulter un spécialiste en médecine sexuelle (gynécologue ou endocrinologue), car le dosage de ces produits est difficile à réussir. Vous aurez besoin d'un suivi afin d'éviter tout excès. Un dosage trop élevé peut entraîner la pousse de poils faciaux ou un début de calvitie frontale, entre autres traits masculins. Assurez-vous de respecter la prescription du médecin, surtout dans le cas de crèmes à base de testostérone qui sont souvent préparées en pharmacie. Certaines femmes croient à tort que si un peu est bon, un peu plus sera meilleur. Alors, au lieu d'avoir des orgasmes à faire perdre la tête, elles se retrouvent avec une moustache. Voilà qui est puissant.

D'autres options

Q. D'après ce que j'ai pu lire, il y a peu à attendre de la testostérone. Qu'en est-il de la DHEA ?

R. La DHEA ou déhydroépiandros-térone est une hormone vendue dans les magasins de produits diététiques ou naturels, ou dans la section des vitamines des épiceries. Dans l'organisme, elle est générée par les glandes surrénales et peut être convertie en testostérone et en œstrogène. La recherche sur sa capacité à éliminer les troubles sexuels ont donné des résultats inégaux. Bien que la DHEA soit offerte en vente libre, la plupart des médecins sont d'avis que personne ne devrait s'autoprescrire des hormones. Tout comme dans le cas d'autres vitamines et suppléments alimentaires, la FDA n'en a pas évalué la qualité ni la sécurité. En outre, son degré de pureté peut varier. Le taux de testostérone que la DHEA produit dans l'organisme est très variable, ce qui complique la prescription d'un dosage approprié. On en sait peu sur les effets et la sécurité à long terme, certains médecins recommandent une dose de 50 mg par jour à leurs patientes qui rapportent avoir perdu tout désir sexuel et qui ont un faible taux d'androgènes à cause d'un mauvais fonctionnement des glandes surrénales. Des questions ont été formulées à propos de son lien possible avec le cancer du sein. La DHEA n'est pas vendue au Canada, et aux États-Unis, certaines organisations comme la North American Menopause Society et l'American College of Obstetricians and Gynecologists en proscrivent l'usage. En revanche, le risque peut en valoir la peine pour les femmes qui ont tout essayé sans succès et qui veulent absolument raviver leur vie sexuelle.

L'extase facile

Q. Je croyais qu'il serait plus difficile d'atteindre l'orgasme autour de la ménopause, mais je vis le contraire. Suis-je un cas rare ?

R. Environ 27 % des participantes quin-quagénaires de l'étude TREMIN ont dit qu'elles atteignaient plus facilement l'orgasme, alors que 32% ont dit le contraire. Les changements qui surviennent dans votre corps peuvent avoir moins d'influence sur votre vie sexuelle que le fait d'être à l'aise ou non avec votre corps et avec votre partenaire, et que ce que vous savez de la recherche du plaisir. Les chercheurs de l'étude TREMIN ont conclu que des études futures devraient explorer de façon plus large les raisons pour lesquelles la réaction sexuelle de certaines femmes s'améliore avec l'âge.

Plaisir perdu

Q. Je suis postménopausique et je ne pense plus à la sexualité. En réalité, ne plus avoir de rapports sexuels m'importe peu. J'ai l'impression que c'est dans l'ordre des choses. Ai-je tort ?

R. Plusieurs femmes se satisfont de rapports sexuels moins fréquents avec l'âge; il n'y a pas de lien entre la fréquence des rapports et la satisfaction qu'elles en retirent. En fait, un grand nombre de personnes inactives sexuellement se trouvent très bien comme ça. Malheureusement, bien que certaines femmes ne soient pas indisposées par une baisse de désir, leurs partenaires peuvent l'interpréter comme une forme de rejet. D'autres femmes en sont profondément affectées; sans le désir, elles se sentent comme des étrangères dans leur propre corps. Certaines femmes seules craignent de ne plus jamais connaître l'intimité. D'autres supposent que la diminution du désir sexuel avec l'âge est normale.

En général, nous savons que la réponse sexuelle et l'intérêt pour la sexualité diminuent graduellement avec l'âge. Pourtant, beaucoup de personnes

---

DIFFÉRENCES CULTURELLES

Les scientifiques qui étudient la vie sexuelle des femmes à la cinquantaine semblent se pencher davantage sur les Caucasiennes de classe moyenne, car elles sont plus faciles à recruter. Mais les femmes sont-elles vraiment toutes pareilles? Au cours des dernières années, l'étude *Study of Women's Health Across the Nation* (SWAN), financée par le gouvernement américain, a essayé de répondre à cette question en recrutant des milliers de femmes de la génération du baby-boom (de 42 à 52 ans au début de l'étude, au milieu des années 1990) de groupes ethniques variés. L'un des buts de l'étude était de déterminer si les femmes à la préménopause avaient plus d'intérêt pour la sexualité que les femmes à la périménopause, et s'il y avait des différences parmi les groupes ethniques. L'étude a révélé que le temps qui sépare les femmes de la ménopause n'avait pas d'incidence sur leur désir,

leur satisfaction, leur excitation ou le plaisir obtenu par le sexe, ou sur l'importance de la sexualité dans leur vie. Ce qui avait une incidence était l'attitude générale envers la sexualité et le vieillissement, de même que le contexte culturel. Par exemple, les Afro-Américaines rapportaient avoir plus de rapports sexuels que toutes les autres, alors que les Hispaniques disaient ressentir moins de plaisir et avoir des problèmes de stimulation. Plus de Chinoises que de Caucasiennes ou d'Afro-Américaines ont indiqué avoir un coït douloureux et des problèmes de désir et d'excitation sexuelle. Les Japonaises mentionnaient plus de problèmes d'excitation sexuelle. Bien sûr, toutes les Japonaises (ou Caucasiennes, Afro-Américaines, Chinoises ou Hispaniques) ne sont pas pareilles, mais cette étude est une étape bienvenue vers une meilleure compréhension de la diversité des femmes.

de 70, 80 et 90 ans demeurent actives sexuellement. Un sondage du Consumer Reports a révélé que 75 % des femmes dans la cinquantaine avaient toujours beaucoup d'intérêt pour la sexualité; de même pour près de 70 % des femmes dans la soixantaine et près de 60 % des femmes de plus de 70 ans. Si vous êtes à l'aise de vivre sans rapports sexuels, sachez que vous n'êtes pas seule. Cela ne signifie pas que vous vous sentirez toujours ainsi. L'un des éléments de la définition de la dysfonction sexuelle est la détresse. Voilà une question à laquelle seule chaque femme peut répondre.

LES TROUBLES VAGINAUX

Durant la transition de la ménopause et les années qui suivent, les fluctuations hormonales peuvent rendre les parois vaginales sèches, plus minces et moins souples. Cela peut perturber votre vie sexuelle à une époque où vous devriez pouvoir en jouir.

Heureusement, il y a des lubrifiants vaginaux en vente libre. Lisez les étiquettes et retenez les lubrifiants à base aqueuse, entre autres : Astroglide, K-Y, Lubrin, Moist Again et Replens Intimate. Certaines compagnies en ligne proposent des échantillons de divers produits, ce qui permet d'en faire l'essai et évite l'embarras d'acheter ces produits en pharmacie. N'utilisez pas de lubrifiants à base d'huile comme la gelée de pétrole ou l'huile pour bébé, car ils peuvent irriter la peau délicate du vagin et favoriser la croissance bactérienne.

Il existe aussi des hydratants personnels comme le Replens, le K-Y Long Lasting Vaginal Moisturizer et l'Astroglide Silken Secret. Ces produits ont une composante adhésive qui leur permet de procurer un soulagement plus durable que les lubrifiants vaginaux. Leur fonction est de restaurer la sensation de peau douce et humide à laquelle vous êtes habituée, et ce, de plusieurs jours à une semaine. Les dermatologues recommandent aussi l'onguent Aquaphor. Il ne faut jamais utiliser les hydratants pour le corps et le visage dans le vagin, surtout s'ils sont à base d'alcool ou s'ils contiennent un parfum. Les douches vaginales au vinaigre sont aussi à proscrire. Certaines femmes utilisent des produits à base de vitamine E, mais les dermatologues affirment qu'ils sont souvent inefficaces et qu'ils peuvent provoquer une dermatite de contact, soit une irritation cutanée causée par un contact avec une substance irritante, surtout chez les femmes ayant une peau sensible.

Aucune étude sérieuse n'a démontré l'efficacité de remèdes alternatifs comme la belladone, la bryone, le lycopode, le Dong Quai ou l'agripaume cardiaque. Il y a peu de preuves que l'ajout de graines de lin et de farine de soja à l'alimentation réduit les symptômes. (Voir l'Annexe 1 pour plus de détails sur les différents traitements.)

Une lubrification insuffisante

Q. J'ai toujours mes règles chaque mois, mais mon vagin se lubrifie beaucoup moins qu'avant lorsque je suis excitée sexuellement. Que puis-je faire ?

R. Ressentir des symptômes ménopausiques alors qu'on a toujours ses règles est un phénomène plutôt courant. Si vous êtes attentive à votre corps, vous avez sûrement déjà remarqué de subtils changements dans votre écoulement sanguin mensuel ou la durée de vos règles. Une lubrification moindre lors de l'excitation sexuelle est souvent le premier symptôme que notent les femmes.

Utilisez un lubrifiant vaginal durant vos rapports sexuels, mais assurez-vous qu'il a une base aqueuse; les produits à base d'huile ne sont pas sécuritaires avec les diaphragmes et les préservatifs (condoms). Il est bon de réchauffer le lubrifiant dans vos mains (ou celles de votre partenaire) pendant quelques secondes avant de l'appliquer. Assurez-vous de bien couvrir toute la région vaginale ainsi que l'extrémité du pénis ou du condom pour une efficacité maximale. Il existe aussi des condoms lubrifiés. Des rapports sexuels plus fréquents peuvent également aider. Les femmes qui ont des rapports sexuels sur une base régulière ont une meilleure lubrification que les autres.

Sensibilité vaginale

Q. **Depuis que je suis à la postméno-pause, je ressens constamment de la chaleur, de la sécheresse et des démangeaisons dans toute la région génitale. J'utilise un lubrifiant lorsque j'ai des rapports sexuels, mais cela ne semble pas suffire.**

R. Il semble que vous souffriez de l'un des symptômes les plus courants de la ménopause. Ce problème peut avoir plusieurs causes. Examinons-les.

En premier lieu, la diminution du taux d'œstrogène dans votre organisme peut être à l'origine d'une sensation de sécheresse et d'une plus grande sensibilité de la région génitale (appelée «vulvodynie»). La première étape consiste à vérifier si quelque chose irrite votre peau, par exemple : protège-dessous, savon parfumé, douches vaginales, sous-vêtements en fibres synthétiques, collants (bas-culottes) ou préservatifs (condoms) en latex. Même si ces choses ne vous ont jamais dérangée dans le passé, elles

peuvent poser des problèmes puisque votre sensibilité aux substances irritantes a augmenté. Un excès d'exercices ou de transpiration peut exacerber le problème, de même qu'un niveau élevé de tension (stress) ou un traumatisme.

En second lieu, il se peut que la ménopause ait aminci votre muqueuse vaginale et augmenté le pH de votre vagin, vous rendant plus vulnérable à l'infection. Ne tentez pas de faire un diagnostic vous-même. Des analyses en laboratoire peuvent être nécessaires pour déterminer la cause du problème. Il est préférable d'éviter les aérosols d'hygiène féminine ou les déodorants parfumés conçus pour camoufler les odeurs vaginales, qui sont souvent les premiers signes avertisseurs d'une infection. Demandez à votre médecin si un produit comme le RepHresh peut vous aider à rétablir votre pH vaginal, réduisant ainsi le risque d'autres infections.

En troisième lieu, vérifiez si l'un des médicaments que vous prenez peut intensifier votre sécheresse vaginale. Avisez votre médecin si vous éprouvez aussi de la sécheresse oculaire ou buccale. Cela peut être un signe précurseur du syndrome de Sjögren, une maladie auto-immune chronique qui est le plus souvent diagnostiquée chez les femmes de plus de 40 ans.

En l'absence de problème particulier, votre médecin devrait vous recommander d'utiliser un hydratant personnel. Si le problème persistait, vous pourriez vous tourner vers un traitement hormonal vaginal localisé. Il y a plusieurs façons d'administrer de l'œstrogène à même le vagin, dont des anneaux, des comprimés et des crèmes (voir le chapitre 2 pour plus de renseignements). Contrairement à l'œstrogène pris par voie orale qui est absorbé par tout le système (et qui accroît le

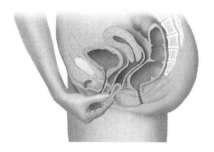

L'ANNEAU VAGINAL. Cette forme de traitement est facile à utiliser. Installez-vous dans une position confortable, soit allongée, soit debout avec un pied relevé sur un tabouret ou une chaise, puis insérez l'anneau dans l'orifice vaginal. S'il glisse, remettez-le en place.

risque de caillots sanguins), ces hormones livrées localement pénètrent directement dans le sang sans passer par le foie. Elles sont généralement efficaces pour restaurer la lubrification et l'élasticité vaginales. Si vous préférez les préparations par voie orale, veillez à prendre la plus petite dose efficace possible pour la plus courte durée possible. Les résultats de l'étude contrôlée *Women's Health Osteoporosis Progestin and Estrogen* ont montré que des doses de 0,3 et 0,45 mg d'œstrogène équin conjugué pris par voie orale avec ou sans progestine se sont révélées efficaces dans le traitement des symptômes vaginaux. (En comparaison, la dose utilisée dans l'étude WHI qui a causé une augmentation des risques cardiovasculaires était de 0,625 mg.) Bien qu'on ne dispose pas de données à long terme pour le prouver, de nombreux chercheurs pensent que des doses plus faibles peuvent se traduire par une augmentation moindre des risques et une diminution des effets indésirables.

La thérapie au yaourt

Q. J'ai des amies russes qui affirment que le fait de mettre du yaourt dans le vagin aide à restaurer le pH pendant les années de la ménopause. Disent-elles vrai ?

R. Manger du yaourt ou avaler des capsules d'acidophile peut contribuer à maintenir l'équilibre du pH; en revanche, insérer du yaourt ou des cultures de lactobacille dans le vagin ne fera rien d'autre que de créer un environnement de prédilection pour la prolifération des bactéries. L'usage du yaourt comme traitement hydratant contre les démangeaisons vaginales est aussi déconseillé.

Allergies dans la région génitale ?

Q. Je sens une sécheresse et une irritation accrues dans la région génitale au printemps et à l'automne, c'est-à-dire en même temps que mes allergies se manifestent. Cela a-t-il du sens ?

R. Il pourrait y avoir une relation, surtout si vous prenez des antihistaminiques afin de dégager votre nez qui coule ou vos yeux larmoyants. L'une des propriétés des antihistaminiques est d'avoir un effet asséchant sur toutes les membranes muqueuses de l'organisme, et pas seulement celles du nez. Cela signifie que votre région génitale peut s'en ressentir. Les diurétiques, la caféine et l'alcool peuvent avoir un effet semblable.

Faites l'essai d'un hydratant vaginal ou d'un lubrifiant à base aqueuse pour vérifier s'il atténue votre problème. Dans le cas contraire, demandez à votre médecin de modifier votre traitement contre les allergies ou encore d'utiliser une hormonothérapie locale à l'occasion dans le but de réduire vos symptômes saisonniers.

Rapports sexuels douloureux

Q. J'ai toujours pensé que ma vie sexuelle serait plus agréable après la ménopause puisque je n'aurais plus à me soucier d'une grossesse accidentelle. **Au contraire, mes rapports sexuels sont de plus en plus douloureux.**

R. Environ une femme sur cinq aura des rapports sexuels douloureux (dyspareunie) à un moment ou à un autre de sa vie. Après la ménopause, la douleur est habituellement liée à l'effet des fluctuations hormonales sur la muqueuse vaginale. Autrement dit, l'adaptation d'autrefois a cédé la place à un frottement inconfortable. Chez certaines femmes, surtout celles qui passent de longues périodes sans avoir de rapports sexuels, le vagin rétrécit. C'est pourquoi ce problème devient souvent apparent chez les femmes dont le partenaire se met à prendre du Viagra ou un produit similaire après des années de dysfonction érectile.

Le traitement à choisir contre la douleur dépend de la cause et de la gravité du problème. Les lubrifiants vaginaux à base aqueuse et les hydratants personnels peuvent faire une grande différence dans les cas mineurs. Si le problème persiste ou est plus grave, toutefois, prenez rendez-vous avec votre médecin. Il vérifiera si l'irritation est causée par une infection, une infection transmissible sexuellement (ITS) ou une réaction allergique. (Demandez à votre médecin d'utiliser le spéculum le plus étroit possible pour procéder à l'examen interne afin de minimiser votre inconfort.) Si la douleur semble provenir du creux de votre région pelvienne, il est bon de le préciser au médecin. (Cela peut être un symptôme d'une grande variété de choses, depuis un simple kyste ou un déchirement musculaire jusqu'à un cancer des ovaires.)

En cas de dyspareunie, une œstro-génothérapie vaginale ou systémique peut restaurer votre santé du vagin. Les deux sont également efficaces. Les traitements vaginaux sont offerts sous forme de comprimés vaginaux, d'anneaux (Estring) et de crèmes. Si la douleur est intense, votre médecin pourra vous prescrire une dose importante d'œstrogène pour accélérer la guérison, puis réduire la dose pour maintenir la nouvelle situation. La plupart des femmes se sentent mieux en quelques semaines; quelques-unes doivent subir un traitement à long terme afin de maintenir leur santé vaginale.

Un survol de ces traitements a montré que les femmes tendent à préférer l'anneau vaginal aux autres modes d'administration parce qu'il est facile à utiliser et qu'il cause peu d'inconfort. Les femmes qui utilisent les crèmes ont en général plus d'effets indésirables (saignements utérins, douleurs mammaires, accumulation accrue de la muqueuse de l'utérus). Les comprimés peuvent procurer un certain soulagement avec de faibles doses de médicaments par voie orale (des doses de 0,3 et de 0,45 mg d'œstrogène équin conjugué se sont montrées efficaces). Comme les autres traitements systémiques, ils ont l'avantage d'atténuer les bouffées de chaleur. Les traitements systémiques sont aussi offerts sous forme de timbres, de crèmes ou d'anneaux (Femring).

Advenant que vous souhaitiez reprendre vos activités sexuelles lorsque vous vous sentirez mieux, votre médecin pourrait vous suggérer d'utiliser des dilatateurs vaginaux bien lubrifiés (vendus en ligne ou dans tout bon magasin de fournitures médicales). Les techniques de relaxation musculaire progressive peuvent aussi être favorables (vous trouverez de l'information sur des sites Internet, par exemple au www.mayoclinic.com/health/relaxation-technique/SR00007). Une fois que la peau aura retrouvé son tonus, il faudra penser à le préserver à l'aide d'hydratants personnels. En outre, souvenez-vous d'utiliser un lubrifiant à base aqueuse en bonne quantité pendant vos rapports sexuels.

Risque de transfert

Q. J'applique mon œstrogène vaginal juste avant d'aller au lit, mais je crains toujours que l'œstrogène se transfère à mon mari lorsque nous faisons l'amour. Je sais que la testostérone peut entraîner l'apparition de traits masculins chez la femme; l'œstrogène vaginal risque-t-il de « féminiser » mon mari ?

R. Un médecin nous a parlé d'un couple qu'elle traitait et qui avait utilisé accidentellement (et à maintes reprises) l'œstrogène vaginal en tant que lubrifiant. L'homme a présenté une féminisation (c'est-à-dire une légère croissance des seins) du fait d'avoir été exposé à une grande quantité d'œstrogène sous forme de crème. Cependant, tout est revenu à la normale dès que sa femme a cessé d'utiliser sa crème avant leurs rapports sexuels. (En passant, on a observé des effets similaires chez des femmes qui avaient eu des rapports sexuels avec un homme qui utilisait un androgène topique comme l'Androgel.) Une exposition occasionnelle à de faibles doses n'aura probablement aucun effet. Par mesure de précaution, il peut être bon d'appliquer l'œstrogène en crème plus tôt durant la journée ou simplement d'attendre après le rapport sexuel.

Les infections aux levures

Q. J'ai toujours été sensible aux infections aux levures quand je prends des antibiotiques, mais récemment ces symptômes se manifestent de façon régulière, même sans antibiotiques. Y a-t-il un lien avec la ménopause ?

R. De nombreux facteurs peuvent déclencher les infections aux levures : les antibiotiques, les rapports sexuels, les spermicides, les douches vaginales ou un système immunitaire affaibli. Le risque s'accroît également dans les périodes de fluctuations hormonales, notamment la grossesse, l'allaitement ou la transition de la ménopause. La raison en est que des taux hormonaux erratiques peuvent altérer l'environnement sain du vagin et accélérer la croissance de bactéries et de levures qui s'y trouvent habituellement en faible quantité. Alors que certaines femmes atteintes d'une infection aux levures n'ont aucun symptôme, bon nombre d'entre elles ont des démangeaisons, des sensations de brûlure qui s'intensifient lors de la miction ou des rapports sexuels, une rougeur accrue et de l'enflure ainsi qu'un écoulement vaginal inodore, mais épais et granuleux.

Dans le cas d'une première infection, il faut consulter un médecin afin qu'il procède à des analyses de laboratoire pour confirmer le diagnostic, puisque plusieurs états pathologiques présentent ces mêmes symptômes. En revanche, étant donné que vous en avez déjà eu et que vous reconnaissez les symptômes, vous avez sans doute pris l'habitude de traiter ces infections avec des médications en vente libre. Sachez toutefois qu'une étude récente a révélé que seul un tiers des femmes avait correctement diagnostiqué ce qu'elles croyaient être une infection aux levures; 20 % des participantes avaient plus d'une infection et les autres souffraient d'autre chose. Il est difficile d'obtenir un diagnostic exact si vous suivez déjà un traitement pour soigner une infection aux levures; en cas de doute, faites faire une analyse avant d'utiliser la médication en vente libre. (Autrement, vous pourriez vous retrouver à traiter une variété

LES EXERCICES DE KEGEL

En matière d'exercices, vous brillez. Vous faites de la course, vous faites de l'entraînement en force musculaire. Vous suivez même un cours de taï-chi. Mais faites-vous les exercices de Kegel?

Les exercices de Kegel ont été conçus dans le but de renforcer les muscles du plancher pelvien. Non seulement gardent-ils vos muscles sexuels en forme, ils peuvent aussi améliorer votre réponse sexuelle. Ils sont également efficaces pour prévenir ou réduire l'incontinence urinaire ou intestinale en plus de diminuer les risques de prolapsus des organes pelviens.

La première étape consiste à repérer les muscles qui vont de l'os pubien au coccyx, au bas du bassin, et contribuent à soutenir bon nombre des organes internes. Commencez par simuler le mouvement musculaire que vous feriez pour tirer vers le haut un tampon qui glisse sans utiliser les doigts. Insérez ensuite un doigt ou deux dans votre vagin et contractez les muscles autour d'eux. Vous venez de trouver d'autres muscles (ce sont les muscles qui servent à interrompre l'écoulement de l'urine et à retenir une flatulence).

Il y a deux exercices de base à maîtriser.

Commencez par vous détendre. Tout en expirant, contractez, soulevez et tirez lentement vers le haut les muscles du plancher pelvien en comptant jusqu'à 10, puis relâchez-les en comptant de nouveau jusqu'à 10. Certaines femmes visualisent un ascenseur qui monte et qui redescend. Essentiellement, il s'agit de contracter les muscles qui entourent le vagin et l'anus. Faites cet exercice de 10 à 15 fois par jour pour commencer. Si vos muscles sont faibles, il sera peut-être difficile d'aller

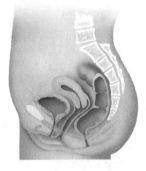

MUSCLES DU PLANCHER PELVIEN
Cette coupe latérale montre de quelle façon les muscles du plancher pelvien contribuent à soutenir plusieurs organes internes.

d'autres infections pendant des semaines.) Les infections vaginales qui persistent accroissent le risque de contracter le VIH et des infections postopératoires. En règle générale, il convient de consulter un médecin si vous notez des différences dans vos symptômes (un écoulement jaunâtre ou verdâtre ayant une odeur) ou s'ils persistent après le traitement.

Voici un autre petit conseil: la prochaine fois qu'on vous prescrira des antibiotiques, indiquez au médecin que ces derniers tendent à vous donner des infections aux levures. Il pourrait vous prescrire un autre produit. Sinon, il pourrait vous suggérer de commencer à traiter une infection aux levures qui se prépare avant même l'apparition des premiers symptômes.

Les nouvelles rencontres

Q. Je suis dans la cinquantaine et j'ai récemment recommencé à faire des rencontres après un long et pénible divorce. Depuis peu, mon vagin se lubrifie moins qu'avant durant les préliminaires et les rapports sexuels; de plus, j'ai des pertes inhabituelles et des douleurs pelviennes. Ce n'est vraiment pas le moment!

au-delà d'un compte de 3. Augmentez graduellement la durée jusqu'à un compte de 10 et faites alors plus de répétitions. Le deuxième exercice est semblable au premier. Il consiste encore à contracter, à soulever et à tirer les muscles du plancher pelvien vers le haut, comme précédemment, mais beaucoup plus vite. Contractez en comptant jusqu'à 2, relâchez en comptant jusqu'à 2, et répétez de 10 à 15 fois. Vous pouvez ajouter des répétitions chaque mois à mesure que vous vous renforcez. La qualité de chaque répétition est plus importante que la quantité. Visez à en faire de 50 à 100 par jour.

Peut-être êtes-vous découragée – une chose de plus à faire chaque jour! Mais vous pouvez en faire 20 ici, 20 là, tout au long de la journée. Selon des études, vous avez plus de chances de les exécuter correctement si vous les faites à la maison, à heure fixe, par exemple en vous levant le matin. N'importe quelle position fonctionne : debout (les genoux légèrement fléchis, les pieds à la largeur des épaules), couchée (la tête sur un oreiller, les genoux fléchis et les pieds légèrement écartés) ou assise (sur une chaise non coussinée à dossier droit). Si vous faites vos exercices assise, vos pieds doivent être à plat sur le sol et vos genoux, légèrement écartés; ou encore, vous pouvez allonger vos jambes et croiser vos chevilles.

Évitez de contracter les muscles des cuisses, des fesses et de l'abdomen, et de retenir votre respiration.

À mesure que vous les maîtriserez, vous pourrez faire les exercices de Kegel n'importe où : dans un bouchon de circulation, dans la file d'attente au magasin ou même pendant vos rapports sexuels. Voilà du travail multitâche!

Demandez de l'aide si vous n'êtes pas sûre de bien faire les exercices. (Une mauvaise exécution peut faire du tort, par exemple mettre de la pression sur la vessie.) Le personnel de votre médecin devrait être en mesure de vous rediriger. Ou encore, songez à consulter un physiothérapeute, qui pourrait faire appel à la rétroaction biologique (utilisation d'un équipement spécial qui vous permet de savoir quel muscle vous contractez), à la stimulation électrique (insertion d'une petite sonde dans le vagin dans le but de stimuler la contraction des muscles) ou des poids vaginaux (de petits poids en forme de cônes insérés dans le vagin et qu'il faut retenir contre la gravité; on passe à des poids plus lourds à mesure qu'il y a amélioration). Ces techniques ont à l'occasion des effets nuisibles. Assurez-vous donc d'obtenir les conseils d'un professionnel.

R. De nombreux facteurs peuvent être en cause. Il peut s'agir d'une atrophie vaginale causée par l'abstinence combinée à une infection aux levures. Une infection transmissible sexuellement (ITS) peut aussi être une explication. Il est facile d'oublier que même si vous ne risquez plus de devenir enceinte, vous demeurez vulnérable aux ITS. D'une façon ou d'une autre, n'essayez pas d'autodiagnostiquer votre problème. Consultez un médecin; il y a peu de chances que le problème se résorbe de lui-même.

Une pause

Q. Je n'ai pas de partenaire stable à l'heure actuelle, mais cela ne signifie pas que je n'en aurai plus jamais. Outre les lubrifiants et les hydratants, que puis-je faire pour préserver la santé de ma région génitale ?

R. L'absence d'un partenaire est le problème sexuel le plus courant dans la cinquantaine, et bien des femmes souhaitent que ce ne soit que temporaire. Comme toute partie du corps, vos organes génitaux ont besoin d'exercice et de stimulation pour rester en santé. En augmentant le débit sanguin dans cette région, vous favorisez le maintien de la capacité de réaction et prévenez le rétrécissement du vagin et l'amincissement des tissus (ce que les médecins appellent « atrophie vaginale »). Dans les cas les plus graves, le vagin peut se refermer complètement. Et un clitoris abandonné pourrait avoir de la difficulté à réagir après une longue retraite.

Un peu d'expérimentation vous aidera à déterminer ce qui vous convient le mieux. Une des choses les plus évidentes (et saines) que vous pouvez faire est de vous masturber, manuellement ou à l'aide d'un vibromasseur. Les exercices de Kegel peuvent aussi être utiles. On recommande souvent aux femmes qui viennent d'accoucher de faire ces exercices afin d'éviter les fuites urinaires, mais ils permettent aussi de maintenir le bon fonctionnement des muscles vaginaux. Ils requièrent une contraction semblable à celle que vous feriez pour tirer vers le haut un tampon qui glisse ou pour interrompre l'écoulement de l'urine. (Voir à la page 118.)

Certaines femmes trouvent qu'il est plus facile d'exercer leurs muscles vaginaux lorsqu'elles peuvent les contracter autour d'un objet. Il existe une grande variété d'outils à cet effet; entre autres, des tiges de dilatation en plastique, souvent utilisées par les femmes qui reçoivent une radiothérapie afin de dilater leurs muscles vaginaux et de prévenir la formation de tissus cicatriciels, peuvent servir à exercer et à resserrer les muscles du vagin. Il suffit de lubrifier la tige, de l'insérer jusqu'à la moitié du vagin puis de contracter les muscles vaginaux de 5 à 10 minutes à la fois. Selon votre situation, il peut être nécessaire de faire cet exercice deux ou trois fois par semaine. Parmi d'autres options figurent les haltères, les poids et

les cônes vaginaux. Le Betty's Barbell, conçu par la sexologue Betty Dodson, est une variante populaire de ces outils; le Kegelcisor en est une autre. Bon nombre de ces articles sont vendus dans des magasins de fournitures médicales ou dans des boutiques en ligne de gadgets sexuels.

Obtenez les conseils d'un physiothérapeute si vous avez déjà eu des problèmes de prolapsus du plancher pelvien ou si vous avez de la difficulté à maîtriser les exercices de Kegel.

MÉTHODES DE CONTRACEPTION

Peu importe le nombre de symptômes de la ménopause que vous avez, tant que vous n'avez pas passé une année entière sans avoir de règles, une grossesse demeure possible. Si cela ne fait pas partie de vos projets, il ne faut pas prendre la contraception à la légère. La moitié des grossesses qui surviennent chez les femmes de plus de 40 ans ne sont pas planifiées. En outre, plus une femme conçoit tard dans la vie, plus les risques de complications pour elle et pour l'enfant augmentent. (Cela pourrait expliquer pourquoi une étude a montré que plus de 65 % des grossesses tardives mènent à un avortement.) Si vous êtes à la périménopause, il est temps de repenser votre méthode de contraception.

Il y a de nombreuses options, et certaines atteignent plusieurs objectifs. Cependant, certaines méthodes de contraception présentent plus de risques pour vous maintenant. Voyons les options qui s'offrent à vous:

LES CONTRACEPTIFS ORAUX.
Si vous n'avez pas pris de contraceptif oral depuis quelques décennies, vous pensez

peut-être qu'ils sont toujours considérés comme néfastes pour les femmes de plus de 35 ans. Ce n'est plus le cas. Depuis la fin des années 1980, les contraceptifs oraux sont offerts dans des doses beaucoup plus faibles. Aujourd'hui, la plupart ne contiennent que de 20 à 35 microgrammes d'œstrogène. (En comparaison, dans les années 1970, la dose courante était de 100 microgrammes et dans les années 1960, elle était de 175 microgrammes.) En 1989, la FDA américaine a retiré son avertissement pour les femmes de plus de 40 ans (sauf pour les fumeuses ou les femmes qui ont un problème de santé particulier) et approuvé l'utilisation de la pilule jusqu'au début de la ménopause, même à 55 ans.

Non seulement une combinaison d'œstrogène et de progestogène prise par voie orale prévient-elle la grossesse, mais elle aide aussi à gérer les symptômes de la périménopause comme les saignements abondants et irréguliers, les bouffées de chaleur, les saignements vaginaux et la perte osseuse, en plus de réduire les risques de fracture des os durant les années postménopausiques. Les contraceptifs oraux procurent d'autres bienfaits : des règles à intervalles déterminés, une réduction du recours à une hystérectomie associée à des fibromes ou à d'autres problèmes de saignements ainsi qu'une diminution spectaculaire du risque de cancer des ovaires ou de cancer de l'endomètre (une utilisation à vie réduirait le risque de cancer des ovaires de 80 %, et le risque de cancer de l'endomètre, de 40 % ou plus), et ce, sans augmentation du risque de cancer du sein ou du cancer du col de l'utérus. Les contraceptifs oraux combinés offrent aussi une protection contre les tumeurs du sein bénignes et le syndrome inflammatoire pelvien. Ils ne conviennent toutefois pas à toutes les

femmes. Si vous avez plus de 35 ans et que vous êtes obèse, ou encore que vous fumez, ou si vous avez des antécédents de coagulation sanguine, d'accident vasculaire cérébral, d'hypertension ou de diabète, les risques liés à la prise d'un contraceptif oral augmentent avec l'âge. La pilule présente aussi des risques élevés pour les femmes qui ont un cancer du sein, de l'endomètre et du foie, ou tout autre cancer sensible à l'œstrogène, des antécédents de maladie cérébrovasculaire ou de coronaropathie, des saignements utérins anormaux sans cause connue, un ictère (provenant d'une grossesse précédente ou de l'utilisation antérieure d'un contraceptif oral), une maladie hépatique active et des migraines accompagnées d'auras. Ne les prenez pas si vous pensez être enceinte.

Le risque de développer un caillot sanguin, qui est lié au contenu en œstrogène de la pilule, est accru chez les femmes dont le système de coagulation présente une déficience génétique. Les crises cardiaques et les accidents vasculaires cérébraux sont rares. Parmi d'autres effets secondaires figurent les nausées, les céphalées (maux de tête) et la sensibilité des seins, bien que ces effets tendent à s'estomper avec une utilisation continue. Des saignements irréguliers et des microrragies peuvent se produire avec les produits à faible dose. Le cas échéant, discutez avec votre médecin de la possibilité d'augmenter la dose. Certaines femmes prennent du poids lorsqu'elles utilisent un contraceptif oral, mais des études révèlent qu'autant de femmes en perdent. La plupart des contraceptifs oraux suivent un cycle mensuel (trois semaines avec hormones et une semaine sans). Un nouveau produit, le Seasonale, simule un cycle prolongé suivant lequel vous avez des règles seulement quatre fois par année. Cette option risque de

LE CONTRACEPTIF D'URGENCE (OU PILULE DU LENDEMAIN)

Comme son nom l'indique, cette méthode de contraception s'applique aux situations où votre méthode habituelle vous fait défaut; par exemple, vous avez oublié de prendre votre pilule, un condom s'est déchiré ou vous avez eu un rapport sexuel non protégé. Dans la plupart des cas, une combinaison d'œstrogène et de progestine doit être ingérée moins de 72 heures après le rapport sexuel. Il y a une seconde dose à prendre 12 heures plus tard. On inclut parfois un test de grossesse. Cette méthode n'est efficace qu'à 75 % et ne fonctionne pas si l'ovule est déjà implanté. Le contraceptif d'urgence n'interrompt pas une grossesse et il ne prévient pas non plus les ITS. Les effets indésirables peuvent inclure des crampes, des vomissements, des céphalées (maux de tête) et des nausées. Il existe une version à progestine seule appelée Plan B, qui est efficace à 89 % et qui semble causer moins de nausées. Les autres formes de contraception étant beaucoup plus fiables, il est déconseillé d'utiliser la pilule du lendemain comme méthode de contraception courante.

plaire aux femmes qui ont beaucoup de problèmes de saignements. Tant que vous prendrez un contraceptif oral, vous aurez des règles même si vous avez atteint la ménopause. C'est pour cette raison que la plupart des médecins recommandent aux femmes de cesser de prendre leur contraceptif oral lorsqu'elles ont 50 ans. Enfin, rappelez-vous que la contraception orale n'offre aucune protection contre les infections transmissibles sexuellement.

LE TIMBRE TRANSDERMIQUE.

OrthoEvra, un timbre transdermique qui procure une contraception durant une semaine, contient de la norelgestromine (un progestogène) et de l'éthinylestradiol. En un mois, il faut l'appliquer trois fois et l'omettre la quatrième semaine. Il est facile à utiliser et aide à régulariser les saignements menstruels erratiques. La FDA a toutefois émis un avertissement à son sujet parce que les femmes qui l'utilisent reçoivent 60 % plus d'œstrogène que celles qui prennent un contraceptif à dose standard (35 microgrammes). La FDA affirme ne pas savoir si les femmes, en prenant ce produit, s'exposent d'elles-mêmes à des risques accrus d'effets indésirables comme des problèmes de coagulation sanguine, mais en général des doses plus élevées sont liées à une augmentation des risques. Le timbre n'offre aucune protection contre les ITS.

L'ANNEAU VAGINAL.

Le Nuvaring, un anneau en plastique qui contient de l'éthinylestradiol et de l'étonogestrel, fonctionne pendant trois semaines après qu'on l'a inséré dans le vagin. On attend ensuite une semaine avant d'insérer un nouvel anneau. Ce contraceptif prévient la sécheresse vaginale en plus de contrôler le cycle menstruel. On ne sait toujours pas s'il protège contre l'ostéoporose ou les cancers gynécologiques. Il ne procure aucune protection contre les ITS.

LES INJECTIONS.

Le Lunelle consiste en une hormone injectable une fois par mois contenant de l'acétate de médroxyprogestérone (un progestogène) et du cypionate d'estradiol (un œstrogène). Il réduit le risque de kystes ovariens et de tumeurs chez les femmes qui l'utilisent. Il protège aussi contre le cancer et l'endométriose, en plus d'aider à régulariser l'écoulement menstruel. Toutefois, il n'offre aucune protection contre les ITS. Ses effets secondaires se rapprochent de ceux des contraceptifs oraux combinés. Une grossesse pourrait survenir si l'injection n'est pas administrée moins de 33 jours après la précédente.

LES CONTRACEPTIFS À PROGESTINE SEULE.

Les femmes qui ne peuvent pas prendre de contraceptifs à base d'œstrogène en raison de facteurs de risque médicaux peuvent se tourner vers les préparations à base de progestine seule. La prise d'acétate de médroxyprogestérone à effet prolongé se fait sous forme d'injections intramusculaires de 150 mg administrées tous les trois mois. Il peut se produire des saignements non prévus et des microrragies, et la moitié des utilisatrices cessent d'avoir leurs règles mensuelles après quatre traitements. Il peut s'écouler de 12 à 18 mois après l'arrêt du traitement avant que les ovulations reprennent. Comme l'acétate de médroxyprogestérone supprime la production d'estradiol par les ovaires, il a aussi un effet négatif sur la densité minérale osseuse. Pour cette raison, certains médecins le combinent à une faible dose d'œstrogène sous forme de timbres ou de comprimés (comme ceux qu'on utilise pour l'hormonothérapie associée à la ménopause). Il existe aussi des contraceptifs oraux à progestine seule (la « minipilule ») qui exigent qu'on les prenne rigoureusement chaque jour pour assurer leur efficacité, étant donné la très faible dose qu'ils contiennent. Ces pilules présentent aussi des risques de saignements irréguliers et de microrragies. Il arrive que des femmes voient leurs règles cesser. Les timbres de progestine seule ne sont pas vendus aux États-Unis, mais ils sont offerts dans d'autres pays.

Les spermicides.

Offerts en vente libre, les spermicides sont des préparations (crèmes, mousses, suppositoires, gels) conçues pour détruire le sperme au contact après qu'on les a introduites dans le vagin à proximité du col de l'utérus. Assurez-vous de bien lire les directives afin de les utiliser adéquatement et d'obtenir une efficacité optimale. Les spermicides ne procurent aucune protection contre les ITS, et ils peuvent irriter les peaux sensibles.

LES MÉTHODES CONTRACEPTIVES DE BARRIÈRE.

Ces moyens contraceptifs (condoms pour hommes, condoms pour femmes, capes cervicales, diaphragmes) empêchent physiquement le sperme d'atteindre l'ovule et sont très efficaces s'ils sont utilisés correctement lors de chaque rapport sexuel. Les condoms en latex sont la seule méthode de contraception qui procure une protection garantie contre la plupart des ITS si on les utilise pour le sexe vaginal, oral et anal. En raison de cette propriété, certaines personnes combinent l'emploi du condom et d'une autre méthode de contraception.

LE DISPOSITIF INTRA-UTÉRIN (DIU).

Fixé dans l'utérus pour des périodes de 5 à 10 ans à la fois, le DIU est l'un des moyens de contraception les plus populaires dans le monde, quoique moins de 1 % des Américaines y aient recours. (Cette méthode de contraception a perdu de sa popularité aux États-Unis après l'interdiction en 1974 du modèle Dalkon Shield, qu'on a associé à un taux élevé d'infections et d'insertions douloureuses. À cette époque, les DIU n'étaient pas soumis à un examen gouvernemental. Aujourd'hui toutefois, tous les DIU doivent obtenir l'approbation de la FDA.) Les deux dispositifs présentement offerts aux États-Unis sont le DIU en cuivre (le ParaGard T 380A), qui peut séjourner dans l'utérus pendant 10 ans, et le système intra-utérin à libération de lévonorgestrel (Mirena IUS), d'une durée d'environ 5 ans. Ces deux dispositifs doivent être mis en place par un médecin. Les effets indésirables du DIU en cuivre incluent une augmentation des crampes et un écoulement sanguin plus abondant. Il est donc peu approprié pour les femmes qui ont déjà des règles douloureuses ou particulièrement abondantes et prolongées. Le dispositif à libération de lévonorgestrel, qui tend à réduire l'écoulement sanguin et les crampes, pourrait mieux leur convenir. Beaucoup de femmes ont des microrragies après l'insertion d'un DIU, mais ces effets s'atténuent avec le temps. Alors que bon nombre de femmes ont des règles plus légères et plus régulières, d'autres continueront d'avoir des microrragies et certaines n'auront plus de règles du tout (aménorrhée). Les DIU comportent certains risques. Dans un petit pourcentage de cas, l'utérus est perforé durant l'insertion, et il arrive que l'organisme expulse le DIU après quelques mois. Vous pouvez diminuer ces risques en faisant appel à un médecin spécialiste de l'insertion de DIU. Si vous n'en connaissez pas, demandez qu'on vous en recommande un.

À propos de la stérilisation

Q. **Mon mari et moi avons trois enfants et voulons nous arrêter là. Quels sont les avantages et les inconvénients des interventions chirurgicales qui rendront toute autre grossesse impossible ?**

R. La stérilisation constitue la meilleure protection contre une grossesse, si vous êtes absolument certaine de ne plus vouloir d'enfants, et elle ne requiert pas nécessairement une chirurgie. Une intervention sans incision est exécutée à l'aide d'un appareil optique appelé « hystéroscope », lequel passe par le vagin et le col de l'utérus afin d'aller placer deux petits implants métalliques (micro-implants Essure) dans les trompes de Fallope. Les tissus cicatriciels qui se forment à cet endroit maintiennent les implants en place et préviennent les grossesses. Avec un bon suivi, cette méthode a une efficacité de 99,8 %.

La méthode de stérilisation chirurgicale la plus simple est la vasectomie, qu'on pratique chez l'homme. L'équivalent chez la femme est la ligature des trompes, qui consiste en l'obturation et la section des trompes de Fallope (ou leur cautérisation, leur blocage ou leur bandage). La ligature des trompes n'est pas efficace à 100 %, mais presque. On estime un taux d'échec après l'intervention de 4 à 8 cas sur 1000. Dans de rares cas, il peut survenir une grossesse ectopique (une grossesse extra-utérine menaçant la vie de la mère). Les femmes stérilisées doivent communiquer avec leur médecin sans tarder si elles ont des douleurs pelviennes et des saignements vaginaux. Bien que le processus soit réversible chez l'homme, il est très difficile de revenir en arrière chez la femme (aux États-Unis, les assurances médicales n'assument pas les coûts d'une microchirurgie visant à défaire une ligature des trompes, laquelle ne réussit que dans 50 % des cas). Comme pour toute chirurgie, il y a des risques associés à l'anesthésie et aux infections. Aucune de ces méthodes n'offre de protection contre les ITS. La stérilisation des trompes de Fallope n'interrompt pas les règles. Par ailleurs, on n'a pas encore établi si l'intervention accroît le risque de règles abondantes et douloureuses. Globalement, les femmes qui ont subi une stérilisation des trompes de Fallope ont plus de chances d'avoir une hystérectomie plus tard que les autres femmes. La stérilisation pourrait réduire le risque de cancer des ovaires.

Pas un mot

Q. Aucune de mes amies ne parle de stérilisation. Dans quelle mesure est-elle répandue ?

R. C'est là un des sujets dont les gens parlent peu, et pourtant 50 % des femmes âgées de 40 à 44 ans qui utilisent la contraception ont subi une ligature des trompes (bon nombre d'entre elles à cause d'une hystérectomie). Chez 20 % des autres, c'est le conjoint qui a subi une vasectomie.

Libido à la baisse

Q. J'ai pris la pilule anticonception-nelle il y a 20 ans, avant d'avoir mes enfants. Quand j'ai arrêté, j'ai remarqué que je n'avais plus de désir sexuel. Aujourd'hui, j'ai atteint la ménopause, mais j'ai encore de nombreux symptômes ménopausiques. J'envisage une hormono-thérapie. Est-ce que cela me fera perdre ma libido de nouveau ?

R. Il y a des similarités entre la pilule anticonceptionnelle et l'hormo-nothérapie, surtout l'hormonothérapie combinée (essentielle si vous avez tou-jours votre utérus). Cependant, la pilule, même les versions les plus récentes qui ont moins d'effets secondaires, contient beaucoup plus d'hormones.

Cela dit, la raison quelque peu complexe pour laquelle vous avez moins de désir sexuel lorsque vous prenez la pilule anticonceptionnelle est toujours pertinente avec l'hormonothérapie. Quand vous augmentez votre apport en œstrogène en prenant la pilule ou une hormonothérapie, le taux d'un composé appelé «la protéine porteuse des stéroïdes sexuels» (SHBG) augmente lui aussi. Le rôle de la SHBG dans l'organisme est de se fixer à l'œstrogène et à la

testostérone en circulation. Il en résulte qu'il reste moins de testostérone «libre» pour stimuler l'appétit sexuel.

Pour remédier à ce problème, discutez avec votre médecin de la possibilité d'utiliser une forme d'œstrogène par voie autre qu'orale (crèmes, gels, timbres), qui fera augmenter votre taux d'œstrogène sans influer sur la SHBG. Si vous préférez prendre des comprimés, demandez si une combinaison d'œstrogène et de testostérone peut vous convenir. (Il faudra ajouter un progestogène à cette combinaison.) Une autre option consiste à ajouter de la testostérone à votre combinaison d'œstrogène et de progestogène. Assurez-vous de discuter des bienfaits et des risques associés à ces différentes combinaisons avec votre médecin.

Coït interrompu

Q. Mon mari et moi pratiquons le coït interrompu comme méthode de contraception. Dans quelle mesure est-il fiable ?

R. Le coït interrompu n'est absolument pas fiable en matière de contraception. Même si vous faites très attention, du sperme peut s'échapper du pénis avant que l'éjaculation complète survienne. De plus, cette méthode n'offre aucune protection contre les ITS.

La méthode Ogino

Q. Ma religion interdit l'utilisation des dispositifs de contraception. Par conséquent, j'utilise la méthode Ogino. Elle a bien fonctionné jusqu'à maintenant. J'aimerais continuer de l'utiliser.

R. La planification des naissances naturelles, par la méthode Ogino ou

LA DYSFONCTION ÉRECTILE ET VOUS

L'incapacité d'avoir ou de maintenir une érection ne semble pas être un problème dont vous avez à vous inquiéter, pourtant bien des femmes sont concernées. Des sondages menés à l'échelle des États-Unis indiquent qu'environ un tiers des hommes (de 18 à 59 ans) se plaignent de troubles sexuels, y compris la dysfonction érectile et l'éjaculation précoce. Fait intéressant, les taux de prévalence suivent de près les tranches d'âge : 40 % des hommes de 40 ans disent souffrir de dysfonction érectile; 70 % des hommes de 70 ans rapportent le même problème. Si votre partenaire a ce problème, ne vous blâmez pas. Cela n'a rien à voir avec l'attirance qu'il a pour vous. C'est tout simplement un problème de circulation sanguine et d'hydraulique.

Il existe trois médications approuvées pour le traitement de la dysfonction érectile : le Viagra (sildénafil), le Levitra (vardénafil) et le Cialis (tadalafil). Le Viagra fait effet en 30 minutes et cet effet dure jusqu'à 4 heures. Il faut prendre le Levitra d'une à quatre heures avant le rapport sexuel et il est restreint à une dose par tranche de 72 heures. Le Cialis, pour sa part, peut être pris 30 minutes avant le rapport sexuel et son effet peut durer jusqu'à 36 heures. Voilà une chose qu'il vaut la peine de se rappeler. Beaucoup de femmes rapportent qu'elles se sentent obligées d'avoir envie de faire l'amour dès que leur partenaire avale son comprimé. Le Cialis permet un peu plus de flexibilité. Il est aussi utile de savoir qu'aucun de ces produits ne donne automatiquement une érection. Il faut stimuler le pénis sexuellement afin qu'il devienne engorgé.

Bien que ces médications soient efficaces, elles ne conviennent pas à tous les hommes. On estime que de 30 à 40 % des cas de dysfonction érectile présentent une résistance à ces traitements.

des températures, a plusieurs avantages. Elle est économique et ne requiert pas de médicaments, d'interventions chirurgicales ou de dispositifs spéciaux. La recherche indique cependant que cette approche est moins efficace que d'autres méthodes de contraception. Même si vous l'avez utilisée avec succès pendant des années, elle pourrait s'avérer moins efficace pendant les années de la périménopause. Du fait que vos règles risquent de ne plus être prévisibles, l'ovulation pourrait avoir lieu plus tôt ou plus tard que prévu. Vous pouvez passer quelques mois sans avoir de règles, puis en avoir sans avertissement. Cela signifie, comme vous le savez, que vous pouvez toujours devenir enceinte.

PROBLÈMES PARTICULIERS

Des saignements pendant les rapports sexuels

Q. Je suis à la ménopause depuis plusieurs années. Depuis quelque temps, j'ai des saignements lorsque j'ai un rapport sexuel. Est-ce un signe avertisseur de cancer ?

R. Beaucoup de femmes ont des saignements pendant les années qui suivent la ménopause. Comme les vôtres se manifestent pendant ou après un rapport sexuel, ils peuvent être causés par l'amincissement et l'irritation de la peau du vagin qui découlent de la diminution du taux d'œstrogène. Le saignement vaginal risque d'autant plus de se produire si vous n'avez pas souvent de rapports sexuels ou si vous ne lubrifiez pas votre région vaginale sur une base régulière. D'autres causes peuvent inclure des fibromes, des polypes ou la prise d'une hormonothérapie. Cela peut être un signe avertisseur d'une tumeur maligne…

ou de rien du tout. Bref, assurez-vous de mentionner tout saignement postménopausique à votre médecin sans tarder. Si c'est l'amincissement de la muqueuse vaginale qui est à l'origine de votre problème, il existe un éventail de solutions, depuis les hydratants jusqu'à l'hormonothérapie locale.

Le lien entre la dépression et la sexualité

Q. Environ deux mois après que j'ai commencé à prendre du Paxil pour traiter une dépression due à la ménopause, mon humeur s'est grandement améliorée. Par contre, je n'ai plus de désir sexuel. Peut-il y avoir un lien ?

R. Tout comme la dépression peut avoir un effet majeur sur le désir sexuel, les antidépresseurs le peuvent aussi. C'est surtout vrai dans le cas des inhibiteurs sélectifs du recaptage de la sérotonine (ISRS) comme le Paxil (paroxétine), le Prozac (fluoxétine), le Celexa (bromhydrate de citalopram), le Lexapro (oxalate d'escitalopram), le Luvox (maléate de fluvoxamine) et le Zoloft (chlorhydrate de sertraline). La même règle s'applique à l'Effexor (venlafaxine), aux tricycliques (comme l'amitriptyline) et aux inhibiteurs de la monoamine oxydase (comme la phénelzine et la tranylcypromine). Maintenant que vous allez mieux, votre médecin devrait réviser vos antécédents médicaux afin de s'assurer que c'est le médicament qui cause le problème, puis vous proposer quelques options. L'approche la plus simple consiste à attendre pour voir si le problème se règle. Parfois, avec l'adaptation au médicament, les symptômes s'atténuent ou deviennent plus tolérables. Mais cela ne se produit que dans 30 % des cas, et six mois peuvent s'écouler avant de constater un changement. Une petite réduction de

la dose pourrait faire l'affaire, ou un petit « congé de médicaments » la fin de semaine. (Dans ce dernier cas, toutefois, il vous faudra planifier le moment de vos rapports sexuels.) Si rien de tout cela ne fonctionne, votre médecin pourra vous suggérer de changer de médicament. Parmi les antidépresseurs qui ont moins d'effets indésirables sur le désir sexuel, on retrouve le Wellbutrin (bupropione), le Remeron (mirtazapine) et le Serzone (néfazodone). L'Edronax et le Vestra (tous deux à base de réboxétine) sont vendus en Europe. Si vous préférez continuer de prendre votre antidépresseur actuel, demandez à votre médecin si vous pouvez y ajouter du Wellbutrin. La combinaison des deux médicaments réussit souvent bien aux femmes, et de petites études indiquent qu'elle peut même améliorer la réponse sexuelle. (Voilà un effet secondaire qui n'est pas trop déplaisant !)

Certains antidépresseurs, comme les tricycliques, tendent à accentuer la sécheresse vaginale. Une lubrification supplémentaire ou de plus longs préliminaires peuvent aider à atténuer ce problème. Et si rien ne vous aide, demandez à votre médecin de vous prescrire un supplément de testostérone. Puisque la recherche de solutions à des problèmes d'ordre sexuel causés par des produits pharmaceutiques est complexe et prend beaucoup de temps, il peut être utile de consulter un psychiatre qui vous aidera à trouver la meilleure solution.

Si vous avez vécu des épisodes de dépression et que votre médecin envisage de vous faire prendre des antidépresseurs à long terme, il est essentiel de continuer à chercher une solution. Les effets indésirables d'ordre sexuel font en sorte que de nombreuses femmes arrêtent de prendre leurs antidépresseurs, ce qui entraîne en réaction des épisodes de dépression plus fréquents et plus intenses. Voici une autre raison de bien contrôler sa dépression : la recherche a établi un lien entre la dépression et un risque accru de maladies chroniques comme la démence et les maladies du cœur. Cela vaut vraiment la peine de trouver une solution à long terme.

L'amour, toujours l'amour

Q. Une ménopause induite est-elle synonyme d'une diminution rapide du désir sexuel ? Au moins, avec la ménopause naturelle, on a le temps de se faire à l'idée que son corps change.

R. De nombreux facteurs peuvent affecter votre vie sexuelle après la chirurgie : une diminution du désir sexuel causée par le brusque déclin du taux d'androgènes après l'ablation des ovaires, la douleur (voire la peur de la douleur) et les inquiétudes liées à la santé. Une hystérectomie a des effets sur le vagin. La chimiothérapie induit souvent une très grande fatigue et donne parfois des nausées, ce qui n'aide pas à générer le désir. En revanche, si vous avez subi une hystérectomie à cause de saigne-ments irréguliers et excessifs, la perspective d'un rapport sexuel pourrait s'avérer plus attrayante qu'elle ne l'a été depuis longtemps. (Pour plus de renseignements, reportez-vous au chapitre 6.)

L'hystérectomie et la libido

Q. Il y a quelques années, on m'a retiré mon utérus. Comme mes ovaires sont intacts, je ne m'attendais pas à vivre de changement dans mes taux d'hormones ou dans ma vie sexuelle. Après la chirurgie, j'ai fait une petite dépression, et j'ai cru que c'était ce qui causait ma baisse de libido. Mais depuis ce temps, je ressens de moins en moins de désir. Cela s'améliorera-t-il un jour ?

R. Certaines femmes sont déprimées après une hystérectomie, mais dans votre cas, le problème pourrait être d'ordre physique. Chez environ un tiers des femmes qui subissent une hystérectomie (utérus seulement), un ovaire ou les deux peuvent cesser de fonctionner quelques années après l'intervention. Il s'ensuit une chute significative des taux d'hormones, qui peut influer sur le désir sexuel. En général, les effets s'accentuent avec le temps. Dans certains cas, une ménopause prématurée commence – sans que vous vous en rendiez compte, puisque vous n'avez plus de règles depuis l'intervention. Il est un peu difficile de poser ce diagnostic, surtout si vous êtes à la périménopause, avec ses fluctuations hormonales typiques. Demandez à votre médecin de vérifier vos taux d'hormones. Sachez que dans l'ensemble, les femmes qui ont une ménopause induite chirurgicalement ont plus de chances de souffrir du syndrome d'insuffisance hormonale que celles qui ont une ménopause naturelle, et qu'elles peuvent avoir besoin de doses plus fortes d'œstrogène et de testostérone pour traiter leur problème.

Bien que d'autres femmes vivent la même expérience, cela n'arrive pas à toutes. Une étude publiée dans le Journal of the American Medical Association a montré que la plupart des femmes ayant subi une hystérectomie à cause de saignements abondants, de douleur pelvienne, de fibromes ou d'endométriose affirment que les rapports sexuels sont devenus plus satisfaisants après l'intervention.

Fuites pendant les rapports sexuels

Q. C'est si embarrassant... Je n'arrive pas à croire que j'en parle, mais depuis peu je me suis aperçue que j'urine pendant les rapports sexuels. C'est une bonne façon d'éteindre la passion !

R. Cela vous aidera peut-être de savoir que vous n'êtes pas la seule à avoir ce problème. Dans certains cas, les fuites commencent après un accouchement; dans d'autres, elles surviennent après une hystérectomie ou à la ménopause. (La diminution de votre taux d'œstrogène pourrait être en partie responsable.) Le problème découle la plupart du temps d'une fermeture incomplète du sphincter urétral ou d'un affaiblissement des muscles du plancher pelvien. On parle techniquement d'incontinence de stress ou d'effort; certaines femmes ont la même perte de contrôle musculaire lorsqu'elles éternuent, qu'elles rient ou qu'elles toussent. Une solution à ce problème consiste à renforcer le muscle qui contrôle l'écoulement de l'urine. Les exercices de Kegel peuvent vous aider. S'il n'y a pas d'amélioration, consultez votre médecin ou un urologue. Il arrive qu'on ait recours à la chirurgie. (Reportez-vous au chapitre 7.)

Un stimulant sexuel ?

Q. J'ai entendu dire que l'antidépresseur Wellbutrin pouvait améliorer la vie sexuelle. Si j'ai des troubles de stimulation, puis-je l'utiliser au lieu de prendre des hormones ?

R. Un petit nombre d'études à court terme menées auprès de personnes éprouvant des troubles sexuels, mais pas de dépression, ont indiqué que le Wellbutrin (bupropione) était efficace. Une très petite étude à simple insu (20 femmes) effectuée à la University of Alabama, aux États-Unis, a révélé qu'environ 70 % des femmes ayant pris de 150 à 300 mg de Wellbutrin par jour ont affirmé qu'elles étaient plus satisfaites sexuellement et qu'elles avaient des orgasmes plus intenses. Une étude contrôlée à double insu avec placebo portant sur des femmes à la préménopause souffrant d'une baisse du désir sexuel, et réalisée dans plusieurs hôpitaux a donné des résultats semblables. Une petite étude brésilienne a établi que le bupropione améliorait modérément la fonction sexuelle chez les survivantes d'un cancer du sein éprouvant des problèmes après une chimiothérapie ou une hormonothérapie suppressive. On ne sait pas pourquoi le médicament est efficace dans certains cas et pas dans d'autres; plus d'études seront nécessaires pour le découvrir. Si vous avez envie d'en faire l'essai, discutez-en avec votre médecin. Comme tout médicament, le Wellbutrin a ses propres effets secondaires (les personnes vulnérables aux convulsions ou ayant des antécédents de troubles alimentaires doivent l'éviter, et il peut causer des troubles de sommeil et une perte de poids).

Le bupropione est efficace pour aider à cesser de fumer. Lorsqu'il sert à cette fin, il est commercialisé sous la marque Zyban.

Orgasme et hystérectomie

Q. Mon hystérectomie (utérus et col de l'utérus) n'a pas eu d'effet sur mon désir sexuel, mais je n'atteins plus l'orgasme comme avant. Est-ce un problème d'ordre physique ou psychologique ?

R. Les sensations qui déclenchent l'orgasme varient d'une femme à une autre. Chez certaines femmes, le frottement du pénis contre le col de l'utérus a cet effet. D'autres femmes trouvent que leurs orgasmes sont moins intenses sans les contractions de l'utérus. Il est aussi possible que des nerfs jouant un rôle dans l'orgasme vaginal aient été sectionnés lors de l'intervention. Faites quelques expériences. La plupart des femmes s'aperçoivent qu'il y a plus d'une façon d'atteindre l'orgasme, et que certaines peuvent être meilleures.

Réfléchissez aussi aux émotions que vous avez ressenties en lien avec la chirurgie. Êtes-vous en deuil de votre fertilité perdue? C'est peut-être la façon de votre corps d'y réagir. Le cas échéant, consultez un thérapeute si le problème persiste.

Sécheresse vaginale après un cancer

Q. J'ai eu une ménopause prématurée après avoir reçu une chimiothérapie pour traiter un cancer du sein. Puis-je utiliser une œstrogénothérapie vaginale localisée pour traiter ma sécheresse vaginale? J'ai peur que cela augmente les risques de récurrence du cancer.

R. Il n'y a pas de réponse scientifique à votre question. Les médecins ne savent pas si l'œstrogène appliqué dans le vagin a un effet sur les tissus des seins. Ainsi, vous recevrez des avis différents de différents médecins, selon le degré de gravité de vos symptômes, le stade de votre cancer et le type de traitement que vous subissez en ce moment. Certains oncologues s'y opposent carrément, mais bon nombre acceptent que leurs patientes utilisent de l'œstrogène vaginal à très faible dose, par exemple un comprimé Vagifem de deux à trois fois par semaine, pour soulager les symptômes. Si vous avez toujours votre utérus, il importe de discuter avec votre médecin de la nécessité de protéger votre endomètre.

Dans le cas où votre médecin s'opposerait à toute hormonothérapie, essayez d'atténuer vos symptômes à l'aide d'hydratants à base aqueuse conçus spécifiquement pour la région vaginale et utilisez une bonne quantité de lubrifiant lors des rapports sexuels.

Eros à la rescousse

Q. J'ai subi une radiothérapie pour traiter un cancer du col de l'utérus. Je prends actuellement une hormonothérapie, mais mon organisme ne réagit pas aux préliminaires. Que puis-je faire d'autre?

R. La radiothérapie est efficace contre le cancer, mais elle peut laisser une variété de troubles sexuels sur son passage. Des tissus cicatriciels peuvent se former, et le vagin peut perdre de sa souplesse, même avec une hormonothérapie.

Il y a cependant de l'espoir, d'après une très petite étude (15 femmes) menée à la University of Chicago, à la University of Illinois et à la Northwestern University, aux États-Unis, et portant sur des façons d'améliorer la réponse sexuelle des femmes ayant subi une radiothérapie pour traiter un cancer du col de l'utérus. Les participantes devaient stimuler leur région génitale quatre fois par semaine, pendant trois mois, à l'aide d'un appareil à succion portatif appelé Eros, approuvé par la FDA américaine. Les 13 femmes (âge moyen de 43 ans) qui ont fait le programme jusqu'au bout ont constaté qu'elles étaient passées d'une fonction sexuelle évaluée à 10 % au niveau considéré comme normal à la fin de l'étude. Elles ont dit aux chercheurs que l'appareil avait amélioré leur réponse sexuelle (lubrification, sensibilité génitale, sensibilité clitoridienne et orgasme), de même que leur satisfaction générale.

Des suivis gynécologiques ont aussi montré une amélioration de l'élasticité, de la couleur, de la rétention d'humidité, ainsi qu'une diminution des saignements et des ulcérations.

LES INFECTIONS TRANSMISSIBLES SEXUELLEMENT

Que vous ayez un nouvel amoureux ou que vous recommenciez à faire des rencontres après une longue période, vous devez comprendre que le fait d'être active sexuellement vous met autant à risque de contracter une infection transmissible sexuellement (ITS) que n'importe quelle adolescente. Avec plus de 20 types reconnus, il n'y a plus de doute que les ITS sont un enjeu grave. Certaines donnent le cancer, d'autres sont mortelles. Même si on dispose de plus de traitements qu'avant, certaines ITS demeurent incurables.

Votre meilleure protection est l'information. Ayez le courage de poser quelques questions pertinentes à votre partenaire avant de vous lancer dans une nouvelle relation amoureuse. Acceptez de subir les tests nécessaires et d'en dévoiler les résultats; autrement, vous risquez d'infecter les autres ou de contracter une nouvelle infection. Rapportez tout symptôme inhabituel touchant la région génitale, y compris des démangeaisons légères, une sensation de brûlure, une sensibilité, de l'irritation, des bosses ou des pertes vaginales, à votre médecin, qui s'occupera de les vérifier, même s'ils semblent disparaître avec le temps. C'est toujours une bonne idée de subir des examens sur une base régulière, peu importe la mesure dans laquelle vous êtes active sexuellement, car les traitements précoces donnent souvent les meilleurs résultats.

Il y a d'autres choses que vous pouvez faire pour éviter le plus possible de contracter une ITS. Oubliez les douches vaginales après les rapports sexuels; non seulement cette pratique élimine-t-elle les bactéries qui vous protègent, mais elle vous rend aussi plus vulnérable à bon nombre d'ITS. Utilisez des préservatifs, lesquels procurent la meilleure protection contre le VIH/sida et la plupart des ITS. Rappelez-vous toutefois que les préservatifs peuvent se perforer ou se déchirer, et qu'ils ne protègent que ce qu'ils couvrent. Vous pouvez contracter une ITS même en utilisant un préservatif (condom).

LES VIRUS

Le virus du papillome humain (VPH). On estime à l'heure actuelle que la moitié des hommes et des femmes aux États-Unis ont déjà été exposés au VPH, ce qui en fait l'ITS qui se propage le plus rapidement aux États-Unis. On croit que le VPH est responsable de 99 % des cas de cancers du col de l'utérus et qu'il joue un rôle dans le développement d'autres cancers génitaux. On prévoit qu'une femme sur quatre développera des cellules précancéreuses dans le col de l'utérus à un moment donné de sa vie à cause de ce virus, d'où l'importance de subir chaque année un frottis vaginal (test Pap), qui détecte la plupart des cellules précancéreuses dans le col de l'utérus. Un dépistage précoce permet de les traiter efficacement.

Le VPH est lié au virus qui cause les verrues cutanées. Il provoque peu de symptômes, mis à part de petites bosses dures et indolores dans la région vaginale, sur le pénis ou autour de l'anus. Ces bosses peuvent croître en forme de chou-fleur si elles ne sont pas traitées. Les traitements incluent les médicaments topiques et la cryochirurgie (surgélation de la lésion à l'aide d'une sonde très froide). Les verrues récurrentes pourraient nécessiter des injections d'interféron. (Pour de plus amples renseignements sur le vaccin du VPH et le cancer, reportez-vous au chapitre 13.)

VIH/sida. Vous pensez peut-être que le VIH/sida est une maladie qui ne touche que les homosexuels, mais ce n'est pas le cas. Vingt-six pour cent des nouveaux cas de sida diagnostiqués touchent des femmes, ce qui représente une augmentation par un facteur de quatre depuis 1986. La plupart des femmes sont infectées lors d'un rapport hétérosexuel non protégé, parfois par un partenaire qu'elles ont depuis des années. Dans certains cas, des tabous culturels ou religieux dissuadent les hommes d'avouer leur bisexualité ou leur homosexualité à leurs partenaires féminins. Les Afro-Américaines sont touchées de façon disproportionnée, notamment dans les communautés où plusieurs hommes ont séjourné en prison. Le virus du sida peut être mortel, car il s'attaque à la capacité de l'organisme de combattre l'infection. Les premiers symptômes incluent une grande fatigue et de la fièvre, et des lésions peuvent aussi apparaître. Avec le temps, les victimes du sida sont de plus en plus vulnérables à la pneumonie et au cancer, lesquels peuvent causer la mort.

Bien qu'il n'existe pas encore de traitement, le respect rigoureux d'un protocole médicamenteux peut ralentir et parfois contrôler l'évolution du virus. Les préservatifs offrent la meilleure protection contre la transmission du virus, à condition de bien les utiliser lors de chaque rapport sexuel. Avant d'entreprendre une nouvelle relation amoureuse, assurez-vous que votre partenaire et vous avez subi les tests nécessaires. Le dépistage précoce est essentiel pour assurer un bon taux de survie.

Herpès. Environ 60 millions d'Américains (1 sur 5) ont un herpès génital, dû au virus herpès simplex (HSV) qui se transmet par contact sexuel. Il se manifeste d'abord par des symptômes qui rappellent la grippe de 2 à 10 jours après le rapport, puis par l'apparition de lésions superficielles ou de petites vésicules douloureuses sur les parties génitales ou dans la bouche. Il est parfois difficile pour les femmes de détecter la maladie, car les lésions peuvent croître à l'intérieur du vagin. En général, les vésicules se résorbent après quelques semaines. Les récurrences ou les crises se traitent par des médicaments sous ordonnance. Il existe des médicaments qui traitent les symptômes et réduisent les risques de transmission. Les préservatifs offrent une protection limitée.

Hépatite. Il existe trois types de cette maladie

qui attaque le foie. L'hépatite B se transmet à travers les fluides corporels (le sperme, la salive, le sang, les sécrétions vaginales, la sueur et les larmes). Elle est beaucoup plus contagieuse que le VIH/sida. L'hépatite C se transmet par contact sanguin; les gens qui s'injectent des drogues et ceux qui travaillent avec des produits sanguins sont les plus à risque. On peut aussi contracter l'hépatite C par un rapport sexuel non protégé. Quant à l'hépatite A, elle se transmet surtout par la nourriture et l'eau contaminées ou un contact fécal-oral, mais aussi par des rapports sexuels non protégés.

Les hépatites B et C peuvent mener à la mort si le foie subit des lésions graves ou s'il devient vulnérable à une cirrhose ou à un cancer. Bien que de nombreux cas d'hépatites se résorbent d'eux-mêmes, une minorité de personnes porteuses de l'hépatite B et une majorité de personnes atteintes d'hépatite C deviennent porteuses à vie et risquent d'en infecter d'autres. Les symptômes, lorsqu'ils se manifestent, sont semblables pour les trois types d'hépatites : un jaunissement des yeux et de la peau, une urine jaune foncé, des selles exceptionnellement pâles, de l'épuisement, de la fièvre, de la diarrhée et des symptômes de grippe, des douleurs musculaires et des douleurs articulaires. Il y a un vaccin contre les hépatites A et B, mais pas contre celle du type C. Une simple analyse sanguine permet de confirmer le diagnostic. On traite certaines personnes atteintes des hépatites B et C à l'aide d'injections d'interféron combinées à des médicaments antiviraux.

LES INFECTIONS BACTÉRIENNES

Chlamydia. La chlamydia, l'ITS bactérienne la plus répandue, se traite efficacement avec des antibiotiques. Le problème est que cette bactérie furtive ne cause pas toujours de symptômes apparents. Dans certains cas, cependant, on peut constater un écoulement génital anormal avec une sensation de brûlure à la miction. Non traitée, la chlamydia peut entraîner un syndrome inflammatoire pelvien (SIP), lequel peut provoquer l'infertilité ou des grossesses ectopiques (l'implantation non viable de l'ovule fécondé en dehors de la cavité utérine, souvent dans les trompes de Fallope).

Syphilis. La syphilis est une autre ITS qui ne présente pas toujours des symptômes. Elle peut évoluer jusqu'à devenir mortelle. La personne infectée peut constater une lésion indolore près de l'orifice vaginal, sur le pénis, près de la bouche ou de l'anus, ou sur les mains. Non traitée, la syphilis cause ensuite une éruption cutanée qui se résorbe rapidement. Au fil du temps, l'infection attaque le système nerveux central et le cœur. La pénicilline est le traitement habituellement retenu.

Gonorrhée. Cette ITS se manifeste généralement par des pertes inhabituelles provenant du vagin ou du pénis, ou par une miction douloureuse. Non traitée, elle peut entraîner un syndrome inflammatoire pelvien, lequel peut provoquer l'infertilité ou des grossesses ectopiques. On traite la gonorrhée avec de la pénicilline ou d'autres antibiotiques.

Trichomonase. Causée par un micro-organisme qui vit dans le système reproducteur de l'homme sans présenter de symptômes, la trichomonase se transmet par contact sexuel et est une cause courante d'infections vaginales qui peuvent rester latentes pendant des années. (On les détecte parfois après un test Pap anormal.) Elle peut aussi être à l'origine d'une infection active caractérisée par d'épaisses pertes vaginales grises ou vertes, nauséabondes, et parfois accompagnées de démangeaisons, d'enflure et de rougeurs. Certaines femmes éprouvent des douleurs lors des rapports sexuels ou des symptômes semblables à ceux d'une infection des voies urinaires (brûlure à la miction et besoin constant d'uriner). Les partenaires des deux sexes doivent être traités afin d'éliminer les risques de récurrence. Les préservatifs (condoms) procurent une certaine protection.

LES PARASITES

Poux pubiens. Les poux pubiens, plus familièrement appelés « morpions », constituent la forme la plus courante d'ITS causées par des parasites. Alors que l'infestation se produit le plus souvent pendant un rapport sexuel, elle peut aussi survenir lors d'un échange de vêtements ou d'objets comme des sièges de toilette ou des couvertures. Pour vivre, les poux aspirent le sang de leurs hôtes, ce qui provoque des démangeaisons, de l'inflammation et de la rougeur, signes de leur présence. On peut voir ces minuscules insectes bouger et, à l'aide d'une loupe, on peut observer les œufs qu'ils pondent à la racine des poils pubiens. Le lavage de la région génitale après un rapport sexuel peut les éliminer, mais il faut parfois avoir recours à des médicaments pour les éradiquer. Certains sont offerts en vente libre et d'autres, sous ordonnance.

PRÉVENIR LES ITS DANS LES RAPPORTS ENTRE FEMMES

◆ Évitez le transfert de tout fluide corporel, y compris l'écoulement menstruel et les fluides vaginaux, provenant de coupures ou d'autres lésions.

◆ Pendant le sexe oral, couvrez la région vaginale de votre partenaire avec une barrière imperméable aux fluides afin d'éviter tout contact avec ses sécrétions.

◆ Placez une barrière en latex entre les vagins pendant les contacts de vulve à vulve.

◆ Évitez de partager vos gadgets sexuels. Lavez-les à l'eau chaude savonneuse ou appliquez un nouveau préservatif avant un changement d'utilisatrice.

— North American Menopause Society

Des essais cliniques n'ont établi aucun effet indésirable, mais il n'y a pas eu de suivis à long terme. L'appareil se vendant uniquement sous ordonnance, parlez-en à votre médecin si vous souhaitez en faire l'essai. Vous pouvez l'utiliser comme l'ont fait les participantes de l'étude ou comme objet de stimulation juste avant un rapport sexuel.

La chimiothérapie et le sexe

Q. La chimiothérapie que je reçois pour traiter un cancer a accéléré ma ménopause. C'est une période difficile à vivre, et je croyais que je pourrais évacuer mon stress à travers la sexualité, mais ce n'est pas le cas. Où est passée ma libido ?

R. La chimiothérapie peut jouer des tours à votre libido, et ce, pour bon nombre de raisons. Peut-être manquez-vous de sommeil parce que votre maladie vous inquiète. Vos risques d'éprouver des symptômes ménopausiques majeurs comme les bouffées de chaleur et les sueurs nocturnes sont plus élevés que la normale. De plus, votre confiance peut souffrir des changements qui se produisent dans votre corps (chirurgie, perte de cheveux, gain de poids). Certaines femmes observent des modifications importantes dans la région vaginale durant cette période – une sécheresse vaginale et une irritation accrues, des infections plus fréquentes et peut-être même de la douleur durant les rapports sexuels. C'est surtout vrai chez les femmes qui n'ont pas eu de rapports pendant une longue période. Les substances chimiques qui entrent dans votre traitement peuvent irriter les muqueuses vaginale et utérine. Elles ont aussi un effet sur le clitoris, qui peut moins bien réagir au toucher et aux vibrations. L'orgasme est toujours possible, mais il peut être plus long à atteindre.

Il n'est pas rare que les personnes atteintes d'un cancer souffrent aussi de dépression. Voici une autre épée à deux tranchants : la dépression supprime la libido, ainsi que les antidépresseurs les plus populaires. Assurez-vous de mentionner ce problème au médecin qui vous donnera une ordonnance. Il peut arriver que l'ajout ou le remplacement d'un médicament restaure votre libido et soulage votre dépression.

Une partie du problème peut être d'origine hormonale. Alors que la fonction ovarienne de certaines femmes ne change en rien après une chimiothérapie, chez d'autres, les ovaires cessent de fonctionner. La diminution des taux d'œstrogène et de testostérone peut entraîner une baisse de la libido, mais pas nécessairement de façon permanente. Dans certains cas, les ovaires « ferment » temporairement à cause de la chimiothérapie, puis se remettent à fonctionner quelques mois plus tard.

Si la cause est une carence hormonale, les mesures à prendre dépendent du type de cancer dont vous souffrez. On déconseille habituellement l'hormonothérapie aux femmes atteintes d'un cancer sensible à l'œstrogène, comme les cancers du sein, des ovaires ou de l'utérus. Un essai réparti au hasard contrôlé ayant pour but de vérifier si les survivantes d'un cancer du sein pouvaient prendre une hormonothérapie a été interrompu de façon prématurée en raison d'une augmentation des cas de cancer du sein, mais une autre étude n'a montré aucune hausse. Deux traitements alternatifs pourraient donner de bons résultats : d'une part l'ArginMax, une combinaison de vitamines, de minéraux et d'autres suppléments alimentaires créée par un médecin de Stanford à l'intention des survivantes d'un cancer ne pouvant pas prendre d'hormones. L'ArginMax a donné des résultats positifs dans deux petites études. D'autre part, il y a le Zestra, une huile de massage pour la région génitale à base de graines de bourrache et d'huile d'onagre. (Voir l'annexe 1.)

Les effets résiduels de la radiothérapie

Q. Je dois subir une radiothérapie dans le but de traiter un cancer. Quand on est entre la vie et la mort, la vie sexuelle à venir n'est pas une priorité. Mais doit-elle nécessairement être affectée ?

R. Tout dépend du type de cancer traité et des organes qui recevront le rayonnement. Les ovaires cessent de produire des hormones après une radiothérapie. C'est pourquoi tant de femmes souffrant d'un cancer ont une ménopause prématurée. De plus, la radiothérapie réduit la souplesse des tissus vaginaux. Des tissus cicatriciels peuvent se former dans les vagins soumis au rayonnement, réduisant leur élasticité et leur souplesse. Il est sage de discuter de toutes les options thérapeutiques avec votre médecin avant d'opter pour la radiothérapie. Dans certains cas, il est possible de protéger les ovaires et le vagin d'un rayonnement direct. Les médecins réussissent parfois à soustraire les ovaires et leur alimentation sanguine du champ du rayonnement, puis à les remettre ensuite en place.

Réactions de médecins

Q. Mon mari a 12 ans de plus que moi et notre vie sexuelle a toujours été satisfaisante. Mais maintenant, quelques années après ma ménopause, ma réponse sexuelle n'est plus la même qu'avant et je m'ennuie de cette partie de ma vie. J'en ai parlé à plusieurs reprises à mon médecin en espérant qu'il allait me proposer de la testostérone ou autre chose. Au lieu de cela, il ignore le sujet et passe à autre chose.

R. Malheureusement, la situation que vous décrivez n'est pas inhabituelle. Votre médecin en sait peut-être peu sur la dysfonction sexuelle et ne veut pas le laisser paraître. À ses yeux, il s'agit peut-être du processus normal de vieillissement contre lequel il n'y a rien à faire. Ou encore, il se peut qu'il n'aime pas prescrire des hormones à moins que ce soit pour traiter des troubles précis comme les bouffées de chaleur ou une sécheresse vaginale extrême. Par ailleurs, il est possible qu'il considère qu'il n'est pas sage de stimuler la libido d'une femme dont le mari est plus âgé, par crainte que vous le blâmiez si rien n'allait plus entre votre mari et vous. Peu importe, vous méritez d'obtenir des réponses à vos questions. Essayez d'aborder le sujet de nouveau avec votre médecin et insistez pour qu'il vous réponde. S'il ne vous donne pas satisfaction, il est peut-être temps de consulter un autre médecin, voire un spécialiste en médecine sexuelle.

Chapitre 6

Les saignements

Certaines femmes appellent leurs règles «le cadeau de mère Nature». À la périménopause, mère Nature ressemble davantage à une de ces parentes qui vient vous visiter sans avertissement, reste plus longtemps qu'elle le devrait et devient parfois un vrai fardeau. Les saignements irréguliers sont chose courante à la périménopause; toutefois, ce qui est irrégulier pour l'une peut être normal pour l'autre.

Une femme peut avoir ses règles moins souvent au fil du temps, chaque fois plus légères et plus courtes, jusqu'à ce qu'elles s'arrêtent complètement. Sa sœur peut passer d'un cycle menstruel régulier à la ménopause du jour au lendemain.

Et sa meilleure amie pourrait vivre un scénario à l'autre extrême : problèmes de saignements abondants et inquiétants; besoin de changer de tampon ou de serviette hygiénique toutes les heures, besoin de se soucier de la couleur de ses pantalons; nécessiter de porter des serviettes hygiéniques extra-absorbantes la nuit.

Certaines femmes ont des saignements 20 jours de suite, avec un arrêt de 5 à 10 jours, puis le cycle recommence. D'autres ne savent jamais quand les saignements vont commencer où si elles vont passer des caillots sanguins et ont un flux menstruel qui semble incontrôlable. Ce n'est donc pas étonnant que les problèmes de saignements figurent parmi les plaintes les plus fréquentes des femmes à la périménopause.

CE QUE VOUS DEVEZ SAVOIR

La plupart des femmes remarquent le moindre changement à leur cycle menstruel et gardent le souvenir de phénomènes menstruels survenus il y a des années, surtout s'ils ont accompagné un événement important de leur vie. Elles ont aussi tendance à s'inquiéter lorsque des changements surviennent.

Trop souvent, on croit qu'un changement est un signe de maladie, voire de cancer. Bien qu'il soit sage d'être vigilante et de mentionner toute variation du flux menstruel à votre médecin (par exemple des saignements entre les règles ou des saignements très abondants), il n'y a pas lieu de paniquer. Des règles normales prennent plus de formes qu'on le croit.

L'étude TREMIN avait pour but de définir ce que sont des règles normales. Elle a suivi plusieurs milliers de femmes (sur plusieurs générations d'une même famille) depuis 1934. Les chercheurs de l'étude TREMIN ont été les premiers à établir que les femmes en santé n'ont pas toutes un cycle de 28 jours, comme ce qu'affirmaient les scientifiques. Pour y arriver, le fondateur incroyablement patient de l'étude, le D\u0072 Alan E. Treloar, a suivi 2 702 femmes pendant 30 ans et a compilé la plus grande partie des résultats à la main avant de pouvoir transférer l'information sur des cartes à perforer dans les années 1960. Sa recherche a aussi montré que la variabilité du cycle menstruel est plus grande au début, lorsque les jeunes filles commencent à avoir leurs règles, puis à la fin, juste avant la ménopause (voir le chapitre 1). Les femmes de 20 à 40 ans ont les cycles menstruels les plus stables.

Qu'est-ce qui est normal ?

Q. Comment définir des saignements normaux à la périménopause ?

R. Environ 90 % des femmes vont observer des changements dans leur flux menstruel durant les quatre à huit années qui précèdent l'arrêt de leurs règles.

Il est normal de sauter des règles, d'avoir des saignements plus légers ou plus abondants, ou d'avoir des saignements qui durent moins de deux jours et plus de quatre. La durée du cycle diminue pendant une certaine période (21 à 23 jours) avant de s'allonger de plus en plus jusqu'à l'arrêt complet des règles. Il est aussi normal d'avoir un cycle de 28 jours pendant toute la périménopause jusqu'à ce que les règles cessent complètement.

Une étude menée auprès de 380 femmes à la périménopause a montré que 28 % des participantes avaient constaté des changements dans

Que dire à votre fille

Sans avoir toute la vue d'ensemble, ce que nous savons indique que les femmes transmettent à leur fille la longueur du cycle menstruel, la durée des règles et l'âge du début des règles. Les règles très courtes ou très longues s'observent souvent au sein d'une même famille. Enfin, quelques études indiquent que la durée du cycle menstruel entre les âges de 20 à 25 ans est un indicateur de l'âge où une femme atteint la ménopause. Les femmes dont le cycle est plus court que la normale (26 jours ou moins) semblent atteindre la ménopause plus jeunes que celles qui ont un cycle de 33 jours ou plus.

L'ÉCHELLE DES SAIGNEMENTS

Pour aider les femmes à mieux décrire leurs symptômes, les chercheurs de l'étude TREMIN ont élaboré l'échelle Mansfield-Voda-Jorgensen.

1. Métrorragie. Quelques gouttes de sang, pas assez pour avoir besoin de porter une serviette hygiénique (à moins que vous le souhaitiez).

2. Saignements très légers. Exigent de changer de tampon ou de protège-dessous deux ou trois fois par jour (ou plus souvent si vous le désirez).

3. Saignements légers. Exigent de changer de tampon ou de serviette hygiénique à absorption légère ou régulière trois ou quatre fois par jour (ou plus souvent si vous le désirez).

4. Saignements moyens. Exigent de changer de tampon ou de serviette hygiénique à absorption régulière toutes les trois ou quatre heures (ou plus souvent si vous le désirez).

5. Saignements abondants. Exigent de changer de tampon ou de serviette hygiénique à absorption maximale tous les trois ou quatre heures (ou plus souvent si vous le désirez).

6. Saignements très abondants, voire hémorragiques. La meilleure protection ne suffit presque pas. Exigent de changer de tampon ou de serviette hygiénique à absorption maximale toutes les heures ou toutes les deux heures.

Les chercheurs de l'étude TREMIN ont établi cette échelle en choisissant au hasard 31 femmes de 35 à 55 ans qui avaient toujours leurs règles, mais qui ne prenaient pas d'hormones. Ces femmes ont consenti à conserver tous leurs produits d'hygiène féminine souillés pendant trois cycles complets – même le papier hygiénique. Elles ont aussi estimé la quantité de sang perdu à l'aide de l'échelle à six degrés ci-contre. À la fin de chaque cycle, un technicien recueillait les échantillons afin que les chercheurs en mesurent le contenu. Après le traitement de 1 489 produits d'hygiène féminine, les données ont montré que la majorité des femmes avaient bien évalué leur perte de sang, surtout les femmes qui avaient les saignements les plus abondants.

Si vous avez des saignements abondants, ou si vous désirez faire un suivi de vos écoulements menstruels, l'étude TREMIN recommande d'utiliser le même calendrier que les participantes de l'étude (voir la page ci-contre). Vous pouvez le télécharger gratuitement depuis l'adresse www.pop.psu.edu/tremin/tremin-docs.htm. Cliquez sur «2000-2001 calendar». (Ce calendrier ne s'aligne pas sur les jours de la semaine, donc il fonctionne peu importe l'année.)

---

la durée de leurs règles et la quantité de sang perdu; que 23 % avaient noté des changements dans la quantité des saignements; que seulement 9 % avaient observé un changement de la fréquence; et qu'environ 13 % avaient passé trois ou quatre mois sans avoir de règles. Toutes ces variations sont normales à la périménopause.

Les scientifiques ont trouvé que les femmes perdent de 30 à 60 ml (de $1/8$ à $1/4$ de tasse) de sang et d'autres pertes chaque mois. Certaines en perdent plus et d'autres, moins.

Qu'est-ce qui est anormal ?

Q. Comment reconnaître des saignements anormaux à la périménopause ?

R. Tous ces types de saignements se qualifient comme saignements «anormaux» et doivent être mentionnés

Calendrier de l'étude TREMIN

1. Encerclez les jours du début et de la fin de vos règles, puis reliez-les par une ligne.

2. À l'aide de l'échelle Mansfield-Voda-Jorgensen, inscrivez le code correspondant à vos saignements au-dessus de chaque jour où vous avez vos règles.

```
 JANVIER
 1  2  3  4  5  6  7  8  9 10 11 12 13 14 15 16 17 18 19 20 21 22 23 24 25 26 27 28
            FÉVRIER
29 30 31  1  2  3  4  5  6  7  8  9 10 11 12 13 14 15 16 17 18 19 20 21 22 23 24 25
               MARS
26 27 28 29  1  2  3  4  5  6  7  8  9 10 11 12 13 14 15 16 17 18 19 20 21 22 23 24
                  AVRIL
25 26 27 28 29 30 31  1  2  3  4  5  6  7  8  9 10 11 12 13 14 15 16 17 18 19 20 21
                     MAI
22 23 24 25 26 27 28 29 30  1  2  3  4  5  6  7  8  9 10 11 12 13 14 15 16 17 18 19
                           JUIN
20 21 22 23 24 25 26 27 28 29 30 31  1  2  3  4  5  6  7  8  9 10 11 12 13 14 15 16
                                 JUILLET
17 18 19 20 21 22 23 24 25 26 27 28 29 30  1  2  3  4  5  6  7  8  9 10 11 12 13 14
                                       AOÛT
15 16 17 18 19 20 21 22 23 24 25 26 27 28 29 30 31  1  2  3  4  5  6  7  8  9 10 11
                                             SEPTEMBRE
12 13 14 15 16 17 18 19 20 21 22 23 24 25 26 27 28 29 30 31  1  2  3  4  5  6  7  8
                                                   OCTOBRE
 9 10 11 12 13 14 15 16 17 18 19 20 21 22 23 24 25 26 27 28 29 30  1  2  3  4  5  6
                                                         NOVEMBRE
 7  8  9 10 11 12 13 14 15 16 17 18 19 20 21 22 23 24 25 26 27 28 29 30 31  1  2  3
                                                                           DÉC
 4  5  6  7  8  9 10 11 12 13 14 15 16 17 18 19 20 21 22 23 24 25 26 27 28 29 30  1
 DÉCEMBRE
 2  3  4  5  6  7  8  9 10 11 12 13 14 15 16 17 18 19 20 21 22 23 24 25 26 27 28 29
            JANVIER
30 31  1  2  3  4  5  6  7  8  9 10 11 12 13 14 15 16 17 18 19 20 21 22 23 24 25 26
               FÉVRIER
27 28 29 30 31  1  2  3  4  5  6  7  8  9 10 11 12 13 14 15 16 17 18 19 20 21 22 23
```

au médecin : les saignements abondants et hémorragiques, avec des caillots sanguins; les saignements qui durent plus de 7 jours consécutifs; les cycles qui surviennent à moins de 21 jours d'écart ou après plus de 35; tout saignement entre les règles; les saignements qui surviennent avant ou pendant un rapport sexuel; tout changement dans vos règles, comme des règles qui durent deux jours de plus qu'à l'habitude.

Voici ce que vous devez vous rappeler au sujet des saignements irréguliers : il faut respecter un certain équilibre. Soyez attentive à tous les changements et mentionnez-les à votre médecin.

En revanche, ne croyez pas automatiquement qu'ils sont un signe de cancer. Le plus souvent, ils n'en sont pas. Mais pourquoi ne pas le vérifier?

Est-ce vrai ?

Mythe : Toutes les femmes ont des règles à peu près pareilles.

Réalité : Les règles varient beaucoup plus qu'on pourrait le croire. Peut-être ne savez-vous pas que certaines femmes ont leurs règles tous les 11 jours et d'autres, tous les 100 jours (c'est moins de quatre fois par année). Il y a des femmes qui perdent si peu de sang chaque mois qu'il est presque impossible d'en mesurer la quantité, alors que d'autres ont des écoulements de plus de 500 ml (2 tasses).

Trop peu

Q. Est-il possible d'avoir des règles trop peu abondantes ?

R. Les femmes qui prennent un contraceptif oral ont tendance à avoir des règles peu abondantes. Si vous avez des écoulements très légers sur une courte période (moins de quatre jours) et que vous ne prenez pas la pilule, il est bon de le mentionner à votre médecin, quel que soit votre âge. Cela peut être un symptôme de maladie thyroïdienne, d'une inflammation de la muqueuse utérine ou d'autres troubles.

Trop abondant

Q. Comment définir des saignements abondants ?

R. Tout écoulement de sang excédant 80 ml ($^{1}/_{3}$ tasse) est considéré comme abondant. Dans les cas les plus extrêmes, la perte de sang peut atteindre plus de 500 ml (2 tasses) par cycle. (Oh là là !) Même si certaines femmes recueillent littéralement leur sang dans une tasse menstruelle (certaines, réutilisables et même graduées, peuvent remplacer les tampons et les serviettes hygiéniques), la plupart d'entre nous ont de la difficulté à se représenter ces quantités.

Les saignements abondants sont la principale raison de subir une hystérectomie. On s'inquiète du fait que bon nombre de ces interventions aient été faites inutilement, davantage en raison d'une mauvaise communication entre le médecin et sa patiente qu'à cause d'un problème de santé majeur. Par exemple, les femmes qui ont toujours eu des règles légères ont une idée de «règles abondantes» très différente que celles qui perdent beaucoup de sang. Le fait est que chaque femme pense que ses règles sont normales et définit des règles abondantes ou légères en comparaison.

Trop, c'est trop

Q. Dans quelle mesure les saignements abondants ou prolongés sont-ils inhabituels pendant la transition de la ménopause ?

R. Ils n'ont rien d'inhabituel. Environ 10 millions de femmes américaines ont des règles abondantes chaque année, et la moitié d'entre elles ont entre 40 et 50 ans.

CAUSE ET EFFET

Même normales, les règles abondantes ont des répercussions sur la vie des femmes. Quarante pour cent affirment qu'il est difficile pour elles de travailler à l'extérieur de la maison parce que leurs règles sont si imprévisibles et abondantes qu'elles redoutent un incident en public. Il y a aussi un risque d'anémie en raison du fer éliminé dans le flux menstruel.

DÉSÉQUILIBRE HORMONAL.
À l'approche de la ménopause, vos ovaires

diminuent leur production d'œstrogène. Il arrive plus souvent qu'aucun ovule ne soit libéré lors d'un cycle menstruel. En conséquence, vos ovaires peuvent produire de l'œstrogène en continu, mais pas de progestérone. L'insuffisance de progestérone peut favoriser un épaississement de la muqueuse utérine plus important que la normale. Au lieu des règles prévisibles que vous avez lorsque l'œstrogène et la progestérone agissent de pair, votre cycle devient erratique avec l'œstrogène seul et provoque un écoulement sanguin plus important qui dure plus longtemps. C'est une situation non seulement ennuyeuse, embarrassante et contraignante, mais elle vous rend plus vulnérable à un cancer de l'endomètre. C'est une des principales raisons d'en parler à votre médecin.

CANCERS GYNÉCOLOGIQUES.

Dans de rares occasions, il arrive que des saignements irréguliers ou abondants signalent un cancer de l'utérus ou du col de l'utérus, mais c'est là le principal symptôme. Des examens pelviens de routine, combinés à un frottis vaginal, à une échographie et à une biopsie au besoin, peuvent favoriser un dépistage précoce des cancers gynécologiques. (Voir le chapitre 13 pour de plus amples renseignements à ce sujet.)

GROSSESSE.

Vous pouvez devenir enceinte tant que vous n'avez pas atteint la postménopause. Les saignements abondants peuvent signaler une fausse-couche ou une grossesse ectopique. Vous devez consulter votre médecin sans tarder si vous croyez être enceinte.

DISPOSITIF INTRA-UTÉRIN.

Si vous avez un dispositif intra-utérin et qu'il entraîne des saignements, consultez votre médecin afin de choisir une autre méthode de contraception.

Ce qui peut se produire

❖ À la périménopause, vous pouvez vous attendre à voir votre cycle raccourcir d'abord, puis s'allonger jusqu'à l'arrêt des règles;

❖ À l'approche de la ménopause, les règles peuvent devenir de plus en plus irrégulières. Ce qu'on considère comme « normal » varie beaucoup, et certaines femmes ne constatent aucun changement avant l'arrêt des règles;

❖ Les règles peuvent devenir plus abondantes, ce qui est plus fréquent qu'on l'a déjà cru, et peuvent être plus difficiles à gérer. Si votre médecin recommande une hystérectomie, demandez un deuxième avis;

❖ Les saignements irréguliers représentent un risque, quoique faible, de cancer gynécologique, risque qui augmente chez la femme de 45 à 60 ans. Parlez-en à votre médecin et attendez-vous à devoir lui donner des détails;

❖ Si vous prenez un contraceptif oral ou une hormonothérapie, vous pourriez avoir des saignements dus au retrait lorsque vous cessez la prise d'œstrogène. Ce n'est pas le même phénomène que les règles, puisqu'il n'y a pas d'ovulation.

FIBROMES.

On ne connaît pas la cause de ces tumeurs non cancéreuses qui croissent dans le muscle utérin, et il n'y a aucune façon de les prévenir. Les fibromes apparaissent habituellement chez les femmes de 30 à 50 ans. Puisque l'œstrogène semble les nourrir, ils se résorbent d'eux-mêmes après la ménopause. Bien qu'en général ils ne causent aucun symptôme, environ 25 % des femmes se rendent compte de leur présence en raison de règles abondantes et prolongées, accompagnées de crampes, de rapports sexuels douloureux, de douleurs au dos ainsi que de troubles de la vessie et des intestins. L'hormonothérapie, par exemple les contraceptifs oraux, se sont montrés inefficaces. Dans le passé, la seule solution à ce problème était leur ablation par hystérectomie. Bien que les fibromes soient l'une des principales raisons pour lesquelles les femmes subissent une hystérectomie, il existe d'autres méthodes thérapeutiques beaucoup moins radicales.

La **myomectomie** permet d'éliminer les fibromes en préservant l'utérus. Cette intervention est idéale pour les femmes qui désirent rester fertiles; toutefois, dans 20 à 40 % des cas, les fibromes réapparaissent. Il se peut aussi que l'intervention laisse des tissus cicatriciels (adhérences) qui peuvent nuire à la fécondité. Les médecins décident du type de myomectomie à pratiquer selon la nature, la taille et l'emplacement des fibromes.

L'**embolisation** des fibromes utérins est un traitement plus récent et quelque peu controversé. Un médecin spécialisé en radiologie d'intervention fait une petite incision dans l'aine et insère un cathéter dans l'artère. Le cathéter permet de déposer de minuscules particules de plastique, de la taille d'un grain de sable, dans l'artère qui alimente le fibrome. L'apport sanguin étant coupé, le fibrome rapetisse.

La **myolyse** fait intervenir des lasers, des courants électriques ou la congélation pour détruire les fibromes par laparoscopie. Bien que l'intervention préserve l'utérus, elle peut compliquer les grossesses à venir. Elle n'est pas recommandée aux femmes qui souhaitent devenir enceintes. Aucune étude sur son efficacité à long terme n'a été menée à ce jour comparativement à la myomectomie.

Les **médicaments** sont une autre option. Les femmes qui approchent la ménopause ou qui ont des fibromes volumineux dont il faut réduire la taille avant une chirurgie peuvent prendre des agonistes de la gonadolibérine (gn-RH), lesquels réduisent temporairement la taille des fibromes en bloquant la production d'œstrogène. Les fibromes peuvent mettre six mois à réapparaître. La pilule abortive RU-486 est présentement à l'étude comme traitement des fibromes.

Quand consulter le médecin

Consultez votre médecin si vous présentez l'un des symptômes suivants :

* ❖ Des saignements très abondants qui durent plus de cinq jours ou qui contiennent des caillots;
* ❖ Des saignements entre les règles;
* ❖ Des saignements accompagnés de douleur ou de fièvre;
* ❖ Du sang dans l'urine ou de la douleur après la miction;
* ❖ Une interruption soudaine des règles (vous pourriez être enceinte);
* ❖ Des saignements pendant ou après un rapport sexuel;
* ❖ Des saignements vaginaux ou utérins inattendus;
* ❖ Un écoulement menstruel très faible ou très court si vous ne prenez pas de contraceptif oral.

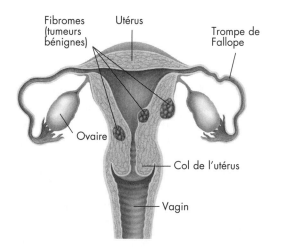

Fibromes (tumeurs bénignes)

Utérus

Trompe de Fallope

Ovaire

Col de l'utérus

Vagin

EMPLACEMENT DES FIBROMES.
Les fibromes peuvent croître à trois endroits distincts : entre les muscles de la muqueuse utérine (intramural); sous la muqueuse utérine et dans la cavité utérine (submucosal) ou de la muqueuse utérine vers l'extérieur de l'utérus.

EMBOLISATION DES FIBROMES UTÉRINS (EFU).
Ce traitement controversé bloque la circulation sanguine vers le fibrome grâce à l'insertion d'un cathéter dans une artère.

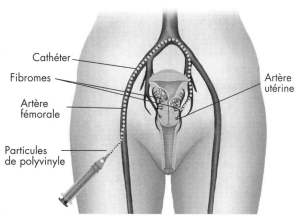

Cathéter

Fibromes

Artère fémorale

Particules de polyvinyle

Artère utérine

Sujet embarrassant

Q. J'ai lu que les saignements anormaux sont le symptôme le plus courant d'un cancer de l'endomètre. Pourtant, il me semble que toutes les femmes à la périménopause ont des saignements anormaux. Comment savoir si je dois en parler à mon médecin ? J'ai peur qu'il me réponde : « C'est normal d'avoir des saignements anormaux, vous êtes en ménopause. » Je me sentirais alors bien sotte.

R. Vous avez raison, les saignements anormaux sont courants à la périménopause et sont un indicateur courant d'un cancer gynécologique. Cependant, la périménopause ne signifie pas que vous ne pouvez pas avoir un cancer du col de l'utérus, des ovaires, du vagin, de l'endomètre ou de l'utérus. En fait, bon nombre de ces cancers sont plus fréquents chez les femmes de 45 à 65 ans. En même temps, il est vrai que la plupart des saignements anormaux n'indiquent pas un cancer. Seul le médecin est en mesure de vous dire si vos saignements sont bénins. Il peut procéder d'abord à un examen pelvien, puis à des analyses sanguines, et peut même commander une

TERMINOLOGIE DES SAIGNEMENTS

Cette liste vous aidera à comprendre certains termes que votre médecin pourrait utiliser :

◆ **Aménorrhée.** Vous n'avez pas de règles, temporairement ou en permanence.

◆ **Hypoménorrhée.** L'écoulement menstruel diminue, mais les règles surviennent à intervalles réguliers.

◆ **Hyperménorrhée.** L'écoulement menstruel est plus abondant, mais les règles surviennent à intervalles réguliers.

◆ **Oligoménorrhée.** Les règles reviennent moins souvent.

◆ **Dysménorrhée.** Les règles sont douloureuses.

◆ **Métrorragie.** Des saignements surviennent entre les règles.

◆ **Polyménorrhée.** Les règles surviennent tous les 21 jours ou plus souvent.

◆ **Ménométrorragie.** L'écoulement menstruel est abondant et les règles sont souvent irrégulières.

◆ **Ménorragie.** L'écoulement menstruel est très abondant et prolongé (mais les règles surviennent à intervalles réguliers).

biopsie ou une échographie, au besoin. Il vous demandera peut-être d'attendre quelques semaines ou quelques mois de plus afin de voir si les saignements anormaux se poursuivent avant de faire d'autres tests.

Si la biopsie ou l'échographie ne montrent pas de traces de cancer, vous serez rassurée; toutefois, si vous êtes toujours aux prises avec des saignements anormaux, il vous revient de le signaler à votre médecin.

Certains cancers évoluent très lentement et on ne peut les dépister avant des années. Il y aura donc lieu de subir des tests à répétition. Environ le tiers des lésions précancéreuses sont décelées après la deuxième, la troisième ou la quatrième série de tests. Il s'agit d'être vigilante sans pour autant supposer le pire. Dans la plupart des cas, il n'y a pas de quoi s'en faire, tout en vous assurant que le médecin suit la situation de près.

Enfin, il est important de pouvoir parler à votre médecin sans avoir peur du ridicule. Si ce n'est pas le cas, il est temps de trouver quelqu'un avec qui vous serez plus à l'aise.

Pourquoi pas des tampons ?

Q. Pourquoi n'y a-t-il pas plus de produits conçus spécifiquement pour les saignements abondants sur le marché ?

R. Au cours des années 1980, on vendait des tampons ultra-absorbants en pharmacie. Mais certaines femmes les portaient trop longtemps et ont souffert du syndrome du choc toxique. Comme le nom l'indique, ces femmes ont été en état de choc, et certaines sont mortes. On a alors retiré ces produits du marché, sans toutefois qu'ils soient remplacés par d'autres produits efficaces.

Bon nombre de femmes utilisent plusieurs tampons et serviettes hygiéniques pour contenir leurs saignements abondants. Rappelez-vous cependant que les tampons extra-absorbants sont associés au syndrome du choc toxique. (Les symptômes incluent une forte fièvre, des frissons, des étourdissements, des vomissements, de la diarrhée, des évanouissements et une irritation cutanée qui ressemble à un coup de soleil.) Si vous pensez souffrir d'un choc toxique, retirez immédiatement votre tampon et téléphonez à votre médecin. En raison de la préoccupation qu'ils soulèvent en lien avec le syndrome du choc toxique, il est recommandé d'utiliser les tampons les moins absorbants possible.

Il existe d'autres options pour gérer l'écoulement menstruel. Les éponges naturelles peuvent être rincées et réutilisées. Les tasses menstruelles jetables s'insèrent dans la partie supérieure du vagin à la façon d'un diaphragme (les rapports sexuels sont possibles lorsqu'elles sont en place). Il y a des tasses menstruelles réutilisables en caoutchouc qui se placent plus bas dans le vagin. Les deux types de tasses recueillent l'écoulement menstruel (plutôt que de l'absorber). Vous devez les vider plusieurs fois par jour. Les tasses menstruelles réutilisables coûtent cher (de 20 $ à 40 $), mais elles peuvent servir pendant près de 10 ans. En outre, elles sont écologiques.

Est-ce seulement du sang ?

Q. **De quoi se compose exactement l'écoulement menstruel ? Est-ce seulement du sang ?**

R. Bien que la couleur du sang domine, l'écoulement se compose en réalité d'une combinaison de mucus cervical, de cellules de la muqueuse utérine, de sécrétions vaginales et de sang.

Traiter l'anémie

Q. **J'ai des saignements abondants depuis des mois déjà et je me sens épuisée. Une amie me recommande de prendre des suppléments de fer. Cela me semble dépassé comme traitement.**

R. Les femmes qui ont des écoulements menstruels anormalement abondants ont plus de chances de faire de l'anémie, qui est causée par une insuffisance de globules rouges. Parmi les symptômes de l'anémie figurent les céphalées (maux de tête), la fatigue extrême et des étourdissements. Au lieu d'essayer de faire votre propre diagnostic, allez voir votre médecin pour faire des analyses sanguines. Discutez ensuite des meilleures façons de soigner l'anémie. Vous pouvez prendre des comprimés de fer, mais vous pouvez aussi changer votre alimentation. La viande rouge, les pruneaux, les céréales fortifiées, les légumineuses et les pois secs sont d'excellentes sources alimentaires de fer. Consommez ces derniers avec des aliments riches en vitamine C, car elle favorise l'absorption du fer. Dans les cas d'anémie grave, une transfusion sanguine peut être nécessaire. Lors de la consultation, renseignez-vous sur les façons de réduire les saignements abondants.

LA FAUTE AUX HORMONES ?

Quelles sont vos options thérapeutiques si votre déséquilibre hormonal est responsable de votre problème de règles trop longues et abondantes ? Selon votre état de santé général, et les résultats de votre examen pelvien et des analyses de laboratoire, le médecin pourrait vous suggérer un contraceptif hormonal, soit sous forme de comprimé, d'anneau vaginal, de timbre transdermique, d'injection ou de dispositif intra-utérin. Le choix que vous ferez dépendra de vos antécédents médicaux, de votre préférence et de celle de votre médecin. Le timbre est à changer toutes les semaines et libère une quantité importante d'hormones en comparaison des autres méthodes. L'anneau vaginal est facile à utiliser; vous le retirez et vous le remettez quelques mois plus tard. (Voir les chapitres 2 et 5 pour plus de renseignements sur le

CHEZ LE MÉDECIN

Le premier pas pour régler un problème de saignements anormaux est une collaboration étroite avec votre médecin. Assurez-vous de répondre aux questions avant votre consultation :

◆ Pouvez-vous décrire votre écoulement normal et votre situation actuelle ?

◆ Quelle est la fréquence de vos règles ?

◆ Quelle est la couleur de l'écoulement ? Y a-t-il des caillots ?

◆ Les saignements sont-ils accompagnés de douleur ?

◆ Avez-vous des saignements entre les règles ?

◆ Prenez-vous un contraceptif ?

◆ Prenez-vous des médicaments ? Lesquels ?

◆ Vos saignements vous empêchent-ils de fonctionner normalement ?

Il est très utile d'apporter un calendrier de vos règles (indiquant le début et la fin) ainsi que des notes sur des faits inhabituels comme des caillots sanguins, un changement de la durée des règles ou une variation du volume de l'écoulement. Le médecin vous demandera peut-être de prendre votre température tous les jours afin de déterminer si vous ovulez encore.

Après avoir évalué vos antécédents médicaux, le médecin procédera probablement à un examen pelvien. Selon votre situation, il pourrait demander des tests ou des interventions parmi les suivants :

◆ un test de grossesse ;

◆ un profil sanguin (y compris une numération globulaire et une évaluation des taux hormonaux) ;

◆ une échographie de l'utérus ou des ovaires, ou des deux ;

◆ une biopsie de l'endomètre ;

◆ une hystéroscopie. Pendant cette intervention, un hystéroscope (une mini-caméra) muni d'un voyant lumineux est introduit dans le vagin et dans le col de l'utérus dilaté, ce qui permet de voir l'utérus. Ce test se fait sous anesthésie (locale, régionale ou générale, selon le cas). Parfois, on n'utilise l'hystéroscope qu'à des fins diagnostiques, mais il peut aussi servir d'instrument chirurgical ;

◆ la dilatation et le curetage (DC). Il s'agit de dilater le col de l'utérus (dilatation) et de racler la muqueuse utérine (curetage) dans le but de régler un problème de saignements anormaux ;

◆ la laparoscopie. Cette intervention consiste à introduire un mince instrument semblable à un télescope avec voyant lumineux dans l'abdomen à travers une minuscule incision faite à proximité du nombril ou dans ce dernier. La laparoscopie se fait en consultation externe. Elle requiert le plus souvent une anesthésie générale, mais on choisit parfois une anesthésie locale ou régionale. Il est parfois nécessaire de faire d'autres incisions de 0,5 à 1 mm ($\frac{1}{4}$ à $\frac{1}{2}$ po) afin de déplacer les organes qui obstruent la caméra du laparoscope. Cette procédure permet au médecin de voir l'intérieur de l'abdomen pour

timbre et l'anneau vaginal.) Beaucoup de femmes préfèrent la pilule, car c'est ce qu'elles connaissent le mieux.

CONTRACEPTIF ORAL.

Des comprimés à faible dose, approuvés pour les femmes non fumeuses de moins de 55 ans, régularisent les saignements anormaux et protègent contre la grossesse, les bouffées de chaleur et la perte osseuse. Le contraceptif oral diminue aussi les risques de développer un cancer de l'endomètre ou des ovaires. En revanche, il peut accroître les risques de chercher la cause du problème, notamment les saignements anormaux. Une hystéroscopie peut être pratiquée simultanément. Comme l'hystéroscopie, la laparoscopie sert à la fois au diagnostic et aux interventions chirurgicales;

◆ l'hystérosalpingographie est un examen radiologique spécialisé qui permet de déceler des problèmes au niveau des trompes de Fallope et de l'utérus. Il sert surtout à déterminer si les trompes de Fallope sont bloquées, mais il est également utile pour détecter des croissances ou des tissus cicatriciels dans l'utérus. Après une anesthésie locale du col de l'utérus, on insère un liquide spécial dans l'utérus et dans les trompes de Fallope qui permet de les voir à l'écran. Comme le liquide peut dilater ces organes, il peut causer de la douleur et des crampes. La patiente prend souvent un analgésique avant l'intervention par prévention. Cette intervention ne peut pas se faire un jour où les saignements sont abondants. Prévoyez quelqu'un pour vous raccompagner à la maison après l'intervention. Assurez-vous de porter une serviette hygiénique absorbante, car le liquide utilisé peut s'écouler et souiller vos vêtements.

Des analgésiques et des antibiotiques sont habituellement prescrits après l'intervention en tant que suivi thérapeutique.

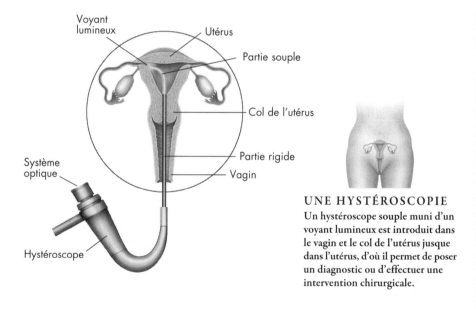

Voyant lumineux
Utérus
Partie souple
Col de l'utérus
Système optique
Partie rigide
Vagin
Hystéroscope

UNE HYSTÉROSCOPIE

Un hystéroscope souple muni d'un voyant lumineux est introduit dans le vagin et le col de l'utérus jusque dans l'utérus, d'où il permet de poser un diagnostic ou d'effectuer une intervention chirurgicale.

thromboembolie veineuse, un problème de coagulation sanguine. Bien que plutôt faible chez les femmes en santé dans la trentaine et la quarantaine, ces risques augmentent avec la masse corporelle et l'âge. La pilule est déconseillée aux femmes avec des antécédents de caillots sanguins, de problèmes cardiaques ou vasculaires, d'ictères ou de cancer (du sein ou de l'endomètre). Votre médecin vous en déconseillera aussi l'utilisation si vous êtes obèse, souffrez d'hypertension artérielle, de diabète ou de migraine avec aura (MA). Certaines femmes ont des nausées et une sensibilité des seins lorsqu'elles prennent un contraceptif oral, quoique ces symptômes diminuent avec le temps. D'autres rapportent des céphalées et un gain de poids, mais aucune recherche n'a établi de lien de cause à effet.

En général, il est préférable de prendre la plus petite dose possible. Des études comparatives ont montré que les contraceptifs à faible dosage d'œstrogène (20 mg) provoquent moins de saignements entre les règles que les formules légèrement plus puissantes (35 mg). Si un type de contraceptif oral ne fonctionne pas ou cause trop d'effets indésirables, demandez à votre médecin de vous proposer un autre produit ou une autre dose. Pour avoir le moins de saignements possible, renseignez-vous au sujet de la pilule contraceptive à cycle prolongé qui vous permettra de passer quatre mois sans avoir de règles.

La FDA n'a pas approuvé l'utilisation des contraceptifs hormonaux dans ce but, mais bon nombre de médecins les recommandent pour contrôler les saignements abondants.

TRAITEMENTS AUX PROGESTOGÈNES.
Le dispositif intra-utérin au lévonorgestrel est une autre méthode contraceptive qui permet de contrôler les saignements abondants prolongés et les crampes douloureuses. Le médecin peut l'installer dans l'utérus à son cabinet. Une fois en place, le système tend à ralentir la croissance de la muqueuse utérine. Beaucoup de femmes ont des saignements entre les règles au début, mais ces symptômes disparaissent assez rapidement. Une fois votre organisme habitué au système, vous n'aurez que vos règles ou de légers saignements anormaux. Certaines femmes ont même un arrêt complet de leurs règles avec ce système.

La thérapie à la progestine seule est une autre option pour celles qui ne peuvent pas utiliser les contraceptifs à base d'œstrogène. L'effet de chaque injection dure trois mois. Des règles irrégulières et de légers saignements entre les règles peuvent se présenter la première année. Les règles cessent (temporairement) dans environ la moitié des cas. Discutez de perte osseuse avec votre médecin si vous prenez cette forme de thérapie à long terme.

Pour les femmes qui ont des bouffées de chaleur ou des problèmes de lubrification et à qui l'œstrogène convient, une très faible dose de progestine peut s'ajouter à votre thérapie au progestogène.

Il existe des comprimés à taux élevé de progestine et à faible taux d'œstrogène pour les fumeuses et les femmes à qui on interdit les contraceptifs en raison de diabète, d'hypertension artérielle, d'obésité ou de migraines. Cette thérapie peut donner lieu à des saignements entre les règles au début, et même interrompre les règles pendant plusieurs mois à la fois (aménorrhée).

Les progestogènes cycliques oraux, que vous pouvez prendre de 12 à 14 jours chaque mois, peuvent aussi régulariser les règles. Si vous avez des bouffées de chaleur, le médecin peut y ajouter une faible dose d'œstrogène.

AGONISTES DE LA GONADOLIBÉRINE (GN-RH).
Les agonistes de la gonadolibérine (gn-RH) peuvent faire croire à votre corps qu'il a atteint la ménopause. En temps normal, les médecins ne les prescrivent pas pour plus de six mois parce qu'ils provoquent la perte osseuse et des bouffées de chaleur. On peut cependant considérer leur utilisation dans un cas d'anémie.

THÉRAPIES NON HORMONALES.
Voici un aperçu des options qui s'offrent à vous si vous ne voulez pas prendre des hormones :

Le repos. Lors d'une journée où vous avez des saignements très abondants, il peut être bon de vous reposer davantage.

Les anti-inflammatoires non stéroïdiens (AINS) en vente libre, comme l'ibuprofène et le naproxène, pourraient vous aider. Ils sont souvent efficaces pour réduire la perte sanguine (de 20 à 50 %) et les crampes douloureuses. Avisez votre médecin si vous devez les utiliser plus longtemps que ce qu'on indique sur l'emballage.

L'ablation de l'endomètre consiste à détruire une mince couche de l'endomètre afin de mettre fin aux saignements excessifs. Cette intervention chirurgicale ne nécessite pas d'incision. Les instruments chirurgicaux sont introduits par le vagin et le col de l'utérus. (Voir la page 150.) Le taux de réussite est élevé, mais il arrive que les saignements abondants reprennent. Comme toute intervention chirurgicale, l'ablation de l'endomètre comporte des risques (infections, risques associés à l'anesthésie, perforation de l'utérus). On connaît peu de choses sur ses effets à long terme. Mais contrairement à l'hystérectomie, l'ablation de l'endomètre se pratique en consultation externe et la convalescence est beaucoup moins longue.

Si vous songez à subir une ablation de l'endomètre, recherchez un médecin expérimenté. Discutez au préalable de l'anesthésie et des options pour le soulagement de la douleur.

Bien que les chances de devenir enceinte soient quasi nulles après l'intervention, il est bon de continuer de prendre un contraceptif en guise de prévention. Les frottis vaginaux et les examens pelviens de routine sont toujours de mise.

Tamoxifène et saignements

Q. **Je souffre d'un cancer du sein et je prends du tamoxifène afin de réduire les risques de récurrence. L'infirmière m'a dit de rapporter sans faute tout saignement anormal. Pourquoi ?**

R. Les saignements anormaux peuvent indiquer un cancer de l'endomètre, et le tamoxifène (Nolvadex) accroît légèrement les risques d'avoir ce type de cancer utérin. Le tamoxifène est un modulateur sélectif des récepteurs œstrogéniques, ce qui signifie qu'il agit comme l'œstrogène dans certaines parties de l'organisme et pas dans d'autres. Ce médicament procure une protection contre les tumeurs hormono-sensibles, car il peut s'infiltrer dans les récepteurs œstrogéniques des molécules précancéreuses du sein, empêchant l'accumulation de l'œstrogène à ces endroits. Le résultat : la quantité d'œstrogène amoindrie diminue la possibilité de récurrence d'un cancer du sein. Mais le tamoxifène agit comme l'œstrogène dans l'utérus et peut provoquer une croissance accrue de la muqueuse utérine. Lorsque les femmes pèsent les pour et les contre du médicament, la plupart concluent que la protection qu'offre le tamoxifène contre la récurrence d'un cancer du sein en vaut le coup. C'est pourquoi ces femmes doivent être particulièrement vigilantes et rapporter tout saignement vaginal anormal à leur médecin à des fins de vérification.

Cela dit, vous voudrez peut-être parler à votre médecin d'un médicament similaire appelé raloxifène. Ce dernier offre une protection contre le cancer sans accroître le risque de cancer de l'endomètre. Il a en revanche ses propres effets indésirables (voir le chapitre 13).

ABLATION DE L'ENDOMÈTRE : PRÉSERVER L'UTÉRUS

Le terme « ablation de l'endomètre » regroupe plusieurs interventions chirurgicales. En voici quelques-unes :

L'ablation de l'endomètre par ballonnet thermique. Cette intervention consiste à introduire un ballonnet dégonflé dans l'utérus de la femme par le col de l'utérus, puis à le remplir d'un liquide chaud. À mesure que le ballon prend de l'expansion et qu'il touche à la paroi de l'utérus, la chaleur et l'énergie du ballonnet détruisent la muqueuse. Cette technique ne convient pas aux femmes dont l'utérus est très gros ou de forme irrégulière. Elle est à proscrire aux femmes qui ont subi une césarienne classique ou d'autres chirurgies à l'utérus.

L'ablation électrique. Un mince fil de métal en boucle ou une boule roulante sert à détruire la muqueuse utérine au moyen d'un courant électrique. Le médecin contrôle l'intervention à l'aide d'un hystéroscope. Une fois installé, le dispositif libère un gaz ou un liquide qui distend l'utérus, ce qui facilite l'intervention.

Les lasers. Des faisceaux lumineux à très grande intensité permettent de vaporiser, voire de détruire les tissus ciblés. Les faisceaux lumineux servent aussi à arrêter les saignements à leur source. On fait habituellement appel à un hystéroscope durant cette intervention.

La cryoablation. La cryoablation ressemble à l'intervention précédente, sauf qu'on utilise des agents de congélation pour détruire la muqueuse utérine.

L'ablation par micro-ondes. Des micro-ondes émises au moyen d'une sonde introduite dans l'utérus sont dirigées vers la muqueuse utérine.

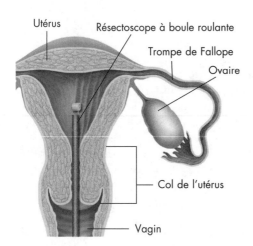

Utérus
Résectoscope à boule roulante
Trompe de Fallope
Ovaire
Col de l'utérus
Vagin

EXEMPLE D'UNE ABLATION DE L'ENDOMÈTRE
Un dispositif à boule roulante sert à détruire la muqueuse utérine dans le but de diminuer, voire d'éliminer les saignements abondants.

Oublis

Q. Je prends la pilule anticonceptionnelle depuis que je suis adulte, mais récemment j'ai souvent oublié de la prendre parce que je voyage beaucoup. Depuis, mes règles sont irrégulières, durent longtemps et mes saignements sont très abondants. J'ai aussi des bouffées de chaleur. Est-ce que j'ai déclenché ma ménopause accidentellement ? Et puis-je me remettre à la pilule ?

R. Le fait d'oublier quelques comprimés n'a pas provoqué la ménopause. En fait, les pilules masquaient vos symptômes. En sautant quelques jours, vous avez eu un aperçu de l'avancement de votre transition ménopausique.

La plupart des médecins recommandent aux femmes d'arrêter de prendre des contraceptifs oraux entre 50 et 55 ans, l'âge typique de la ménopause. Si vous approchez la ménopause ou que vous y êtes déjà, votre médecin vous dira sans doute de cesser de prendre la pilule, car elle fournit plus d'hormones que ce dont vous avez besoin à ce stade. En outre, vous n'avez plus à vous protéger contre une grossesse non planifiée. Il pourrait cependant vous conseiller de recommencer si vous avez des symptômes importants et que vous êtes à la périménopause. Si vous avez déjà atteint la ménopause, le médecin vous parlera de vos options en ce qui concerne votre style de vie et les médicaments, y compris une hormonothérapie à faible dose à court terme.

Un obstacle aux rapports sexuels

Q. Mes saignements abondants perturbent ma vie sexuelle. Que me suggérez-vous ?

R. Tout symptôme qui vous empêche de mener une vie normale doit être rapporté à votre médecin. Beaucoup de femmes pensent que la quantité de sang qu'elles perdent, quelle qu'elle soit, est normale et qu'elles n'ont qu'à accepter leur sort, ou que la seule option est l'hystérectomie. Selon la cause, le médecin pourrait vous proposer un éventail de solutions. Dans certains cas, des médicaments, y compris les contraceptifs oraux à faible dose ou un dispositif intra-utérin, peuvent réduire les écoulements et régulariser les règles jusqu'à la ménopause. Il existe aussi des interventions chirurgicales, comme l'ablation de l'endomètre (voir la page 152), qui sont moins radicales que l'hystérectomie. Une solution à long terme s'impose si le problème dure depuis longtemps, car les saignements anormaux peuvent causer de l'anémie. Mais que faire à court terme ? Une première étape consiste à avoir une discussion franche avec votre partenaire au sujet des saignements pendant les rapports sexuels. Certaines femmes supposent que cela repousse les hommes, mais souvent ce n'est pas le cas. Si votre partenaire et vous-même n'y voyez pas de problème, protégez votre lit avec un couvre-matelas lavable et des draps foncés, plus quelques couches de vieilles serviettes (préférablement foncées). Si votre lubrification vaginale est insuffisante, l'écoulement menstruel a l'avantage de fournir l'humidité désirée.

Certains couples aiment bien prendre une douche chaude ensemble après avoir fait l'amour. Si vous souhaitez avoir des rapports sans les dégâts, vous pouvez porter un diaphragme ou une tasse menstruelle jetable (de marque Instead, elle se vend en pharmacie ou en ligne). Le diaphragme sert en même temps de contraceptif, contrairement à la tasse menstruelle jetable. Si la pénétration

Reflets du passé

« De la Bible au Coran, ou encore dans l'*Histoire naturelle* de Pline, de nombreux avis contre les rapports sexuels avec les femmes qui ont leurs règles montrent qu'on a longtemps considéré l'écoulement menstruel comme un contaminant. À travers les époques, les femmes ont été confinées à des huttes menstruelles, se sont vu interdire de toucher les récoltes et ont dû prendre des bains rituels après leurs règles, dans le seul but d'éviter que l'homme soit contaminé. »
—Mansfield, P., et al.,
Women's Health Issues (2004) (Traduction libre)

n'est pas essentielle, vous pouvez porter un tampon ou deux et utiliser votre imagination pour vous satisfaire l'un et l'autre. Celles qui préfèrent les serviettes hygiéniques peuvent utiliser un vibrateur par-dessus leur slip pour atteindre un orgasme clitorien.

Les rapports sexuels peuvent-ils aggraver les saignements? Cela dépend. Une étude menée auprès de 120 femmes à la périménopause a montré que celles qui font l'amour durant leurs règles ont des saignements plus abondants que les autres. Un dernier mot : si vous avez plusieurs partenaires sexuels, sachez que vous êtes plus vulnérable aux infections pelviennes lorsque vous saignez.

Un débordement

Q. J'ai des saignements plus abondants que la normale depuis que je suis dans ma transition, mais la semaine dernière, c'était une vraie hémorragie. Ça m'inquiète beaucoup. Est-ce que ce sera toujours ainsi ?

R. Bien que ce problème soit courant chez les femmes à la périménopause,

des saignements très abondants sont angoissants lorsqu'ils surviennent, en partie parce qu'il n'y a rien à faire pour endiguer l'écoulement. C'est d'autant plus perturbant si vous n'y êtes pas préparée ou que vous portez des vêtements pâles. On ignore encore la raison de ces écoulements excessifs ou quelles femmes en souffriront. Parlez-en à votre médecin, surtout si vous avez vu des caillots sanguins. Si cela se produit plus de deux fois, le médecin peut vous suggérer des façons de contrôler les saignements excessifs, y compris par des contraceptifs oraux et par des thérapies à la progestérone. Il est bon de subir des tests d'anémie.

Les saignements après un rapport sexuel

Q. Je suis à la postménopause et je n'ai plus de saignements depuis des années. Depuis quelque temps, j'ai des écoulements sanguins chaque fois que je fais l'amour.

R. Il arrive que des femmes aient des règles un an ou deux après qu'elles pensaient avoir atteint la ménopause. Toutefois, le fait que vos saignements ne surviennent qu'après les rapports sexuels donne à penser que la source est plus vaginale qu'utérine. Avec la chute des taux d'œstrogène, la paroi vaginale devient plus mince et plus fragile. Votre vagin risque de s'irriter lors d'un rapport sexuel si vous avez une lubrification insuffisante, utilisez peu d'hydratants personnels ou avez des rapports sexuels peu fréquents. Mais puisque bien des choses peuvent causer des saignements après la ménopause, il serait sage de subir des examens médicaux. Si le problème a un lien avec la sécheresse vaginale, renseignez-vous auprès de votre médecin au sujet des solutions, y compris une hormonothérapie locale à court terme (voir le chapitre 2).

L'HYSTÉRECTOMIE : QUAND ET POURQUOI

Les médecins recommandent une hystérectomie, c'est-à-dire une ablation de l'utérus, dans le cas de fibromes, d'endométriose, d'un prolapsus utérin ou même d'un cancer de l'utérus. Une telle nouvelle trouble beaucoup de femmes, et pas seulement parce qu'il s'agit d'une chirurgie majeure.

Cela signifie la perte de leurs organes reproducteurs, l'essence même de leur féminité. D'autres femmes ont la réaction inverse; elles sont ravies de ne plus s'inquiéter de devenir enceintes et de ne plus avoir de saignements dérangeants. Quelle que soit votre réaction, vous n'êtes pas seule. L'hystérectomie est la deuxième chirurgie pratiquée chez la femme (après la césarienne). Bien que le nombre d'hystérectomies ait chuté à 600 000 cas par année depuis son sommet de 740 000 interventions en 1975, le Department of Health and Human Services américain estime qu'environ une Américaine sur trois aura subi une hystérectomie avant 60 ans. Les États-Unis ont l'un des taux d'hystérectomie le plus élevé à l'échelle internationale.

Cela dit, l'hystérectomie demeure controversée. Beaucoup de médecins croient qu'il faut la limiter aux cas où on a épuisé toutes les autres options thérapeutiques. Dans le passé, l'ablation des ovaires allait de pair avec l'ablation de l'utérus, surtout chez les femmes qui approchaient la ménopause. Cette décision va moins de soi de nos jours. Selon la raison pour laquelle on pratique l'hystérectomie, l'un des ovaires peut rester en place, ce qui permet une évolution normale vers la ménopause. L'âge peut aussi jouer un rôle dans la décision. D'autres médecins préfèrent retirer les ovaires de leurs patientes qui arrivent à la ménopause puisque cela réduit de beaucoup les risques d'un cancer des ovaires, voire d'un cancer du sein. Tous les médecins ne sont pas d'accord. L'hystérectomie est rarement une intervention d'urgence; vous avez le temps de vous renseigner avant de prendre votre décision. Assurez-vous d'obtenir un deuxième avis.

Voici des questions à poser à votre médecin :

• Existe-t-il d'autres traitements pour régler mon problème ?

• Comment se déroulera l'intervention ?

• Quels sont les risques ?

• Faut-il retirer mes ovaires ? Le cas échéant, devrai-je prendre des hormones ?

• Aurai-je une cicatrice ?

• Combien de temps passerai-je à l'hôpital ?

• Quand pourrai-je retourner au travail ?

• Quels sont les effets indésirables ?

• L'intervention aura-t-elle une incidence sur ma vie sexuelle ?

Traditionnellement, l'hystérectomie ne signifiait qu'une chose : une grosse cicatrice sur le ventre et une longue convalescence. Il y a d'autres options de nos jours. Le médecin vous proposera une intervention en fonction de votre situation. L'hystérectomie totale comprend l'ablation de l'utérus et du col de l'utérus. Les trompes de Fallope et les ovaires peuvent être enlevés ou non. En cas d'ablation des ovaires, la ménopause commence automatiquement. Avec l'hystérectomie partielle, c'est la partie de l'utérus au-dessus du col de l'utérus qui est enlevée. Les trompes de Fallope et les ovaires peuvent être retirés ou non.

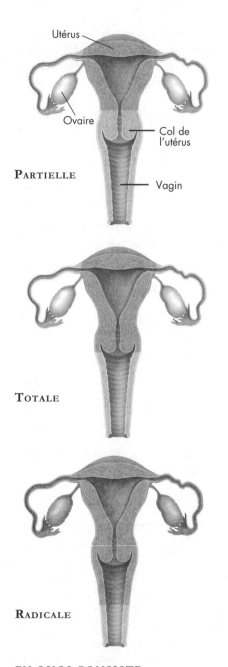

PARTIELLE

- Utérus
- Ovaire
- Col de l'utérus
- Vagin

TOTALE

RADICALE

EN QUOI CONSISTE UNE HYSTÉRECTOMIE

Dans l'hystérectomie partielle, seul l'utérus est enlevé. Le col de l'utérus et les ovaires sont retirés lors des hystérectomies totale et radicale, respectivement.

C'est aussi une intervention assez simple. Il demeure nécessaire de poursuivre les frottis vaginaux. L'hystérectomie radicale est l'intervention la plus importante. Elle est habituellement réservée aux cas de cancers de l'utérus ou du col de l'utérus. On fait l'ablation de l'utérus, du col de l'utérus, du vagin supérieur et d'une partie des ganglions lymphatiques pelviens. Les trompes de Fallope et les ovaires peuvent être retirés ou non.

Les chirurgiens ont accès à l'utérus par l'abdomen ou par le vagin. Dans le cas d'une hystérectomie abdominale, le chirurgien fait une incision dans la peau et les tissus conjonctifs pour atteindre l'utérus. La convalescence peut durer plusieurs semaines pour permettre à l'incision de guérir. Cette hystérectomie est la plus agressive et aussi la plus courante; on la pratique souvent dans le cas de fibromes volumineux, d'endométriose grave, d'infections pelviennes et de certains cancers. L'hystérectomie vaginale consiste à faire une incision circulaire autour du col de l'utérus. Elle est fréquente pour soigner des prolapsus et des cancers dépistés tôt. Lors d'une hystérectomie vaginale assistée par laparoscope, le chirurgien introduit un laparoscope (un téléscope chirurgical avec voyant lumineux) à travers une mince incision faite dans le nombril et l'abdomen. L'hystérectomie supracervicale laparoscopique est beaucoup moins agressive. Elle permet au chirurgien d'utiliser un laparoscope et d'autres petits instruments chirurgicaux en vue de détacher l'utérus du col, puis d'en faire l'ablation. Le fait de laisser le col de l'utérus en place aide à prévenir les risques de prolapsus pelvien, d'incontinence et d'autres troubles possibles liés à une hystérectomie totale.

Types d'hystérectomies			
	POINT D'ENTRÉE	DURÉE MOYENNE DU SÉJOUR À L'HÔPITAL	DURÉE MOYENNE DE LA CONVALESCENCE
Abdominale complète	Abdomen (incision de 10 à 15 cm [4 à 6 po])	3 à 6 jours	6 semaines
Vaginale	Vagin	1 à 3 jours	4 semaines
Hystérectomie vaginale assistée par laparoscope	Vagin/nombril (de minuscules incisions dans l'abdomen)	1 à 3 jours	4 semaines
Hystérectomie supracervicale laparoscopique	De minuscules incisions dans l'abdomen/le nombril (moins de 1 cm ou ¼ po)	1 jour ou moins	6 jours

Jeunes et moins jeunes

Q. Je croyais que seules les femmes assez âgées subissaient une hystérectomie, mais une de mes amies qui n'a que 42 ans doit se faire enlever l'utérus. N'est-ce pas inhabituel ?

R. C'est une conception erronée. Votre amie est exactement à l'âge moyen des femmes qui subissent une hystérectomie. Plus de 75 % des femmes qui ont cette intervention ont entre 20 et 49 ans. Des problèmes tels les fibromes et l'endométriose touchent les femmes plus jeunes, pas celles qui ont fini leur ménopause.

Évaluation des risques

Q. Je sais que l'hystérectomie est une chirurgie majeure, mais est-elle dangereuse ? Quels sont les risques ?

R. Toutes les chirurgies comportent des risques; c'est à votre médecin de vous les décrire. Ne consentez pas à la chirurgie à moins de tout comprendre. En ce qui concerne les risques spécifiques à l'hystérectomie, il s'agit en fait de l'une des interventions les plus sécuritaires aujourd'hui. Voyons le pire cas, quoi qu'il soit rare. En l'absence de cancer ou de grossesse, le taux de décès liés à l'hystérectomie est de 6 à 11 pour 10 000 femmes. La complication la plus courante est une fièvre causée par une infection. Parmi d'autres problèmes possibles figurent l'hémorragie, les blessures à des organes adjacents et des caillots sanguins dans les poumons. En général, l'hystérectomie vaginale comporte moins de risques que la chirurgie abdominale.

Parmi les effets à long terme, on observe le déficit ovarien précoce, la douleur pelvienne et la perte de libido. On note un risque accru de dépression après une hystérectomie chez les femmes de moins de 35 ans, celles qui n'ont pas eu d'enfants, celles qui désiraient en avoir et celles dont l'équilibre hormonal ovarien est perturbé après la chirurgie.

Rappelez-vous qu'il ne s'agit que de risques possibles. La chirurgie peut se dérouler sans anicroche. Il est cependant essentiel de connaître les pour et les contre avant de prendre votre décision.

D'autres options

Q. Que pensez-vous des médicaments ou des chirurgies moins agressives comme options de rechange ?

R. Il est possible d'éviter la chirurgie dans certains cas. Pour des fibromes, les médecins choisissent souvent d'attendre et de les surveiller, car il n'est pas nécessaire de les enlever à moins qu'ils causent de la douleur ou de l'inconfort. Les fibromes et l'endométriose ont tendance à se stabiliser ou à se résorber à l'approche de la ménopause, alors que le taux d'œstrogène diminue. Entre-temps, vous pouvez peut-être prendre des médicaments qui affaiblissent les effets de l'œstrogène. Le prolapsus utérin mineur se traite à l'aide de pessaires, des dispositifs introduits dans le vagin afin de soutenir l'utérus. Il est aussi bon de renforcer les muscles pelviens avec les exercices de Kegel (voir les pages 118-119). Quelle que soit votre situation, assurez-vous de demander à votre médecin de vous expliquer en détail les différentes approches thérapeutiques et de vous indiquer celle qui convient le mieux.

Remodelage

Q. Je dois subir une hystérectomie et je me demandais si je pouvais avoir une abdominoplastie en même temps. J'aurais moins de peine de perdre mon utérus si au moins j'y gagnais un ventre plat !

R. Si vous pensiez à une telle intervention, quel bon moment pour aller de l'avant ! Vous devrez consulter votre gynécologue et votre plasticien, à savoir si vous êtes une bonne candidate à la combinaison de ces opérations. Cela demande aux médecins de coordonner leur calendrier de chirurgies, mais ce n'est pas inhabituel de combiner des procédures non urgentes qui requièrent une anesthésie. Une de nos amies a combiné une liposuccion sur les cuisses à son hystérectomie. Aux États-Unis, les assurances médicales paient les coûts de l'hystérectomie, mais ne couvrent pas la chirurgie esthétique.

Garder mes ovaires ou non

Q. J'ai 48 ans et je dois subir une hystérectomie pour régler un problème de fibromes. Mon médecin me recommande l'ablation de mes ovaires afin de prévenir un cancer. Il n'y a pas de cancer ovarien ou du sein dans ma famille. L'ablation est-elle vraiment nécessaire ?

R. Voici un sujet controversé. Certains médecins estiment qu'il vaut mieux faire l'ablation des ovaires si la femme approche la ménopause afin de prévenir un cancer des ovaires, qui est très difficile à dépister à un stade précoce, lorsqu'il se traite bien. D'autres, en revanche, avancent que non seulement ce cancer est rare, mais que les femmes qui n'ont plus leurs ovaires peuvent quand même l'avoir si le cancer est déjà présent dans leurs cellules. Chez une femme jeune qui perd ses ovaires, le risque de maladie du cœur et d'ostéoporose est accru. La perte de la testostérone générée par les ovaires peut diminuer le plaisir sexuel de la femme et la priver d'une source naturelle d'œstrogène (par conversion naturelle) après la ménopause.

Invitez votre médecin à vous expliquer en détail pourquoi il considère l'ablation des ovaires comme essentielle dans votre cas. Refusez la chirurgie si les explications vous semblent obscures et obtenez un deuxième avis.

Enfin, soyez prête à tout ! Nous connaissons plusieurs femmes qui devaient garder leurs ovaires, mais qui ne les avaient plus à leur réveil. Cela peut se produire lorsque le chirurgien détecte une anomalie imprévue durant l'intervention. Assurez-vous de discuter de toutes les possibilités avec votre médecin avant l'opération.

Perte de libido ?

Q. Je vais subir une hystérectomie, mais je garderai mes ovaires. Cela devrait être bon pour ma vie sexuelle, non ?

R. La réaction sexuelle est très personnelle, mais des sondages ont révélé que la plupart des femmes qui ont subi une hystérectomie après des années de saignements anormaux, de douleurs pelviennes, de fibromes ou d'endométriose affirment avoir une vie sexuelle plus agréable après une hystérectomie. Néanmoins, certaines femmes regrettent de ne plus sentir les contractions utérines qu'elles avaient pendant l'orgasme ou le frottement du pénis contre leur col de l'utérus. Dans de rares cas, il arrive que des nerfs qui participent à l'orgasme soient coupés lors de l'hystérectomie. Si c'est votre cas, expérimentez avec de nouvelles positions et de nouvelles méthodes de stimulation, y compris un vibrateur. Vous pourriez trouver quelque chose qui fonctionne tout aussi bien ou même mieux. Sinon, pensez à consulter un gynécologue spécialisé en fonction sexuelle ou demandez à votre médecin de vous rediriger vers un sexothérapeute. N'hésitez pas à voir un thérapeute si vous pensez qu'une perte de libido peut avoir une origine psychologique. Par exemple, certaines femmes doivent faire le deuil de leur perte de fertilité.

Dans un nombre relativement faible de cas (environ 30 %), l'hystérectomie nuit à l'irrigation sanguine des ovaires et, plusieurs années après la chirurgie, un ovaire ou les deux cessent de fonctionner. La ménopause peut alors survenir plus tôt que la normale. La chute subséquente des taux d'hormones pourrait réduire votre intérêt pour les rapports sexuels. La perte de la libido s'améliore avec le temps. Comme vous n'avez plus de règles, vous n'avez plus les signes précurseurs de la ménopause, soit des règles irrégulières. Le cas échéant, discutez de la prise d'œstrogène et de testostérone avec votre médecin. Les femmes qui ont une ménopause chirurgicale sont plus sujettes au syndrome d'insuffisance hormonale que celles qui ont une ménopause naturelle. Elles ont donc besoin d'une quantité plus élevée d'œstrogène et de testostérone pour remédier au problème.

L'ablation des trompes de Fallope

Q. Si on retire les ovaires, les trompes de Fallope restent-elles en place ? Qu'arrive-t-il si ce n'est pas le cas ?

R. Il n'y a aucune raison de les garder. On les retire habituellement en même temps que les ovaires, car leur seule fonction est d'acheminer les ovules jusqu'à l'utérus.

Conserver le col de l'utérus

Q. Je ne comprends pas l'importance de conserver le col de l'utérus. Je compare cela à laisser en place la porte d'une maison qu'on a détruite.

R. Quoique ce ne soit pas unanime, beaucoup de médecins croient que le fait de laisser le col de l'utérus en place réduit les risques d'incontinence urinaire ou de problèmes liés au plancher pelvien. Cela augmente vos chances de préserver votre excitation sexuelle et votre capacité à atteindre l'orgasme. En gardant votre col de l'utérus, vous pourriez avoir des saignements de temps à autre et vous devrez subir un frottis vaginal chaque année.

Le prolapsus utérin

Q. Mon médecin m'a dit que mon utérus pendait et que j'aurais besoin d'une chirurgie un jour. Que se passe-t-il dans mon abdomen ?

R. En vieillissant, les muscles qui soutiennent votre vagin perdent de leur tonus et s'affaissent; votre vessie et votre rectum peuvent être entraînés dans le mouvement. Le problème est plutôt courant, et les femmes touchées n'en sont pas vraiment incommodées. Chez certaines femmes, en revanche, la descente d'organe est si grave qu'elles ressentent une sensation de lourdeur dans la région pelvienne accompagnée d'une difficulté à contrôler la miction et la défécation. Il arrive que l'un des organes affaissés fasse saillie hors du vagin. Voilà une excellente raison de faire les exercices de Kegel (voir les pages 118-119). Un pessaire aide à garder l'utérus en place. L'hystérectomie peut apporter un soulagement dans les cas les plus graves. Il vous revient de décider si votre inconfort justifie une chirurgie.

Frottis vaginal

Q. J'ai subi une hystérectomie, car mes fibromes devenaient de plus en plus gros et douloureux. J'ai toujours mon col de l'utérus. Dois-je faire un frottis vaginal (test Pap) chaque année ?

R. Le frottis vaginal est essentiel pour dépister un cancer du col de l'utérus. Cependant, vous faites peut-être partie dorénavant de l'un des trois groupes de femmes qui n'ont pas à subir ce test : les jeunes femmes qui ne sont pas actives sexuellement, les femmes de 70 ans qui ont fait des frottis vaginaux dans le passé et les femmes qui ont subi une hystérectomie pour un trouble bénin comme des fibromes. Vous devrez encore passer des examens pelviens sur une base régulière. Mise en garde : vous avez besoin d'un frottis vaginal si vous avez déjà eu un résultat anormal ou subi une hystérectomie à cause d'un cancer.

LES SAIGNEMENTS POSTMÉNOPAUSIQUES

Tout saignement utérin ou vaginal qui se produit après la ménopause doit être rapporté à votre médecin (sauf s'il est lié à une hormonothérapie). Il pourrait n'y avoir aucun problème. La recherche sur les cycles menstruels indique qu'un faible pourcentage de femmes auront des règles une ou deux fois après une interruption d'un ou deux ans. Comme les femmes continuent de générer un peu d'œstrogène après la ménopause, mais pas de progestérone, certains médecins leur prescriront par prévention une dose de progestogène afin de s'assurer d'éliminer toute la muqueuse endométriale. Ce faisant, ils espèrent réduire tout risque de cancer dans cette région. Même si aucune étude clinique n'a été réalisée afin de déterminer s'il s'agit d'une méthode efficace pour réduire les risques de cancer, beaucoup de médecins estiment qu'elle ne présente pas de danger et qu'elle peut agir de façon préventive. Toutefois, les saignements peuvent aussi être causés par une infection, une ITS (infection transmissible sexuellement) ou la sécheresse vaginale. Une femme à la postménopause ayant un col de l'utérus rétréci (une sténose cervicale) peut accumuler du pus, du fluide menstruel ou du sang dans son utérus (hématométrie). Divers traitements aux antibiotiques et une dilatation du col peuvent être nécessaires pour enrayer le problème.

Les saignements inexpliqués peuvent être un signe précurseur de cancer gynécologique. Sans qu'il y ait lieu de paniquer, il est nécessaire de subir un examen pelvien, et peut-être une radiographie ou une biopsie. Soyez rassurée si les tests sont négatifs. Mais si les saignements persistent, tenez votre médecin au courant et subissez les tests de nouveau. Il arrive souvent qu'on ne dépiste des grosseurs précancéreuses qu'après des tests répétés.

Chapitre 7

Les malaises

Notre cœur et notre esprit sont avides d'exaltation et d'aventure. Alors pourquoi notre corps se rebelle-t-il? Même si vous faites de l'exercice et des efforts pour maintenir un poids santé, vous pourriez être aux prises avec les malaises fréquents à la cinquantaine dont nous parlons dans le présent chapitre. Il peut s'agir de céphalées (maux de tête), de problèmes à la bouche et aux gencives, de troubles de la thyroïde, de blessures à l'épaule, de douleurs aux seins, d'arthrite, de problèmes de contrôle de la vessie et de pieds endoloris. Aucun de ces malaises ne menace votre vie, mais ils peuvent nuire à vos activités. C'est plus que désappointant d'avoir enfin le temps et l'argent pour vous offrir vos vacances de rêve et de vous rendre compte que vos genoux vous font trop souffrir pour en profiter.

Les hommes se plaignent d'un grand nombre des mêmes malaises en vieillissant, donc la ménopause n'est pas responsable de tout. Il est inévitable que le vieillissement change notre corps. Vous subissez de nouvelles tensions, par exemple si vous prenez soin de parents âgés, vivez des changements au travail et devez vous habituer au départ des enfants. Toutes ces tensions peuvent vous rendre plus vulnérable à la maladie.

Il existe cependant des liens étonnants entre les montagnes russes hormonales que certaines vivent et les migraines, les articulations usées et même les infections des voies urinaires. Les chercheurs commencent à peine à établir ces relations; il reste beaucoup de choses à apprendre au sujet de l'interaction de l'œstrogène avec les différents mécanismes corporels. Le fait de savoir que tous ces malaises ne sont pas d'ordre psychologique vous réconfortera peut-être, sauf dans le cas des migraines, bien sûr. Et l'idée qu'il existe des solutions vous apportera sans doute un grand soulagement : nul besoin d'endurer tous ces maux.

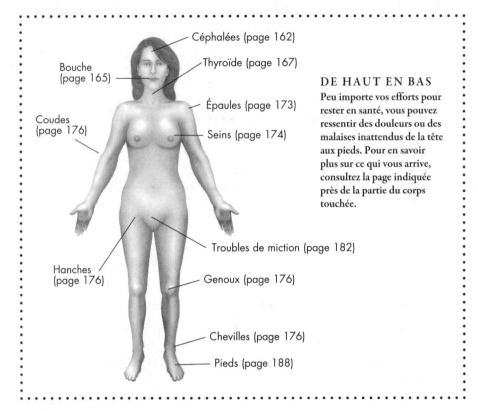

Céphalées (page 162)

Thyroïde (page 167)

Bouche
(page 165)

Épaules (page 173)

Coudes
(page 176)

Seins (page 174)

DE HAUT EN BAS
Peu importe vos efforts pour
rester en santé, vous pouvez
ressentir des douleurs ou des
malaises inattendus de la tête
aux pieds. Pour en savoir
plus sur ce qui vous arrive,
consultez la page indiquée
près de la partie du corps
touchée.

Troubles de miction (page 182)

Hanches
(page 176)

Genoux (page 176)

Chevilles (page 176)

Pieds (page 188)

LES CÉPHALÉES

Commençons par la reine des céphalées : la migraine. Les migraines sont souvent accompagnées de douleurs lancinantes, de nausées, de vomissements, de sensibilité à la lumière ainsi que de tension dans les épaules et les muscles du cou. Elles peuvent toucher un côté de la tête ou les deux. La lumière vive et le bruit accentuent souvent la douleur. Il y a deux grands types de migraines : la migraine classique et la migraine courante. La migraine classique est précédée d'une aura, soit une perturbation de la vision d'une durée approximative de 20 minutes. La migraine survient dans l'heure qui suit l'aura. La migraine courante n'a pas d'aura, et elle peut se développer

plus lentement et être plus débilitante. Ces deux types de migraines peuvent durer de quelques heures à quelques jours et se manifestent une ou deux fois par mois, quoique certaines victimes n'en aient qu'une ou deux fois par année.

L'œstrogène est associé depuis longtemps aux migraines. Avant la puberté, les garçons sont davantage sujets aux migraines que les filles. Chez les adultes, les femmes ont deux ou trois fois plus de migraines que les hommes. L'œstrogène n'est cependant pas le seul coupable.

Il y a d'autres déclencheurs dont certains aliments (le vin rouge, les viandes salées, l'alcool, le chocolat et les oignons pour n'en nommer que quelques-uns), la tension (le stress), le manque de sommeil, la fumée ou d'autres odeurs.

Quand consulter le médecin

Appelez votre médecin si vous éprouvez l'un des problèmes suivants :

✤ Une céphalée soudaine et intense, accompagnée de fièvre, de raideurs au cou ou de vomissements;

✤ Une céphalée qui provoque de la confusion ou une perte de conscience;

✤ Des céphalées persistantes pour lesquelles vous prenez des médicaments plus de deux jours par semaine;

✤ Un gain ou une perte de poids inexpliqué;

✤ Une fatigue continuelle;

✤ De la nervosité ou de l'angoisse inexpliquée;

✤ Des craquements dans les articulations ou le son d'un os qui frotte contre un autre;

✤ Une douleur articulaire constante ou intermittente;

✤ Du sang dans l'urine et une douleur à la miction.

Les migraines associées aux règles

Q. J'ai toujours souffert de migraines à l'époque de mes règles. J'approche maintenant la ménopause. Mes migraines vont-elles disparaître ou s'aggraver?

R. En général, elles s'aggravent avant de disparaître. Puisque les migraines sont associées à des périodes de fluctuations hormonales, elles peuvent devenir plus intenses vers la fin de la périménopause, l'époque qui connaît les plus grands écarts. Cela s'observe en particulier chez les femmes qui ont régulièrement eu des céphalées durant leurs règles. Des médicaments pris en prévention peuvent vous aider à traverser la transition. Ne perdez pas espoir! Les migraines tendent à s'atténuer graduellement après la ménopause, et les spécialistes des migraines affirment qu'ils ont peu de patientes de plus de 60 ans.

Cette affreuse douleur

Q. Mes migraines sont sûrement associées à des déclencheurs (dans mon cas, c'est la tension). Mais qu'est-ce qui cause la douleur? J'ai l'impression que ma tête va se fendre en deux.

R. Le cerveau des personnes sujettes aux migraines semble être hyperexcitable. Cela signifie que les cellules cérébrales sont plus sensibles et réagissent plus intensément à certains déclencheurs, ce qui active le nerf trijumeau responsable de la douleur de l'un ou de l'autre côté de la tête. Le spasme des vaisseaux sanguins qui s'ensuit pourrait être la façon que le cerveau a de réguler la douleur. Des prédispositions génétiques peuvent aussi jouer un rôle.

Les hormones et la migraine

Q. S'il y a un lien entre l'œstrogène et les migraines, est-il bon ou mauvais

◖ UNE MIGRAINE AU MENU ◗

Tenez un journal alimentaire afin de découvrir si des aliments déclenchent vos céphalées. Surveillez ces possibilités :

◆ les viandes vieillies, en conserve ou traitées;

◆ le fromage vieilli;

◆ l'alcool, surtout le vin rouge;

◆ les avocats;

◆ les haricots, notamment les haricots de Lima et les haricots romains;

◆ le chocolat;

◆ les attendrisseurs à viande;

◆ le glutamate monosodique (GMS);

◆ les noix et le beurre de cacahuète (arachide);

◆ les oignons;

◆ la papaye;

◆ les pois;

◆ la pizza;

◆ le yaourt.

de prendre un contraceptif oral ou une hormonothérapie pour soulager les symptômes de la ménopause ?

R. La réponse dépend de vos antécédents médicaux, de l'intensité de vos migraines et de vos déclencheurs les plus courants. Vous devrez discuter de tous ces facteurs avec votre médecin avant de prendre une décision. Des études récentes donnent à penser qu'un contraceptif oral combiné augmente le risque d'accident vasculaire cérébral (AVC) chez la femme sujette aux migraines. Le risque semble plus important chez les femmes souffrant de migraines classiques. Si vous fumez en plus d'avoir des migraines, le médecin vous recommandera d'éviter les contraceptifs oraux.

Les femmes qui ont une ménopause naturelle semblent avoir moins de céphalées que les femmes qui vivent une ménopause induite. Une œstrogénothérapie à faible dose peut aider certaines femmes. Les médecins croient que les femmes souffrant de migraines peuvent mieux réagir aux timbres d'œstrogène qu'à une thérapie par voie orale. (Reportez-vous au chapitre 2 pour en savoir plus sur les risques et les bienfaits de l'hormonothérapie à la ménopause.)

Les traitements

Q. Que dois-je savoir sur les traitements de la migraine ? Existe-t-il des thérapies non pharmaceutiques efficaces ?

R. Afin de bloquer les migraines avant qu'elles se déclenchent, tenez un journal pour découvrir vos déclencheurs et évitez-les. Par exemple, si la tension (le stress) est l'un de vos déclencheurs, faites de la méditation, du yoga ou pratiquez d'autres techniques de relaxation. Bien dormir et faire de l'exercice sur une base régulière peut vous aider. Il est également bon de stabiliser son taux de glucose sanguin en prenant de petites collations nourrissantes pendant la journée. Par contre, si des changements à votre mode de vie ne réduisent pas votre douleur, il n'y a pas lieu d'endurer les migraines trop longtemps. La plupart des gens ont plusieurs déclencheurs de migraines, et il n'est pas facile de tous les éviter. Il importe de traiter votre migraine le plus tôt possible; plus vous attendez, plus il devient difficile de l'arrêter. Des analgésiques en vente libre comme l'acétaminophène, l'aspirine ou l'ibuprofène aident à soulager les migraines légères. Il serait cependant sage de consulter un spécialiste si vous prenez ces médicaments plus de deux fois par semaine.

Différents types de médicaments contre les migraines ont différentes fonctions. Les médicaments préventifs sont des produits à prendre tous les jours ou pendant les périodes où les migraines sont plus fréquentes. D'autres médicaments, de type abortif, sont efficaces au tout début de la migraine. Enfin, un dernier type de médicaments est conçu pour soulager une migraine déjà intense. Les médecins commencent d'abord par prescrire des agonistes sérotoninergiques ou triptans (qui agissent sur un sous-groupe de récepteurs de la sérotonine). (La sérotonine, un neurotransmetteur, est l'un des messagers chimiques du cerveau. La douleur de la migraine provient d'une inflammation des vaisseaux sanguins autour du cerveau en réaction à une diminution du taux de sérotonine.) Pour tous ces médicaments, il importe de suivre les directives de votre médecin à la lettre.

Les céphalées matinales

Q. Il me semble que j'ai mal à la tête tous les matins au réveil. Je vous jure que ce n'est pas une gueule de bois ! Qu'est-ce qui m'arrive ? Ces maux de tête sont apparus il y a quelques mois.

R. Bien des choses peuvent être à l'origine de votre problème, et vous devriez consulter votre médecin afin d'obtenir un diagnostic précis. Une cause possible est un trouble respiratoire du sommeil. La personne qui a de la difficulté à inspirer suffisamment d'air en dormant fait augmenter le taux de gaz carbonique dans son sang; cela gonfle le flux sanguin et élève la pression dans le cerveau. Avant de consulter votre médecin, demandez à votre conjoint si vous faites des sons de suffocation quand vous dormez. Cela

peut indiquer que vous souffrez d'apnée du sommeil. (Voir le chapitre 4 pour plus de renseignements sur les troubles respiratoires du sommeil.)

PROBLÈMES LIÉS À LA BOUCHE

Signe de régurgitation acide

Q. J'ai une sensation de brûlure et de sécheresse dans la bouche et sur la langue. De plus, je trouve que la nourriture n'a plus le même goût. Y a-t-il un lien avec la ménopause ?

R. Vous décrivez le signe de régurgitation acide, aussi appelé «reflux œsophagien». Selon un article publié dans l'American Family Physician, de 10 à 40 % des femmes qui consultent pour soulager les symptômes de la ménopause éprouvent ce malaise à des degrés divers, comparativement à moins de 3 % de la population en général, mais son lien direct avec la ménopause est toujours inconnu. Les femmes rapportent une sensation de brûlure sur la langue, le long des lèvres et sur les côtés de la bouche. La sensation devient plus intense à mesure que la journée avance. Certaines femmes disent que le malaise est pire en soirée et les garde réveillées. L'inconfort tend à disparaître lorsqu'elles s'endorment. La douleur passe de légère à intense (certaines femmes la comparent à un mauvais mal de dent) et elle est souvent accompagnée d'une sécheresse de la bouche. Un grand nombre d'aliments, notamment les aliments salés, poivrés ou aigres, n'ont plus le même goût qu'avant. Certaines femmes ont un arrière-goût métallique ou amer dans la bouche ainsi qu'une sensibilité accrue au chaud et au froid.

QUI EN SOUFFRE. Même si une sensation de brûlure dans la bouche est associée au diabète et à l'anémie (et peut être un effet secondaire de médicaments, par exemple les médicaments contre l'hypertension artérielle appelés inhibiteurs de l'enzyme de conversion de l'angiotensine), le signe de régurgitation acide survient soudainement, sans cause apparente, et peut durer des années. Les femmes dépressives et anxieuses semblent en souffrir plus que les autres, ce qui explique pourquoi les médecins ont déjà pensé qu'il s'agissait d'un trouble largement psychosomatique. De nos jours, on croit plutôt que ce sont le manque de sommeil et la douleur chronique associés au signe de régurgitation acide qui sont responsables des troubles de l'humeur.

POURQUOI IL SE PRODUIT. Il n'existe pas de consensus sur la cause du signe de régurgitation acide; on ne s'entend d'ailleurs pas pour dire que tous les cas ont la même cause. Les scientifiques savent depuis un certain temps que les femmes à la ménopause perdent la capacité de déceler les saveurs aigres avec le temps; certains se demandent s'il y a un lien entre ce fait et le signe de régurgitation acide. Autre fait étrange, ce trouble est souvent rapporté après une intervention dentaire ou une infection des voies respiratoires supérieures, qui ont pu endommager les nerfs, une autre cause possible du signe de régurgitation acide. En général, la douleur diminue lorsqu'on mange, ce qui pourrait indiquer que les nerfs transmettant des signaux gustatifs au cerveau sont incapables de causer de la douleur.

Le signe de régurgitation acide est également associé à une bouche très sèche. Certains médecins procèdent automatiquement à un test de dépistage du syndrome de Sjögren à leurs patients souffrant de reflux œsophagien, car cette maladie auto-immune entraîne souvent une sécheresse de l'œil et de la bouche (voir le chapitre 11). Neuf personnes sur dix souffrant du syndrome de Sjögren sont des femmes qui ont vu leurs premiers symptômes apparaître à la fin de la quarantaine. Le signe de régurgitation acide peut aussi être lié à une candidose, comme celles qui causent le muguet chez les bébés. Le Taste and Smell Center de la University of Connecticut, aux États-Unis traite de nombreux patients souffrant du syndrome de régurgitation pour une candidose, même s'il n'y a pas de symptômes apparents et que les prélèvements s'avèrent négatifs. Ces personnes doivent faire dissoudre dans leur bouche des pastilles à base de nystatine pour le vagin. (Ces pastilles sont sans sucre; les personnes atteintes du signe de régurgitation acide sont plus susceptibles d'avoir des caries dentaires à cause du manque de salive.) Si le patient va mieux après deux à quatre semaines de ce traitement, on poursuit le traitement pendant six à dix semaines. Dans le cas contraire, le médecin pourrait demander une imagerie du cerveau afin de voir si de petits accidents vasculaires cérébraux ont endommagé la partie du cerveau associée à la sensation de brûlure dans la bouche.

Le signe de régurgitation acide étant en outre associé à une carence en nutriments, les médecins conseillent à leurs patientes de prendre des suppléments, notamment de vitamines B et C, de fer et de zinc, si les résultats des tests montrent qu'ils peuvent soulager les symptômes.

Bien qu'on ait réalisé peu d'études de qualité sur le traitement du signe de régurgitation acide, beaucoup de médecins prescrivent maintenant plusieurs médicaments, dont les benzodiazépines, les antidépresseurs tricycliques, les anticonvulsivants ou la capsaïcine topique. Votre médecin ou votre dentiste pourrait aussi suggérer l'emploi de produits de remplacement de salive. Dans la plupart des cas, le signe de régurgitation acide se résorbe de lui-même; mais sans traitement efficace, il peut durer cinq années ou plus. Enfin, même si personne n'a établi de lien entre le signe de régurgitation acide et le déséquilibre hormonal, les femmes qui ont ce problème et qui prennent une hormonothérapie pour leurs symptômes de la ménopause rapportent parfois que la sensation de brûlure diminue en même temps que les bouffées de chaleur. Voilà qui vient nous rappeler qu'il reste beaucoup de choses à apprendre au sujet de la ménopause.

Des gencives différentes

Q. Lors de ma dernière visite chez ma dentiste, elle a examiné mes gencives et m'a dit que je commençais probablement ma périménopause. Comment ce changement hormonal peut-il se voir dans ma bouche ?

R. Les dentistes affirment qu'ils remarquent souvent un changement subtil dans les gencives des femmes dans la quarantaine. Elles sont un peu plus gonflées ou tendent à saigner, ce qui est inhabituel. La maladie des gencives est causée par la plaque, une pellicule de bactéries qui se forme sur les dents. Il est nécessaire d'éliminer la plaque en se brossant les dents et en passant le fil dentaire tous les jours ainsi qu'en allant chez le dentiste régulièrement pour un bon nettoyage. Non traitée, la plaque irrite les gencives et cause de l'inflammation. Avec le temps, les gencives se décollent des dents, formant de petites pochettes où les bactéries prolifèrent. Les fluctuations hormonales à la périménopause peuvent rendre les gencives encore plus sensibles

à la plaque. C'est pourquoi une bonne hygiène dentaire est primordiale avec l'âge. Des radiographies de vos dents peuvent aussi donner un aperçu de la santé de vos os. Des dents branlantes peuvent indiquer une résorption osseuse (voir le chapitre 10 pour plus de détails).

LES TROUBLES DE LA THYROÏDE

Le fonctionnement de la thyroïde rappelle le conte *Boucles d'Or et les Trois Ours*. Vous n'en voulez ni trop ni trop peu – ou, dans le cas de la thyroïde, vous ne voulez pas d'une glande thyroïde trop active ou trop lente.

La thyroïde est située à l'avant du cou. Elle génère des hormones qui circulent dans le sang et contribuent au bon fonctionnement du cerveau, du cœur et d'autres organes. Une thyroïde trop active peut causer de l'hyperthyroïdisme, une maladie caractérisée par de la nervosité et des irrégularités cardiaques. À l'autre bout du spectre il y a l'hypothyroïdisme, causé par une glande thyroïde trop peu active. Elle se manifeste principalement par un ralentissement des fonctions mentales et physiques.

Ces deux maladies restent souvent non diagnostiquées, surtout au début, car leurs symptômes sont difficiles à détecter. L'hypothyroïdisme est la plus fréquente des deux maladies.

Une sensation de grande fatigue

Q. J'ai pris environ 3,6 kg (8 lb) cette année. Pourtant, j'ai à peine touché une cacahuète (arachide), encore moins un biscuit aux pépites de chocolat. D'ailleurs, je n'ai pas vraiment faim. Je me sens aussi constamment très fatiguée et j'ai toujours froid. Est-ce la ménopause ou autre chose qui me met dans un tel état ?

R. Vos symptômes sont plutôt vagues et peuvent indiquer plusieurs choses, mais l'hypothyroïdisme est une possibilité. Lorsque la thyroïde ne génère pas suffisamment d'hormones, l'organisme tend à ralentir. L'une des causes les plus fréquentes est une maladie auto-immune, dans laquelle le système immunitaire attaque à tort sa propre thyroïde. Si un assez grand nombre de cellules sont détruites, la glande ne fabrique plus assez d'hormones. La forme auto-immune la plus courante de l'hypothyroïdisme est la thyroïdite de Hashimoto.

Les cas d'hypothyroïdisme augmentent avec l'âge, avec un sommet entre 35 et 60 ans. On estime que 10 millions d'Américains prennent un médicament pour une maladie thyroïdienne et que 9 millions souffrent d'hypothyroïdisme

non traité. Les maladies thyroïdiennes peuvent être détectées grâce à une simple analyse sanguine dans laquelle on mesure les taux d'hormones thyroïdiennes T4 et T3 ainsi que le taux de la thyréostimuline (TSH) sécrétée par l'hypophyse. Il faut connaître les taux de ces trois hormones pour savoir à quoi s'en tenir. Malgré des taux de T3 et de T4 normaux, un taux de TSH élevé indiquerait que le corps est plus actif que la normale pour vous permettre de fonctionner. C'est l'hypothyroïdisme subclinique, et les médecins ne s'entendent pas sur la nécessité de le traiter. Dans certains cas, le problème disparaît de lui-même, mais pas toujours, et certains médecins se demandent pourquoi les gens devraient attendre d'être malades avant qu'on les traite. D'autres médecins ne commencent pas de traitement avant de constater un taux élevé de TSH combiné à des symptômes comme une peau sèche, un pouls lent et des réflexes diminués. Le traitement habituel de l'hypothyroïdisme consiste à prendre un substitut de l'hormone thyroïdienne. Le médicament le plus souvent prescrit est la lévothyroxine, vendue sous forme générique ou sous les marques Synthroid, Levoxyl et Unithroid. Au début, la dose est faible et vous devez subir des analyses sanguines périodiques jusqu'à ce que votre taux de TSH revienne à la normale, ce qui peut prendre des mois. En revanche, pendant ce temps, vous commencez à vous sentir mieux. Vous devrez prendre ce médicament votre vie durant.

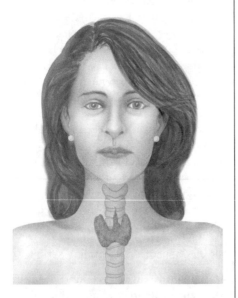

UNE GLANDE IMPORTANTE

La glande thyroïde est une glande en forme de papillon qui génère les hormones essentielles à toutes les parties de votre organisme. Si elle est trop active, votre système fonctionne trop rapidement. Si elle ne l'est pas assez, vous vous sentez fatiguée et léthargique.

L'agitation

Q. Je me sens agitée et j'ai de la difficulté à dormir. Parfois, mon cœur bat si vite que j'ai l'impression qu'il va bondir hors de ma poitrine. Qu'est-ce qui ne va pas chez moi ?

R. Bien que ces symptômes annoncent une grande variété de malaises, l'hyperthyroïdisme peut en être la cause. Seulement 2,6 millions d'Américains souffrent d'hyperthyroïdisme en comparaison avec les 9,6 millions atteints d'hypothyroïdisme, dont la plupart sont des femmes. L'hyperthyroïdisme est souvent confondu avec une maladie du cœur ou un trouble mental. Toutefois, non traité, il accroît les risques de problèmes cardiaques (parce que le cœur travaille trop fort) et d'ostéoporose. Parmi les autres symptômes figurent une intolérance à la chaleur, une faim constante et une perte de poids inexpliquée. Certaines personnes souffrant de la maladie de Basedow, un trouble auto-immun qui peut être à l'origine de l'hyperthyroïdisme, en viennent à avoir des yeux rouges et gonflés qui leur confèrent un regard particulier. Les analyses révèlent un taux de TSH faible ou négligeable.

Le traitement de l'hyperthyroïdisme est plus complexe que celui de l'hypothyroïdisme. Par conséquent, votre médecin vous redirigera vers un endocrinologue, un médecin spécialiste des hormones. Il pourra vous administrer de l'iode radioactif afin de détruire une partie de la thyroïde ou des médicaments qui réduiront son activité excessive. Vous pouvez aussi subir une chirurgie où l'on fera l'ablation de la glande thyroïde. Dans ce cas, vous devrez prendre des hormones thyroïdiennes votre vie durant.

Qu'est-ce que le goitre ?

Q. J'ai la gorge serrée et mon médecin m'a dit que j'ai un goitre. Quel lien y a-t-il avec la maladie thyroïdienne ?

R. Un goitre est une augmentation de volume de la glande thyroïde. Il peut en effet nuire à la respiration et à

Est-ce vrai ?

Mythe : Une glande thyroïde lente fait engraisser.

Réalité : Bien que votre métabolisme fonctionne au ralenti avec une thyroïde trop peu active, cela ne signifie pas que vous prendrez du poids de façon significative. En moyenne, une personne souffrant d'hypothyroïdisme prend environ 4,5 kg (10 lb); plus que cela serait anormal. Avec une thyroïde lente, vous avez moins faim, donc vous mangez moins. De toute façon, la principale cause de l'obésité est un excès de nourriture et un déficit d'exercice. Il est tentant de s'en prendre à la glande thyroïde, mais ce n'est pas approprié.

---

l'avalement des aliments. Jusqu'au début du XXe siècle, alors qu'on a introduit le sel iodé aux États-Unis, les Américains développaient des goitres à cause d'une carence en iode dans leur alimentation. Dans votre cas, il est plus probable qu'il s'agisse d'un problème de la thyroïde. Le traitement dépendra de la cause. Vous pouvez avoir un goitre, que votre taux d'hormones thyroïdiennes soit faible, normal ou élevé. La maladie de Basedow peut être responsable du goitre, parce qu'alors la thyroïde est hyperactive. Dans d'autres cas, l'hypothyroïdisme peut être en cause, avec la glande thyroïde qui cherche à produire toujours plus d'hormones. Le goitre peut prendre naissance dans de minuscules nodules (habituellement bénins) ou découler d'un cancer de la thyroïde, ce qui est plutôt rare. Votre médecin vous prescrira le traitement approprié. Parfois, le goitre disparaîtra, d'autres fois, non.

Un lien avec l'œstrogène ?

Q. Il semble que les troubles de la thyroïde sont plus courants chez la femme que chez l'homme. Y a-t-il un lien avec l'œstrogène ?

R. Les scientifiques commencent seulement à connaître le système immunitaire, mais il existe des preuves que l'œstrogène joue un rôle. En fait, les femmes sont de 5 à 8 fois plus sujettes aux troubles de la thyroïde que les hommes. La thyroïdite du post-partum, une forme temporaire de la maladie, touche de 4 à 9 % des nouvelles mamans, et ce, souvent lorsqu'il y a des antécédents familiaux de troubles auto-immuns. Le système immunitaire, qui est partiellement supprimé durant la grossesse, redevient actif après l'accouchement, et cette transition peut déclencher la maladie. Dans la majorité des cas, la fonction thyroïdienne revient à la normale en six à huit mois. Des variations du taux d'œstrogène peuvent aussi jouer un rôle dans le déclenchement de la maladie de la thyroïde à la ménopause.

Le sexe n'est pas le seul facteur de risque d'une maladie thyroïdienne. La troisième étude NHANES (*U.S. National Health and Nutrition Examination Survey*) s'est penchée sur un groupe d'Américains de 12 ans et plus, et a découvert que 14,3 % des Caucasiens avaient des anticorps thyroïdiens, comparativement à 10,9 % d'Hispano-Américains et à 5,3 % d'Afro-Américains. Les anticorps signalent l'existence d'une maladie auto-immune. La thyroïdite de Hashimoto et d'autres maladies auto-immunes sont héréditaires, donc l'hérédité est un facteur. Parmi d'autres maladies auto-immunes figurent le diabète de type 1, la maladie d'Addison, l'anémie de Biermer ou pernicieuse, la polyarthrite rhumatoïde et le vitiligo.

Voici une autre découverte qui pourrait vous surprendre : le grisonnement précoce des cheveux. Il semble que si vous avez des cheveux gris avant 30 ans ou si vous constatez une perte de cheveux en plaques, aussi appelée alopecia areata, vous pourriez être plus sujette à développer une maladie thyroïdienne.

Médicaments génériques contre la thyroïde

Q. Mon médecin m'a prescrit du Synthroid pour mon hypothyroïdisme, mais mes assurances ne couvrent qu'un médicament générique. Devrais-je prendre le générique ?

R. L'American Thyroid Association et l'American Academy of Clinical Endocrinologists recommandent de choisir un médicament d'une marque reconnue et de vous y tenir. Il importe de stabiliser votre taux d'hormones thyroïdiennes, et la meilleure façon est de prendre des doses rigoureusement identiques. Le problème avec les génériques est que la pharmacie vous vendra le produit qu'elle a en réserve, et la composition du médicament peut varier d'un produit à un autre. Cela peut jouer avec le taux d'hormones thyroïdiennes, comme l'indiqueront les analyses sanguines. La seule façon de vous assurer d'obtenir le même dosage chaque mois est de toujours utiliser la même marque. Demandez à votre médecin s'il peut expliquer la situation à votre compagnie d'assurances. Avec un peu de chance, la compagnie comprendra la situation et vous viendra en aide financièrement.

Traiter ou ne pas traiter

Q. Mon taux de TSH est élevé, mais mon taux d'hormones thyroïdiennes est normal. Mon médecin ne veut pas

Comprendre les résultats des tests

Les tests de fonction thyroïdienne mesurent les taux de thyréostimuline (TSH) et de deux hormones thyroïdiennes, T3 et T4. Voici l'échelle des résultats :

	TSH	HORMONES THYROÏDIENNES
Hyperthyroïdisme manifeste	Faible ou indécelable	T4 ou T3 élevées
Hyperthyroïdisme subclinique	Faible ou indécelable	T4 et T3 normales
Hypothyroïdisme manifeste	Élevé	T4 faible
Hypothyroïdisme subclinique	Élevé	T4 normale

commencer un traitement immédiatement. Il préfère attendre de voir si mon cas s'aggrave. Est-ce une bonne idée ?

R. Il est assurément bon que votre médecin ait vérifié votre taux d'hormones thyroïdiennes. Beaucoup de médecins ne le font pas, ce qui explique pourquoi les maladies thyroïdiennes demeurent fréquemment non diagnostiquées. Non traité, l'hypothyroïdisme accroît les risques de maladies cardiovasculaires. Les recommandations actuelles sont de subir les tests tous les cinq ans après la cinquantaine, alors que les risques de troubles thyroïdiens commencent à augmenter. Si vous avez des antécédents familiaux, il est nécessaire de subir des tests plus souvent, surtout à l'apparition de symptômes. Vos résultats révèlent un hypothyroïdisme léger (subclinique). Des études révèlent que c'est le cas de 20 % des femmes. Pourquoi ne pas les traiter ? Il est possible que la maladie ne s'aggrave pas; chaque année seulement 2,6 % des cas progressent jusqu'à un état grave. Ce n'est jamais une bonne idée de prendre des médicaments s'ils ne sont pas nécessaires.

Le risque est plus élevé chez les personnes qui ont des anticorps thyroïdiens, ce qui confirme la présence d'une maladie auto-immune. La recommandation émise en 2004 à la suite d'une réunion de spécialistes en la matière est de tester toute personne qui présente un risque élevé, c'est-à-dire toutes les femmes de plus de 60 ans. Il vous revient, à votre médecin et à vous, de décider de traiter ou non un hypothyroïdisme léger (subclinique). Le traitement est à privilégier si la patiente a des antécédents familiaux ou des symptômes qui indiquent que la maladie pourrait s'aggraver. Sinon, vous pouvez attendre et subir de nouveaux tests tous les six mois environ afin de suivre l'évolution.

L'alimentation peut-elle aider ?

Q. Plusieurs membres de ma famille ont une maladie thyroïdienne. Puis-je y échapper si je change mon alimentation ?

R. En général, l'alimentation n'influe aucunement sur la maladie de la thyroïde, à l'exception de l'iode. Trop d'iode ou trop peu peut déclencher la maladie thyroïdienne. Aux États-Unis, l'utilisation de sel iodé résout ce problème

Trop et trop peu	
HYPOTHYROÏDISME	**HYPERTHYROÏDISME**
Peau et cheveux secs et rêches	Peau moite
Frilosité	Intolérance à la chaleur
Constipation	Défécations plus fréquentes
Dépression	Nervosité et irritabilité
Transpiration réduite	Transpiration abondante
Fatigue	Fatigue
Fourmillement ou engourdissement	Faiblesse musculaire
Yeux enflés	Vision brouillée ou trouble
Règles plus fréquentes	Règles moins fréquentes
Appétit atténué	Appétit accru
Pensée ralentie	Distractibilité
Mouvement ralenti	Tremblements
Pouls ralenti	Rythme cardiaque rapide; palpitations
Prise de poids	Perte de poids
Goitre	Goitre

(mais il n'y a pas d'iode dans le sel casher ou le sel de mer). Il y a aussi souvent de l'iode ajouté au pain et au lait vendus au supermarché. De cette façon, la plupart d'entre nous obtiennent l'iode dont ils ont besoin de leur alimentation. Bien qu'une carence en iode soit rare dans les pays industrialisés, c'est toujours une question de santé majeure dans les pays en développement, où elle touche des millions de gens. Chez les enfants, une insuffisance grave en iode se traduit par des troubles de croissance et de développement.

LES BLESSURES AUX ÉPAULES

Déchirure de la coiffe des rotateurs

Q. Je joue au tennis et je me considère en bonne forme physique. Récemment, après un match intense, j'ai ressenti une douleur vive au-dessus de l'épaule, vers l'extérieur. Maintenant, j'ai de la difficulté à soulever mon bras pour m'habiller. Est-ce à cause de la ménopause ou du vieillissement ?

R. Les problèmes d'épaules comme le vôtre fournissent une clientèle aux orthopédistes. Chaque année, quatre millions d'Américains reçoivent des soins médicaux pour une entorse, une foulure ou une dislocation de l'épaule ou d'autres problèmes. Bienvenue dans le club ! En cas de douleur, consultez votre médecin afin d'obtenir un diagnostic, mais il est possible que des tendons de la coiffe des rotateurs soient déchirés, lesquels travaillent de pair avec vos muscles pour maintenir vos épaules solides et bien en place. Il s'agit d'un problème courant à la cinquantaine chez l'homme comme chez la femme... à cause du vieillissement, et non pas de la ménopause. Les sports qui exigent d'élever souvent les bras au-dessus de la tête (le tennis, notamment) vous rendent particulièrement vulnérable à ce type de blessure. Il en va de même pour les tâches qui requièrent de soulever beaucoup d'objets lourds. Les tendons de la coiffe des rotateurs peuvent être solides, mais usés par le mouvement et donc susceptibles de se déchirer s'ils sont soumis à un stress. Outre les symptômes que vous mentionnez, la personne souffrant d'une déchirure de la coiffe des rotateurs peut entendre un type de déclic lorsque son épaule bouge.

Dans un sens, la coiffe des rotateurs a un défaut de conception. L'irrigation sanguine est faible dans un tiers de la coiffe, ce qui la rend très vulnérable à des problèmes qui peuvent se développer graduellement. L'un des principaux tendons est protégé par un os qui forme un tunnel, lequel s'affaiblit avec l'âge, surtout si vous souffrez d'ostéopénie ou d'ostéoporose.

Votre médecin devra vérifier la mobilité de votre épaule et déterminer le site de la douleur afin de bien diagnostiquer votre problème. Il n'est pas toujours possible de situer le problème durant un examen physique, et les radiographies et les tests d'imagerie (IRM) ont aussi des limites. Les radiographies peuvent paraître normales même s'il y a une déchirure. Pour leur part, les IRM peuvent souvent déceler des déchirures frontales et arrière majeures, mais détectent plus difficilement les petites déchirures mineures situées à l'arrière. Le médecin pourrait vous conseiller de subir un arthrogramme, soit le cliché d'une articulation obtenu par radiographie après l'injection d'une substance contrastante dans l'épaule. Le liquide pourrait s'infiltrer là où il n'est pas supposé le faire (indiquant une déchirure) ou être bloqué. Cela aide le médecin à situer la blessure et à voir son ampleur. Si les tests sont négatifs, mais que vous ressentez toujours de la douleur, insistez auprès de votre médecin pour subir d'autres tests.

Le premier traitement consiste généralement à soulager la douleur avec l'application de chaleur ou de froid. Les analgésiques peuvent aussi aider. Il pourrait être nécessaire d'immobiliser votre épaule en portant une écharpe pendant quelques jours. Dans les cas plus graves, une injection de cortisone à proximité du site enflammé peut s'avérer nécessaire. Votre médecin vous recommandera probablement des exercices pour rétablir le fonctionnement de l'épaule. Si rien ne fonctionne, il reste l'option de la chirurgie.

L'épaule gelée

Q. J'ai eu un accident de vélo et je suis tombée sur le côté. Maintenant, j'ai de la difficulté à bouger mon épaule. Mon médecin dit que j'ai l'épaule gelée. Qu'est-ce que cela veut dire ?

R. Avec l'âge, les articulations se remettent plus difficilement de stress inhabituels, comme une chute à vélo. Dans le cas de l'épaule gelée, nom courant de la capsulite rétractile, la mobilité de l'épaule est largement restreinte. Si une blessure rend les mouvements de l'épaule douloureux, il se produit une inflammation des tissus après un moment et des adhésions anormales se forment entre les surfaces de l'articulation. Avec le temps, l'articulation devient si coincée et raide qu'il est difficile de lever le bras. La raideur et la douleur tendent à s'amplifier la nuit. Les personnes souffrant de diabète, de polyarthrite rhumatoïde, de maladies du cœur, d'une maladie des poumons ou celles qui ont subi un accident vasculaire cérébral sont davantage vulnérables à l'épaule gelée.

L'épaule gelée progresse en trois stades. Le premier stade est le «gel» comme tel, qui dure environ trois semaines. C'est le meilleur moment pour entreprendre un traitement. Vous ressentez de la douleur même au repos et avez une mobilité restreinte. Au deuxième stade, vous ressentez de la douleur durant le mouvement seulement, mais ce n'est pas un signe d'amélioration. Cela signifie que certains muscles de l'épaule ont commencé à s'atrophier. (On peut le voir si on se regarde dans un miroir, car l'épaule lésée aura une apparence différente de l'autre.) Le stade du «dégel» débute lorsque vous commencez à vous sentir mieux, surtout après une séance de physiothérapie.

Le traitement commence généralement avec des anti-inflammatoires et une application de chaleur, suivis d'étirements légers. Votre médecin peut vous rediriger vers un physiothérapeute. Par la physiothérapie, il est possible de défaire les adhésions. (Vous pouvez même les entendre se détacher durant une séance.) Si cela ne fonctionne pas, le médecin peut les défaire après une anesthésie locale du bras.

LES DOULEURS AUX SEINS

Certaines femmes ressentent la douleur dans les deux seins, d'autres, dans un seul. Habituellement, la douleur va et vient, bien qu'elle puisse être permanente. Tenez un journal de la douleur afin de voir s'il y a une tendance. Une fois à la ménopause, alors que les taux d'hormones fluctuent moins, la douleur diminue ou disparaît complètement. Mais il y a toujours des exceptions à la règle : certaines femmes éprouvent un inconfort occasionnel même après 70 ans.

Le coupable : l'œstrogène

Q. J'ai toujours eu les seins sensibles à certains moments du mois. Les fluctuations hormonales sont-elles responsables encore cette fois ?

R. La sensibilité des seins qui peut se manifester durant la périménopause est en général le résultat d'un déséquilibre hormonal, notamment de taux élevés d'œstrogène. Comme vous le savez, les taux hormonaux fluctuent beaucoup durant la périménopause, surtout vers la fin de la transition. Le cerveau et les ovaires ne s'entendent pas sur la quantité d'œstrogène à produire. Le cerveau en demande plus pour l'organisme, tandis que les ovaires ne réagissent plus comme avant. Parfois, la commande du cerveau est tellement intense que les ovaires réagissent trop fort et produisent beaucoup plus d'œstrogène que d'habitude. Cet œstrogène n'est contrebalancé par rien puisque les ovaires ne produisent pas de progestérone en même temps. L'un des indicateurs d'un excès d'œstrogène est le gonflement et la sensibilité des tissus mammaires.

La pilule et les douleurs aux seins

Q. J'ai des douleurs aux seins depuis que j'ai commencé à prendre des contraceptifs oraux pour réguler des règles erratiques. Que devrais-je faire ?

R. Les contraceptifs oraux et l'hormonothérapie peuvent provoquer une grande sensibilité des seins. Informez votre médecin que la dose actuelle entraîne cette réaction.

Peut-il s'agir d'un cancer ?

Q. Bien sûr, j'ai associé mes premières douleurs aux seins à un cancer. Qu'en dites-vous ?

R. Toutes les femmes redoutent un cancer lorsqu'elles ont mal aux seins. Sachez que bien qu'une tumeur puisse être douloureuse, cela arrive rarement. En général, le cancer du sein se manifeste par l'apparition de petites masses dures, pas par de la douleur. Il serait toutefois sage de mentionner vos douleurs à votre médecin. Vous devriez subir une mammographie tous les ans ou tous les deux ans après l'âge de 40 ans ainsi qu'un examen des seins à chaque consultation médicale. Si vous êtes en retard pour l'un ou l'autre de ces examens, déposez votre livre et prenez rendez-vous sans tarder. Dans le cas où votre dernière mammographie ou votre dernière consultation remontent à il y a moins d'un an, demandez à votre médecin s'il est préférable de prendre un rendez-vous plus tôt que prévu ou s'il est nécessaire de subir une échographie, laquelle montrerait des kystes que vous ne pouvez pas sentir mais qui pourraient causer de la douleur. Les kystes peuvent grossir en réaction aux fluctuations hormonales. Essayez si possible de subir une mammographie au moment du mois où vos seins sont insensibles. En tenant un journal, vous serez en mesure de prédire le meilleur moment.

Le soulagement de la douleur

Q. Mes douleurs aux seins m'empêchent de dormir, et je deviens maussade. Que puis-je faire avant de consulter mon médecin ?

R. D'abord, essayez de porter un soutien-gorge de maintien ferme, qui peut aider à protéger les tissus mammaires sensibles. Mais étant donné que la pointe de la tige des soutiens-gorge à armature finit souvent juste sur la zone endolorie, privilégiez un soutien-gorge sans armature les journées où vous êtes plus sensible. Les coussins chauffants et les bouillottes peuvent aider à diminuer l'enflure et la douleur. Certains médecins recommandent d'éviter la caféine et le sel, bien qu'il existe peu de preuves à cet effet. Dans certains pays européens, on propose de l'huile d'onagre pour soulager les douleurs aux seins, mais les études relatives au produit donnent des résultats contradictoires.

Si vous le souhaitez, vous pouvez essayer des techniques alternatives de soulagement de la douleur comme la visualisation et la méditation. Les anti-inflammatoires non stéroïdiens (AINS) comme l'Advil et le Motrin (ibuprofène) sont aussi efficaces.

Outre les médicaments en vente libre, certaines femmes aiment les versions sous forme de crèmes, que deux études réparties au hasard avec placebo ont classées comme efficaces. (Il faut éviter de faire pénétrer les crèmes à base de progestérone dans les tissus mammaires.)

Si la douleur persiste, renseignez-vous auprès de votre médecin au sujet d'analgésiques sous ordonnance comme le danazol et la bromocriptine. Sachez toutefois que ces médicaments peuvent avoir des effets indésirables majeurs, comme une baisse de la libido et une prise de poids.

Si ce sont les douleurs la nuit qui vous dérangent le plus, demandez à votre médecin si vous pouvez prendre un analgésique d'une durée de 8 à 12 heures qui vous aidera à passer la nuit.

Pour éviter les médicaments, vous pouvez porter un soutien-gorge à maintien ferme pour vous coucher; cela peut être assez pour vous permettre de dormir. Vous pourriez aussi faire l'essai d'une bouillotte.

LES ARTICULATIONS ET AUTRES LIENS

Vous sentez-vous raide et ankylosée le matin? Il pourrait s'agir d'un signe d'arthrose. Les scientifiques ont longtemps pensé que cette maladie découlait de l'usure des articulations, mais des études récentes indiquent qu'elle résulte d'une série d'événements touchant différentes parties des articulations.

Ce processus est sans doute exacerbé par une combinaison de vieillissement et d'autres facteurs comme de l'obésité, des blessures articulaires ou des tensions sur les articulations accumulées au travail ou lors d'activités sportives. L'arthrose touche chaque personne différemment. Certaines personnes ne dépassent pas le stade des raideurs du matin. Chez d'autres, la situation empire rapidement. Bien que l'arthrose affecte surtout les mains, les genoux, les hanches et la colonne verté-brale, toutes les articulations peuvent être touchées. Le cartilage à la surface des articulations commence à s'amincir. Des saillies se forment sur les os et il y a une accumulation de liquide synovial entre les os, ce qui cause une inflammation et un endolorissement. Le meilleur traitement d'une arthrose mineure est l'exercice. Évitez les activités qui augmentent les chocs aux genoux, comme le jogging ou la course sur le pavé. Ciblez les parties de votre corps qui semblent avoir besoin d'aide. Par exemple, en renforçant le quadriceps (cuisse), vous pouvez soulager la douleur dans le genou et éviter d'ac-croître les dommages. Perdez du poids au besoin. Certaines femmes affirment que les techniques de détente et la rétroac-tion biologique soulagent leur douleur. L'application de serviettes chaudes ou de cryosacs peut aussi être utile. Le port de semelles ou de chaussures coussinées

NOTIONS DE BASE SUR LES ARTICULATIONS

Sans articulations, votre corps serait un amas de parties disjointes. Vos articulations vous permettent de bouger en douceur, en plus d'absorber les chocs des mouvements répétitifs. Voici les cinq principales composantes articulaires.

◆ **Cartilage.** Ce tissu conjonctif dense et élastique qui recouvre les extrémités osseuses a tendance à s'amincir et à se décomposer dans un cas d'arthrose.

◆ **La capsule articulaire.** Un manchon fibreux résistant qui retient ensemble deux os ou d'autres parties d'articulations.

◆ **Le synovium.** Une mince membrane qui se trouve à l'intérieur de la capsule articulaire.

◆ **Le liquide synovial.** Le liquide qui lubrifie l'articulation et préserve la texture lisse et la santé du cartilage.

◆ **Les ligaments, les tendons et les muscles.** Des tissus dont la fonction est de stabiliser les os et de réguler les changements de position.

réduit la tension sur les genoux. Si vous avez surtout mal le matin, prenez une douche chaude pour délier vos articulations raides. Votre médecin pourrait aussi vous proposer de prendre des médicaments en vente libre comme de l'acétaminophène ou des anti-inflammatoires non stéroïdiens (AINS), selon vos antécédents médicaux.

Sur la bonne voie

Q. J'entends constamment parler d'arthrose et d'ostéoporose. Quelle est la différence entre ces deux maladies ?

R. Ces deux maladies touchent les os. L'ostéoporose est une perte de tissu osseux qui laisse les os fragiles et vulnérables aux fractures. C'est un risque majeur pour la santé des femmes à la postménopause qui peut causer une douleur intense et même rendre la marche difficile. Heureusement, il y a beaucoup de choses que vous pouvez faire pour protéger vos os. (Reportez-vous au chapitre 10 pour plus de détails.) Pour sa part, l'arthrose est la forme la plus courante de l'arthrite, une maladie qui attaque les articulations et les tissus qui se trouvent entre les os. Ce trouble peut survenir après une utilisation répétée d'une articulation ou un stress dû à l'obésité.

Des médicaments qui font peur

Q. J'ai lu des choses sur les problèmes causés par les médicaments contre l'arthrite. Pouvez-vous me dire lesquels sont sécuritaires et lesquels ne le sont pas ?

R. Les médicaments Vioxx et Bextra étaient deux analgésiques populaires appartenant à la classe des inhibiteurs sélectifs de la cyclo-oxygénase-2 (COX-2). Ils ont été retirés du marché en 2004 et en 2005 après qu'on a constaté qu'ils causaient un risque accru de maladies du cœur et d'accidents vasculaires cérébraux. Des millions de personnes qui prenaient ce médicament ont dû trouver une autre source de soulagement. Le médicament approprié pour vous dépend de vos besoins et des facteurs de risque en jeu. Si vous avez moins de 60 ans, par exemple, ne souffrez d'aucun problème de saignement intestinal ou stomacal et ne prenez aucun anticoagulant ou stéroïde par voie orale, vous pourriez faire l'essai d'un anti-inflammatoire non stéroïdien (AINS) comme l'Advil ou le Motrin (ibuprofène), ou encore l'Aleve ou le Napronin (naproxène). Le Tylenol (acétaminophène) pourrait aussi vous faire

LES ZONES TOUCHÉES PAR L'ARTHROSE

ARTICULATION EN SANTÉ

ARTICULATION AVEC ARTHROSE

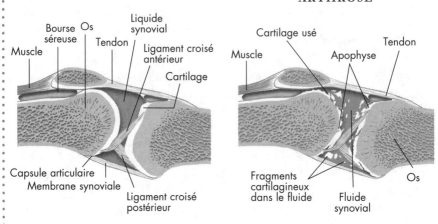

Le cartilage qui se trouve au bout de chaque os peut s'user avec l'âge et des saillies osseuses peuvent se former.

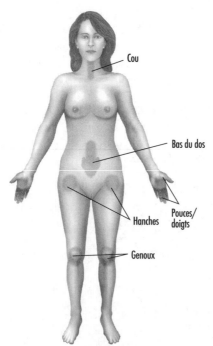

L'arthrose se manifeste le plus souvent dans le cou, le bas du dos, les hanches et les genoux, ainsi que dans les pouces et le bout des doigts.

du bien. Les personnes plus âgées peuvent prendre un AINS de pair avec un autre médicament pour protéger leur estomac. Votre médecin et vous devrez déterminer ce qui vous convient le mieux.

Pourquoi nous ?

Q. Je connais plusieurs femmes qui ont de l'arthrose, mais aucun homme. Est-ce un problème strictement féminin ?

R. L'arthrose peut toucher les hommes et les femmes, mais elle est plus fréquente chez les femmes de plus de 45 ans. Les chercheurs croient qu'il y a un lien avec l'œstrogène. Certaines études ont montré que les femmes qui prennent une hormonothérapie présentent moins de risques d'arthrose tandis que d'autres ont indiqué le contraire. C'est un problème pour les femmes qui prennent des inhibiteurs de l'aromatase pour soigner un cancer du sein, car ces derniers diminuent le taux d'œstrogène dans l'organisme. Dans une étude menée en 2005, les participantes qui prenaient ces médicaments ont rapporté une douleur plus intense que celles qui prenaient un placebo ou du tamoxifène. La douleur a diminué quand elles ont cessé de les prendre.

Problèmes gastriques

Q. Pourquoi dois-je surveiller mon estomac quand je prends des médicaments contre l'arthrose ?

R. Les anti-inflammatoires non stéroïdiens (AINS) sont efficaces contre l'arthrose, mais ils ont un inconvénient. Ils peuvent déranger l'estomac et causer des ulcères hémorragiques. Une solution possible est de prendre les AINS avec un antiacide comme le Tagamet (cimétidine) ou le Zantac (chlorhydrate de ranitidine). Les inhibiteurs de la pompe à protons sont aussi efficaces. Dans ce groupe figurent le Prevacid (lansoprazole) et le Prilosec (oméprazole). Votre médecin pourrait aussi vous faire les recommandations suivantes :

Éviter l'alcool. Il peut accroître les risques d'hémorragies gastriques si vous prenez des AINS.

Prendre vos médicaments avec de la nourriture et de l'eau. Un petit fond dans l'estomac peut faciliter les choses, à moins d'indication contraire du médecin ou sur l'étiquette du produit.

Garder un registre de vos médicaments. Assurez-vous que votre médecin et votre pharmacien sont au courant de tous les médicaments que vous prenez afin d'éviter toute interaction médicamenteuse pouvant accroître vos risques d'hémorragie.

Le stress des baguettes

Q. J'ai une amie chinoise qui me dit que sa grand-mère a developpé de l'arthrite dans la main avec laquelle elle tient ses baguettes. Est-ce possible ?

R. Tout stress répétitif peut aggraver l'état des articulations, et il semble que ce soit vrai même pour l'utilisation des baguettes. Dans une étude de 2004, des chercheurs de la Boston University, aux États-Unis, ont examiné les radiographies des mains d'environ 2 500 résidents de Beijing de 60 ans ou plus. Ils ont observé que l'utilisation de baguettes exerçait bel et bien un stress sur certaines articulations, surtout sur le pouce, l'index et le majeur de la main qui les tient. Ce problème est plus fréquent chez les femmes que les hommes, ce qui pourrait découler d'un taux d'arthrose plus élevé chez les femmes. Ce n'est pas une raison pour éviter d'utiliser des baguettes à l'occasion, et encore moins la cuisine chinoise. Beaucoup de participants à l'étude ont rapporté ne ressentir aucune douleur dans les mains même si les radiographies montraient des dommages articulaires.

L'exercice en détresse

Q. Je sais que l'on doit continuer de bouger lorsqu'on a de l'arthrose, mais comment puis-je le faire avec des articulations tellement douloureuses?

R. Cela semble contradictoire, mais l'exercice peut diminuer la douleur. Commencez par demander à votre médecin de vous rediriger vers un physiothérapeute qui pourra vous enseigner certains exercices d'étirement doux à faire à la maison. Une fois cette étape réalisée, vous pouvez passer au yoga, aux exercices Pilates ou au taïchi, qui vous aideront à améliorer l'amplitude de vos mouvements, votre souplesse et votre force musculaire. Faire ces exercices en vous levant le matin vous aidera à démarrer la journée sans trop de raideurs. La danse d'entraînement est bonne pour les personnes atteintes d'arthrose. La natation est excellente. Vous pouvez même songer à vous inscrire à un cours d'aquaforme. Presque tous les mouvements sont permis dans l'eau — sans la douleur. Si vous n'êtes pas à l'aise de vous montrer en public en maillot de bain, dites-vous que vous serez dans l'eau (et à l'abri des regards). Peu importe le type d'exercices choisi, essayez de travailler les parties les plus touchées. Renforcer les muscles du genou ou du dos, par exemple, peut diminuer la douleur.

La polyarthrite rhumatoïde

Contrairement à l'arthrose, la polyarthrite rhumatoïde touche les deux côtés du corps en même temps et de façon symétrique. Dans des cas graves, elle peut affecter les yeux, les poumons, le cœur, les nerfs ou les vaisseaux sanguins.

La fatigue et les poussées de fièvre sont des symptômes courants. Les ganglions lymphatiques peuvent aussi enfler. On estime que 2,1 millions d'Américains souffrent de polyarthrite rhumatoïde, mais des études récentes indiquent que le nombre de nouveaux cas est à la baisse. Personne ne sait encore pourquoi. La maladie atteint deux à trois fois plus de femmes que d'hommes; et bien qu'elle se manifeste surtout à la cinquantaine, elle peut aussi toucher des enfants et de jeunes adultes. La polyarthrite rhumatoïde est une maladie imprévisible. Ses symptômes peuvent être légers, puis disparaître ou s'aggraver, et ce, pour la vie. De plus en plus de preuves indiquent que c'est un virus ou une bactérie qui déclenche le développement de la maladie chez les personnes prédisposées génétiquement. Parce qu'elle tend à disparaître durant la grossesse, les chercheurs pensent que l'œstrogène joue aussi un rôle.

Un traitement précoce, comprenant des médicaments et de l'exercice, peut contribuer à limiter les dommages. Mais étant donné les profils variables de la maladie, les médecins adoptent différents modes de traitement au début. Certains médecins sont prudents et prescrivent d'abord des médicaments à une faible dose qu'ils augmentent graduellement. D'autres médecins optent pour des médications agressives dès l'apparition des premiers symptômes. Ils utilisent deux types de médicaments : ceux qui soulagent les symptômes et ceux qui peuvent nuire à l'évolution de la maladie. Parmi les médicaments qui soulagent les symptômes figurent les anti-inflammatoires non stéroïdiens (AINS), l'aspirine, le Tylenol (acétaminophène) et les corticostéroïdes comme la cortisone et la prednisone. Les médicaments qui peuvent ralentir l'évolution de la maladie comprennent le Trexall

SIGNES DE LA POLYARTHRITE RHUMATOÏDE

◆ Des inflammations articulaires douloureuses qui dégagent de la chaleur;

◆ Un profil symétrique des articulations lésées;

◆ Une inflammation des articulations du poignet et des doigts les plus proches de la main;

◆ Une inflammation d'autres articulations, y compris le cou, les épaules, le coude, les hanches, les genoux, les chevilles et les pieds;

◆ De la fatigue, de la fièvre épisodique, une sensation de malaise;

◆ De la douleur et des raideurs qui durent plus de 30 minutes le matin ou après un long repos;

◆ Des symptômes qui durent des années.

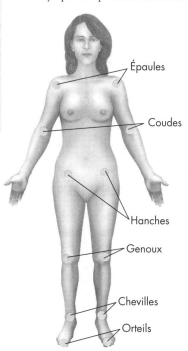

Épaules

Coudes

Hanches

Genoux

Chevilles

Orteils

ARTICULATIONS POUVANT ÊTRE TOUCHÉES PAR UNE POLYARTHRITE RHUMATOÏDE
La polyarthrite rhumatoïde touche les articulations de façon symétrique. Les symptômes peuvent disparaître pendant des années, puis réapparaître.

ainsi que le Rheumatrex (méthotrexate), l'Arava (leflunomide) et le Humira (adalimubab). La recherche se poursuit, et il revient au médecin et à son patient de déterminer un traitement personnalisé.

Les antécédents familiaux

Q. Une de mes tantes souffre de polyarthrite rhumatoïde. À 60 ans, elle était déjà clouée à un fauteuil roulant. Comment cela peut-il influer sur ma vulnérabilité à la maladie ?

R. La polyarthrite rhumatoïde est une maladie auto-immune, c'est-à-dire que le système immunitaire de l'organisme attaque les tissus de ses propres articulations. Les maladies auto-immunes semblent héréditaires. Pourtant, cela ne signifie pas que vous deviez souffrir autant que votre tante. Des chercheurs tentent toujours de découvrir pourquoi les maladies auto-immunes touchent certains membres d'une famille et pas d'autres. Plusieurs facteurs semblent jouer un rôle dans le déclenchement de la maladie : les gènes, l'environnement et les fluctuations hormonales dues à la grossesse. Même si vous souffrez de polyarthrite rhumatoïde, l'évolution de la maladie varie si grandement que vous pourriez avoir une vie active sans trop de limitations physiques. Cependant, il importe de bien connaître vos antécédents familiaux et de reconnaître les signes d'une polyarthrite rhumatoïde afin de déceler les symptômes rapidement et obtenir un traitement précoce.

Les mains qui fourmillent

Q. Je ne sais pas si je souffre d'arthrite ou si j'hallucine. Je me réveille la nuit avec les mains tout engourdies. On dirait que j'ai des fourmis dans les mains. Que se passe-t-il ?

R. Il se peut que la position dans laquelle vous dormez comprime les nerfs qui vont de la moelle épinière aux mains. Il n'y a aucun problème si le fourmillement disparaît quand vous secouez ou frottez vos mains. Essayez de changer de position pour dormir afin de soulager la pression. Si les engourdissements continuent, parlez-en à votre médecin. Il pourrait s'agir d'une polyarthrite rhumatoïde ou d'hypothyroïdisme, le fourmillement dans les mains étant un signe de ces deux maladies. Si vous remarquez un fourmillement lorsque vous êtes à l'ordinateur, vous pourriez avoir le syndrome du canal carpien. Dans ce cas, le médecin pourrait vous recommander de porter une attelle pour immobiliser votre poignet ou encore vous prescrire un anti-inflammatoire. Un orthopédiste ou un neurologue serait en mesure de poser un diagnostic plus rapidement.

LES TROUBLES DE MICTION

Pourquoi tant de femmes ont-elles des problèmes liés au contrôle de la vessie pendant la transition ménopausique ? Bon nombre de scientifiques croient que la perte d'œstrogène, qui aide habituellement à garder la muqueuse de la vessie et de l'urètre saine et charnue, affaiblit le muscle de la vessie. La pression causée par l'exercice, la toux, les éternuements ou le soulèvement d'objets lourds pousse alors l'urine dans le muscle affaibli, causant le problème d'*incontinence d'effort*. C'est le type d'incontinence le plus courant chez les femmes à la cinquantaine et les femmes plus jeunes.

Un deuxième type d'incontinence est *l'incontinence d'urgence* (aussi appelée miction impérieuse). L'incontinence d'urgence découle de la contraction du muscle de la vessie qui survient au mauvais moment ou en tout temps. Vous avez constamment envie d'uriner et arrivez parfois trop tard à la toilette, ce qui produit une fuite d'urine. Il y a plus de cas d'incontinence d'urgence chez les femmes plus vieilles et on l'observe souvent chez les diabétiques, les personnes qui ont eu un accident vasculaire cérébral, qui ont une démence, la maladie de Parkinson ou la sclérose en plaques. Elle peut aussi signaler un cancer de la vessie.

L'incontinence de débordement se manifeste par de petites fuites d'urine qui s'échappent d'une vessie toujours pleine. Elle peut être causée par un diabète ou des dommages à la moelle épinière. Chez l'homme, il s'agit peut-être de la prostate hypertrophiée qui bloque l'urètre.

L'incontinence fonctionnelle. Ce problème afflige les personnes âgées qui ont un contrôle normal de la vessie, mais qu'une mobilité restreinte empêche d'arriver à temps à la toilette.

L'incontinence mixte regroupe plusieurs formes d'incontinence, surtout l'incontinence d'effort et l'incontinence d'urgence.

De petites fuites

Q. Chaque fois que je ris, je perds quelques gouttes d'urine. J'en suis rendue à porter des serviettes hygiéniques légères tous les jours. C'est humiliant.

R. Consultez votre médecin avant de commencer à acheter des boîtes de Depends. L'incontinence peut être causée par une infection, une chirurgie récente ou une maladie. Votre médecin pourra faire des tests afin de déterminer ce qui cause le problème. Il peut s'agir d'analyses sanguines et d'urine, et possiblement d'une échographie ou d'un autre type d'imagerie pour vérifier le fonctionnement de vos voies urinaires.

Quelques changements simples peuvent contribuer à soulager votre inconfort. Beaucoup de femmes utilisent les serviettes hygiéniques légères que vous avez essayées, quoique les culottes absorbantes offrent une meilleure protection tout en étant moins irritantes. Essayez de limiter votre consommation de liquides qui peuvent irriter la vessie, comme le café, le thé, l'alcool et les jus acides. Les exercices de Kegel (pages 118 et 119) renforcent

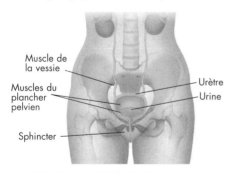

Muscle de la vessie

Muscles du plancher pelvien

Sphincter

Urètre

Urine

LE FONCTIONNEMENT DE LA VESSIE

Votre vessie peut contenir de 400 à 500 cc d'urine, un peu moins qu'une bouteille de soda de 625 ml (20 oz). Les exercices pour renforcer les muscles du plancher pelvien peuvent aider à résoudre le problème de fuite urinaire.

le plancher pelvien et peuvent réduire l'incontinence ou même l'éliminer. La perte de poids peut aussi vous aider. Bien des femmes ont rapporté qu'une perte de poids, même faible, avait réduit leur incontinence d'effort.

En outre, vider votre vessie toutes les deux ou trois heures en réduit le volume et limite les fuites urinaires lorsque vous toussez, éternuez ou riez. Vous pouvez aussi discuter d'anticholinergiques avec votre médecin dans le cas d'une incontinence d'urgence. Ce sont des médicaments qui vous aideront à détendre les muscles de votre vessie et à couper de moitié vos visites aux toilettes.

Comment parler à votre médecin

Q. J'ai de fréquentes fuites urinaires depuis quelque temps, mais je suis embarrassée d'en parler à mon médecin. Que me conseillez-vous de lui dire ?

R. Notez vos symptômes et vos questions sur papier, et apportez votre liste lors de la consultation. Nous savons que bien des gens ne sont pas à l'aise de discuter de leurs fonctions corporelles, comme la miction. Si vous redoutez de figer sur place, tenez un journal de miction pendant une semaine ou deux avant votre rendez-vous. Nous en fournissons un exemple à la page suivante, mais vous pouvez utiliser le modèle qui vous convient. C'est un outil utile parce qu'il permet de déceler une tendance qui donnera au médecin une meilleure idée de ce qu'il doit vérifier et du traitement à vous proposer.

Savoir, c'est pouvoir. Plus vous pouvez en dire à votre médecin sur vos symptômes, mieux il sera en mesure de vous traiter. Lors de la consultation, vous pouvez simplement mentionner que vous avez des problèmes de miction et lui remettre votre journal. Vous pouvez aussi

Un journal de miction

Tenez un journal comme le suivant afin de vous aider vous et votre médecin à cibler les moments de la journée où vous avez des problèmes de miction.

HEURE	BOISSONS		URINE		Accidents		
					FUITES ACCIDENTELLES	AVIEZ-VOUS UN BESOIN PRESSANT D'URINER ?	QU'ÉTIEZ-VOUS EN TRAIN DE FAIRE ?
	Description	Quantité	Fréquence	Quantité (P, M, G)	Quantité (P, M, G)	(Encerclez la réponse)	Éternuement, exercice, rapport sexuel, déplacement d'objets, etc.
Exemple :	Café	2 tasses	✓✓	M	P	(Oui) Non	Course
6 à 7 h						Oui Non	
7 à 8 h						Oui Non	
8 à 9 h						Oui Non	
9 à 10 h						Oui Non	
10 à 11 h						Oui Non	
11 à 12 h						Oui Non	
12 à 13 h						Oui Non	
13 à 14 h						Oui Non	
14 à 15 h						Oui Non	
15 à 16 h						Oui Non	
16 à 17 h						Oui Non	
17 à 18 h						Oui Non	
18 à 19 h						Oui Non	

dresser la liste de tous les médicaments que vous prenez, y compris ceux en vente libre, car certains peuvent aggraver l'incontinence. Le médecin saura quoi faire. Ne craignez rien. Les médecins ont déjà tout entendu.

Miction douloureuse

Q. J'ai une sensation de brûlure quand j'urine. J'ai aussi remarqué quelques gouttes de sang. De quoi peut-il s'agir ?

R. Du sang dans l'urine est un signe avertisseur majeur : consultez votre médecin sans tarder. Il pourrait s'agir d'une infection des voies urinaires. Une vessie en santé est en général libre de toute bactérie, mais les germes qui se trouvent sur la peau, surtout dans les régions du vagin et du rectum, peuvent migrer le long de l'urètre jusqu'à la vessie. En temps normal, la vessie élimine naturellement les corps étrangers nocifs, mais s'il en reste, ils peuvent causer une infection. Assurez-vous de vous essuyer de l'avant vers l'arrière, soit de l'urètre vers le rectum, lorsque vous allez aux toilettes afin d'éviter de propager les bactéries fécales aux voies urinaires. Lorsque vous avez une infection des voies urinaires, les muqueuses de la vessie et de l'urètre deviennent rouges et irritées. Vous pouvez ressentir de la douleur dans la région pubienne et avoir besoin d'aller aux toilettes plus souvent. À la miction, il peut ne couler que quelques gouttes accompagnées d'une sensation de brûlure. Votre urine peut aussi être brouillée et dégager une odeur inhabituellement mauvaise.

Il importe de traiter une infection urinaire sans tarder, sinon elle pourrait se propager aux reins. Les symptômes de l'infection rénale sont une douleur sous les côtes inférieures, de la fièvre et des frissons. Un traitement rapide aux antibiotiques devrait régler le problème.

Pourquoi les femmes ?

Q. Je sais que les infections des voies urinaires sont plus courantes chez la femme que chez l'homme. Est-ce dû à l'œstrogène ou à autre chose ?

R. Il s'agit ici d'un problème structurel. Voici une explication la plus délicate possible. Chez la femme, l'orifice urétral est plus proche de l'anus que chez l'homme. De plus, l'urètre de la femme est plus court, ce qui signifie que les germes arrivent plus rapidement à la vessie. La plus grande partie des infections urinaires sont causées par la bactérie *Escherichia coli (E. coli)*, l'un des organismes les plus présents dans les matières fécales. C'est pourquoi il est important de vous essuyer de l'avant vers l'arrière.

Le rôle des hormones

Q. J'ai eu des fuites urinaires lorsque j'étais enceinte et j'en ai de nouveau alors que je suis à la ménopause. Cela me porte à croire que l'œstrogène joue un rôle dans ce problème.

R. L'incontinence d'effort est courante durant la grossesse et après l'accouchement, surtout chez les femmes qui accouchent par les voies naturelles. Bien que nombre de médecins attribuent le problème à un étirement et à un affaiblissement des muscles pelviens durant la grossesse, des recherches récentes indiquent que les femmes qui n'ont jamais enfanté présentent presque le même taux d'incontinence d'effort que les mères. En tout cas, l'incontinence liée à la grossesse peut être temporaire, ne durant que quelques mois après la grossesse. Les exercices de Kegel (voir les pages 118-119) et la perte du poids pris durant la grossesse améliorent beaucoup la situation.

On pourrait penser que l'hormonothérapie arriverait à résoudre le problème en raison du lien établi entre la perte d'œstrogène et l'incontinence pendant les années de transition de la ménopause. En fait, les médecins ont déjà prescrit des hormones dans ce but. Cependant, des études récentes indiquent que l'œstrogène peut plutôt exacerber le problème. Un essai clinique de timbres d'œstrogène à faible dose n'a montré aucun effet sur l'incontinence. Ces nouvelles études ont incité les chercheurs à étudier davantage l'effet de l'œstrogène, ou de son absence, sur les voies urinaires de la femme. Jusqu'à ce qu'on en sache plus, nous vous recommandons d'éviter l'hormonothérapie pour le traitement de l'incontinence seulement.

Les bienfaits des baies

Q. J'ai entendu dire que le jus de canneberge peut aider dans le cas d'une infection urinaire. Est-ce vrai ? Dois-je en boire ? Les comprimés de canneberge ont-ils le même effet ?

R. Le jus de canneberge fait partie de ces choses qui ne peuvent faire de tort et qui peuvent même aider. Il s'agit d'un remède de longue date contre les infections urinaires. Les Amérindiens y avaient recours pour traiter les troubles des reins et de la vessie. Récemment, les scientifiques ont essayé de vérifier s'il fonctionne et, si oui, comment.

Reflets du passé

Les Égyptiens de l'Antiquité croyaient qu'un utérus malade était à l'origine de la plupart des troubles de santé de la femme. Le Papyrus médical de Kahun, un texte de gynécologie de plus de 4000 ans, donnait aux médecins des directives précises pour soigner cet organe génital complexe. Si une femme avait les mollets et les jambes courbaturés après avoir fait de la marche, le diagnostic était un « écoulement provenant de l'utérus »; le remède consistait à masser les jambes avec de la boue. Le diagnostic d'un mal de dents ou d'oreilles était des « ravages de l'utérus »; on conseillait au médecin de vider l'utérus de ses détritus. Dans le cas de douleurs oculaires ou d'une vision trouble, le médecin devait dire à la femme que des substances avaient débordé de son utérus. (On ne sait pas ce qu'ils diagnostiquaient aux hommes qui avaient des problèmes similaires !) La solution : exposer sa vulve à des vapeurs d'encens et d'huile fraîche et ses yeux, à des vapeurs de cuisses d'oriole. Après quoi, la femme devait manger du foie d'âne frais. Advenant une sensation de brûlure à la miction, aussi causée par un « écoulement de l'utérus », le médecin devait traiter la femme à l'aide de légumineuses et d'autres plantes médicinales bouillies dans un pot de bière. La patiente devait boire cette potion quatre matins de suite après un jeûne.

Dans son livre *The Wandering Womb*, Lana Thompson affirme que les Égyptiens croyaient que l'utérus constituait une entité à part entière pouvant se déplacer dans l'organisme non satisfait sexuellement, et congestionnant alors les autres organes, et causant des lésions aux tissus, de la suffocation et diverses maladies. Même Platon soutenait cette théorie. Dans son dialogue *Timée*, il a décrit l'utérus comme un animal ne désirant ardemment que procréer. Lorsque l'organe restait stérile trop longtemps après la puberté, il devenait perturbé et errait dans l'organisme en provoquant une panoplie de maladies.

Pour sa part, Hippocrate le Grand, un médecin de la Grèce antique, a contesté cette notion, disant que l'utérus de la femme ne commençait à errer dans l'organisme que plus tard dans la vie de la femme. « À ce moment, l'utérus s'assèche et rapetisse, étant à la recherche d'humidité et allant jusqu'à l'hypochondre », là où il pouvait causer des convulsions semblables à celles de l'épilepsie. Aretaeus, médecin du IIe siècle, disait à ses patientes que l'utérus ne fonctionnerait à merveille que si elles avaient un amoureux. Cette notion a persisté jusqu'au milieu du XVIe siècle quand Ambroise Paré, un médecin, a rédigé un ouvrage sur l'obstétrique dans lequel il décrivait l'utérus comme un organe pouvant exprimer un grand éventail d'émotions. Il précisait même avoir vu des serpents et d'autres créatures fantastiques y résider.

LES TRAITEMENTS DE L'INCONTINENCE

Les traitements dépendent du type de trouble de la vessie dont vous souffrez ainsi que de sa gravité. En voici un aperçu :

Les choses que vous pouvez faire. Les exercices de Kegel, qui ne prennent que quelques minutes par jour, renforceront les muscles à proximité de l'urètre. La prochaine fois que vous urinerez, interrompez le flux d'urine en plein milieu. Les muscles dont vous vous servez pour ce faire sont les mêmes que vous tonifiez avec les exercices de Kegel. Vous devriez continuer de les faire le reste de votre vie.

Ne vous retenez pas le plus longtemps que vous pouvez. Le fait d'uriner régulièrement diminue les fuites urinaires lorsque vous toussez ou éternuez. Si vous avez un surplus de poids, il est recommandé d'en perdre un peu. En tout cas, surveillez ce que vous mangez et ce que vous buvez, car certains aliments rendent le contrôle de la vessie difficile. C'est surtout vrai dans le cas des boissons à base de caféine (café, thé ou cola) qui ont un effet diurétique.

Les électrochocs. Votre médecin peut administrer de faibles électrochocs qui stimuleront les muscles autour de l'urètre, ce qui les renforce et les raffermit. Les électrochocs peuvent aussi stabiliser les muscles d'une vessie trop active. La rétroaction biologique vous permet de vous assurer que vous exercez les bons muscles quand vous faites les exercices de Kegel. Un physiothérapeute place sur les muscles désignés un timbre muni d'un fil qui est raccordé à un écran. Vous pouvez ainsi voir si ce sont les bons muscles qui bougent lorsque vous serrez.

Les médicaments. Ils peuvent combattre divers types d'incontinence; certains inhibent les contractions d'une vessie trop active alors que d'autres détendent les muscles, ce qui vous permet de mieux vider votre vessie. D'autres en revanche raffermissent les muscles du col vésical et de l'urètre afin de minimiser les fuites.

Les pessaires. Le pessaire est un anneau rigide inséré dans le vagin par un médecin ou une infirmière. Il exerce une pression contre la paroi vaginale et l'urètre tout près. La pression exercée permet à l'urètre de rester en bonne position afin de réduire les fuites. Le pessaire est un bon choix si votre incontinence est due à un prolapsus (descente) de la vessie ou de l'utérus. Il y a cependant un inconvénient : une susceptibilité accrue aux infections vaginales et des voies urinaires.

La chirurgie. Intervention très courante qui aide à soutenir l'urètre, la chirurgie fournit un appui contre lequel l'urètre peut se refermer. Divers types de chirurgie sont efficaces. Le chirurgien peut réparer un prolapsus de l'urètre ou de la vessie. Le traitement le plus fréquent chez les femmes atteintes d'incontinence d'effort est une attelle, soit une bande de tissu abdominal ou de matériel synthétique qui prévient les fuites urinaires en formant un type de suspension pour l'urètre.

Bien que les études donnent des résultats contradictoires, il existe d'assez bonnes preuves que les canneberges peuvent aider à prévenir les infections chez certaines femmes, sans toutefois guérir une infection existante. La théorie actuelle est que la canneberge contient une substance chimique qui prévient l'adhérence de l'*E. coli* aux muqueuses de la vessie; les bactéries sont ainsi éliminées dans l'urine. Les comprimés de canneberge semblent être tout aussi efficaces que le jus. Si vous désirez en faire l'essai, l'American Academy of Family Physicians suggère de boire un verre de 250 ml (8 oz) de jus non sucré trois fois par jour ou de prendre un comprimé (300 à 400 mg) deux fois par jour. Néanmoins, la meilleure façon d'éviter une infection urinaire est de boire beaucoup de liquides afin de réduire la charge bactérienne. Urinez immédiatement après un rapport sexuel afin d'éliminer les bactéries. De plus, utilisez un lubrifiant adéquat durant un rapport si vous souffrez de sécheresse vaginale.

Après la ménopause

Q. **Que se produit-il à la ménopause qui nous rend plus vulnérables aux infections urinaires ?**

R. Après la ménopause, toute la région vaginale se fragilise. Les tissus du vagin, de l'urètre et de la base de la vessie s'amincissent et sont plus vulnérables aux infections. Bien que la science médicale ait identifié des récepteurs de l'œstrogène dans cette région, on ne sait toujours pas très bien si la prise de cette hormone aide à réduire les risques d'infections. L'œstrogène semble soulager les symptômes de brûlure et d'irritation lorsqu'on l'administre localement dans le vagin par l'intermédiaire de comprimés, de crèmes ou d'un anneau. Son effet sur

la récurrence des infections n'est toutefois pas prouvé. L'œstrogène sous forme orale augmenterait même légèrement les risques d'infections. Malgré ces preuves incomplètes, beaucoup de médecins continuent de croire que l'application topique d'œstrogène aide les femmes qui ont des infections des voies urinaires à répétition. Si votre médecin en fait partie, demandez-lui de vous parler des options qui s'offrent à vous. Assurez-vous de bien comprendre le pour et le contre de l'œstrogène si vous décidez d'en faire l'essai.

LES PIEDS ENDOLORIS

La douleur chronique au pied

Q. **Après que je me lève le matin et que je fais quelques pas, je ressens une douleur agaçante dans le talon. La douleur disparaît après une heure environ. Ma mère m'a dit que beaucoup de femmes dans la quarantaine et la cinquantaine éprouvent cette douleur. Y a-t-il un lien avec la ménopause ?**

R. Beaucoup de femmes vers la cinquantaine éprouvent cette douleur, mais beaucoup d'hommes aussi. Il s'agit de la fasciite plantaire. Elle est souvent associée à la dégénérescence (mot relevé pour dire vieillissement) ou à la surutilisation des pieds. Elle peut aussi découler d'une variété de problèmes musculaires. Par exemple, les femmes qui ont les pieds plats ou la voûte plantaire très arquée sont particulièrement vulnérables. Le fait que le trouble survienne à la ménopause est un simple hasard. Même si on le surnommait jadis «talon gonorrhéal», il n'est aucunement associé aux infections transmises sexuellement. (Dans le passé, les gens croyaient que les maladies vénériennes causaient la douleur au talon.)

Le fascia plantaire est le ligament plat qui s'étend le long de la plante du pied, parallèlement à l'arche. Il s'étire (et soutient tout votre poids) chaque fois que vous pliez le pied ou faites un pas. Il sert aussi d'amortisseur. Quand vous courez longtemps sur une surface inégale dans de vieilles chaussures de sport, il absorbe le choc. Quand vous faites un faux pas et que vous vous tournez le pied, c'est le fascia qui écope. Si vous travaillez debout toute la journée, il subit le stress. Les pieds des personnes jeunes se remettent rapidement de ces agressions.

Pour traiter la fasciite plantaire, la plupart des médecins commencent par les interventions les plus conservatrices, puis utilisent des moyens plus agressifs si la douleur ne se résorbe pas. Cela inclut du repos, des étirements, des exercices tonifiants et l'application de froid sur le pied (surtout après les étirements et

les exercices tonifiants). Procurez-vous de nouvelles chaussures de sport, car vos vieilles chaussures n'absorbent peut-être plus bien les chocs. Vous pouvez aussi ajouter des coussinets dans vos autres chaussures. D'autres traitements incluent le bandage de la voûte plantaire (moyen de contention à mi-chemin entre le bandage élastique et le plâtre), les semelles orthopédiques (fabriquées sur mesure), les anti-inflammatoires ou le port d'attelles la nuit pour étirer le ligament. Il reste la chirurgie pour libérer le ligament. Certains médecins font l'essai du laser, des ultrasons et de la thérapie par ondes de choc. Toutes ces méthodes fonctionnent chez certaines personnes, mais il ne semble pas y avoir de traitement universel.

Un traitement précoce augmente les chances de succès, mais il faut beaucoup de temps pour régler le problème, en général de 6 à 18 mois.

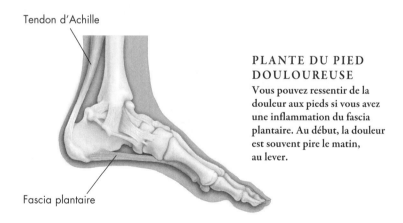

Tendon d'Achille

Fascia plantaire

PLANTE DU PIED DOULOUREUSE
Vous pouvez ressentir de la douleur aux pieds si vous avez une inflammation du fascia plantaire. Au début, la douleur est souvent pire le matin, au lever.

LES TALONS AIGUILLES

Les chaussures pointues à talons aiguilles ont une belle apparence, mais elles peuvent causer des dommages importants à vos pieds à mesure que vous vieillissez. Le fait de comprimer vos orteils dans ces prisons triangulaires aggrave les déformations, par exemple les exostoses, ou oignons (élargissement de l'articulation à la base du gros orteil), ou les orteils en marteau ou en griffe (contraction des orteils en forme de V inversé). Une décoloration des ongles d'orteils peut signaler une infection fongique souvent aggravée par le port de chaussures trop serrées. Plus les talons sont hauts, plus il y a de pression sur les pieds et plus grand est le risque de souffrir d'un névrome, soit un nerf coincé qui peut causer de la douleur dans la partie antérieure de la plante du pied, outre un fourmillement dans les orteils. La plante du pied peut aussi avoir des problèmes. Les tampons adipeux sous les orteils s'amincissent avec l'âge et le port de talons hauts accélère le processus, ce qui signifie que la douleur sera plus intense lorsque vous marchez ou même lorsque vous vous tenez debout. Les femmes qui portent des chaussures à talons aiguilles depuis des années sont plus vulnérables aux bursites,

aux capsulites et à l'arthrite, différentes affections qui causent toutes une inflammation douloureuse autour des articulations.

Les talons aiguilles surmènent aussi les tendons, ce qui peut mener à de l'inflammation. Pour certaines femmes, il est difficile de porter des chaussures de sport après avoir été en talons hauts pendant des années. Leurs tendons d'Achille ont dû rester contractés si longtemps après toutes ces années qu'elles ne peuvent plus déposer leurs pieds à plat sur le sol. Des saillies osseuses empirées par le port de mauvaises chaussures peuvent se former derrière le talon, causant la maladie de Haglund.

Tous ces problèmes s'aggravent avec l'âge. Une étude a révélé que les femmes âgées qui ont besoin d'une chirurgie du genou avaient souvent porté des talons hauts toute leur vie; leurs genoux étaient devenus des amortisseurs. Normalement, les pieds jouent ce rôle; si vous marchez tout le temps sur la pointe des pieds, les chocs sont transférés plus haut dans la jambe.

Essayez les deux chaussures et marchez dans le magasin. Limitez-vous aux talons de 3,5 cm (1 1/2 po) et privilégiez les chaussures

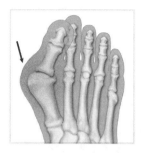

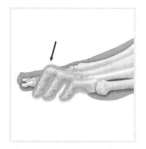

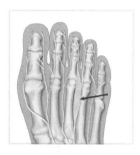

Exostose ou oignon   Orteils en marteau   Névrome (entre le troisième et le quatrième orteil)

à bout arrondi ou carré. Vous devez pouvoir remuer les orteils. Donnez un répit à vos pieds en portant des chaussures plates pour vous rendre au travail et en revenir. Transportez vos talons hauts dans un sac et attendez d'être à votre poste pour les enfiler. Réservez les talons aiguilles aux occasions très spéciales et dorlotez vos pieds avant et après en portant des souliers de soutien plats. Les coussinets pour avant-pieds aident à absorber les chocs et la pression sur la pointe du pied. Vous devez faire doublement preuve de prudence lorsque vous portez des talons hauts si vous faites de l'embonpoint. Plus votre poids est élevé, plus les problèmes sont importants, et les dommages sont cumulatifs.

Si vous aimez les chaussures de style Mary Jane, gâtez-vous. Les courroies sur le dessus du pied vous évitent de forcer pour retenir les chaussures. Quand vous serrez les pieds, vous augmentez les risques de boursouflures, de douleurs à la plante du pied et de fatigue des pieds. Évitez les chaussures ouvertes au talon. Elles ont peut-être une belle apparence, mais vous devez constamment crisper les pieds afin de les garder en place. La même chose s'applique pour les sandales de plage qui sont confortables, mais qui font travailler vos pieds. Ne les portez qu'à la plage.

Chapitre 8

L'humeur et les émotions

Chantez-vous la complainte de la cinquantaine ? Vous êtes une personne généralement optimiste mais, depuis quelque temps, vous passez d'une humeur neutre à la mauvaise humeur en moins de cinq secondes et vous vous en prenez à quiconque se trouve sur votre chemin. Vous savez que vous êtes déraisonnable, mais vous semblez incapable de vous maîtriser malgré vos efforts. Peut-être redoutez-vous tous ces changements que vous êtes sur le point de vivre. Ou peut-être avez-vous déjà vécu de la dépression ou de l'anxiété dans le passé et craignez que la ménopause entraîne une rechute.

Sachez que la ménopause ne provoque pas de trouble majeur de l'humeur chez la plupart des femmes. Bien sûr, nous sommes toutes irritables de temps à autre (même méchantes, avouons-le), mais la plupart d'entre nous traversent bien ces années. En fait, la majorité des femmes de 45 à 55 ans parlent de la ménopause comme des meilleures années de leur vie.

Toutefois, certaines femmes traversent des moments difficiles, allant jusqu'à la dépression clinique, peut-être pour la première fois de leur vie. Les fluctuations hormonales peuvent affecter grandement l'humeur dans certains cas. Ce n'est pas un secret que les bouffées de chaleur et les nuits d'insomnie laissent un grand nombre de femmes maussades et déprimées. Le problème peut aussi avoir pour origine les effets indésirables des médicaments ou un trouble de la thyroïde non diagnostiqué. Ou peut-être encore ces tensions que nous vivons à la cinquantaine – jonglant avec trop de choses à la fois, gérant les adolescents, prenant soin de parents âgés, parfois tout cela à la fois – deviennent-elles trop difficiles à supporter. Peu importe la cause de vos montagnes russes émotionnelles, ce chapitre contient des outils qui vous aideront à faire face à la situation.

CE QU'IL FAUT SAVOIR SUR LA DÉPRESSION

Contrairement à la croyance populaire, on ne peut pas se sortir d'une dépression par simple volonté. La dépression est une maladie, tout comme le cancer ou le diabète, et elle peut avoir des effets dévastateurs sur l'organisme. Les femmes sont environ deux fois plus sujettes à la dépression que les hommes. La génétique est selon toute probabilité un facteur déterminant, car la dépression touche plusieurs membres d'une même famille. Les événements traumatisants, surtout durant l'enfance, peuvent accroître le risque de dépression. Par ailleurs, les épisodes douloureux qui surviennent plus tard dans la vie, comme la mort d'un parent, peuvent intensifier votre réaction au stress. Une profonde anxiété à long terme, qui devrait survenir uniquement en cas de danger imminent, peut semer les germes d'une dépression.

Les hormones et l'humeur

Quel est l'effet des hormones sexuelles sur ce mélange explosif? Il n'est toujours pas bien défini, mais un autre facteur de risque de la dépression est de faire partie du petit groupe de femmes qui vivent des sautes d'humeur au fil de la fluctuation de leurs taux d'œstrogène et de progestérone. Cela représente environ 10% de toutes les femmes vivant une dépression à la cinquantaine. Chez ces femmes, les fluctuations hormonales perturbent la communication entre les parties du cerveau qui régissent les émotions. Le cas échéant, il peut devenir plus facile pour des émotions élémentaires comme l'irritabilité et l'anxiété de se manifester malgré les modulateurs du cerveau, ce qui accroît la vulnérabilité à la dépression.

L'œstrogène (plus précisément l'estradiol) peut agir comme l'un des antidépresseurs naturels. Dans des études en laboratoire, il semble aider certains des systèmes de signalisation et de régulation du cerveau à fonctionner plus efficacement. En fait, il rend à peu près les mêmes services que les antidépresseurs chimiques pour traiter la dépression.

Il peut aussi participer à la protection contre la forme de mort cellulaire résultant de la tension (du stress) et du vieillissement qui, croit-on, affecte indirectement la dépression. Plusieurs études ont montré que l'œstrogène a un effet antidépresseur à court terme chez certaines femmes dépressives à la périménopause. (Il n'y a pas de résultats similaires chez les femmes à la postménopause.) Quoique beaucoup de médecins prescrivent d'abord des

Ce qui peut se produire

❖ Il n'y a aucune raison de supposer que vous souffrirez d'un trouble de l'humeur grave si vous ne l'avez jamais fait dans le passé. Bien que beaucoup de femmes aient une humeur variable durant la transition de la ménopause, la plupart ne développent pas de dépression ou d'anxiété.

❖ Le risque de récurrence est plus grand si vous avez déjà souffert de dépression ou d'anxiété, et ce, en tout temps. Assurez-vous de connaître les symptômes pour être à l'affût et obtenir de l'aide.

❖ Si vous avez des troubles de l'humeur significatifs lors de perturbations hormonales (avant vos règles, après une grossesse, pendant des traitements de fertilité ou lors de la prise de contraceptifs oraux), il y a plus de risques que vous ayez une humeur variable, surtout durant la périménopause.

UN STIMULANT POUR LE CERVEAU

Les connaissances sur le traitement de la dépression ont nettement évolué au cours des dernières années. Certains des nouveaux médicaments les plus efficaces modulent les taux de neurotransmetteurs du cerveau qui permettent la transmission des signaux d'un neurone à un autre. Le neurotransmetteur le mieux connu est la sérotonine, dont les taux semblent typiquement fluctuer davantage chez la femme que chez l'homme. Même si les scientifiques ne savent pas exactement comment la sérotonine agit, ils pensent qu'elle est un régulateur important du sommeil, de l'humeur, de la dépression et de l'anxiété. Parmi d'autres neurotransmetteurs importants figurent la dopamine (associée à l'émotion et au plaisir; son taux augmente avec des stimulants ou des rapports sexuels), la norépinéphrine (associée à la motivation) et l'acétylcholine (peut être essentielle au sommeil, à l'attention et à la mémoire).

Des niveaux adéquats de sérotonine et des autres neurotransmetteurs dans le cerveau assurent un meilleur équilibre émotionnel et un meilleur contrôle des émotions et du comportement. Quand ils chutent, on peut ressentir une apathie et un désespoir inhabituels, en plus d'avoir du mal à dormir; ce sont des symptômes de dépression clinique. De faibles taux de sérotonine peuvent même éveiller des idées suicidaires.

Chez certaines femmes, ce très fragile équilibre peut être perturbé à la périménopause en raison du lien qui existe entre l'œstrogène et la production de sérotonine par l'organisme. Les cellules nerveuses produisent la sérotonine à partir d'un acide aminé emmagasiné appelé tryptophane. L'œstrogène semble améliorer la disponibilité du tryptophane dans le cerveau. Il existe un groupe d'antidépresseurs inhibiteurs spécifiques du recaptage de la sérotonine. Certaines marques de commerce sont bien connues, comme Prozac, Paxil, Lexapro, Celexa et Zoloft, puisque ce sont les plus souvent prescrites. Les inhibiteurs spécifiques du recaptage de la sérotonine empêchent le cerveau de métaboliser trop rapidement (ou bloquent le recaptage) de l'acide aminé; bref, ces substances chimiques naturelles restent plus longtemps dans le cerveau.

---

antidépresseurs classiques, il arrive qu'ils prescrivent de l'œstrogène aux femmes à la périménopause comme traitement alternatif ou supplémentaire lorsque les autres thérapies ne fonctionnent pas ou pas assez bien. Si vous avez des bouffées de chaleur de modérées à intenses avec des troubles de l'humeur relativement légers, votre médecin pourrait vous proposer une hormonothérapie avant d'essayer les antidépresseurs.

En raison des risques pour la santé associés à la prise d'une hormonothérapie à long terme, on s'interroge toujours sur le trouble de l'humeur qui en bénéficierait le plus. Des scientifiques du National Institute of Mental Health croient que l'œstrogène a le potentiel de traiter certaines formes de dépression en trois à six semaines, sans avoir recours à d'autres antidépresseurs à long terme. La recherche à ce sujet n'en est qu'à ses débuts, et il faudra d'autres études pour déterminer si ces résultats préliminaires se maintiendront.

Le dépistage des symptômes

Q. Est-ce que toutes les femmes à la périménopause vivent une dépression ? Mon médecin m'a fait subir un dépistage à cet effet, me disant qu'il le fait pour toutes ses patientes au début de la ménopause.

R. La cinquantaine n'est pas une période de la vie où le risque de dépression augmente pour la majorité des femmes. En fait, vous risquez davantage de recevoir un diagnostic de trouble dépressif majeur avant 44 ans que plus tard dans la vie. Il y a cependant quelques signes avertisseurs courants à la ménopause. Vous pourriez constater que vous êtes d'humeur plus irritable que d'habitude, ou que vous avez de la difficulté à dormir ou à prendre des décisions. Peut-être n'avez-vous pas de concentration ou éprouvez-vous moins de plaisir dans vos activités habituelles. Vous pourriez souffrir de maux de tête, d'étourdissements et de variations de l'appétit. Ces symptômes ne signifient pas nécessairement un trouble de l'humeur majeur, mais ils peuvent provoquer de la détresse s'ils persistent. On a aussi associé les bouffées de chaleur, l'insomnie et la dépression. Votre médecin voudra non seulement vous aider à traverser ces années de transition, mais aussi reconnaître la dépression au stade précoce, car la maladie est souvent négligée ou non diagnostiquée.

Même si vous ne souffrez pas de dépression clinique, votre médecin pourrait vous prescrire des médicaments ou une autre forme de thérapie en vue de soulager vos symptômes. Les traitements adéquats peuvent améliorer votre santé à long terme.

Les symptômes de la dépression augmentent vos risques d'affronter de nombreux problèmes de santé, y compris les maladies cardiovasculaires, la démence, les accidents vasculaires cérébraux et l'ostéoporose. Le pronostic est pire si vous souffrez simultanément d'une dépression et d'un autre problème de santé.

Un traitement peut consister en médication, en psychothérapie ou en une combinaison des deux. Il existe aussi des options non pharmaceutiques. L'exercice

Quand consulter le médecin

Si vous éprouvez des troubles de l'humeur qui durent plus de deux semaines et qui vous empêchent de fonctionner normalement à la maison ou au travail, il faut obtenir de l'aide. Ces problèmes peuvent inclure :

❖ Plus d'une crise de panique;

❖ Un sentiment de tristesse général ou une humeur négative persistante;

❖ Une incapacité à ressentir de la joie ou à avoir du plaisir en faisant les activités que vous aimiez auparavant;

❖ Avoir des inquiétudes constantes;

❖ Vivre de l'anxiété chronique;

❖ Avoir des idées obsessives ou des gestes compulsifs impossibles à maîtriser;

❖ Souffrir de paranoïa (sentiment, auquel vous ne pouvez échapper, que les autres vous veulent du mal);

❖ Des symptômes de psychose, comme entendre des voix ou avoir d'autres hallucinations;

❖ Des pensées suicidaires ou des pensées de mort à répétition.

Est-ce vrai ?

Mythe : La dépression n'est pas une vraie maladie.

Réalité : Bien que les scientifiques ne comprennent pas tout à fait les causes de la dépression, ils savent qu'elle est liée à des changements physiques qui se produisent dans le cerveau et qu'elle peut accroître les risques d'autres problèmes de santé, comme une crise cardiaque, la démence et l'ostéoporose.

sur une base régulière et une bonne alimentation peuvent favoriser votre santé mentale. Votre médecin pourrait vous aider à choisir ce qui vous conviendrait le mieux.

Les tests pour dépister la dépression

Q. **Existe-t-il quelque chose comme une analyse sanguine pour dépister la dépression ?**

R. Non, pas encore, mais les chercheurs essaient de déterminer si les marqueurs biologiques de la dépression peuvent être détectés dans les analyses sanguines ou par l'imagerie du cerveau. On espère que les médecins pourront un jour reconnaître divers profils de dépression et administrer le traitement approprié pour prévenir ou traiter chaque type de dépression.

Le syndrome prémenstruel (SPM) et la périménopause

Q. **Mon médecin m'a posé un grand nombre de questions relatives au SPM et aux émotions que je ressentais quand j'ai pris des inducteurs de l'ovulation et après mes accouchements. Quel est le** lien entre ces questions et mon humeur à la ménopause ?

R. Les femmes qui ont des antécédents de troubles de l'humeur graves lors de fluctuations hormonales normales (après un accouchement, par exemple, ou avant les règles) sont particulièrement sujettes à la dépression et à l'anxiété à la périménopause, alors que les taux d'hormones risquent d'être plus erratiques. Ce n'est pas le taux d'hormones même, mais une sensibilité aux fluctuations hormonales qui cause le sentiment de détresse.

La meilleure preuve à cet égard provient d'une étude menée auprès de femmes souffrant d'un SPM intense ou d'un trouble dysphorique prémenstruel. Une étude du National Institute of Mental Health a identifié un sous-groupe de femmes dont l'humeur s'est améliorée, puis détériorée en réaction à la suppression et à la supplémentation de leurs sécrétions ovariennes. Leurs réactions différaient de façon marquée de celles des femmes du groupe témoin dont l'humeur restait inchangée lors des mêmes expériences. Quelques autres études ont confirmé un lien entre les troubles de l'humeur à la périménopause et des troubles semblables après un accouchement ou pendant l'utilisation de contraceptifs oraux. Selon les données de ces études, les femmes qui ont des antécédents de troubles de l'humeur en même temps que des fluctuations hormonales ont plus de risques d'avoir des problèmes d'ordre émotionnel à la périménopause. Cependant, on n'a cerné aucun lien de cause à effet strict. Ce ne sont pas toutes les femmes ayant des antécédents de SPM intense ou de dépression post-partum qui verront les troubles de l'humeur revenir à la périménopause.

TYPES DE DÉPRESSIONS

Troubles affectifs saisonniers : Ce trouble cyclique s'aggrave à certains moments de l'année, surtout lorsque la durée d'ensoleillement diminue et qu'il y a moins de lumière solaire. La personne entre en rémission à une autre époque de l'année, habituellement au printemps quand il y a plus de lumière. Les symptômes doivent se répéter deux ans d'affilée afin de poser ce diagnostic.

Dépression majeure ou clinique : Il s'agit de sentiments chroniques de tristesse, d'apathie ou de désespoir déphasés par rapport à ce qui se passe dans votre vie. Pour établir ce diagnostic, il faut constater cinq symptômes ou plus (voir la page 199) qui persistent pendant au moins deux semaines et qui vous empêchent de faire vos activités normales.

Dépression mineure ou légère : Cette forme est semblable à la dépression majeure, mais présente moins de symptômes. Elle peut se manifester chez les personnes atteintes d'un cas de maladie bipolaire périodique. Il faut la prendre au sérieux, surtout si elle se répète et qu'elle nuit à votre fonctionnement normal.

Dépression modérée : Un nombre significatif de symptômes rendent difficile de faire la plupart de vos activités.

Dépression grave : Tous les symptômes ou presque sont présents, empêchant la personne de fonctionner.

Dysthymie : Il s'agit d'une forme de dépression chronique moins connue qui persiste durant de longues périodes, à une intensité plus faible. On arrive à ce diagnostic lorsqu'il y a plus de mauvais jours que de bons pendant au moins deux ans (un an chez les enfants et les adolescents) et lorsque la maladie est accompagnée de deux autres symptômes de dépression majeure.

Les personnes atteintes de dysthymie peuvent aussi vivre des épisodes de dépression majeure. La maladie commence habituellement durant l'enfance ou l'adolescence, mais il arrive qu'elle ne soit pas diagnostiquée avant l'âge adulte.

On estime que le groupe plus sensible aux fluctuations hormonales est assez petit, ne représentant qu'environ 10 % des cas de dépression vus chez les femmes à la cinquantaine. Ce nombre n'inclut pas les femmes qui sont grincheuses ou qui ne sont pas dans leur assiette avant leurs règles, ou celles qui ont la larme à l'œil la semaine qui suit leur accouchement. Même si beaucoup de femmes éprouvent de la fatigue et de la déprime après avoir accouché, seulement 10 % d'entre elles ont les symptômes graves associés à la dépression postpartum. De 50 à 80 % des femmes ont présenté des symptômes menstruels à un moment de leur vie, mais à peine 3 à 7 % recevront un diagnostic de trouble dysphorique prémenstruel. Si vous avez eu une expérience typique, vous n'avez pas à craindre l'apparition de troubles de l'humeur associés aux fluctuations hormonales durant la périménopause.

Un peu de prévention

Q. **Ma devise est de prévenir les problèmes avant qu'ils se manifestent. Que puis-je faire pour réduire ou éviter les sautes d'humeur ou l'irritabilité durant mes années de ménopause ?**

R. Heureusement, vous pouvez être extrêmement proactive au sujet de votre santé mentale. Vous avez sûrement déjà eu vent des suggestions suivantes, mais le temps est venu de ne plus les

Que dire à votre fille

Si votre fille est adolescente, elle éprouve les mêmes montagnes russes hormonales que vous à la périménopause. Votre expérience de femme peut l'aider à mieux comprendre ce qu'elle vit. Sachez toutefois que l'adolescente moyenne traverse les années de la puberté sans trop de problèmes. Ne supposez pas que les humeurs extrêmes sont normales. Votre fille (ou même votre fils) peut faire une dépression si elle est continuellement morose et effacée, si elle dort trop ou trop peu, si elle ne prend plus d'intérêt à l'école ou aux activités qu'elle aimait auparavant et si elle évite ses amis. Des études révèlent qu'un adolescent sur cinq songe au suicide. Les adolescents qui consomment de l'alcool ou des drogues à l'excès pourraient en fait essayer de s'aider, de la mauvaise façon. (La recherche indique que le contraire est aussi possible. La consommation excessive d'alcool ou de drogues peut causer la dépression chez les adolescents.)

Un traitement efficace précoce peut non seulement aider l'adolescent dépressif à aller mieux, mais aussi contribuer à éviter toute récurrence à l'avenir.

---

ignorer. Si vous prenez des drogues illicites ou consommez beaucoup d'alcool, arrêtez. Ces deux éléments peuvent déclencher des épisodes dépressifs. Faites-vous suffisamment d'exercice? L'activité physique favorise l'état d'esprit de presque tout le monde. De plus, il peut vous aider à perdre du poids et améliorer votre santé cardiovasculaire, deux facteurs qui ont un effet positif sur la santé mentale. Et comme une dose régulière de lumière naturelle aide à garder un esprit positif, faites une partie de vos exercices à l'extérieur (en vous couvrant d'un écran solaire ou en restant à l'ombre). Faites un effort délibéré pour sourire et cherchez les occasions de rire. Le sourire et le rire libèrent des endorphines, soit des substances chimiques dans le cerveau associées à la bonne humeur.

Essayez de réduire la tension (le stress), qui peut provoquer la dépression. Trouvez des modes de relaxation sains, comme un cours de yoga, un massage, une manucure ou une pédicure. Améliorez votre image de vous ainsi que votre forme physique en perdant du poids. Assurez-vous que votre régime alimentaire contient un apport adéquat en calcium et en fer. Rappelez-vous de prendre rendez-vous pour votre examen annuel et, lors de la consultation, faites vérifier votre taux de cholestérol et votre tension artérielle. Faites un nouveau choix de carrière, et présentez votre maturité et votre expertise comme des atouts essentiels. Retournez à l'école afin d'acquérir des compétences ou encore obtenez un diplôme qui vous donnera plus de valeur sur le marché du travail. Faites du bénévolat. Si vous avez déjà essayé d'appliquer ces suggestions sans succès, refaites-le en ayant pour motivation l'objectif de vous sentir mieux, d'avoir meilleure apparence et de bien vieillir. Cela vous aidera à persister dans votre démarche.

La ménopause est un passage majeur dans la vie et il est normal qu'elle entraîne des moments d'autocritique et de réévaluation personnelle. Ce genre d'introspection peut éveiller des sentiments douloureux de regrets et de tristesse. Il ne s'agit pas d'une dépression si ces sentiments sont passagers. Il peut suffire de reprendre votre souffle ou d'apporter des changements qui s'imposent depuis longtemps. Beaucoup de femmes trouvent utile de parler à un thérapeute ou à un travailleur social alors qu'elles revoient leurs priorités et leurs objectifs pendant cette période.

L'apparition du SPM

Q. Je n'ai jamais souffert de SPM, mais là, à 40 ans, il prend sa revanche. Que se passe-t-il ?

R. Parfois, un SPM ou un trouble dysphorique prémenstruel graves apparaissent juste comme vous le décrivez. Ces troubles sont caractérisés par une vaste gamme de symptômes physiques et émotionnels comme de l'irritabilité, des sautes d'humeur, des pleurs, des ballonnements, des céphalées (maux de tête), une sensibilité des seins, de l'insomnie, de la fatigue, des frénésies alimentaires, des troubles abdominaux et intestinaux, des douleurs articulaires, de l'anxiété, une dépression, des troubles de mémoire et des problèmes de concentration. Même si vous n'avez pas connu le SPM quand vous étiez plus jeune, il peut vous affecter dans la trentaine ou la quarantaine. On ne sait pas pourquoi. La cause peut être le vieillissement ou la tension (le stress). Il peut aussi s'agir du début de la périménopause. Il est difficile de savoir exactement ce qui se produit sans investiguer davantage. Pour commencer, prenez en note vos symptômes tous les jours pendant quelques mois.

Si le seul moment où vous vous sentez mal est la semaine qui précède vos règles (la phase lutéinique de votre cycle pendant laquelle la muqueuse de l'utérus s'épaissit), il est probable qu'il s'agisse du SPM ou du trouble dysphorique prémenstruel.

Il semble que certains antidépresseurs à faible dose puissent aider. La lumino-thérapie est une autre thérapie prometteuse

---

LES SYMPTÔMES DE DÉPRESSION MAJEURE ET MINEURE

Avant de recevoir un diagnostic de trouble dépressif majeur, vous devez éprouver au moins cinq des symptômes qui suivent (y compris l'un des deux premiers). Ces symptômes doivent être présents pendant deux semaines, différer de votre état d'esprit habituel et nuire à votre fonctionnement normal.

Après une entrevue approfondie et un examen physique complet dans le but d'éliminer toute autre cause d'un trouble de l'humeur, votre médecin pourra définir l'intensité de votre dépression. Les dépressions majeures apparaissent habituellement vers la fin de la vingtaine, bien qu'elles puissent se manifester en tout temps. On pose un diagnostic de dépression mineure lorsqu'au moins trois des symptômes suivants nuisent à votre fonctionnement normal.

◆ Tristesse continuelle;

◆ Perte d'intérêt ou de plaisir à accomplir les activités que vous aimiez;

◆ Changements au regard de l'appétit et du poids;

◆ Changements au regard du sommeil, comme de la difficulté à dormir ou un sommeil prolongé;

◆ Manifestations physiques d'agitation ou, à l'opposé, de paresse;

◆ Perte d'énergie; épuisement;

◆ Sentiment d'inutilité et de futilité ou culpabilité inappropriée;

◆ Difficulté à prendre des décisions, à vous concentrer et à penser clairement;

◆ Pensées récurrentes de mort ou de suicide.

Reflets du passé

On associe la ménopause et l'humeur depuis des siècles. Le célèbre philosophe et médecin du IIe siècle, Galen, affirmait que la ménopause découlait du durcissement des vaisseaux sanguins de la femme. Il a écrit que cela pouvait augmenter la quantité de sang dans le cerveau, ce qui l'inondait et menait à la folie. La façon de traiter cette «pléthore» consistait à effectuer des saignées périodiques. On se basait sur la croyance erronée que l'organisme était une entité fermée et que, sans saignement mensuel, la femme pouvait en venir à souffrir d'un surplus de sang dans ses veines.

Pendant de nombreux siècles, on a pensé que l'utérus de la femme fonctionnait étroitement avec son cerveau, ce qui explique l'évolution du mot «hystérique» (le mot grec hysteria signifie «utérus» — pensez à l'hystérectomie). Dans son livre intitulé *On the Preservation of the Health of Women at the Critical Periods of Life* (1851), le Dr Edward John Tilt a énuméré les symptômes suivants de «folie ménopausique»: une mauvaise humeur incontrôlée, de la mélancolie, la perversion des instincts moraux, une tendance à la tromperie, un délire, des manies, des tendances suicidaires, des impulsions incontrôlables, de la dipsomanie, de la démonomanie et de l'érotomanie.

Le Dr Tilt, gynécologue influent et président de l'Obstetrical Society of London, a appuyé ses dires en rapportant qu'environ le tiers des 1 320 patientes admises à un hôpital pour folie avaient de 40 à 45 ans.

Mis à part les saignées, des interventions chirurgicales comme l'hystérectomie ou l'ovariectomie constituaient des traitements acceptables pour les troubles psychiatriques. Parmi les thérapies alternatives figuraient le composé végétal de Lydia Pinkham (à base d'un extrait de racine de cimicaire à grappes, un traitement aux herbes encore populaire de nos jours, et de 19 % d'alcool) et des cures « aqueuses », un régime dans lequel la patiente devait boire beaucoup d'eau, s'alimenter peu et prendre de nombreux bains. Même jusqu'à la fin de 1888, le Surgeon General's Index Catalogue renvoyait les lecteurs qui cherchaient de l'information sur la ménopause à la partie traitant de l'aliénation mentale chez la femme.

À l'époque victorienne, alors que la maladie est devenue un signe de distinction, l'idée que la ménopause rendait les femmes plus vulnérables aux troubles mentaux a semblé faire consensus. Dans la revue Psychiatrie (1909), le psychiatre allemand E. Kraepelin a traité du déclenchement de la «mélancolie d'involution» à la ménopause. Ce diagnostic a persisté jusqu'au XXe siècle et a paru dans les deux premières éditions (1952, 1968) de *Diagnostic and Statistical Manual of Mental Disorders* publié par l'American Psychiatric Association. Ce n'est qu'à la troisième édition (1980) qu'on a retiré cette mention en raison du manque de preuve. Malgré tout, l'idée que la ménopause prédispose la femme à un comportement erratique est toujours répandue.

(voir la page 207), surtout si vous préférez une approche non médicamentée.

Les mauvais moments du passé

Q. Je suis généralement en bonne santé et dans un bon état d'esprit. J'ai cependant vécu quelques moments difficiles il y a quelques années. J'ai fini par revenir à la normale, donc je n'ai pas consulté mon médecin. Est-ce que je cours le risque de faire une dépression à la ménopause ?

R. Si vous avez fait une dépression dans le passé, même non diagnostiquée, le risque de récurrence est plus grand que pour une personne qui n'en a jamais fait. Les femmes qui ont vécu un épisode de dépression ont 50 % plus de chances d'en vivre un deuxième. Les femmes qui en ont vécu deux ont 70 % plus de chances que cela se reproduise, et cela augmente à 90 % pour celles qui en ont eu trois ou plus. Les femmes qui ont une prédisposition génétique à la dépression combinée à des conditions de vie difficiles (des périodes d'isolement social, un traumatisme ou une privation dans l'enfance peuvent altérer en permanence le fonctionnement du cerveau ou même sa structure) sont particulièrement vulnérables.

Les femmes qui ont des antécédents de dépression durant les périodes sensibles aux hormones (comme la dépression post-partum) seraient aussi très sujettes à cette condition. Des études supplémentaires sont nécessaires en vue d'établir ce lien.

Les sueurs, le sommeil et l'humeur

Q. Les bouffées de chaleur la nuit ne font pas que nuire à mon sommeil, elles ont aussi un effet dévastateur sur mon humeur. Est-ce que ces symptômes peuvent être liés à une dépression ?

R. Il va de soi que les bouffées de chaleur la nuit vous empêchent de dormir et vous laissent maussade le matin. Mais vous semblez accorder plus d'attention à votre irritabilité. La recherche indique que beaucoup de femmes à la périménopause ont à la fois des bouffées de chaleur, des troubles de sommeil et une dépression.

Une étude menée par le Massachusetts General Hospital de Boston, aux États-Unis, a révélé que les femmes à la périménopause aux prises avec des bouffées de chaleur ont plus de quatre fois plus de chances de souffrir de dépression que les autres. Fait intéressant, cette observation ne semble tenir que pendant la périménopause. Les chercheurs n'ont pas établi le même lien chez les femmes à la préménopause ou à la postménopause qui ont des bouffées de chaleur. Où est la relation ? C'est à la périménopause que le taux d'œstrogène est le plus erratique, et ces montagnes russes réduisent la disponibilité des neurotransmetteurs comme la sérotonine. On sait que le taux de sérotonine a un effet sur l'humeur, mais certains chercheurs pensent qu'elle peut aussi nuire à l'habileté de l'organisme à réguler la température corporelle.

Cela pourrait expliquer pourquoi des antidépresseurs comme le Prozac et le Paxil, qui agissent sur la sérotonine, ont eu un effet bénéfique contre les bouffées de chaleur et la dépression dans des études aléatoires. L'Effexor, un autre antidépresseur, sert aussi à traiter les deux problèmes. L'utilisation d'antidépresseurs pour réduire la fréquence et le nombre des bouffées de chaleur sort de la fonction à laquelle ils sont destinés, car la FDA ne les a pas approuvés pour cet usage, mais elle est répandue et ne semble pas présenter de danger. Certains médecins préfèrent que leurs patientes essaient d'abord un contraceptif oral si elles sont à la périménopause, ou une hormonothérapie si elles sont à la postménopause. Ces deux formes de thérapies peuvent réduire les bouffées de chaleur en plus d'avoir un effet favorable sur l'humeur. Si la prise d'hormones ou d'antidépresseurs vous intéresse, demandez à votre médecin de vous parler de leurs effets indésirables, de leurs bienfaits et des risques qu'ils peuvent présenter pour vous. Assurez-vous de considérer aussi toutes les options non médicamentées si vos troubles de l'humeur sont légers.

Hormones et humeur

Q. Les hormones sont-elles toujours responsables des troubles de l'humeur à la cinquantaine ?

R. Non, pas toujours. Les troubles de l'humeur, peu importe l'époque de la vie, peuvent être des effets secondaires de médicaments comme les contraceptifs oraux, les tranquillisants, certains médicaments pour le cœur et les pilules pour maigrir. Les symptômes de la dépression peuvent aussi être associés à l'hypothyroïdisme, à plusieurs maladies graves et à un piètre état de santé général. Les deuils et les traumatismes personnels, la tension (le stress) à la maison et au travail, les attitudes culturelles face au vieillissement ou une combinaison de tous ces facteurs peuvent influer sur l'humeur.

Le manque de sommeil peut avoir un effet majeur sur l'humeur. Par ailleurs, les troubles du sommeil tels que l'apnée du sommeil semblent devenir plus fréquents chez les femmes à la cinquantaine. Malheureusement, beaucoup de médecins ne tiennent pas compte du manque de sommeil parce qu'ils n'ont aucune formation dans la science du sommeil. Reportez-vous au chapitre 4 pour des symptômes et des solutions.

Du stress et encore du stress

Q. Quels types de tension (stress) peuvent accroître mes risques d'avoir maintenant un trouble de l'humeur ?

R. La tension (le stress) est un facteur majeur pour toute personne qui souffre de dépression; pourtant elle semble avoir un effet plus important sur les femmes. Une étude subventionnée par le National Institute of Mental Health indique que les événements stressants ont plus de chances de provoquer un retour de la dépression chez la femme que chez l'homme.

Les relations personnelles, la carrière, la santé, les problèmes, la famille – soit presque toutes les formes de tension (stress) – peuvent avoir un effet majeur sur la santé émotionnelle d'une personne. Voici une raison : la tension (le stress) augmente le taux de cortisol, une hormone associée à la dépression. La tension (le stress) qui déclenche un trouble de l'humeur pourrait avoir pour origine un défi majeur (un cancer du sein, par exemple) ou résulter de l'ensemble des événements que vous vivez. Imaginez que chaque personne se promène avec sa santé mentale représentée par un seau. À mesure que la tension s'accumule, le niveau dans le seau augmente.

Selon vos gènes, votre biochimie, vos expériences (comme de la maltraitance durant l'enfance ou une perte traumatique) ou la présence d'une maladie chronique, ou encore d'une combinaison de tous ces facteurs, le niveau dans le seau peut être déjà haut. Au fil de nos vies, il n'est pas étonnant de constater que ce niveau augmente au point de déborder, sous la forme de dépression et d'anxiété. Quand cela se produit, cela ne signifie pas qu'il y a un problème avec le seau, mais seulement qu'il est trop plein. La théorie de l'allumage fournit une autre façon d'envisager la dépression. Si vous avez des épisodes récurrents de dépression, il faut de moins en moins de tension pour déclencher le prochain épisode avec le temps.

À cette étape de votre vie, votre niveau de tension (stress) peut augmenter à cause de facteurs directement liés à la ménopause, par exemple la tristesse de voir arriver la fin de vos années de fertilité ou l'angoisse à l'idée de vieillir. Les mariages empoisonnés ou comportant de la violence conjugale ont un effet particulièrement important. Beaucoup de femmes s'efforcent de répondre à des tas d'exigences. Peut-être êtes-vous le soutien de famille ainsi que le principal donneur de soins. L'âge de vos enfants joue un rôle important, et pas seulement s'il s'agit d'adolescents qui, on le sait, peuvent accroître la tension à la maison. Avoir des enfants de moins de cinq ans est le facteur le plus étroitement lié à la dépression, et le nombre de femmes à la périménopause qui ont de jeunes enfants est plus élevé que jamais. Il se peut que vous soigniez aussi vos parents qui vieillissent. Gérer ces deux responsabilités à la fois vous classe dans la génération « sandwich », un indicateur courant de tension (stress).

Ma situation s'aggravera-t-elle ?

Q. **Je commence à peine à avoir des règles irrégulières et déjà, j'ai des sautes d'humeur. Cela va-t-il empirer avec le temps ?**

R. La plupart des femmes rapportent que leurs sautes d'humeur atteignent un sommet à la fin de leur transition, à l'époque de leurs dernières règles. Puisqu'il faut un certain temps avant de constater qu'on a eu nos dernières règles, il est difficile de savoir quand ce moment est venu. Fait intéressant, des sondages

LE STRESS À LA CINQUANTAINE

La ménopause est une période où se produisent plusieurs changements mis à part la perte de la fertilité. Voici quelques-unes des causes qui peuvent rendre les femmes à la ménopause vulnérables à la dépression induite par la tension (stress) :

◆ des problèmes de couple et de relations interpersonnelles;

◆ la stérilité involontaire;

◆ le fait d'élever de jeunes enfants ou des adolescents;

◆ une maison vide;

◆ le retour à la maison des enfants adultes;

◆ des problèmes médicaux personnels ou familiaux;

◆ des changements corporels associés au vieillissement;

◆ un divorce;

◆ le veuvage;

◆ des parents vieillissants;

◆ les problèmes au travail.

ont révélé que bon nombre de femmes au début de la cinquantaine décrivent ces années comme les plus agréables de leur vie. Ainsi, même si la vie semble difficile pour l'instant, vous pouvez envisager l'avenir avec optimisme.

Les mariages empoisonnés

Q. **Mon mariage est misérable, je peux même le qualifier de violent. Je prends des médicaments contre la dépression sans toutefois me sentir mieux. Comment puis-je savoir si ma déprime dépend plus de mon état mental ou de ma relation de couple ?**

R. Étant donné que vos conditions de vie peuvent vous empêcher d'aller mieux, la dépression jumelée à un mariage empoisonné est difficile à traiter. Les médicaments à eux seuls ont peu de chances de régler la situation. Comme le dit un psychiatre de notre connaissance, « les antidépresseurs ne sont pas des analgésiques ». Si vous ne faites pas une psychothérapie, demandez à votre médecin de vous rediriger vers un spécialiste. Rappelez-vous qu'à long terme, une relation débilitante nuit non seulement à votre santé mentale, mais aussi à votre santé physique. Il est temps d'agir.

Une thyroïde lente

Q. J'ai consulté mon médecin, car je me sentais déprimée. Après avoir fait des tests, il m'a dit que j'avais un problème de thyroïde et m'a prescrit des médicaments. Je me sens mieux, mais je suis toujours déprimée. Est-ce une bonne idée de soulever le sujet de nouveau ?

R. Oui. Les médecins essaient de déterminer toutes les causes possibles avant de poser un diagnostic. Une thyroïde qui ne fonctionne pas normalement pourrait entraîner une humeur dépressive. Ces problèmes se règlent parfois à mesure que le fonctionnement de la thyroïde s'améliore. Dans le cas contraire, c'est un signe que la déprime a une autre origine. Il pourrait s'agir d'hypothyroïdisme couplé à une dépression. Votre médecin doit savoir que vos symptômes de troubles de l'humeur persistent afin de déterminer un plan de traitement. Il peut consister à prendre des antidépresseurs, à suivre une thérapie comportementale, ou en une combinaison des deux, si vous n'avez pas d'autres symptômes physiques.

Sommes-nous les seules ?

Q. Les femmes qui vivent dans des cultures où la vieillesse est glorifiée ont-elles moins de troubles de l'humeur ?

R. Le peu de recherche réalisée sur ce sujet indique que c'est le cas. Par exemple, les anthropologues ont découvert que les femmes mayas ont hâte à la ménopause en partie parce que leur culture accorde davantage de valeur aux femmes âgées qu'aux plus jeunes. Aux États-Unis, en revanche, on place la jeunesse avant tout, ou presque. Une étude menée auprès de femmes américaines a montré qu'il y avait un lien entre la ménopause et un risque accru de dépression chez 80 % des participantes. Certaines psychologues féministes ont émis la théorie que l'accent extraordinaire qu'on met sur la jeunesse est à l'origine d'un grand nombre de troubles de l'humeur chez les femmes à la cinquantaine.

La dépression qui conduit à la ménopause

Q. J'achève la trentaine et ma gynécologue croit que j'amorce ma périménopause. Selon elle, mes années de dépression ont pu induire une transition précoce.

R. Des chercheurs de Harvard, aux États-Unis, ont découvert que les femmes ayant vécu des épisodes importants de dépression ont 20 % plus de risques de vivre une ménopause naturelle précoce. Les femmes qui présentent de graves symptômes voient ce risque doubler. Et les femmes du sous-groupe aux symptômes intenses et prenant des antidépresseurs étaient presque trois fois plus sujettes à un déclenchement précoce de la périménopause. On n'en connaît pas vraiment la raison, mais il pourrait y avoir un lien avec le fait que les femmes dépressives ont des taux élevés de l'hormone du stress, le cortisol, pendant de longues périodes.

En revanche, une autre étude semble indiquer que beaucoup de femmes ayant subi un déficit ovarien précoce ont développé une dépression après leur diagnostic. Cela conduit à conjecturer que ce qui déclenche une ménopause précoce pourrait aussi provoquer le développement d'une dépression. Il est clair que des études additionnelles sont nécessaires.

Les effets indésirables d'un cancer

Q. Les traitements que je suis contre un cancer du sein ont déclenché une ménopause précoce ainsi qu'un tourbillon émotionnel. Comment puis-je savoir si je suis bouleversée d'être malade ou si je suis dépressive ?

R. La dépression survient souvent de pair avec une maladie grave ou chronique. De 10 à 15 % de tous les cas de dépression apparaissent chez des personnes aux prises avec des problèmes de santé majeurs (cancer, maladies du cœur, troubles de la thyroïde ou problèmes neurologiques). Les chercheurs ne peuvent dire avec certitude si la dépression est la conséquence d'une réaction émotionnelle à la maladie ou si elle fait en quelque sorte partie de la maladie. Dans votre cas, l'apparition soudaine de la ménopause a pu contribuer à votre dépression.

Il est normal que les gens gravement malades soient déprimés à l'occasion. Mais si cela dure deux semaines ou plus et que vous présentez d'autres symptômes de dépression, il est préférable de consulter. L'épuisement et l'apathie qui accompagnent la dépression peuvent vous

empêcher de poursuivre les traitements qui vous sont prescrits contre le cancer. Une dépression non traitée accroît aussi vos risques de développer d'autres problèmes de santé. Il se peut que vous deviez défendre votre cause à cet égard, puisque beaucoup de médecins ne voient pas les symptômes d'une dépression lorsqu'ils traitent un problème médical plus urgent.

S'agit-il de testostérone ?

Q. La testostérone influe-t-elle sur l'humeur ? J'ai une amie qui traite ses troubles de l'humeur en prenant de la déhydroépiandrostérone, ou DHEA.

R. Les androgènes comme la testostérone peuvent influer sur la régulation de l'humeur, bien que la raison en reste obscure. Les femmes déprimées à la périménopause semblent avoir des taux de stéroïdes androgéniques DHEA ou DHEA-S inférieurs le matin à ceux des femmes normales. Cependant, le taux de testostérone chute plus rapidement que le taux d'œstrogène dans une ménopause naturelle. Dès l'âge de 40 ans, vous n'avez plus que la moitié de la testostérone que vous aviez dans la vingtaine, ce qui explique pourquoi on n'associe habituellement pas la testostérone aux troubles de l'humeur à la moitié de la vie. Il y a toutefois une exception : la prise de suppléments d'œstrogène à la ménopause peut réduire le taux de testostérone libre, ce qui peut en retour causer une diminution de la libido.

Demandez à votre médecin de vous parler des options dont vous disposez si votre problème est une diminution du désir sexuel. Rappelez-vous que c'est généralement une mauvaise idée de s'automédicamenter avec des hormones, même si des produits comme la DHEA sont offerts en vente libre. On se demande aussi si la DHEA vendue dans les magasins de produits de santé (fabriquée en laboratoire à partir d'ignames sauvages) se convertit en DHEA dans l'organisme.

Q. Il y a beaucoup de points communs entre les symptômes de la dépression et ceux que j'éprouve. Dois-je prendre rendez-vous avec mon médecin, ou voir un psychiatre ou un psychologue ?

R. Certaines personnes préfèrent commencer par un examen médical complet chez leur omnipraticien afin d'éliminer toutes les maladies dont les symptômes ressemblent à ceux de la dépression. Cependant, n'attendez pas si vous ne pouvez pas avoir de rendez-vous rapidement, car la dépression est une maladie grave qui requiert des soins immédiats. Les psychiatres, étant aussi des médecins, sont en mesure de diagnostiquer une dépression ou toute autre maladie qui pourrait causer vos symptômes ou y contribuer. Beaucoup de gens consultent aussi un psychologue pour suivre une psychothérapie, comme le recommande habituellement le plan de traitement.

CE QUI FONCTIONNE

Un certain nombre de traitements non médicamentés se révèlent efficaces, qu'ils soient pris seuls ou en combinaison, surtout dans les cas de dépression faible ou modérée, ou si vous êtes sortie d'un épisode de dépression et voulez éviter une récurrence. Assurez-vous toutefois de discuter de vos antécédents de santé mentale et de vos préférences avec votre médecin avant de choisir le traitement.

PSYCHOTHÉRAPIE. Une thérapie d'entretien efficace peut littéralement changer la

façon dont votre cerveau fonctionne en lui apprenant à réagir aux facteurs de stress qui peuvent déclencher la dépression. La thérapie cognitivo-comportementale, qui enseigne à reconnaître et à modifier les réactions et les comportements associés à la dépression, est souvent très utile, mais il est parfois difficile de trouver un thérapeute formé dans cette discipline. La thérapie interpersonnelle peut convenir aux femmes atteintes de dépression réactionnelle, habituellement provoquée par un traumatisme, une crise ou une situation de transition (un divorce, un départ à la retraite, une maison vide, par exemple). Elle fonctionne en amenant la personne à mettre de l'ordre dans les relations tourmentées qui pourraient contribuer à une dépression. Certains des meilleurs programmes pour les femmes à la cinquantaine traitent des changements qui touchent leur rôle dans la famille et la société. Dans certains cas, les thérapies familiale ou de couple viennent s'y ajouter. La psychothérapie seule peut être efficace pour la dépression légère. Pour les dépressions graves ou modérées, les programmes les plus efficaces combinent la psychothérapie et la médication. Une étude menée par le National Institute of Mental Health aux États-Unis a révélé que les patients traités par psychothérapie et médication combinées ont moins de récurrences sur une période de trois ans que ceux qui suivent un seul des traitements.

LA MÉDITATION DE PLEINE CONSCIENCE. Inspirée du bouddhisme, cette pratique incite à vivre le moment présent. En apprenant à reconnaître les émotions douloureuses lorsqu'elles se présentent et à accepter qu'elles vont passer, les personnes qui maîtrisent la méditation de pleine conscience sont en mesure de réduire les risques de récurrence des symptômes de dépression. La recherche indique que lorsqu'elle est bien pratiquée, elle améliore l'efficacité d'une thérapie cognitivo-comportementale. En conséquence, certains spécialistes offrent des sessions de huit semaines, où les deux thérapies sont enseignées.

L'EXERCICE. Voici une autre bonne raison de fréquenter un centre sportif. L'exercice peut amenuiser et aider à gérer la dépression, et même la prévenir. On débat toujours de la raison pour laquelle l'exercice a cet effet, mais on a proposé un bon nombre de théories. L'exercice produit en général une petite mais significative amélioration de l'estime de soi, ce qui peut éloigner les pensées négatives. Il stimule également la production de neurotransmetteurs comme la sérotonine et la dopamine, qui sont liés à l'humeur, et des bonnes endorphines qui génèrent le sentiment d'euphorie, communément appelé l'euphorie du coureur.

En même temps, l'exercice semble réduire le taux de cortisol corporel, la fameuse hormone du stress. Le mouvement aide à relâcher la tension musculaire et à améliorer la qualité du sommeil, et ce, plutôt facilement.

Selon votre condition physique, une simple marche de dix minutes pourrait vous faire du bien. En tout cas, ne vous poussez pas au point où l'exercice deviendrait lui-même une source de stress. Reconnaissez aussi que plus vous êtes déprimée, moins vous avez envie de faire de l'exercice. C'est pourquoi certains médecins prescrivent d'abord une psychothérapie ou des médicaments à leurs patients, puis leur recommandent ensuite de l'exercice lorsqu'ils commencent à aller mieux.

LA LUMINOTHÉRAPIE OU LA PHOTOTHÉRAPIE. On admet depuis longtemps la lumière vive comme traitement efficace des troubles affectifs saisonniers associés aux mois les plus sombres de l'année. Beaucoup de personnes atteintes observent un soulagement notable lorsqu'elles s'assoient devant une «boîte lumineuse» conçue à cet effet dès le lever, habituellement de 15 à 60 minutes.

Pour le cerveau, une exposition à une lumière de 10 000 lux (le lux est l'unité de mesure de l'intensité de la lumière) équivaut à une dose de lumière solaire sans les risques de cancer de la peau associés aux ultraviolets. C'est beaucoup plus que la luminosité que vous recevriez à rester assise dans une maison éclairée normalement. La plupart des luminaires intérieurs produisent une lumière de 50 à 500 lux; à l'extérieur, à l'ombre, la lumière atteint de 2 000 à 3 000 lux.

Certaines études pilotes indiquent qu'une exposition à la lumière vive pourrait être efficace dans le traitement de certains cas de dépression majeure et de trouble bipolaire, habituellement en combinaison avec une médication. Beaucoup de patients se sentent mieux après une semaine ou deux d'utilisation. La raison de son efficacité reste obscure, mais certains pensent que la luminothérapie peut être particulièrement efficace dans les cas de dépression hivernale. Puisque la dépression est un trouble de dérèglement, il est possible qu'un régulateur du cerveau efficace comme la lumière favorise l'équilibre.

Quoi qu'il en soit, assurez-vous de parler à votre médecin avant d'entreprendre une luminothérapie. Il doit vous indiquer précisément à quelle distance vous tenir de la boîte lumineuse, quand l'utiliser et pendant combien de temps. Une trop grande exposition à cette lumière peut vous empêcher de dormir la nuit, et une

LE SECRET DU BONHEUR

Peut-on faire son propre bonheur? Il semble que oui. Au cours des dernières années, des chercheurs se sont intéressés à la « psychologie positive », la science du bonheur. Non seulement les gens heureux profitent-ils davantage de la vie, mais ils vivent plus longtemps et sont moins sujets à des troubles d'ordre mental ou physique. Étonnamment toutefois, on n'atteint pas le bonheur à travers la richesse, la célébrité ou une succession de conquêtes amoureuses. Ces choses procurent un plaisir temporaire, qui diffère toutefois du « bonheur véritable » apportant la satisfaction d'une vie bien remplie. Selon un psychologue de la University of Pennsylvania, aux États-Unis, Martin Seligman (le père de la psychologie positive), une vie plus satisfaisante commence par la reconnaissance de vos forces personnelles, la pratique accrue d'activités dans lesquelles vous excellez et pouvez vous investir, et l'utilisation de vos talents pour vivre une vie signifiante.

Comme point de départ, visitez le site Internet de Martin Seligman (www.authentichappiness.sas.upenn.edu), qui propose 18 questionnaires scientifiquement validés qui vous aideront à reconnaître vos points forts et vos points faibles.

Voici d'autres moyens issus de recherches qui peuvent vous aider à accroître votre bonheur :

◆ Favorisez les relations familiales et amicales intimes. Consacrez des efforts et de l'énergie à devenir un membre actif de votre communauté. Vous avez plus de chances de vous sentir vraiment heureuse en créant des liens sains et dynamiques avec des personnes qui comptent pour vous. Si vous estimez ne pas avoir les aptitudes sociales nécessaires, il y a des thérapeutes spécialisés qui peuvent vous aider à les développer.

◆ Prenez – et réservez – du temps pour découvrir et apprécier les bonnes choses dans votre vie, qu'elles soient simples, comme une douche bien chaude, ou plus élevées, comme la lecture de poésie.

◆ Soyez activement reconnaissante. Vous pourriez tenir un «journal de reconnaissance» (une fois par semaine, écrivez-y trois choses

---

exposition trop faible serait inefficace. De plus, l'ordonnance du médecin peut faire en sorte d'obtenir un remboursement des assurances (l'appareil coûte au moins 200 $). On a rapporté certains effets indésirables, y compris des maux de tête, une irritation oculaire et de la nausée. Dans des cas plus rares, la luminothérapie peut déclencher des épisodes de troubles bipolaires, bien qu'elle ait plus de chances de les soulager. Dans certaines situations, le temps passé au soleil peut remplacer l'exposition à la boîte lumineuse.

ACIDES GRAS OMÉGA-3. Il existe des preuves à la fois cliniques et épidémiologiques qu'une augmentation de la quantité d'acide éicosapentaénoïque (EPA), un acide gras à longue chaîne, permettrait de soulager la dépression. (On peut associer la dépression à de faibles taux sanguins d'EPA.) Ce supplément semble aider les gens qui réagissent mal aux antidépresseurs. Beaucoup de médecins recommandent de prendre un supplément contenant environ 1 gramme d'EPA ou plus par jour. On a aussi prouvé l'efficacité de cet acide gras dans les cas de trouble bipolaire.

PRIVATION DE SOMMEIL. Contrairement à ce qu'on pourrait penser, la privation de sommeil peut aider les personnes atteintes de dépression grave ou de trouble

pour lesquelles vous êtes reconnaissante) ou faire un suivi de vos bons moments (chaque jour, notez trois choses qui se sont bien déroulées et pourquoi). Vous pouvez aussi sortir des sentiers battus et exprimer votre gratitude à une personne qui vous a fait du bien (un parent, un enseignant, un mentor), de préférence en personne. Ces types d'exercices positifs vous donnent un élan instantané et atténuent la dépression, vous donnent de l'énergie et diminuent la perception de la douleur.

◆ Soyez aimable. Non seulement vous vous sentirez mieux, mais vos efforts pourraient vous mériter la gratitude d'autrui, ce qui en retour vous fera sentir comme un membre apprécié de votre communauté.

◆ Pardonnez aux autres. Quelle que soit la raison de votre rancœur et de votre colère, c'est vous qui en payez le prix (ruminations continuelles, désir de vengeance) lorsque vous vous accrochez à des émotions négatives.

◆ Développez votre spiritualité. La science montre que les personnes ayant une croyance religieuse se sentent soutenues dans les épreuves (il est toutefois difficile de savoir dans quelle mesure c'est attribuable à la ferveur religieuse ou au fait d'appartenir à une communauté bienveillante).

◆ L'exercice est bon pour tout, y compris votre état mental. Les personnes qui font de l'exercice sur une base régulière se sentent mieux et ont plus d'énergie. Passez plus de temps sur une piste de course et vous ressentirez l'euphorie du coureur grâce à un taux plus élevé d'endorphines.

◆ Recherchez des occasions de rire et de sourire. Cela relève le moral instantanément.

◆ Trouvez des activités qui alimentent votre créativité et qui vous captivent complètement. Mihaly Csikszentmihalyi, psychologue, décrit cet état positif comme un courant dans son livre, intitulé *Flow*.

◆ Vieillissez. Des études indiquent que les personnes plus âgées sont globalement plus satisfaites de leur vie que les gens dans la vingtaine et qu'elles vivent moins de jours tristes par mois (2,3 contre 3,4).

---

bipolaire à se sentir mieux. Des imageries du cerveau de patients dépressifs prises avant et après des épisodes de privation de sommeil montrent que les personnes qui ont bénéficié de cette approche ont connu une baisse de leur activité cérébrale associée à la régulation des émotions. Il s'avère difficile de soutenir cette amélioration, toutefois. Certaines personnes se sentent pires après avoir dormi, car ce type de thérapie peut déclencher une dépression chez les personnes bipolaires. Les patients qui prennent des antidépresseurs ou qui font appel à une luminothérapie semblent moins vulnérables à une rechute après un sommeil récupérateur.

Quoi qu'il en soit, la privation de sommeil demeure expérimentale et requiert la supervision d'un médecin. Elle sert principalement à remettre rapidement sur pied les personnes vivant une dépression grave ou ayant des pensées suicidaires en attendant que leurs médicaments fassent effet.

THÉRAPIE ÉLECTROCONVULSIVE (TEC). Aussi connue sous le nom d'électrochocs, la TEC est réservée aux cas où toutes les autres formes de thérapie échouent. Des électrodes sont placées sur le crâne des patients mis sous anesthésie générale. Les ondes électriques stimulent le cerveau et provoquent des convulsions. De 80 à 90 % des patients montrent une amélioration

LE BOTOX GUÉRIT-IL LA DÉPRESSION ?

Le Botox peut-il soulager la dépression tout en éliminant les rides ? Un chirurgien plastique de l'État du Maryland, aux États-Unis, a réalisé une petite étude (qu'il a publiée dans le journal médical *Dermatologic Surgery*) au cours de laquelle il a injecté du Botox, un agent paralytique neuromusculaire, dans le front de dix patientes atteintes de dépression, les empêchant ainsi de froncer les sourcils. Les symptômes de dépression de 9 des 10 participantes ont disparu et l'humeur de la dixième s'est améliorée. Alors que certains ont avancé que ces femmes se sentaient mieux parce qu'elles avaient meilleure apparence, le chirurgien plastique qui a mené l'étude a affirmé que les femmes plus jeunes n'avaient pas de rides ou de ridules à effacer, mais qu'elles avaient néanmoins connu une amélioration de leur humeur. Cette étude est fascinante, car une recherche approfondie tend à montrer que le fait de sourire et de rire, même si l'on n'en a pas envie, peut améliorer l'humeur. Peut-on obtenir le même résultat en fronçant moins les sourcils ? Est-il possible qu'une injection vous aide à vous sentir plus jeune et de meilleure humeur ?

C'est dommage que cette petite étude soit loin d'être concluante. Il n'y avait aucun groupe témoin, les participants n'étaient pas choisies de façon aléatoire dans des groupes de thérapie, et elles savaient exactement quel produit elles recevaient (ce n'était pas un test à l'aveugle). En outre, il n'y avait que dix participantes. Bref, il faut analyser ces résultats avec prudence. Mais il faut s'attendre à ce que ce sujet de recherche continue de soulever de l'intérêt.

---

substantielle de leur état, ce qui fait de la TEC une des thérapies les plus efficaces contre la dépression aiguë. Par contre, les patients ont souvent des séquelles cognitives et une perte de mémoire immédiatement après le traitement. Ces problèmes se résorbent en général rapidement, mais pas toujours; dans de rares cas, ils ne disparaissent jamais. La TEC n'est pas une solution permanente. Il faut habituellement plusieurs séances avant d'observer une amélioration maximale, et même alors, il arrive que les patients aient une rechute.

STIMULATION DU NERF VAGUE. Des impulsions électriques générées par un appareil semblable à un stimulateur cardiaque fixé au nerf vague gauche du cou stimulent le centre de l'humeur du cerveau afin de soulager la dépression chez les patients qui ne réagissent pas aux médicaments. Ce traitement a d'abord été conçu pour les personnes épileptiques chez qui les médicaments n'arrivaient pas à contrôler les convulsions. Après avoir observé une amélioration de leur humeur, on a commencé à l'utiliser dans des cas de dépression. Les essais avec placebo contrôlés n'ont montré aucun bienfait, mais dans le cas d'essais ouverts, environ le tiers des participants ont noté une diminution de leur dépression d'environ 50 %. Cette technique comporte quelques inconvénients : elle peut mettre un an à produire de l'effet et il peut être nécessaire de continuer à prendre des antidépresseurs. Son utilisation a été approuvée aux États-Unis (où on l'étudie de près), au Canada et en Europe.

STIMULATION MAGNÉTIQUE TRANS-CRANIENNE (TMS). Dans cette forme de thérapie, le patient tient dans la main une spire qui génère une charge électromagnétique, stimulant les régions du cerveau associées à la régulation de l'humeur. Pour cette raison, on l'a souvent comparée à la thérapie électroconvulsive. Il existe toutefois des différences majeures entre les deux. La TMS ne provoque pas de convulsions, elle est indolore et elle n'entraîne pas de troubles cognitifs. Des études portant sur son efficacité ont donné des résultats contradictoires; certains patients y réagissent mieux que d'autres. Lors de certains essais comparatifs, la TMS ne s'est pas montrée plus efficace que le placebo. Toujours à l'étude aux États-Unis, cette thérapie a déjà été approuvée au Canada et en Israël. On y fait appel pour les dépressions qui ne réagissent pas à la médication.

ACUPUNCTURE. Cette technique d'origine chinoise est l'une des rares thérapies alternatives qui pourraient traiter à elles seules des épisodes de dépression isolés. Demandez à votre médecin de vous recommander un acupuncteur chevronné et certifié de votre région.

Sus aux glucides

Q. J'ai entendu dire qu'une alimentation faible en glucides pouvait aggraver les symptômes de la dépression. Y a-t-il un lien entre la nourriture et l'humeur ?

R. Il pourrait y avoir un lien entre les glucides et le taux de sérotonine disponible dans le cerveau. Certaines femmes souffrant du syndrome prémenstruel notent que le fait de manger plus de glucides durant la deuxième moitié de leur cycle menstruel (lorsque les taux d'hormones commencent à diminuer) soulage leurs symptômes. Seul un petit nombre d'études ont porté sur ce sujet, mais vous n'avez rien à perdre à ajouter des céréales complètes, des légumes et des fruits à votre alimentation. Mais attention : quelques friandises de plus ne vous feront pas vous sentir mieux.

Trouver un emploi

Q. Quelqu'un m'a suggéré de trouver un emploi pour m'aider à surmonter ma dépression. Pourquoi cela ferait-il une différence ?

R. Peu de recherches ont été faites là-dessus, mais certaines études indiquent que les femmes qui sont sur le marché du travail ont un peu moins de chances de développer une dépression que celles qui restent à la maison. On suppose en général que les femmes qui travaillent à l'extérieur ont plus d'interactions sociales, un meilleur réseau de soutien et un revenu plus sûr. Manifestement, cela n'est pas toujours vrai. Certaines femmes qui occupent un emploi sont soumises à plus de tension (stress), et il peut leur être plus difficile de faire de l'exercice, de dormir et de bien manger. Il y a des femmes au foyer qui ont de très bons réseaux et qui mènent une vie active et saine. Si le travail diminue votre sentiment d'isolement et vous permet de vous investir dans des activités stimulantes, cela peut vous aider.

Alcool et dépression

Q. Mon médecin ne veut pas que je prenne de l'alcool avec mes antidépresseurs. Pourquoi ?

R. L'alcool fait baisser le taux de sérotonine, ce qui peut accroître les risques de dépression. Par conséquent, il diminue l'efficacité des antidépresseurs. La combinaison des deux produits peut également réduire la capacité de l'organisme à métaboliser efficacement l'alcool, ce qui signifie que vous atteignez un état d'ébriété plus facilement.

De l'aide sous ordonnance

Environ 80 % des cas de dépression réagissent favorablement à un programme thérapeutique qui comprend certains types de médicaments sous ordonnance. Ces médicaments ont sauvé bon nombre de femmes. La frustration provient du fait qu'il est parfois nécessaire de faire l'essai de divers médicaments ou de combinaisons de médicaments avant de trouver ce qui convient à une personne. Une étude publiée dans le *New England Journal of Medicine* souligne qu'environ une personne sur trois ou quatre qui ne ressentent aucun soulagement avec les inhibiteurs spécifiques du recaptage de la sérotonine (voir ci-après) finissent par trouver un médicament ou une combinaison de médicaments sous ordonnance qui a un effet bénéfique. Ce processus peut prendre des mois. En principe, il faut laisser le temps à chaque médicament de faire effet – au moins deux à six semaines – avant d'en essayer un autre… et peut-être un autre. Quoi qu'il en soit, les médicaments semblent surtout efficaces en présence d'antécédents familiaux de dépression, de symptômes intenses ou d'épisodes répétés. On croit que la plupart des antidépresseurs agissent sur la disponibilité des neurotransmetteurs dans le cerveau, notamment la sérotonine et la norépinéphrine. Et, comme tous les types de médicaments, les antidépresseurs ont des avantages et des inconvénients. Certains perturbent le sommeil, d'autres stimulent ou éteignent la libido. Assurez-vous de mentionner tout problème d'insomnie ou de pulsion sexuelle à votre médecin avant d'obtenir votre première ordonnance. Dans certains cas, le médecin peut prescrire plus d'un antidépresseur à la fois pour obtenir un effet maximal, mais peu d'études soutiennent cette stratégie. Pour prévenir les risques d'interactions avec les antidépresseurs, mentionnez à votre médecin tout autre médicament, que ce soit sous ordonnance ou en vente libre, ou toute herbe médicinale que vous prenez.

Vous trouverez ci-dessous un aperçu des antidépresseurs les plus fréquemment prescrits.

Inhibiteurs spécifiques du recaptage de la sérotonine (ISRS). Ces produits font partie des antidépresseurs les plus nouveaux et les plus utilisés. Ils aident à stabiliser l'humeur en quelques semaines en maintenant des taux adéquats de sérotonine dans le cerveau. Selon certaines études, ils sont particulièrement efficaces chez la femme. Ils entraînent peu d'effets indésirables comparativement aux médicaments plus anciens, mais environ la moitié des patients qui les prennent rapportent subir des effets secondaires les quatre à six premières semaines d'utilisation. Ces effets disparaissent habituellement avec le temps. Les plus courants incluent la sécheresse buccale, la nervosité, la nausée, les étourdissements, l'insomnie, la constipation, les éruptions cutanées, la fatigue et le gain ou la perte de poids. Des problèmes d'ordre sexuel peuvent aussi se présenter; environ un tiers des femmes qui prennent des ISRS ont de la difficulté à atteindre l'orgasme.

Renseignez-vous sur les effets indésirables associés au médicament qu'on vous prescrit. Les ISRS incluent le Celexa (citalopram), le Lexapro (escitalopram) et le Zoloft (sertraline). Le Celexa et le Lexapro semblent interagir moins avec d'autres médicaments. Le Lexapro a une action particulièrement rapide. Lisez l'étiquette du produit pour plus de renseignements à son sujet. On a montré que deux autres ISRS, le Prozac (fluoxétine) et le Paxil (paroxétine), réduisent les bouffées de chaleur. Dans certains cas, en revanche, ils ont provoqué des bouffées de chaleur chez des femmes qui n'en avaient jamais eu auparavant.

Les ISRS influent aussi sur la viscosité

des plaquettes dans le sang; vérifiez auprès de votre médecin si vous devez cesser de les prendre avant une chirurgie.

Inhibiteurs du recaptage de la sérotonine et de la norépinéphrine (IRSN). Ces inhibiteurs améliorent la disponibilité de la sérotonine et de la norépinéphrine dans le cerveau. On les prescrit souvent aux femmes qui ne réagissent pas bien aux inhibiteurs spécifiques du recaptage de la sérotonine. Le meilleur médicament de ce type est l'Effexor (venlafaxine), qui a aussi comme effet de réduire les bouffées de chaleur. Leurs effets indésirables comprennent la somnolence, les étourdissements, la constipation et la dysfonction sexuelle. À fortes doses, ils sont associés à l'hypertension artérielle et à une augmentation des taux de cholestérol. Le Cymbalta (duloxétine) soulage la douleur neuropathique périphérique causée par le diabète et semble être un bon choix pour les femmes atteintes de dépression et de diabète.

Antidépresseurs tricycliques (ATC). Ils ont pour but d'augmenter les taux de sérotonine, de dopamine et de norépinéphrine. Ils semblent aussi agir sur d'autres substances chimiques de l'organisme, ce qui expliquerait pourquoi ils tendent à avoir plus d'effets indésirables que les ISRS et les IRSN. Les ATC comprennent l'Elavil (amitriptyline), le Norpramin (désipramine), le Tofranil (imipramine), ainsi que l'Aventyl et le Pamelor (nortriptyline dans les deux cas). Parmi les effets indésirables courants, on note des troubles de la réflexion, une vision trouble, une miction difficile, de la constipation, de la fatigue, une aggravation du glaucome et une hypotension orthostatique (faible tension artérielle en position debout). Certains ATC agissent sur la fréquence cardiaque et le taux de glucose sanguin.

Inhibiteurs de la monoamine oxydase. On a découvert ces médicaments par hasard dans les années 1950 au cours de la recherche pour de nouveaux traitements contre la tuberculose. Parmi les inhibiteurs de la monoamine oxydase courants figurent le Nardil (phénelzine) et le Parnate (tranylcypromine). Tout comme les ATC, les inhibiteurs de la monoamine oxydase ont pour but d'accroître simultanément l'action de la sérotonine et de la norépinéphrine. Bien qu'ils soient très efficaces chez certains patients, les restrictions strictes en matière d'alimentation et de consommation d'alcool qu'ils commandent, leurs interactions avec d'autres médicaments et leurs effets indésirables ont nui à la popularité des inhibiteurs de la monoamine oxydase. Par exemple, les utilisateurs ne peuvent pas consommer d'aliments vieillis, y compris le vin rouge, la sauce soja et certains fromages. Les restrictions alimentaires ne s'appliquent toutefois pas dans le cas des nouveaux timbres d'inhibiteurs de la monoamine oxydase à faible dose (sélégiline transdermique). Consultez votre médecin afin de connaître les restrictions qui s'appliquent à la dose que vous prenez.

Combien de temps ?

Q. **Je prends des antidépresseurs, mais je déteste l'idée d'absorber des substances chimiques. Combien de temps dure une thérapie normale ? Quand pourrais-je arrêter de prendre des antidépresseurs ?**

R. La réponse à cette question varie d'une personne à une autre. C'est votre médecin et vous qui prendrez ensemble cette décision. La prise d'antidépresseurs pourrait durer au moins de six à neuf mois s'il s'agit de votre premier épisode de dépression. En règle générale, le traitement dure un an.

Si vous voulez l'interrompre avant ce terme (et ne pas le reprendre), consultez votre médecin et demandez-lui s'il vous recommande de voir un psychothérapeute, de faire plus d'exercice ou d'utiliser une luminothérapie en complément. Plus vous réussirez à éliminer les facteurs qui vous rendent plus vulnérables, mieux vous vous sentirez. Les médecins, parce qu'ils craignent les rechutes, continuent souvent de prescrire des antidépresseurs même après la disparition des symptômes. Chaque rechute signifie habituellement qu'il faut continuer de prendre des médicaments plus longtemps; trois épisodes ou plus signifient que le patient prendra des antidépresseurs pendant un bon moment.

Antidépresseurs et sexualité

Q. Je suis en dépression et je prends du Prozac. En général, je me sens mieux, mais il est rare que j'éprouve du désir sexuel. Le Prozac peut-il avoir cet effet ?

R. Les troubles sexuels sont un effet indésirable courant de certains antidépresseurs. On ne sait pas pourquoi, mais les médicaments comme le Prozac réduisent la quantité de dopamine dans le cerveau, ce qui change la perception du plaisir. Mais les troubles de l'excitation sexuelle peuvent aussi être liés à de faibles taux d'un autre neurotransmetteur, la norépinéphrine. Les effets des médicaments sur la sérotonine (un autre neurotransmetteur) pourraient être responsables des troubles de l'orgasme. Une étude de la University of Virginia, aux États-Unis, menée auprès de 6 300 participants ayant des troubles sexuels liés à des antidépresseurs a montré des différences marquées entre les hommes et les femmes. Deux tiers des hommes se sont plaints d'une absence de désir et de troubles de l'orgasme (le plus souvent une éjaculation lente), alors que les femmes signalaient surtout des problèmes d'excitation sexuelle. Bien que l'utilisation croissante des inhibiteurs spécifiques du recaptage de la sérotonine ait fait ressortir ces problèmes, les antidépresseurs plus anciens causent aussi des troubles d'ordre sexuel.

Les médecins prennent ces plaintes au sérieux. Ils craignent que leurs patients cessent de prendre leurs médicaments afin d'améliorer leur vie sexuelle, et interrompre un traitement sans surveillance médicale peut avoir des conséquences à long terme sur la santé. Même si cela vous gêne de parler de votre vie sexuelle avec quelqu'un (même votre médecin), efforcez-vous de le faire. Si le médicament est la cause du problème, le médecin pourra vous proposer d'autres options. L'une d'entre elles est de s'armer de patience, puisque les problèmes d'ordre sexuel disparaissent souvent après quelque temps, lorsque l'organisme développe une tolérance au médicament. Il est aussi possible de faire l'essai d'un autre antidépresseur pour vérifier s'il a moins d'effets indésirables sur la sexualité. Certains médecins proposent de remplacer le Prozac par du Wellbutrin, ou de le prendre en combinaison. D'autres suggèrent le Cymbalta. Ces deux antidépresseurs tendent à causer moins de troubles d'ordre sexuel et peuvent même améliorer la vie sexuelle de certains patients. Le Serzone, un antidépresseur qui n'est ni un ISRS, ni un IRSN, ni un ATC, ni un inhibiteur de la monoamine oxydase, a peu d'effet sur la vie sexuelle. Il peut être difficile de trouver une solution à la dépression et à la dysfonction sexuelle, ainsi il peut être nécessaire de consulter un psychiatre ou un psychopharmacologue formé dans ce domaine.

Les hormones après la ménopause

Q. Les hormones peuvent-elles servir à traiter la dépression après la ménopause ?

R. Il semble que non. Une fois que la fluctuation hormonale s'arrête, l'œstrogène semble n'avoir aucun effet sur la dépression.

L'œstrogène et l'humeur

Q. Je songe à l'hormonothérapie pour traiter mes bouffées de chaleur. Aura-t-elle un effet sur la dépression ?

R. Non seulement l'œstrogène diminue-t-il le nombre et l'intensité des bouffées de chaleur, il semble aussi réduire la vulnérabilité de certaines femmes à la dépression. Même sans ce bienfait, l'œstrogène pourrait améliorer l'humeur, bien que des recherches additionnelles doivent être menées à ce sujet.

Dans l'intervalle, la plupart des médecins préfèrent prescrire d'abord un antidépresseur classique. Votre médecin pourra vous inviter à prendre une hormonothérapie en plus d'un antidépresseur si ce dernier n'a pas eu l'effet escompté; l'œstrogène pourrait faire la différence. Il pourrait aussi vous aider si votre humeur est sensible aux hormones. Souvenez-vous toutefois que l'hormonothérapie comporte des risques. (Voir le chapitre 2 pour plus de détails.)

L'œstrogène seul

Q. Peut-on traiter la dépression uniquement à l'aide de l'œstrogène ?

R. C'est un sujet controversé, mais des recherches de qualité indiquent que l'œstrogène (l'estradiol) pris seul peut constituer un traitement efficace à court terme des troubles de l'humeur chez certaines femmes à la périménopause. Il pourrait éliminer le besoin de recourir à des antidépresseurs classiques par la suite. La recherche à ce sujet en est toutefois à ses débuts, et on ne sait pas encore à qui pourrait profiter cette stratégie.

Si vous avez d'autres symptômes liés à la ménopause et que vous envisagez de suivre une hormonothérapie, votre médecin souhaitera voir l'effet de la thérapie sur vos symptômes de dépression de légers à modérés avant de vous prescrire autre chose. En revanche, si les hormones ne fonctionnent pas à l'intérieur de trois semaines, attendez-vous à ce que le médecin vous prescrive un antidépresseur classique.

De l'aide contre les bouffées de chaleur

Q. Je souffre de dépression et de bouffées de chaleur. Devrais-je faire l'essai d'une hormonothérapie ou d'un antidépresseur ?

R. Aucune étude de qualité n'a comparé ces deux traitements jusqu'ici. Si vous souffrez d'une dépression grave et que vos bouffées de chaleur sont faibles, votre médecin vous recommandera probablement de commencer par des anti-dépresseurs. À l'inverse, si vos bouffées de chaleur sont intenses et que votre dépression est légère, il pourrait vous suggérer de prendre des hormones (une combinaison d'œstrogène et de progestogène si vous avez toujours votre utérus, ou de l'œstrogène seul si vous ne l'avez plus). Dans le cas où vous vous inquiétez des risques pour la santé associés aux hormones, ou si vos troubles de l'humeur s'aggravent avec une hormonothérapie, on pourrait vous recommander un antidépresseur. Quelques antidépresseurs seulement soulagent les bouffées de chaleur : l'Effexor, le Paxil et le Prozac. Mais même eux ne sont pas aussi efficaces que les hormones pour diminuer l'intensité et la fréquence de ces dernières. Alors que les antidépresseurs mettent environ six semaines à agir sur la dépression, vous saurez en moins d'une semaine s'ils peuvent réduire vos bouffées de chaleur.

Si ni les antidépresseurs ni l'hormonothérapie ne fonctionnent lorsque vous les prenez individuellement, votre médecin pourrait vous proposer de prendre les deux en même temps, en combinaison avec des approches non médicamentées comme l'exercice, la luminothérapie et la psychothérapie.

De mal en pis

Q. Je suis à la périménopause et je prends depuis peu une hormonothérapie combinée à faible dose pour soulager mes bouffées de chaleur et mes sueurs nocturnes. Mais au lieu de me sentir mieux, je perds le contrôle : j'ai des sautes d'humeur et je suis irritable. J'ai peu d'énergie et je ne dors pas mieux. Mon vrai problème pourrait-il être une dépression ? Ce ne serait pas la première fois.

R. Plusieurs choses peuvent se produire. Les risques de rechute sont grands si vous avez des antécédents de dépression. De même, si vous avez des troubles de l'humeur lors de fluctuations hormonales, cela peut s'accentuer à la périménopause. Laissez votre médecin déterminer si la dépression est de retour et s'il est préférable de la traiter à l'aide d'une hormonothérapie, d'antidépresseurs ou d'une combinaison des deux. Il vous faudra peut-être essayer divers médicaments avant de trouver la bonne combinaison.

Puisque votre humeur s'est détériorée

après que vous avez commencé votre hormonothérapie combinée, le médecin devra vérifier si le progestogène qu'elle contient peut provoquer vos sautes d'humeur. Il pourrait vous suggérer de prendre un autre progestogène, à une dose différente ou à des intervalles différents (par exemple moins qu'une fois par jour). Une autre option consiste à prendre de l'œstrogène seul pendant quelques mois afin de voir si vous vous sentez mieux. Le cas échéant, discutez avec votre médecin du type de suivi nécessaire pour éviter d'accroître vos risques de cancer de l'endomètre. (Sachez qu'aucune donnée fiable n'indique que la prise de progestogène moins qu'une fois par mois vous procure une protection maximale contre les risques accrus du cancer de l'endomètre.) Vous devrez prendre soin de rapporter tout saignement irrégulier à votre médecin. C'est souvent le premier signe avertisseur d'un cancer gynécologique.

À propos de la progestérone

Q. J'ai toujours mon utérus. Si je prends de l'œstrogène pour réduire mes bouffées de chaleur, mon médecin insiste pour que je prenne aussi de la progestérone. Cela ne risque-t-il pas d'aggraver mes troubles de l'humeur ?

R. Les progestogènes (le groupe d'hormones dont fait partie la progestérone) ont depuis longtemps la réputation de détériorer l'humeur, mais pas chez tout le monde. On ne sait pas vraiment si les progestogènes ont un effet négatif sur l'humeur ou s'ils neutralisent l'effet bénéfique de l'œstrogène chez certaines femmes. Le but premier de la progestérone que produit l'organisme est de préparer l'utérus à une grossesse éventuelle chaque mois, en provoquant l'épaississement de la muqueuse utérine. Lorsque le taux de progestérone (et d'œstrogène) chute à la fin du cycle menstruel, il signale à l'organisme qu'il est temps d'éliminer la muqueuse utérine, et les règles commencent. Le taux de progestérone atteint un sommet pendant la semaine située entre l'ovulation et le début des règles. C'est ce qu'on appelle la phase lutéinique. C'est l'époque habituelle du syndrome prémenstruel. Certaines femmes semblent plus sensibles aux fluctuations du taux de progestérone.

Quelques petites études indiquent que certains progestogènes (la progestérone micronisée, par exemple), ou des progestogènes à très petite dose, causent moins de troubles de l'humeur lorsqu'on les prend avec de l'œstrogène. Il y a une autre option, soit de prendre de l'œstrogène seul. Toutefois, si vous avez toujours votre utérus, votre médecin voudra surveiller l'épaisseur de votre muqueuse utérine. Selon vos antécédents médicaux, vous pourrez prendre de l'œstrogène seul si vous subissez religieusement une biopsie ou une échographie de votre utérus tous les ans. C'est sérieux. La principale cause du cancer de l'endomètre est la prise d'œstrogène sans un progestogène.

Quand arrêter ?

Q. Je prends une hormonothérapie pour mon humeur et mes bouffées de chaleur, mais je ne veux pas le faire trop longtemps. Quand puis-je interrompre mon traitement tout en ayant la certitude que je n'aurai plus ces problèmes ?

R. Malheureusement, il n'y a pas de «bonne» réponse à votre question, car il n'y a aucune recommandation clinique précisant combien de temps il faut prendre une hormonothérapie pour maintenir une humeur stable. En général, en ce qui concerne la prise d'hormones et les bouffées de chaleur, on conseille de prendre la plus petite dose efficace pendant la période la plus courte possible, mais personne ne peut dire ce que cela signifie pour chaque femme. Chez la plupart des femmes, les bouffées de chaleur apparaissent et disparaissent assez rapidement; dans certains cas elles durent environ cinq ans, dans d'autres, elles s'éternisent. La recherche montre que certaines femmes repoussent à plus tard l'arrêt de leurs bouffées de chaleur en prenant des hormones.

À l'heure actuelle, rien ne permet de savoir auquel de ces groupes vous appartenez. C'est l'une des raisons pour lesquelles l'interruption de l'hormonothérapie peut s'avérer délicate. Vous vous inquiétez à l'idée de prendre des hormones trop longtemps; assurez-vous de réviser votre situation avec votre médecin tous les six mois. Ensemble, vous pourrez décider s'il est temps de vous sevrer. Peut-être devrez-vous expérimenter pour déterminer s'il est préférable de réduire la dose petit à petit ou d'arrêter net. Aucune étude valable ne permet de se faire une idée à ce sujet. (Pour plus de renseignements à ce sujet, voir le chapitre 2.)

Antidépresseurs pris seuls

Q. Les antidépresseurs peuvent-ils soulager mes bouffées de chaleur même si je n'ai pas de troubles de l'humeur ? J'ai peur de prendre des hormones, mais j'aimerais trouver un soulagement.

R. C'est possible. Les premières études sur les antidépresseurs et les bouffées de chaleur ont été réalisées alors

TYPES DE TROUBLES BIPOLAIRES

Auparavant désignés par le terme «psychose maniaco-dépressive», les troubles bipolaires se caractérisent par des épisodes de dépression majeure et des manies (poussées anormales d'énergie et d'activité).

Les troubles de type 1 présentent au moins un épisode isolé de manies, avec ou sans dépression; le comportement maniaque donne davantage l'impression d'une grande irritabilité que d'une euphorie. Les comportements impulsifs et insouciants sont courants. Les symptômes empirent avec la prise d'antidépresseurs. Il faut observer au moins trois des symptômes suivants pour poser un diagnostic de type 1 :

◆ sentiment d'importance exagéré;

◆ besoin de sommeil limité;

◆ tendance à parler beaucoup;

◆ idées qui défilent à toute vitesse;

◆ distraction croissante;

◆ agitation physique;

◆ poursuite obsessive d'un objectif;

◆ comportement insouciant.

Les troubles bipolaires de type II sont caractérisés par une forme plus légère de manies (hypomanie) accompagnée d'au moins un épisode de dépression. Il s'agit du type de trouble le plus répandu, bien qu'il soit plus difficile à diagnostiquer. Il est aussi associé de près à des risques accrus de suicide. Les antidépresseurs aggravent les symptômes.

La cyclothymie, ou trouble cyclothymique, est une variante moins grave mais plus chronique des troubles bipolaires de type II; elle peut être un précurseur des troubles de type I et de type II.

Alors que ces trois types font partie du même spectre, certains experts croient que chacun d'entre eux constitue un trouble distinct ayant ses propres causes biologiques et environnementales.

---

qu'on cherchait une façon de réduire les bouffées de chaleur chez les femmes en rémission d'un cancer du sein. En raison du lien entre l'œstrogène et certaines tumeurs du sein, l'hormonothérapie n'est pas une solution viable pour bon nombre de ces femmes.

Puisque le Prozac, le Paxil et l'Effexor ont montré une certaine efficacité, les médecins ont supposé que les antidépresseurs fonctionneraient aussi pour les femmes qui n'avaient pas eu le cancer du sein.

Comme bien d'autres médicaments, les antidépresseurs peuvent avoir des effets indésirables déplaisants; il vous faudra donc déterminer si leurs bienfaits en valent la peine. Vous pouvez aussi essayer des thérapies non médicamentées. Nous en décrivons plusieurs au chapitre 3.

Les bouffées de chaleur et les troubles bipolaires

Q. J'ai des antécédents de troubles bipolaires. Puis-je prendre une hormonothérapie pour soulager mes bouffées de chaleur ?

R. L'hormonothérapie combinée (œstrogène plus progestogène) peut rendre les symptômes des troubles bipolaires plus difficiles à contrôler. L'œstrogène peut aussi favoriser l'apparition de manies. Discutez des risques associés à votre situation avec votre médecin.

À propos de la tibolone

Q. J'ai des amies européennes qui prennent de la tibolone. Ce médicament est censé être bon pour l'humeur,

les bouffées de chaleur et les os. Peut-on s'en procurer aux États-Unis ?

R. Le fabricant de la tibolone n'a pas encore soumis son produit à la FDA pour approbation dans le but de le vendre aux États-Unis. La tibolone semble avoir certaines propriétés de l'œstrogène, de la progestérone et de la testostérone, en plus d'améliorer l'humeur et la santé des os. Elle peut aussi atténuer les bouffées de chaleur et stimuler la libido. Ce n'est toutefois pas le médicament parfait.

Les premières observations indiquent que la tibolone abaisse le taux de HDL (le bon cholestérol), et ses effets sur les maladies du cœur suscitent des craintes importantes. Dans l'étude British Million Women, on a observé que la tibolone augmente le risque de cancer du sein. La recherche sur son efficacité et sa sécurité se poursuit, mais on ignore quand le fabricant cherchera à obtenir l'autorisation de vendre son produit aux États-Unis. La tibolone est vendue au Canada et à plusieurs endroits en Europe.

D'AUTRES PROBLÈMES DE SANTÉ MENTALE

Cela dépasse l'inquiétude normale. Votre cœur bat plus vite, vous n'arrivez plus à respirer et vous transpirez abondamment. Vous avez l'impression que quelque chose de terrible va se produire – même si tout se passe comme d'habitude.

Que se passe-t-il ? Il s'agit là des symptômes d'un trouble de l'anxiété, probablement attribuable à un déséquilibre biochimique qui déclenche une réaction de lutte ou de fuite.

TROUBLE D'ANXIÉTÉ GÉNÉRALISÉ. Vous ressentez constamment de l'anxiété qui n'est pas liée à un événement ou à une préoccupation en particulier. Ces sentiments vont d'intenses à modérés, et peuvent inclure des crises de panique.

CRISE DE PANIQUE. Ces épisodes d'anxiété aiguë et accablante semblent se déclencher sans raison et présentent des symptômes tels un pouls rapide, le souffle court, des étourdissements et des tremblements. Des situations stressantes ainsi qu'un excès de caféine ou d'autres stimulants font partie des déclencheurs possibles.

TROUBLE PANIQUE. On le décrit souvent comme une peur de la peur. Vous pouvez recevoir ce diagnostic si vous avez eu des crises de panique soudaines et récurrentes et vécu l'une des trois expériences suivantes : 1) pendant au moins un mois, vous viviez dans la peur d'avoir une nouvelle crise de panique; 2) vous vous préoccupez des conséquences des crises de panique; 3) vous modifiez votre comportement afin d'éviter certains endroits ou certaines activités qui pourraient déclencher une crise de panique.

PHOBIE SOCIALE (PS). Se caractérise par un évitement des événements sociaux en raison d'une crainte profonde de subir de l'embarras et de l'humiliation.

PHOBIES. Des peurs bien définies, chroniques et irrationnelles réduisent grandement votre capacité de faire certaines choses, comme prendre l'avion ou visiter le pavillon des reptiles au zoo.

TROUBLE OBSESSIVO-COMPULSIF. Il s'agit de comportements répétitifs (compulsions) ou de pensées récurrentes (obsessions) qui sont difficiles à combattre même si vous les savez irrationnelles. La vulnérabilité au TOC est associée à une augmentation du taux d'œstrogène; par ailleurs, la probabilité qu'un épisode survienne s'accroît pendant la grossesse.

Une anxiété nouvelle

Q. Je suis de nature plutôt calme et j'ai l'habitude de travailler sous tension (stress), mais au cours des derniers mois, j'ai commencé à ressentir une anxiété intense quand je me retrouve dans des situations nouvelles. Cela fait-il partie des étranges facettes de la ménopause ?

R. L'anxiété touche deux fois plus de femmes que d'hommes. Il est possible que la ménopause soit en cause si vous avez ce problème pour la première fois à la cinquantaine. En revanche, il y a une grande différence entre se sentir anxieuse (une émotion de courte durée en réaction à un problème à court terme, un congédiement par exemple) et développer un trouble anxieux (une réaction involontaire et exagérée qui semble hors de proportion face à une situation ou à un défi). Dans ce dernier cas, les régions du cerveau qui réagissent au danger, de concert avec les surrénales, fonctionnent à l'excès. On ne sait pas tout à fait pourquoi cela se produit, mais on pense que la génétique et l'expérience de vie ont un rôle à jouer. Votre trouble peut avoir pour origine un deuil, des émotions réprimées à la suite d'un traumatisme passé ou même une tension continue.

La ménopause peut être à la source de cette tension si vous avez du mal à accepter la fin de vos années de fertilité ou l'idée de vieillir. Des taux hormonaux qui varient grandement peuvent aussi avoir un effet indirect. Des études menées chez des femmes plus jeunes qui subissent des crises de panique ont indiqué que la fréquence des épisodes augmente juste avant le début de leurs règles. Cela signifie que les fluctuations hormonales peuvent disposer certaines femmes à développer ce déséquilibre. Si vous avez souffert d'anxiété ou de dépression dans le passé, surtout durant des périodes hormonales critiques comme les règles ou une grossesse, vous présentez un risque accru de récurrence des symptômes de l'anxiété, d'une manifestation plus aiguë ou de leur apparition à l'arrivée de la périménopause. Occasionnellement, vous pouvez ressentir une augmentation de la fréquence cardiaque, de la nervosité, des nausées, un trouble de concentration et de l'épuisement. Cependant, dans les situations plus extrêmes, ces symptômes vont jusqu'à vous empêcher de travailler et de répondre à vos besoins de la vie quotidienne. Diverses formes d'anxiété peuvent se manifester simultanément. L'anxiété peut aussi apparaître de pair avec la dépression.

Il existe des traitements efficaces. La thérapie cognitivo-comportementale peut vous apprendre à gérer votre anxiété et à augmenter votre maîtrise de soi. Des médicaments, y compris les antidépresseurs comme les inhibiteurs spécifiques du recaptage de la sérotonine et les tricycliques, peuvent aussi bien fonctionner dans certains cas. De l'exercice sur une base régulière (tous les jours ou au moins cinq jours par semaine) peut diminuer le nombre de crises d'anxiété, améliorer l'humeur et réduire le niveau de stress.

Certains médicaments et troubles physiques (y compris les troubles de la thyroïde ou une hypoglycémie chronique) peuvent être à l'origine d'émotions semblables. Même chose pour la caféine et autres stimulants. Enfin, l'anxiété et les crises de panique sont des symptômes d'un prolapsus valvulaire mitral, une anomalie cardiaque.

La crise de panique

Q. Il y a un tunnel qui passe sous une baie près de chez moi, et je l'ai emprunté à maintes reprises sans arrière-pensées. Mais l'autre jour, j'ai paniqué à l'entrée. Mon cœur s'est mis à battre à tout rompre et j'ai dû m'obliger à continuer de conduire ma voiture. Il m'a fallu au moins 10 minutes pour me calmer. Je suppose que j'ai fait une crise de panique. Y a-t-il un lien avec la ménopause ?

R. Les femmes ont deux fois plus de chances de subir des crises de panique que les hommes, et cela semble surtout survenir à des périodes de fluctuations hormonales importantes, comme à l'adolescence, pendant la grossesse ou à la ménopause. Certains scientifiques croient que ces fluctuations peuvent pertuber l'équilibre des subtances chimiques du cerveau qui modulent la crainte et l'anxiété, ce qui déclencherait une crise.

Jusqu'à récemment, on associait les crises de panique à la jeunesse, puisque leurs premières manifestations surviennent habituellement à l'adolescence ou au début de l'âge adulte. On sait toutefois maintenant que les femmes à la cinquantaine en souffrent également. Lors d'une étude réalisée auprès de 3 369 femmes à la postménopause âgées de 50 à 79 ans au sein de l'étude WHI, environ 10 % ont rapporté avoir éprouvé une crise de panique importante au cours des six mois précédents; 8 % ont dit avoir ressenti un malaise proche de la crise de panique. Ces deux pourcentages dépassaient de beaucoup les prévisions des chercheurs. (Selon des estimations précédentes, les crises de panique auraient touché 1,6 % des gens à l'échelle nationale.) Fait intéressant, les femmes les plus jeunes de l'étude affirmaient avoir plus de crises de panique que les femmes plus vieilles. Après avoir tenu compte de l'âge et du groupe ethnique, les chercheurs ont observé que les femmes les plus sujettes à subir des crises de panique avaient des antécédents de migraines, d'emphysème, de maladies cardiovasculaires et de symptômes de dépression. Elles avaient aussi dû composer avec un traumatisme ou une tension intense au cours de l'année précédente. Étant donné que les crises de panique peuvent également être causées par une glande thyroïde trop active (hyperthyroïdisme) ou un trouble cardiaque, il est impératif de mentionner cet incident à votre médecin.

Les crises de panique, qui atteignent leur plus grande intensité en environ 10 minutes, mais peuvent durer de 20 à 30 minutes, peuvent ne survenir qu'une seule fois. D'un autre côté, si vous avez des crises à répétition, développez une crainte d'avoir peur et vous inquiétez des effets qu'elles peuvent avoir sur votre comportement (comme éviter d'emprunter un tunnel), vous êtes aux prises avec un trouble panique. Dans ce cas, vous pouvez ressentir une plus grande anxiété entre les crises. En outre, un tiers des personnes souffrant de trouble panique développent une agoraphobie, c'est-à-dire une crainte intense de quitter le domicile ou d'aller dans des lieux publics. Ici encore, vous pouvez ressentir une plus grande anxiété entre les crises. Il n'est pas étonnant que la dépression puisse apparaître.

Après une première crise de panique, certains médecins recommandent d'affronter votre peur et de répéter les gestes qui ont déclenché la crise (par exemple reprendre le volant et traverser de nouveau le tunnel). Cela aide à dissocier l'action de la peur ressentie avant qu'elle devienne une phobie. En cas de crises récurrentes, discutez avec votre médecin des thérapies médicamentées (antidépresseurs, anxiolytiques et anticonvulsivants) et de modification du comportement qui peuvent vous aider. On observe souvent une amélioration en moins de deux mois. Entre-temps, de l'exercice et de la relaxation peuvent atténuer les symptômes. Le médecin pourrait vous recommander d'éviter la caféine ou l'alcool, qui peuvent déclencher les symptômes chez certaines personnes.

N'ignorez pas le problème s'il ne se résorbe pas de lui-même. Non seulement les crises de panique peuvent accroître votre tension (stress) et vous empêcher de mener une vie normale, mais elles seraient associées à un risque accru de troubles cardiovasculaires et à la consommation de drogues.

Chaleur et inquiétude

Q. Est-ce que je risque d'avoir beaucoup de bouffées de chaleur si je souffre d'un trouble anxieux?

R. Il semble que oui. Lors d'une étude d'une durée de six ans menée à la University of Pennsylvania, aux États-Unis, des chercheurs ont suivi l'humeur et les symptômes ménopausiques de plus de 400 femmes de 37 à 45 ans choisies de façon aléatoire. Les femmes qui présentaient un niveau d'anxiété modéré avaient trois fois plus de risques d'avoir des bouffées de chaleur que les femmes ayant un niveau d'anxiété normal. Les participantes qui avaient des niveaux d'anxiété très élevés avaient cinq fois plus de chances d'avoir des bouffées de chaleur que les femmes ayant un niveau d'anxiété normal.

À partir des résultats préalables aux tests d'anxiété, les chercheurs ont été en mesure de prédire quelles femmes à la préménopause éprouveraient des bouffées de chaleur intenses et fréquentes à l'approche de la ménopause.

Des symptômes troublants

Q. Je suis à la périménopause et je souffre de dépression, mais je me demande si j'ai aussi un trouble obsessivo-compulsif. Certains de mes symptômes débordent les caractéristiques de la dépression.

R. Il est plutôt courant que la dépression apparaisse de pair avec un trouble de l'humeur comme l'anxiété, le trouble de stress post-traumatique (TSPT), la phobie sociale, le trouble panique ou le trouble obsessivo-compulsif (TOC). C'est surtout vrai dans le cas du trouble de stress post-traumatique, qui peut se manifester des jours, des semaines et même des mois à la suite d'un incident effrayant ou perturbant. Environ 40 % des personnes souffrant du trouble de stress post-traumatique sont aussi atteintes de dépression. Assurez-vous de communiquer tous vos symptômes à votre médecin, car il faut diagnostiquer et traiter chacun de vos problèmes. Cela s'applique surtout si vous avez des crises de panique; la recherche indique que les personnes atteintes à la fois de trouble panique et de dépression tendent davantage à faire une tentative de suicide.

Le début de la schizophrénie

Q. La ménopause peut-elle déclencher la schizophrénie chez une personne qui n'en a jamais souffert auparavant?

R. Il y a un très, très faible risque que cela se produise. La schizophrénie (la plus grave maladie mentale qui soit, souvent caractérisée par des idées délirantes et des hallucinations) n'apparaît pas au même moment chez les hommes et les femmes. Les hommes présentent en général les symptômes de la maladie plus jeunes et reçoivent ce diagnostic en moyenne entre 20 et 24 ans. La schizophrénie se manifeste plus tard chez la femme, soit entre 25 et

29 ans. Cependant, après 44 ans, on note un autre sommet dans le nombre de premiers diagnostics de schizophrénie chez les femmes, mais pas chez les hommes. On présume que cette petite anomalie dans la schizophrénie à apparition tardive survient du fait qu'un très faible pourcentage de femmes sont biologiquement prédisposées à développer ces symptômes en réaction à la diminution du taux d'œstrogène à la périménopause ou après l'ablation des ovaires. Dans certains cas, les symptômes de schizophrénie et de dépression surgissent simultanément. Il est nécessaire d'avoir un bon diagnosticien qui saura déterminer si vous souffrez de dépression accompagnée d'épisodes psychotiques ou de schizophrénie avec des épisodes de dépression. Dans un cas comme dans l'autre, il s'agit de très rares événements.

L'œstrogène joue-t-il un rôle ?

Q. J'ai reçu un diagnostic de schizo-phrénie. Ma ménopause risque-t-elle d'être plus difficile ?

R. Tout dépend de la qualité de votre suivi médical et de votre histoire personnelle. Même s'il reste bien des choses à découvrir au sujet de la relation entre l'œstrogène et la schizophrénie, il semble que cette hormone offre une protection contre la maladie. Nous savons que les symptômes s'aggravent chez certaines femmes lorsque le taux d'œstrogène diminue à chaque cycle menstruel. (En raison de cette tendance, certains médecins optent pour un programme posologique cyclique correspondant à la variation du taux d'œstrogène.) Les femmes plus jeunes qui présentent des symptômes ont en général besoin de moins de médicaments antipsychotiques que les hommes, mais tendent à nécessiter de plus fortes doses lorsqu'elles atteignent la transition et la ménopause. On a observé que la combinaison d'antipsychotiques et d'une hormonothérapie soulage les symptômes plus rapidement chez les femmes touchées.

Discutez de ce problème avec votre médecin dès l'apparition des premiers signes de périménopause ou lorsque vous atteignez la mi-quarantaine. Assurez-vous de connaître tous les risques associés à l'hormonothérapie et pesez bien le pour et le contre si vous envisagez ce traite-ment. Il est rassurant de savoir qu'en règle générale, les personnes atteintes de schizophrénie tendent à avoir moins d'épisodes psychotiques en vieillissant.

Chapitre 9

La réflexion et la mémoire

Vous avez de la difficulté à trouver le bon mot. Votre mémoire des noms, déjà mauvaise, s'amenuise. Vous avez l'impression que votre cerveau fonctionne au ralenti et votre concentration a diminué. Il vous arrive de relire le même paragraphe à plusieurs reprises, ou peut-être vous demandez-vous si vous n'êtes pas devenue dyslexique. Votre premier réflexe est de blâmer la ménopause, et il est vrai que les femmes qui ont subi une ablation des ovaires ou des traitements contre le cancer se plaignent le plus de ressentir de la confusion. Cependant, la tension (le stress), la dépression, l'insomnie, les médicaments et bon nombre d'autres facteurs peuvent aussi expliquer cette sensation.

La confusion mentale n'est toutefois pas inévitable. Même si la plupart d'entre nous ont des trous de mémoire, ils sont généralement de courte durée : juste assez longs pour qu'on les remarque, peut-être assez pour créer de l'embarras, sans signifier que vous n'êtes plus aussi intelligente qu'avant. Et la confusion n'est jamais un signe de démence précoce.

Par contre, les choix liés au mode de vie et à la santé que vous faites au milieu de la vie auront de grandes répercussions sur votre état mental dans 30 années.

LE CERVEAU À LA CINQUANTAINE

On s'intéresse beaucoup au cerveau des enfants, mais il se passe beaucoup plus de choses dans celui des adultes à la cinquantaine que ne le supposaient jadis les scientifiques. En effet, on a longtemps cru que le cerveau avait atteint sa maturité une fois à l'âge de la maternelle, car sa forme, sa taille et sa proportion semblaient

Ce qui peut se produire

❖ Presque rien. Beaucoup de femmes ont très peu de problèmes liés à la mémoire ou à la pensée.

❖ De la difficulté à se rappeler ce qu'on a entendu, à se rappeler les mots et à articuler correctement sont les troubles cognitifs les plus courants associés à la ménopause. Même s'ils ne sont pas symptomatiques d'une démence, ces signes peuvent être plus apparents après une ménopause induite chirurgicalement ou chimiquement.

❖ Vous pourriez constater que vous avez des trous de mémoire plus fréquents (vous oubliez le nom d'une personne ou la raison pour laquelle vous êtes venue dans une pièce). Ce phénomène est très courant et n'a probablement rien à voir avec la ménopause. Comme la plupart des femmes d'aujourd'hui, vous êtes peut-être trop occupée ou trop tendue (stressée).

❖ Un taux d'œstrogène diminué peut nuire à votre habileté à lire, quoique les changements de la vision dus au vieillissement puissent aussi jouer un rôle.

❖ Certaines femmes (et certains hommes) éprouvent des problèmes occasionnels de concentration, d'attention ou de réflexion vers la cinquantaine, mais on ne peut pas établir de lien direct à des fluctuations hormonales.

atteintes dès ce moment-là. On a longtemps pensé également que les cellules nerveuses mouraient à mesure que les gens avançaient en âge sans être jamais remplacées. Le fait que la taille du cerveau adulte diminue, ce dernier devenant moins profond et plus large avec les années, semblait aussi appuyer l'idée d'un déclin cérébral inévitable.

On sait aujourd'hui que ces hypothèses étaient fausses. Le cerveau croît, se développe et s'adapte tout au long de la vie. Il continue même de générer de nouvelles cellules nerveuses. Les scientifiques peuvent maintenant prouver que le cerveau fait appel à différentes régions pour effectuer certaines tâches en fonction de l'âge de la personne. Ce fait remet non seulement en question l'idée selon laquelle chaque partie du cerveau accomplit une fonction spécifique tout le temps, mais tend à démontrer que le cerveau est plus « plastique » qu'on ne l'a d'abord pensé.

Cela ne se fait pas tout seul, toutefois. Il semble que plus le cerveau est sollicité, plus il crée de nouvelles liaisons nerveuses. Le neuropsychologue Elkhonon Goldberg, auteur de *The Wisdom Paradox : How Your Mind Can Grow Stronger as Your Brain Grows Older*, affirme qu'on sait dorénavant que de nouveaux défis mentaux sont la clé d'un cerveau alerte. Il souligne qu'il ne suffit pas d'effectuer les mêmes tâches difficiles qu'on a toujours faites, mais qu'il faut sortir de sa zone de confort. Par exemple, ce n'est pas assez pour une avocate fiscaliste de tenir à jour sa connaissance des lois fiscales en vigueur; elle doit plutôt faire une activité stimulante qui va relancer son cerveau, comme apprendre l'italien... surtout si elle n'est pas douée pour les langues. C'est pourquoi bon nombre de chercheurs mettent au point des programmes d'exercices pour développer la cognition (voir la page 247)

LES TYPES DE MÉMOIRE

Les fluctuations hormonales n'influent pas sur tous les types de mémoire. Même si vous cherchez un mot de temps à autre, vous n'avez aucune difficulté à vous rappeler comment marcher (mémoire procédurale) ou à vous souvenir du bien-être que vous ressentiez lorsque votre grand-mère vous serrait dans ses bras quand vous étiez enfant (mémoire émotionnelle). Lisez rapidement les catégories qui suivent. Vous constaterez avec soulagement que la plupart des aspects de votre mémoire vont très bien.

DURÉE

◆ *Mémoire immédiate.* Les faits ne restent en mémoire que quelques secondes. P. ex.: le modèle de voiture que vous venez de croiser.

◆ *Mémoire à court terme.* Les faits sont retenus quelques minutes. P. ex.: le numéro de téléphone qu'on vient de vous donner.

◆ *Mémoire à long terme.* Les faits sont retenus pendant une longue période de temps. P. ex.: votre adresse ou votre date d'anniversaire de mariage.

CLASSIFICATION
Mémoire explicite

◆ *Mémoire sémantique.* Connaissances générales. Exemple : les noms des continents (fait intervenir le cortex).

◆ *Mémoire épisodique.* Concerne des événements récents et moins récents de votre vie. Exemple : votre cérémonie de remise de diplômes ou la journée d'hier (fait intervenir l'hippocampe et le cortex cérébral).

Mémoire implicite

◆ *Mémoire procédurale.* S'utilise de façon si automatique que vous ne vous en rendez pas compte. P. ex.: marcher sans se rappeler consciemment les étapes à suivre (l'information est stockée dans les noyaux gris centraux ou noyaux basaux).

◆ *Conditionnement classique*

Viscéral. Lien automatique entre une pensée et une autre, comme chez le chien de Pavlov qui salive au simple son d'une cloche (mémoire logée dans le cervelet).

Émotionnel. Lien automatique entre un souvenir et une émotion. P. ex.: sentiment de panique au son d'un coup de feu (mémoire logée dans l'amygdale).

Direction

◆ *Mémoire rétrospective.* Mémoire des événements passés.

◆ *Mémoire prospective.* Consiste à se rappeler ce qu'on doit faire.

---

afin de garder le cerveau en forme. Un autre signe de la vitalité du cerveau à la cinquantaine est la myélinisation, soit le processus par lequel les fibres nerveuses sont recouvertes d'un revêtement riche en gras et en cholestérol qui contribue à transmettre les messages dans le cerveau plus vite et de façon plus efficace. On voit ce phénomène chez le nourrisson battant l'air de ses membres sur lesquels il n'a pratiquement aucun contrôle, et qui devient cet enfant d'âge préscolaire pouvant saisir de minuscules perles entre son pouce et son index. On a longtemps cru que la myélinisation ne prenait place qu'à très bas âge. Récemment, toutefois, une chercheure de l'Université Harvard, aux États-Unis, qui faisait une recherche sur les origines de la schizophrénie a découvert par hasard qu'une très grande quantité de myéline se logeait dans le lobe temporal médian, soit la partie du cerveau qui intègre la mémoire et les émotions. Après un examen approfondi du cerveau de 162 personnes d'âges différents, elle a pu montrer que la production de myéline

Est-ce vrai ?

Mythe : La démence est une partie iné-vitable du vieillissement.

Réalité : La plupart des gens de 50, 60 ou 70 ans rapportent un peu de déclin de leurs facultés mentales à mesure qu'ils vieillissent. Les problèmes les plus courants touchent la mémoire de travail, comme se souvenir d'un nouveau numéro de téléphone. Apprendre quelque chose de nouveau peut aussi demander plus de temps et d'efforts. Cependant, votre capacité à retenir l'information devrait rester à peu près aussi bonne que celle d'une personne de quelques décennies plus jeune. Certaines facultés s'amélioreront; par exemple le vocabulaire continuera de s'enrichir avec l'âge.

double durant l'adolescence, avant d'atteindre un plateau. Elle reprend ensuite durant la quarantaine et la cinquantaine, et génère environ 50 % plus de myéline pour se niveler de nouveau. Cette découverte a poussé les scientifiques à réviser la notion répandue selon laquelle la sagesse vient avec l'âge. Peut-être s'agit-il d'une combinaison de biologie (le cerveau très efficace à la cinquantaine attribuable à ce taux accru de myéline) et d'une expérience de la vie durement gagnée.

Ce ne sont pas là que de bonnes nouvelles. Des chercheurs de la UCLA, aux États-Unis, indiquent que la myéline contient une grande quantité de cholestérol. Ils se demandent si cette accumulation de cholestérol dans le cerveau peut, chez certaines personnes, finir par déclencher la création d'une protéine toxique qui décompose la myéline, perturbe le fonctionnement du cerveau et mène à la formation de plaques et d'enchevêtrements qui sont caractéristiques de la maladie d'Alzheimer (voir les pages 230 et 231). Ils font la supposition qu'un mode de vie sain (alimentation faible en gras, activité physique abondante et défis mentaux) peut réduire les effets négatifs d'un excès de cholestérol dans le cerveau.

Perdue dans l'espace à la ménopause ?

Q. La ménopause entraîne-t-elle des problèmes de mémoire et d'apprentissage ? Je me sens plus perdue que par le passé.

R. Beaucoup de femmes se plaignent de ce problème vers la cinquantaine. Dans l'étude continue *Women's Health Across the Nation* (SWAN) toujours en cours, près de 40 % des plus de 12 000 participantes âgées de 40 à 55 ans interrogées à ce sujet ont rapporté avoir eu des trous de mémoire au cours des deux semaines précédentes. Les femmes à la préménopause avaient moins tendance à parler de trous de mémoire que celles à la périménopause ou à la postménopause.

Ces résultats ont semblé logiques aux yeux des chercheurs. Après tout, un taux d'œstrogène élevé est associé à la disponibilité des substances chimiques du cerveau qui peuvent se transformer en neurotransmetteurs (des messagers chimiques qui aident à transmettre l'information d'une cellule nerveuse à une autre). Pour assurer un bon fonctionnement de la mémoire, le cerveau doit disposer de taux appropriés de divers neurotransmetteurs. Par conséquent, il n'est pas étonnant qu'une diminution du taux d'œstrogène puisse temporairement nuire à votre mémoire ou à votre réflexion.

D'autres études ont cependant révélé que la ménopause n'influe pas sur le cerveau de toutes les femmes de la même

QU'EST-CE QU'UN OUBLI NORMAL ?

◆ Oublier où vous avez laissé quelque chose, comme vos clés ou votre téléphone cellulaire.

◆ Oublier d'acheter quelque chose au magasin, y compris des articles que vous aviez prévu d'acheter.

◆ Oublier le nom d'une personne.

QU'EST-CE QU'UN OUBLI ANORMAL ?

◆ Ressentir une confusion générale.

◆ Être désorientée ou oublier comment se rendre à un endroit bien connu.

◆ Être incapable de vous souvenir d'un événement récent, comme un appel téléphonique ou une rencontre.

---

façon ni au même degré. Les habiletés de mémoire et de réflexion semblent davantage perturbées par une chute hormonale abrupte qui suit une chirurgie ou une ménopause chimiquement induite que par le déclin plus graduel expérimenté durant la ménopause naturelle. Par exemple, lorsque les chercheurs de l'étude SWAN ont testé à répétition un groupe choisi au hasard de 803 femmes de 40 à 55 ans à différents stades de la ménopause naturelle, ils n'ont trouvé aucune preuve d'un amoindrissement de la mémoire de travail ou de la rapidité de perception. En réalité, beaucoup de participantes ont montré une amélioration au cours des six années d'évaluation. Le *Melbourne Women's Midlife Health Project* a publié des résultats semblables. L'étude portait sur les capacités de rappel d'une série de mots chez 326 femmes qui vivaient une ménopause naturelle; on n'a relevé aucune différence marquée ayant trait à la préménopause, à la périménopause ou à la postménopause.

Cela signifie-t-il que les femmes vivant une ménopause naturelle se plaignent à tort de troubles de la mémoire ou de la réflexion? Beaucoup de chercheurs refusent de l'affirmer. Il s'agit peut-être seulement d'un aspect difficile à étudier. Ces trous de mémoire sont peut-être

passagers et ainsi ne sont pas révélés par des tests périodiques. Ou peut-être les tests effectués ne sont-ils pas assez raffinés pour quantifier le problème.

Par conséquent, bien qu'il n'y ait aucune preuve claire que la ménopause naturelle soit à l'origine de troubles significatifs et continus de la mémoire et de la réflexion, certains scientifiques continuent de croire que la fluctuation hormonale peut contribuer à l'apparition de ces troubles chez certaines femmes à certains moments. Il faut se rappeler que le manque de sommeil causé par des bouffées de chaleur ennuyeuses, la tension (le stress), les troubles de l'humeur et divers problèmes médicaux de la cinquantaine peuvent atténuer la mémoire et la vivacité d'esprit.

Sur le bout de la langue

Q. Il me semble que je cherche mes mots plus souvent qu'avant. Y a-t-il un lien avec la ménopause?

R. La mémoire verbale semble être particulièrement affectée à tout instant par le taux d'œstrogène. Sans que vous vous en soyez rendu compte, cela a été le cas toute votre vie. Les femmes semblent mieux réussir aux tests verbaux lorsque leur taux d'œstrogène est plus

QU'EST-CE QUE LA MALADIE D'ALZHEIMER ?

La maladie d'Alzheimer est la forme de démence la plus répandue. Elle est caractérisée par une perte de mémoire lente et graduelle. Au lieu d'oublier à l'occasion le nom de son voisin, la personne atteinte de la maladie d'Alzheimer a de la difficulté à se rappeler le trajet à emprunter pour se rendre chez ses amis, comment déverrouiller la porte d'entrée ou si elle a pris son petit déjeuner ce matin-là. La maladie se manifeste rarement avant 65 ans.

Les personnes atteintes de la maladie d'Alzheimer perdent souvent tout intérêt pour leurs activités préférées et peuvent rester assises à la fenêtre pendant des heures sans bouger. Des changements marqués de l'humeur, du comportement ou même de la personnalité sont fréquents.

CERVEAU NORMAL

CERVEAU ATTEINT

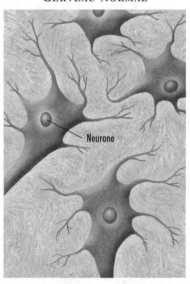
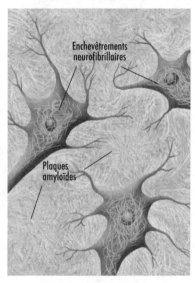

COMMENT DIAGNOSTIQUER LA MALADIE D'ALZHEIMER

La quantité de plaques amyloïdes et d'enchevêtrements neurofibrillaires dans le cerveau ainsi que leur emplacement observés lors de l'autopsie confirment le diagnostic de maladie d'Alzheimer.

élevé qu'à l'époque de leurs règles, alors que le taux d'œstrogène est bas. Une façon dont le cerveau emmagasine de l'information verbale est par phonème, soit une combinaison de lettres formant un son. Par exemple, le mot vif comporte trois phonèmes : « v », « i » et « f ». Une étude menée à l'Université Yale, aux États-Unis, permet de penser que l'effet de l'œstrogène sur la mémoire et le langage aurait un lien étroit avec son effet sur l'emmagasinage et le traitement des phonèmes par le cerveau. Pensez à ces moments où vous cherchiez un mot mais n'en retrouviez que le premier son. Sans les fluctuations hormonales, vous

Les personnes atteintes peuvent présenter une combinaison de symptômes. C'est une des raisons pour lesquelles des chercheurs pensent qu'il existerait plusieurs variantes de la maladie d'Alzheimer, comme ce fut le cas pour le cancer.

S'il soupçonne un cas de maladie d'Alzheimer, votre médecin déterminera vos antécédents médicaux complets, un examen médical physique, des analyses psychologiques, des analyses en laboratoire et possiblement des imageries du cerveau. Il posera un diagnostic provisoire en fonction de la combinaison de symptômes observés et de l'élimination d'autres causes possibles. Étonnamment, il n'existe aucun examen ou scintigraphie pouvant dépister la maladie chez un être vivant. Il est impossible de savoir avec certitude qu'une

personne a la maladie d'Alzheimer avant qu'elle meure et qu'une autopsie du cerveau révèle la présence d'enchevêtrements neurofibrillaires (à l'intérieur des cellules malades du cerveau) et de plaques amyloïdes (logées entre les cellules) qui caractérisent la maladie. La maladie d'Alzheimer frappe doublement les femmes. En plus d'être plus vulnérables à la maladie, elles ont aussi plus de chances de devenir un donneur de soins pour l'une de ses victimes. Environ 80 % des donneurs de soins à des personnes atteintes de la maladie d'Alzheimer sont des femmes.

Dans le tableau ci-dessous, il est important de noter qu'une minorité de personnes atteintes de la maladie d'Alzheimer souffrent de la forme la plus grave à un moment donné. Les nombres représentent les personnes qui ont présenté les symptômes de la maladie.

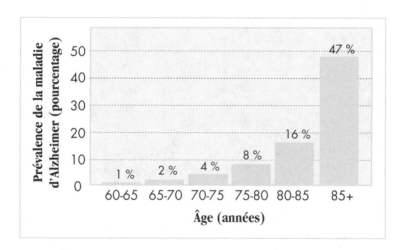

vous rappelleriez ce mot beaucoup plus rapidement.

Ce lien phonème-œstrogène pourrait aussi expliquer pourquoi certaines femmes se plaignent d'une diminution de leur habileté à lire durant la transition ménopausique.

Est-ce que je broie du noir ?

Q. Lorsque j'ai parlé de mes troubles de concentration et de mémoire à mon médecin, il m'a posé des questions sur mon humeur plutôt que sur ma ménopause. Y a-t-il un lien ?

R. Des médecins avancent l'hypothèse selon laquelle bien des problèmes de mémoire ou de concentration dont les femmes se plaignent vers la cinquantaine auraient un lien avec une anxiété ou une dépression non traitée ou non diagnostiquée. Heureusement, on peut éliminer ces problèmes avec un traitement efficace des troubles de l'humeur.

Il y a une autre raison d'accepter un traitement. Il semble qu'à long terme la dépression soit associée à un risque accru de démence plus tard dans la vie. La recherche à ce sujet est plutôt récente, donc on en sait encore peu sur cette corrélation. Certains scientifiques croient que, puisque la dépression augmente le risque de maladies du cœur, il pourrait y avoir un lien vasculaire entre la dépression et la démence. Une autre théorie suppose que la dépression continue maintient des taux d'hormones du stress élevés pendant des périodes prolongées, ce qui peut avoir en retour un effet toxique sur le cerveau qui accroît la vulnérabilité à la démence. À l'heure actuelle, on ne peut affirmer si la dépression cause la démence, ou vice versa, ou si le traitement de la dépression réduit de façon significative les risques ultérieurs de démence. Jusqu'à ce qu'on en sache plus, cela peut vous motiver à vouloir contrôler et gérer votre dépression efficacement.

Un triste lien

Q. Mon père est devenu dépressif après le décès de ma mère. Trois ans plus tard, il a reçu un diagnostic de démence. Ces événements peuvent-ils être liés ?

R. Oui. On estime qu'une personne ayant un épisode de dépression après 70 ans voit son risque de développer la démence augmenter de 50 %. Redisons-le :

il faut prendre les symptômes de dépression au sérieux.

Problème de concentration

Q. Ma capacité de concentration est vraiment réduite dernièrement. Peut-il y avoir un lien avec mes bouffées de chaleur ?

R. La fluctuation des taux d'hormones qui favorisent les bouffées de chaleur chez certaines femmes affectent aussi la disponibilité des neurotransmetteurs dans le cerveau, ce qui peut nuire à votre capacité de concentration. Il semble donc logique qu'il y ait un lien entre les deux, mais aucune étude n'a montré ce lien jusqu'ici. Il se peut que les bouffées de chaleur vous privent de votre sommeil profond et que ce manque de sommeil vous empêche de bien vous concentrer. Faites l'essai de certaines solutions suggérées aux

Que dire à votre fille

En grandissant, beaucoup d'entre nous s'imaginent qu'ils iront à l'école durant leur jeunesse et qu'ils en auront fini ensuite. Ce n'est pas une bonne idée. En matière d'apprentissage, soyez un modèle pour votre enfant en suivant des cours, en apprenant une langue étrangère ou en acquérant de nouvelles habiletés. Bien qu'il n'y ait aucun moyen sûr de se prémunir contre la démence, relever des défis mentaux peut offrir une certaine protection. Voici deux autres suggestions : lisez à vos enfants dès leur plus jeune âge et incitez-les à lire eux-mêmes. Ces activités aident à enrichir le vocabulaire et à développer une bonne capacité de compréhension, deux qualités associées vers la fin de la vie aux cerveaux plus aptes à combattre la maladie d'Alzheimer.

chapitres 3 et 4 pour vous aider à mieux dormir. Elles ne peuvent pas vous faire de mal, et pourraient même vous aider.

Le trouble déficitaire de l'attention à 50 ans ?

Q. J'ai un enfant qui souffre du trouble déficitaire de l'attention (TDA) et depuis quelque temps, il me taquine en me disant que j'ai les mêmes problèmes que lui. Ma ménopause peut-elle être responsable ?

R. Il est vrai que certaines femmes se plaignent d'un trouble d'attention ou de concentration à la périménopause (alors que les fluctuations hormonales sont à leur sommet) ou après une ménopause induite chirurgicalement; cependant, il n'y a pas de lien clair entre les fluctuations hormonales et la concentration. Heureusement, le problème est habituellement de courte durée.

Quoi qu'il en soit, il ne s'agit pas d'un problème qui deviendra chronique comme le trouble déficitaire de l'attention. Par définition, le TDA doit se manifester pendant l'enfance. Il persiste à l'adolescence et à l'âge adulte chez beaucoup de gens, quoique les symptômes deviennent plus subtils. Au lieu des symptômes « externes » qui caractérisent le TDA à l'enfance (par exemple une hyperactivité continue), le TDA chez l'adulte montre des symptômes « internes » comme de la désorganisation, de l'impulsivité et l'incapacité à rester concentré.

Toutefois, il est possible que vous ayez eu des problèmes d'attention toute votre vie et que vos troubles plus récents vous incitent à obtenir des soins professionnels. Le TDA n'est pas toujours reconnu chez les enfants, surtout chez les jeunes filles, s'ils ne perturbent pas le fonctionnement de la classe.

CAUSES COURANTES DES PERTES DE MÉMOIRE

◆ Glande thyroïde inactive;

◆ Dépression;

◆ Troubles du sommeil;

◆ Fluctuations hormonales;

◆ Tension (stress);

◆ Vulnérabilité génétique à la démence (comme une maladie d'Alzheimer précoce);

◆ Blessures à la tête;

◆ Hypertension artérielle;

◆ Effets indésirables des médicaments;

◆ Maladies neurologiques du cerveau (maladie de Parkinson, accident vasculaire cérébral, tumeur au cerveau);

◆ Chimiothérapie;

◆ Alcoolisme.

Plusieurs femmes ne découvrent qu'elles ont un TDA qu'une fois que leurs propres enfants reçoivent ce diagnostic.

Brouillard cérébral

Q. La chimiothérapie nuit-elle à la mémoire ?

R. Si vous parlez à des femmes qui reçoivent une chimiothérapie, il y a de bonnes chances qu'elles vous parlent de « brouillard cérébral ». Certaines substances chimiques sont plus toxiques pour le cerveau que d'autres, mais les doses plus élevées et les traitements prolongés jouent aussi un rôle. La perte de mémoire, qui est souvent subtile, semble s'atténuer un an ou deux après l'arrêt de la chimiothérapie. Chez certains patients, par contre, le problème peut persister, voire devenir débilitant, touchant plusieurs fonctions cognitives. Il se peut que certaines femmes soient plus vulnérables d'un point de vue génétique à subir des changements au cerveau à la suite d'une chimiothérapie; personne ne peut le dire. Il reste que tout patient devrait parler avec son médecin du risque de perte de mémoire avant de commencer une chimiothérapie.

Un délai de rappel

Q. Je prends du tamoxifène pour prévenir une récurrence du cancer du sein. Bien sûr, c'est ce qui importe le plus, mais j'ai lu que ce médicament peut causer une perte de mémoire. Est-ce vrai?

R. C'est possible. Une étude pilote aléatoire menée auprès d'environ 100 femmes a comparé la vitesse des processus mentaux et la mémoire verbale immédiate chez des femmes libres de cancer du sein et d'autres qui en souffraient et qui prenaient du tamoxifène ou de l'anastrozole, un inhibiteur de l'aromatase, ou une combinaison des deux. Les deux médicaments réduisent le taux d'œstrogène dans le corps de la femme. Les femmes qui prenaient les médicaments ont obtenu de moins bons résultats que les autres. Il faudra toutefois effectuer d'autres études pour vérifier ces résultats.

Les trous de mémoire

Q. L'autre jour, j'ai encore eu un trou de mémoire : je n'arrivais pas à me rappeler où j'avais mis mes clés. La veille,

Reflets du passé

La ménopause rend-elle les femmes stupides? Les livres de médecine du passé le laissaient entendre. Dans l'édition de 1869 de son ouvrage intitulé *The Physical Life of Woman : Advice to the Maiden, Wife and Mother*, George Napheys, médecin, affirmait que la ménopause est souvent accompagnée d'une impression de « congestion cérébrale, d'étourderie et d'apathie… d'une lenteur de la compréhension ». Un guide de la femme mariée populaire de l'époque recommandait aux femmes « d'éviter toute activité mentale intense » sous peine de voir leurs symptômes de la ménopause s'aggraver. Et en 1901, C. A. L. Reed, médecin, écrivait dans son livre *Textbook of Gynecology* que « tôt dans la ménopause, une forme d'exaltation mentale étrange se manifeste chez la femme qui intervient dans des affaires commerciales qui ne la concernent pas ».

Certaines femmes ont combattu ce préjugé répandu. En 1892, Clelia Duel Mosher, médecin, a réalisé une étude sur la santé des femmes afin de documenter ses propres idées sur ce sujet. Voici un extrait d'un des témoignages recueillis : « … vers 1909, mes règles ont commencé à diminuer et ont cessé complètement en moins d'un an. Durant cette période, je faisais un travail intellectuel intense… j'ai publié un ouvrage statistique et sociologique en 1906, un second en 1908 et un autre encore en 1912; j'ai pris du poids (passant en moyenne de 110 à 120 livres), en plus d'effectuer mes propres tâches ménagères et de donner de nombreuses conférences. Ma santé s'est constamment améliorée au cours des 7 dernières années et je suis (à 53 ans) plus forte et plus apte à réaliser tous les jours plus de tâches physiques et intellectuelles que toutes les femmes de ma connaissance et plus que la plupart des femmes de 40 ans. Je peux marcher plus de 15 miles sans me sentir fatiguée et soulever mon poids. Les rapports sexuels me plaisent toujours, bien que mon désir sexuel ait connu un léger déclin et que je n'atteigne pas toujours l'orgasme. »

j'avais oublié le nom de famille d'un bon ami. Il me semble que j'ai de plus en plus de ces trous de mémoire. Ai-je raison de craindre qu'il s'agisse de signes précoces de la maladie d'Alzheimer ?

R. Cela arrive à presque toutes les femmes autour de la quarantaine ou de la cinquantaine, et c'est toujours inquiétant. Mais vos petits trous de mémoire n'ont rien à voir avec la maladie d'Alzheimer. Bien sûr, ces oublis sont embêtants, mais ils ne vous empêchent pas vraiment de fonctionner.

Un diagnostic de la maladie d'Alzheimer, la forme de démence la plus courante, survient rarement avant 60 ans. Même chez les personnes âgées de 65 à 75 ans, il touche moins de 5 % de la population. Les symptômes deviennent plus apparents avec l'âge. Parmi les gens de 85 ans et plus, 47 % présentent certains symptômes. Cependant, la maladie d'Alzheimer est une maladie à développement progressif; beaucoup de ces diagnostics sont posés au début ou au stade moyen de la maladie. Les premiers symptômes – oublis de plus en plus fréquents d'événements récents (par exemple ne pas se rappeler qu'un proche a téléphoné dans la journée) ou de rendez-vous – se remarquent davantage lorsque la personne a de la difficulté à faire des choses ordinaires, comme résoudre un problème simple de mathématiques. À mesure que la maladie évolue vers le stade moyen, la personne commence à oublier comment faire les choses de la vie quotidienne, comme lacer ses chaussures ou faire un nœud de cravate. Elle peut être de plus en plus confuse et avoir de la difficulté à lire, à écrire, à parler et à se concentrer. C'est habituellement à cette époque que ses proches perçoivent le problème (la personne s'en rend rarement compte elle-même) et consultent afin d'obtenir un diagnostic.

D'autres problèmes médicaux comme des troubles de la thyroïde, une dépression, une tumeur au cerveau ou des maladies vasculaires sanguines peuvent causer ces symptômes. La confusion mentale peut être l'effet indésirable d'un médicament ou découler de la tension (du stress). Ces symptômes peuvent disparaître lorsqu'on change de médicament ou qu'on vit moins de tension.

Le rôle du sexe

Q. La ménopause est-elle la raison pour laquelle la maladie d'Alzheimer touche plus de femmes que d'hommes ?

R. Non, c'est plutôt la longévité qui est en cause. Cependant, les hormones peuvent aussi jouer un rôle. Une étude récente portant sur les cerveaux de femmes décédées a révélé que le taux d'œstrogène était plus faible dans le cerveau de celles qui avaient la maladie d'Alzheimer que dans celui de celles qui ne souffraient pas de démence. Curieusement, des souris de laboratoire élevées avec la maladie d'Alzheimer et un faible taux d'œstrogène ont développé des plaques plus grandes et plus nombreuses que d'autres souris. Bien que cela soit loin d'établir un lien de cause à effet, il est possible qu'il y ait chez certaines personnes une interaction entre la maladie d'Alzheimer et la diminution du taux d'œstrogène associée à la ménopause. Rappelez-vous toutefois que la plupart des femmes ne présentent des signes de démence que des décennies après leur ménopause; par ailleurs, toutes les femmes ne seront pas atteintes de démence, même si elles vivront toutes la ménopause.

Et les gènes ?

Q. Quel rôle joue la génétique dans la démence ?

Quand consulter le médecin

Prenez rendez-vous avec votre médecin si :

❖ Vos troubles de mémoire vous empêchent de fonctionner normalement;

❖ Vous avez de la difficulté à vous rappeler comment faire des choses de la vie courante, comme boutonner une chemise ou attacher vos souliers;

❖ Vous vous égarez en vous rendant à des endroits familiers ou vous n'arrivez pas à vous souvenir de ce que vous avez fait plus tôt dans la journée;

❖ Vous avez de la difficulté à lire, à écrire ou à parler de façon grave ou inattendue;

❖ Vous présentez des changements importants de la personnalité ou des comportements inappropriés ou agressifs plus fréquents;

❖ Vous avez des épisodes de confusion mentale soudains (et non à la suite d'un déclin lent et progressif). Il pourrait s'agir de délire, lequel peut découler d'une maladie (comme une maladie du cœur), d'une infection (une infection urinaire aiguë) ou d'une complication associée à des médicaments (prendre un médicament inapproprié ou avoir une réaction indésirable à ce dernier).

R. D'abord, les mauvaises nouvelles. Chez certaines personnes, le risque de souffrir un jour d'une démence associée à la génétique atteint 70 %. Maintenant, les bonnes nouvelles. Il est possible de réduire ce risque ou de retarder l'apparition de la maladie au moyen d'un style de vie adéquat.

La meilleure démonstration qu'on puisse en avoir vient de la recherche du Dr David Snowdon. Dans son étude, la *Nun Study*, il s'est penché pendant plusieurs décennies sur la prévalence de la maladie d'Alzheimer chez 678 religieuses de 75 à 106 ans (School Sisters of Notre Dame). L'une des choses qui ont rendu cette étude exceptionnelle est que l'équipe a pu pratiquer une autopsie sur le cerveau de chaque participante après sa mort, qu'elle ait montré des symptômes de la maladie d'Alzheimer ou non. Cela lui a permis de faire des découvertes étonnantes. Certaines des religieuses qui présentaient les symptômes les plus marqués de la maladie d'Alzheimer avaient très peu des plaques et des enchevêtrements caractéristiques dans le cerveau. D'autres religieuses dont le cerveau contenait une grande quantité de plaques et d'enchevêtrements n'avaient jamais affiché de signes apparents de la maladie de leur vivant. Qu'est-ce qui expliquait cette différence? Il semble qu'un système vasculaire en santé (tension artérielle normale, faible taux de cholestérol) ait joué un rôle. L'autre facteur était leur excellente capacité langagière. Les religieuses dont les écrits produits dans la vingtaine comportaient des phrases complexes (concentrant un grand nombre d'idées dans une seule phrase), un vocabulaire riche et des idées élaborées avaient moins de chances de développer la démence que celles qui s'exprimaient simplement et avec un vocabulaire plus limité.

Relaxons-nous

Q. Quelle relation y a-t-il entre la tension (le stress) et la démence ?

R. La stimulation est bénéfique pour le cerveau, alors que la tension (le stress) chronique, les inquiétudes et l'anxiété ne le sont pas. Le *Rush Memory and Aging Project* a suivi 800 prêtres, frères et religieuses de confession catholique au fil de leur vieillissement en vérifiant chaque année s'ils présentaient des signes de perte de mémoire. Au début de l'étude, les participants dont l'âge moyen était de 75 ans ont répondu à un questionnaire sur leur gestion de la tension (du stress). Cinq ans plus tard, environ 140 des participants affichaient des signes de la maladie d'Alzheimer. Ceux qui s'étaient décrits comme des personnes facilement tendues et inquiètes avaient deux fois plus de chances de développer la maladie que ceux qui se disaient réagir calmement aux sources de tension. Les résultats se sont maintenus peu importe l'importance des symptômes de dépression. Comme l'inquiétude semble rester présente toute la vie, les chercheurs essaient de déterminer si un traitement médicamenté, une thérapie cognitivo-comportementale ou d'autres stratégies de gestion peuvent atténuer davantage ces risques.

Les os et le cerveau

Q. Existe-t-il un lien entre l'ostéoporose et la démence ?

R. Les personnes qui ont subi des fractures à cause de l'ostéoporose ont tendance à obtenir des résultats sous la moyenne lors de tests cognitifs; les femmes qui ont une bonne densité minérale osseuse obtiennent plus souvent des résultats au-dessus de la moyenne à ces mêmes tests. Plus encore, les femmes postménopausiques atteintes d'ostéoporose qui prennent le médicament sous ordonnance raloxifène (Evista) en grande quantité pour prévenir la perte osseuse tendent à présenter moins de symptômes de déficience cognitive légère que celles qui ne prennent pas ce médicament qui favorise la formation des os. Il s'agit du premier traitement pour les os qui a montré une diminution du risque de déficience cognitive légère. Il y aura sûrement d'autres études sur des médicaments semblables à l'avenir.

LES HORMONES PEUVENT-ELLES AIDER ?

Les médecins ont déjà encouragé les femmes à prendre des hormones pour prévenir la démence, puisque des études par observation semblaient indiquer que les femmes prenant une hormonothérapie avaient moins de risques de connaître un déclin cognitif ou d'avoir la maladie d'Alzheimer que les autres. Toutefois, on savait aussi que les femmes choisissant l'hormonothérapie étaient en général mieux éduquées et avaient accès à des soins médicaux de meilleure qualité. Afin de résoudre la question, on a recruté 7 500 femmes de 65 ans et plus pour participer à l'étude *Women's Health Initiative Memory Study* (WHIMS) dans 39 centres à travers le pays. Dans cet essai clinique aléatoire et contrôlé le plus imposant qui soit dans cette discipline, des femmes ont pris une combinaison d'œstrogène et de progestérone (Prempro), de l'œstrogène seul (Premarin) ou un placebo, et ce, pendant quatre ou cinq années.

L'analyse des résultats n'a pas montré de diminution des cas de démence chez les femmes qui prenaient de l'œstrogène seul et a révélé un risque accru chez les femmes qui recevaient une combinaison d'hormones. Les chercheurs espéraient au départ que la prise d'hormones protégerait les femmes contre les formes légères de démence comme la déficience cognitive légère, mais cela ne s'est pas vérifié non plus. Les résultats de l'étude WHIMS concordaient avec ceux d'autres études montrant que les femmes ayant naturellement un taux d'œstrogène très élevé, ainsi que celles qui avaient plusieurs années de fertilité (parce qu'elles avaient eu leurs règles tôt dans la vie, une ménopause tardive ou les deux), avaient plus de risques de souffrir de la maladie d'Alzheimer.

Le moment opportun ?

Qu'en est-il de la prise d'hormones plus tôt dans la vie ? Certains chercheurs formulent une théorie selon laquelle les femmes en santé qui commencent une hormonothérapie dès le début de la ménopause pourraient prévenir ou même retarder la démence. Cette théorie « du moment opportun » s'appuie sur les résultats d'études menées sur des animaux et d'études par observation indiquant que la prise d'une hormonothérapie lors de la transition ménopausique réduit les risques de démence plus tard dans la vie. Par exemple, une vaste étude menée dans l'Utah, aux États-Unis, a confirmé que les femmes commençant à prendre une hormonothérapie à l'époque de la ménopause et continuant pendant plus de 10 ans avaient 83 % moins de chances de développer la maladie d'Alzheimer. Fait intéressant, selon la même étude, les femmes qui commencent à prendre une hormonothérapie après 60 ans voient leurs risques d'avoir la maladie d'Alzheimer augmenter de 112 %, ce qui se rapproche de l'augmentation observée dans l'étude WHIMS.

Plus récemment, une étude clinique fascinante réalisée au Danemark a suivi 343 femmes à qui on a administré aléatoirement une hormonothérapie ou un placebo pendant 2 ou 3 ans vers l'âge de 50 ans. Des années plus tard, alors que les participantes ont eu à peu près 65 ans, elles ont subi un test visant à déceler les symptômes de déclin cognitif. Les participantes du groupe recevant l'hormonothérapie tendaient à montrer moins de signes de déficience mentale (5 % contre 13 %) que les femmes n'ayant jamais pris d'hormones. Cela s'est vérifié chez les 82 femmes qui ont décidé de continuer l'hormonothérapie après les deux ou trois ans que demandait l'étude ou qui avaient elles-mêmes choisi d'adhérer à l'hormonothérapie par la suite. Les résultats ont nourri l'idée selon laquelle on pourrait un jour produire un vaccin hormonal pour prévenir la démence chez la femme. Il est possible que les hormones protègent la femme contre la démence à une certaine époque de sa vie et qu'elles contribuent à son développement à un autre moment ; il y a sans doute de grandes variations d'une femme à l'autre.

Les hormones comme traitement ?

Q. **Est-il possible que les hormones puissent aider les femmes chez qui on a diagnostiqué la démence ?**

R. Jusqu'à récemment, les scientifiques avaient bon espoir que l'œstrogène se révèle un traitement efficace des symptômes de démence. Cinq études de qualité (quoiqu'à petite échelle), soit des essais comparatifs avec placebo aléatoires à double insu, se sont penchées sur le sujet. Dans trois de ces études, on a donné des comprimés d'œstrogène à des personnes de 70 ans et plus atteintes de démence pendant des périodes allant de 12 semaines à 12 mois. Les chercheurs n'ont vu aucune amélioration chez les personnes qui prenaient de l'œstrogène par voie orale.

Les deux autres études ont utilisé de l'estradiol transdermique et ont obtenu des résultats contradictoires. Une étude a révélé une amélioration dans l'un des deux tests de mémoire verbale et dans l'un des deux tests d'attention, mais la gravité globale de la démence est restée la même. Dans l'autre étude, on a observé une amélioration dans l'un des tests d'attention, dans l'un des trois tests de mémoire visuelle, dans l'un des deux tests relatifs à la mémoire verbale et dans un autre test de mémoire sémantique. Mais l'évaluation globale des fonctions n'a pas montré d'amélioration.

Ces résultats contradictoires ouvrent la porte à d'autres études dans ce domaine, mais il reste peu d'espoir de découvrir que l'œstrogène est un traitement révolutionnaire.

Faut-il arrêter ?

Q. Étant donné que l'étude WHIMS a conclu que les femmes plus âgées ont plus de chances de développer une démence si elles prennent une hormonothérapie, leur état mental peut-il s'améliorer si elles arrêtent leur traitement ?

R. Les participantes à l'étude WHIMS sont toujours suivies par les chercheurs. Nous espérons donc obtenir une réponse à cette question dans un avenir rapproché.

Le retour de la dyslexie

Q. Enfant, j'ai eu de la difficulté à apprendre à lire, mais j'ai fini par surmonter ma dyslexie. Maintenant que je suis à l'âge de la ménopause, je constate que j'ai à nouveau des troubles de lecture.

R. Pendant des années, la seule indication que ce que vous décrivez se manifeste réellement chez certaines personnes est venue d'anecdotes telles que la vôtre. Cependant, Sally Shaywitz, une chercheure réputée en matière de dyslexie à l'Université Yale, aux États-Unis, a mené une étude aléatoire à double insu dans laquelle elle a évalué les capacités de lecture et de mémoire verbale de 60 femmes à la postménopause. (L'âge moyen était de 51 ans, avec une étendue de 32 à 64 ans. Certaines femmes avaient eu une ménopause induite par chirurgie et d'autres, une ménopause naturelle.) Toutes les participantes ont été testées deux fois. La moitié a pris un supplément d'œstrogène pendant 21 jours avant de subir un test d'habileté en lecture et de mémoire verbale. L'autre moitié a reçu un placebo pendant la même période. Après 14 jours de sevrage sans médicament, les groupes ont interverti la thérapie pendant 21 autres jours avant de subir un deuxième test. À la fin de l'étude, on a constaté que les femmes prenant de l'œstrogène avaient des résultats beaucoup plus élevés aux tests de lecture et de mémoire que les femmes qui prenaient un placebo. Des imageries médicales ont illustré une réorganisation du cerveau chez les femmes postménopausiques qui prenaient de l'œstrogène. Il y avait alors plus d'activité dans la partie du cerveau appelée « lobule pariétal inférieur », là où se fait le lien entre les lettres et les sons si essentiel à la lecture. Les problèmes observés dans cette région du cerveau sont utiles pour aider à comprendre la dyslexie. En raison de la petite échelle de l'étude, il faudra effectuer de plus amples recherches pour confirmer ces résultats. Cependant, l'information disponible laisse entendre qu'il pourrait y avoir une cause biologique aux troubles de lecture que certaines femmes vivent à la ménopause, et permet de penser qu'un supplément d'œstrogène peut aider à résoudre le problème.

Après une hystérectomie

Q. J'ai 45 ans et j'ai subi une hystérectomie il y a peu de temps. On a aussi fait l'ablation de mes ovaires. Je souffre maintenant de bouffées de chaleur, de sueurs nocturnes, d'insomnie, d'une mémoire peu fiable et de ce que j'appelle le « brouillard cognitif ». Tout cela fait en sorte que j'ai bien de la difficulté à passer à travers mes journées et mes nuits. La thérapie à l'œstrogène pourrait-elle m'aider ?

R. Si vous êtes arrivée à la ménopause à la vitesse de la lumière à cause d'une hystérectomie ou de traitements contre le cancer, il y a plus de chances que vous notiez des troubles de mémoire verbale, d'attention, de concentration et de lecture – probablement en raison de la chute abrupte de vos taux d'œstrogène et d'androgène. Vous êtes aussi plus vulnérable aux bouffées de chaleur et aux sueurs nocturnes qui peuvent nuire à votre sommeil et accroître votre fatigue. Votre tension (stress) peut aussi être à la hausse. Tous ces facteurs peuvent influer sur la clarté de vos idées et le fonctionnement de votre mémoire. Les effets varient grandement d'une personne à une autre.

Vous faites toutefois partie du groupe de femmes qui peuvent le plus bénéficier d'une œstrogénothérapie en raison de vos symptômes multiples et de votre âge. Dans cinq petites études (chacune comprenant environ 20 participantes), les femmes ayant subi une ablation de l'utérus et des ovaires et ayant ensuite constaté l'apparition de symptômes ménopausiques ont aussi mieux réussi au moins l'un des tests cognitifs (le plus souvent le rappel verbal immédiat, la célérité motrice ou l'attention) après avoir pris de l'œstrogène pendant deux à six mois. D'autres études ont révélé que l'hormonothérapie est le traitement le plus efficace contre les bouffées de chaleur et les sueurs nocturnes. Une fois ces symptômes soulagés, il est probable que vous dormirez mieux. Chez les femmes dans votre situation, plus jeunes que l'âge typique de la ménopause (51 ans), les bienfaits d'une hormonothérapie semblent plus grands que les risques qu'elle pose pour la plupart des femmes, étant donné qu'elles ont naturellement de l'œstrogène dans leur organisme. Il ne s'agit là que d'une théorie ; aucune étude clinique à long terme n'a été réalisée pour la vérifier.

Cela dit, l'hormonothérapie ne convient pas à toutes les femmes. Votre médecin pourrait proscrire une thérapie avec œstrogène si vous avez subi une hystérectomie à cause d'un cancer sensible à l'œstrogène (comme un cancer du sein ou de l'endomètre), même sur une courte période. De toute façon, le médecin doit tenir compte de votre âge, de votre santé générale et de vos antécédents médicaux personnels afin de vous aider à prendre la meilleure décision.

Envisagez un traitement transdermique ou une préparation d'estradiol sous forme d'injection plutôt que de l'estrone sous forme orale si vous décidez de traiter vos symptômes ménopausiques, y compris les troubles de mémoire et cognitifs, avec de l'œstrogène. Même si les données actuelles sont quelque peu contradictoires, les études dans lesquelles on a utilisé de l'estradiol pour traiter les défauts de mémoire liés à la ménopause tendent à donner de meilleurs résultats. Le timbre a aussi l'avantage d'acheminer le produit directement dans la circulation sanguine sans qu'il passe par le foie.

Réévaluez votre traitement sur une base régulière (au moins une fois par année) et déterminez, avec l'aide de votre médecin, combien de temps vous devrez prendre des hormones et s'il y a lieu de diminuer la dose avec le temps.

Rappelez-vous que peu de femmes prennent des hormones pendant plusieurs années. (Voir le chapitre 2 pour plus de renseignements.)

Aide à la lecture

Q. Depuis peu, j'ai de la difficulté à lire, sans raison apparente. Je n'ai pas de bouffées de chaleur et je ne souhaite pas prendre des hormones. Que puis-je faire d'autre ?

R. Typiquement, les femmes atteintes de ce problème à la ménopause n'ont pas perdu leur habileté à bien lire, mais plutôt à lire en continu. La lecture ne semble plus automatique. Sally Shaywitz, de l'Université Yale, aux États-Unis, affirme qu'il faut expérimenter afin de trouver la meilleure solution. Pour commencer, si vous lisez par plaisir, ne vous préoccupez pas outre mesure de bien lire chaque mot. Lisez le mot globalement plutôt que de vous concentrer sur chaque syllabe. Lorsque vous devez saisir le sens exact d'un texte, suivez les mots du doigt ou placez une fiche sous la ligne afin de ne pas vous perdre. Faites vos lectures plus complexes le matin ou lorsque votre énergie et votre concentration sont à leur mieux. Une autre idée est d'utiliser une loupe de lecture qui grossit les lettres, mais qui vous aide aussi à vous repérer dans la page. Les livres imprimés en gros caractères peuvent aussi vous faciliter la vie. Certaines femmes disent qu'elles comprennent mieux ce qu'elles lisent lorsqu'elles lisent à voix haute. Il est possible d'écouter des livres sur DVD au lieu de les lire vous-même.

Si vous êtes inquiète à l'idée de faire un discours ou de lire un texte en public, prévoyez quelques répétitions avant le grand jour. Lorsque vous trébuchez sur un mot, soulignez-le ou surlignez-le, puis répétez-le fréquemment à voix haute jusqu'à ce que vous soyez à l'aise avec sa prononciation.

Il faut également souligner que plusieurs femmes voient leur vision changer vers la cinquantaine, et cela peut aggraver leur problème de lecture. Consultez votre médecin afin de savoir si vous avez besoin de lunettes de lecture, de verres sous ordonnance ou d'un éclairage plus direct ou plus vif sur les pages que vous lisez. (Reportez-vous au chapitre 11 pour de plus amples renseignements à ce sujet.)

STRATÉGIES POUR AMÉLIORER VOTRE MÉMOIRE

◆ Améliorez vos habiletés organisationnelles. Prenez des notes. Dressez des listes. Ayez un calendrier ou un agenda sur vous.

◆ Réservez des endroits pour ranger vos affaires. Par exemple, posez un crochet près de la porte du garage où vous pouvez accrocher vos clés et déposez toujours votre sac à main au même endroit quand vous rentrez à la maison.

◆ Réduisez votre tension (stress). En pensant à trop de choses à la fois, vous risquez d'en oublier quelques-unes.

◆ Utilisez des sonneries ou des minuteries pour vous rappeler vos rendez-vous ou vos échéances.

◆ Essayez de découper l'information en parties. Par exemple, il est beaucoup plus facile de se souvenir de 2008 et 2009 que d'un nombre tel que 20 082 009.

◆ Faites des associations, par exemple rappelez-vous le nom de madame Larivière grâce au fait qu'elle habite près d'un cours d'eau. Traduisez les choses à retenir en acronymes, en rimes ou en chansons.

◆ Répétez-vous les choses jusqu'à ce qu'elles soient bien ancrées dans votre mémoire. Revoyez mentalement l'information.

Difficultés au travail

Q. J'ai 51 ans et on vient de m'enlever mon utérus et mes ovaires. J'ai décidé de ne pas prendre d'œstrogène puisque j'avais peu de bouffées de chaleur. Mon problème est que je n'ai plus l'esprit aussi alerte qu'avant ma chirurgie. Cela m'inquiète, car j'occupe un poste très important. L'œstrogène peut-il m'aider ?

R. Peu de recherches ont été menées au sujet de ce problème, mais la petite étude qui a examiné le cas des femmes qui n'ont jamais de bouffées de chaleur a révélé qu'elles n'avaient pas de meilleurs résultats à une batterie de tests de mémoire et de cognition après avoir pris de l'œstrogène pendant trois mois. Il y a des femmes qui prennent des hormones et qui affirment que l'œstrogène les aide à avoir les idées plus claires, mais cette amélioration pourrait être attribuable à l'effet placebo. Certains chercheurs prétendent qu'on obtiendrait des résultats différents s'il y avait une meilleure adéquation entre les symptômes de la postménopause et les tests effectués dans ce type d'étude. D'autres sont d'avis que l'œstrogène convient à certaines femmes et pas à d'autres. Ces deux arguments sont valables, mais il est impossible de prouver l'un ou l'autre en raison du manque de données. Des groupes comme l'American College of Obstetricians and Gynecologists et la North American Menopause Society recommandent de ne pas utiliser les hormones dans le but premier de traiter les troubles cognitifs et de mémoire à l'époque de la ménopause. Si vous voulez en prendre malgré tout, discutez de votre situation avec votre médecin. Même si le traitement ne donne pas les résultats attendus, l'étude WHI indique qu'une femme de 50 ans (sans risque accru de cancer) suivant une thérapie à l'œstrogène seul après une ménopause induite par une chirurgie aura peu d'effets indésirables pendant les sept premières années. Comme toujours, si vous décidez d'essayer l'œstrogène, optez pour la plus petite dose efficace pour la plus courte période possible.

Il y a d'autres facteurs à considérer. Certaines femmes ont des sueurs nocturnes qui ne les réveillent pas la nuit, mais qui diminuent tout de même la qualité de leur sommeil. Si c'était votre cas, l'œstrogène pourrait vous venir en aide. Discutez-en avec votre médecin. Si vous croyez que votre manque d'acuité mentale découle d'un sommeil de mauvaise qualité et n'a rien à voir avec les bouffées de chaleur, faites l'essai des recommandations du chapitre 4 pour améliorer votre sommeil.

Un ralentissement normal ?

Q. Je vis à l'heure actuelle une ménopause naturelle et je ne me sens pas aussi alerte mentalement que dans le passé. Devrais-je me tourner vers l'hormonothérapie ?

R. Si vous avez d'autres symptômes liés à la ménopause, voyez avec votre médecin si vous êtes une bonne candidate à une hormonothérapie à court terme. Les bouffées de chaleur, les sueurs nocturnes et l'insomnie peuvent nuire (directement ou indirectement) à votre acuité mentale. Toutefois, les suppléments hormonaux ne sont habituellement pas conseillés aux femmes dont le seul symptôme est d'avoir les idées troubles. Si votre médecin vous propose tout de même d'essayer les hormones, il est probable qu'il vous prescrira une combinaison d'œstrogène et de progestérone, puisque vous avez toujours votre utérus et avez besoin d'une protection contre un cancer de l'endomètre. Sachez que les chercheurs n'ont pas aussi bien réussi à réduire les troubles de mémoire ou cognitifs avec cette combinaison qu'avec l'œstrogène seul. On ignore pourquoi.

UN CERVEAU EN FORME

Ne vous faites pas d'illusions, il n'existe pas de pilule magique pour préserver le cerveau. En revanche, les chercheurs essaient toujours de définir les choses qui peuvent aider à écarter le risque de démence. À ce jour, ils ont surtout des idées sur ce qui pourrait fonctionner et peu de preuves qu'aucune d'entre elles fonctionne vraiment. Ainsi, les scientifiques savent que les personnes qui consomment plus de légumes feuillus verts et de crucifères (chou, choux de Bruxelles, brocoli) ont moins tendance à développer la démence que celles qui n'en mangent pas. Ils ne peuvent cependant pas prouver que vous réduirez vraiment le risque d'être atteinte de la maladie si vous mangez du brocoli tous les jours.

En fait, la plupart des recommandations tombent dans la catégorie « pourrait aider, ne peut pas nuire ». Selon le National Institute on Aging, en général, ce qui est bon pour le cœur l'est sans doute pour le cerveau. Voilà pourquoi il y a beaucoup de chevauchements entre les facteurs qui rendent une personne vulnérable aux maladies du cœur et ceux qui la rendent vulnérable à la démence.

Dernière nouvelle : votre état de santé vers la cinquantaine pourrait être l'un des meilleurs indicateurs pour déterminer si votre risque de démence va s'accroître ou non à l'avenir. Des chercheurs du Karolinska Institute de Suède ont suivi 1 449 personnes plus âgées pendant 21 ans et ont trouvé que celles qui souffraient d'hypertension artérielle vers la cinquantaine avaient deux fois plus de chances de développer la démence que les autres. La même chose s'est avérée pour les personnes ayant un taux de cholestérol élevé et souffrant d'obésité, caractérisée par un IMC supérieur à 30. (Si vous ne connaissez pas votre IMC, le National Institutes of Health propose un calculateur d'IMC en ligne facile à utiliser à l'adresse www.nhlbisupport.com/bmi); vous pouvez aussi consulter le tableau de la page 377. Les chercheurs ont observé que ces risques sont cumulatifs. Cela

LE POUVOIR DES VITAMINES

De temps à autre, une substance semble avoir des effets positifs sur le fonctionnement du cerveau, mais une fois mise à l'épreuve par les chercheurs, elle ne donne pas les résultats anticipés. En revanche, certaines vitamines, certains suppléments alimentaires et diverses épices semblent avoir un effet bénéfique.

Les vitamines du complexe B. Quels sont les nutriments les plus utiles à la mémoire? Il y a les folates, soit des vitamines du complexe B qui aident à combattre les maladies du cœur et les accidents vasculaires cérébraux; les vitamines B6 et B12, en raison de leur fonction de recyclage de l'homocystéine, un sous-produit de la décomposition des protéines qui bloque les artères. Les résultats d'une étude à long terme du National Institute on Aging portant sur l'alimentation et le vieillissement du cerveau indiquent que la consommation d'au moins l'apport quotidien recommandé en folates (400 microgrammes par jour) peut réduire les risques de la maladie d'Alzheimer de plus de la moitié, sans doute parce qu'ils sont essentiels à la production et au maintien de nouvelles cellules. Plusieurs études

montrent aussi qu'un apport suffisant en folates peut améliorer la mémoire et les capacités langagières des femmes, jeunes et moins jeunes. Naturellement présents dans les légumes verts feuillus (épinards et choux de Bruxelles), dans les fruits (agrumes, fraises et bananes) de même que dans le pain de blé complet, les haricots ou fèves de Lima, les pois, les œufs, le lait, le foie, les rognons et la levure, les folates sont cependant facilement détruits par la cuisson et le traitement. Puisqu'ils sont associés à une réduction des déficiences congénitales, on ajoute des folates aux produits céréaliers vendus aux États-Unis depuis 1998. Lisez bien les étiquettes. Vous pouvez aussi prendre des suppléments d'acide folique ou des multivitamines qui en contiennent. L'apport recommandé en vitamine B6 est de 1,3 à 1,6 milligramme par jour. Il est de 600 microgrammes pour la vitamine B12.

Le curcuma. Dès que les chercheurs ont constaté que le taux de démence chez les habitants de l'Inde était beaucoup plus faible que celui des Occidentaux, ils ont voulu

---

signifie que si vous affichez deux des trois caractéristiques, le risque de démence est multiplié par quatre; et si vous affichez les trois, le risque est multiplié par six. Alors, que pouvez-vous faire pour améliorer vos chances? Voici les meilleures recommandations que nous puissions vous faire.

1. FAITES DE L'EXERCICE PHYSIQUE.

Somme toute, l'exercice semble bon pour tout, même pour le cerveau. L'exercice augmente l'irrigation sanguine du cerveau, en plus d'aider à maintenir un équilibre chimique optimal et de diminuer le taux des hormones du stress. Il atténue aussi les risques de maladies cardiovasculaires,

de diabète et de dépression, problèmes qui sont tous associés à un risque plus élevé de démence.

La marche est un excellent moyen de commencer. Procurez-vous un podomètre et augmentez graduellement à 10 000 pas par jour. Danser est un aussi bon exercice, sinon plus. Une étude publiée dans le *New England Journal of Medicine* en 2003 a révélé que la danse offrait une meilleure protection contre la démence que des activités physiques comme la natation et la bicyclette. C'est peut-être parce que la danse fait intervenir plusieurs aspects à la fois : tenir le rythme, exécuter des mouvements précis et interagir avec d'autres personnes. La savoir pourquoi. Ils se sont rapidement penchés sur l'épice à cari, le curcuma, et plus spécifiquement sur la curcumine, son ingrédient actif, qui est un antioxydant puissant et un anti-inflammatoire reconnu depuis des milliers d'années dans la médecine indienne. (Des études épidémiologiques ont indiqué une corrélation entre la prise d'anti-inflammatoires et un risque moindre de la maladie d'Alzheimer.) Tandis que les études réalisées sur des animaux ont montré des résultats encourageants, les premières études faites sur des humains ont donné des résultats contradictoires. Des chercheurs de l'Alzheimer's Disease Research Center de la UCLA pensent maintenant que des troubles de l'absorption de la substance ont réduit l'efficacité de la curcumine seule. Une fois combinée à des graisses (comme c'est habituellement le cas durant la cuisson), elle semble plus facile à absorber par l'organisme et le cerveau. Les études se poursuivent.

La vitamine E. On a louangé la vitamine E pour ses effets remarquables sur la mémoire, parce qu'elle ralentit l'évolution de la maladie d'Alzheimer (après son diagnostic), et ce, pendant environ sept mois. Elle ne semble toutefois pas cependant prévenir la maladie.

De plus, la prise de mégadoses (plus de 400 UI par jour plutôt que les 30 UI qu'on trouve habituellement dans les multivitamines) a été associée à une augmentation des risques de décès, de maladies du cœur, d'accidents vasculaires cérébraux et de cancer du sein.

Le ginkgo. La majorité des études sur le ginkgo indiquent qu'il ne constitue pas un traitement efficace. Une étude de grande qualité menée en 2008 auprès de 3 000 personnes a révélé que le ginkgo n'aide pas à prévenir la démence.

Les antioxydants. Il n'y a pas très longtemps, on avait espoir que les antioxydants (par exemple le bêta-carotène et les flavonoïdes) et la vitamine C offriraient une protection contre la démence, mais bon nombre des études réalisées dans le but de prouver leur efficacité n'ont pas donné les résultats anticipés. Par exemple, lorsque les chercheurs ont évalué rétrospectivement les habitudes alimentaires des participants à l'étude *Honolulu Asian Aging Study*, ils ont conclu que les personnes consommant des aliments riches en antioxydants avaient autant de chances de développer la démence plus tard dans la vie que les autres.

recherche indique aussi que la pratique d'au moins quatre activités distinctes par jour (par exemple jardiner, faire des exercices de musculation, faire ses courses et suivre des cours de yoga) peut réduire les risques de démence de moitié. Effet secondaire : cette stratégie rend votre vie plus agréable.

L'aérobie et l'entraînement avec poids ont tous deux un effet bénéfique sur le cœur et les os. Vous serez toutefois peut-être étonnée d'apprendre qu'ils améliorent les fonctions « exécutives » du cerveau (priorisation, organisation et multitâche) en augmentant littéralement le volume de « matière grise » (les cellules nerveuses de l'organisme) ainsi que celui de la

« matière blanche » (les fibres conjonctives). Cette amélioration se manifeste de façon marquée en aussi peu que six mois. En outre, on a constaté un meilleur fonctionnement des réseaux liés à la mémoire et à l'attention.

2. Exercez votre cerveau. Ne dit-on pas que les mots croisés et les échecs sont censés vous garder alerte ? En fait, peut-être pas. Si vous faites des mots croisés chaque jour et que vous y excellez, cette activité ne fera pas vraiment travailler votre cerveau. Avec l'âge, il est nécessaire de soumettre le cerveau à des activités à la fois nouvelles et difficiles. Apprendre à jouer d'un instrument de musique ou étudier une langue étrangère peuvent convenir, surtout si ce n'est pas naturel pour vous.

Les personnes ayant un haut niveau de scolarisation (en particulier celles qui peuvent rédiger des textes au vocabulaire riche exprimant des idées complexes) présentent de plus faibles taux de la maladie d'Alzheimer que la population en général. Les chercheurs supposent qu'un cerveau actif et soumis à des défis a une « réserve cognitive » plus développée et résiste mieux aux assauts du vieillissement. Des scintigraphies montrent une atrophie moindre du cerveau avec les années.

Cela signifie-t-il que vous devez vous réorienter et faire un doctorat pour ne pas développer la démence ? Non, mais toutes les activités qui gardent votre cerveau actif et le font travailler ne peuvent que vous faire du bien.

3. SOYEZ SOCIABLE. Les contacts sociaux sont essentiels à la santé du cerveau. En vieillissant, il est souvent plus facile de choisir la voie la moins difficile, celle qui vous fait vous asseoir devant le téléviseur. Enfilez plutôt vos chaussures de danse et valsez jusqu'à la porte. Les contacts sociaux ne font pas que vous protéger contre la démence, ils sont aussi l'une des rares choses qui ralentissent son évolution. Alors, gardez le contact. Formez un club de lecture, inscrivez-vous à des cours, devenez bénévole, organisez une réception. Bref, voyez du monde.

4. CESSEZ DE FUMER. Des études longitudinales ont montré que le tabagisme augmente non seulement vos chances d'avoir des troubles cognitifs en vieillissant, mais qu'il accroît aussi vos risques de souffrir de la maladie d'Alzheimer. Voici un fait encourageant : cesser de fumer a un effet sur le degré de dégradation qui se produira plus tard dans la vie. Ne vous découragez pas si vous n'avez pas encore arrêté.

5. MANGEZ SAINEMENT. Un régime alimentaire équilibré comprenant beaucoup de céréales complètes, de fruits et de légumes ainsi que des produits laitiers faibles en gras et des protéines maigres vous procure de nombreux avantages, y compris la santé du cœur, des taux de cholestérol normaux et un risque moindre de diabète. De plus, on pense qu'une alimentation saine réduit le risque de démence. Si vous avez de la difficulté à bien vous alimenter chaque jour, prenez une multivitamine au petit déjeuner avec votre jus d'orange.

UN COUP DE DÉS

Pour avoir des bras plus fermes, vous ferez plus d'exercices avec les bras. Que faire pour avoir un cerveau plus fort ? Est-il possible de mettre au point des exercices et des jeux visant à améliorer la mémoire, la perception et la vitesse de traitement de l'information chez tous les types de personnes ? À mesure que des preuves s'accumulent pour confirmer que la plasticité du cerveau humain (sa capacité à évoluer et à s'adapter) se maintient tard dans la vie, les chercheurs commencent à accepter cette hypothèse… et les spécialistes de mise en marché se joignent à la parade. Par exemple, Posit Science a mis sur le marché The Brain Gym, développé par Michael Merzenich de la University of California-San Francisco, aux États-Unis. Des essais cliniques aléatoires ont révélé que l'utilisation du Brain Gym pendant huit semaines (à raison de une heure par jour, cinq jours par semaine) pouvait ramener chez certaines personnes les habiletés cognitives et de mémoire à leur niveau de 10 ans auparavant. Des études sont actuellement en cours pour déterminer si le programme est efficace chez les personnes souffrant de trouble cognitif léger ou au stade précoce de la maladie d'Alzheimer.

Des résultats d'essais cliniques montrent aussi que MindFit, un logiciel d'entraînement personnalisé promu par l'organisation sans but lucratif Geron Tech-Israeli Center for Assistive Technology and Aging, peut aussi améliorer la mémoire, l'attention et la perception. Cognifit, le fabricant du logiciel, offre un autre produit conçu pour aider les automobilistes âgés à maintenir leur compétence à conduire. Le logiciel, nommé Golden DriveFit, a récemment obtenu le prix Britain's Prince Michael International Award for Road Safety.

Il y a un autre produit sur le marché, soit Brain Age, de Nintendo. Très populaire au Japon, on l'utilise avec la console portable Nintendo DS d'une valeur approximative de 130 $ US. Le logiciel s'inspire de la recherche du Dr Ryuta Kawashima, un neuroscientifique japonais. Les critiques de jeux ont qualifié Brain Age d'outil à la fois amusant et stimulant (le programme évalue votre « âge » cérébral, puis il vous aide à le rajeunir à l'aide de jeux motivants et d'exercices). Par contre, il semble qu'aucun essai clinique n'ait été mené dans le but d'en vérifier l'efficacité. Nous avons été frappées par le fait que, lorsqu'un journaliste baby-boomer l'a utilisé pour en faire la critique pour le *Wall Street Journal*, le programme a évalué son âge cérébral à 11 ans de plus que son âge réel, puis, après un entraînement intensif d'une journée, il lui a donné l'âge d'une personne de 20 ans, la cote la plus basse du jeu. Si seulement on pouvait arrêter le temps aussi facilement !

Troisième partie

LA SANTÉ POUR LE RESTE DE VOS JOURS

Chapitre 10

Les os

L orsque vous entendez le mot « ostéoporose », vous pensez sans doute
à votre grand-mère penchée au-dessus de sa marchette. Aucun lien avec
vous, bien sûr ? Toutefois, représentez-vous votre chère grand-maman il
y a 30 ou 40 ans. Elle était exactement comme vous, pleinement active et tout
à fait inconsciente de la dévastation qu'allaient subir ses os. Si seulement elle avait
su alors ce que les scientifiques savent aujourd'hui à propos des changements qui
se produisent dans le squelette de la femme à la ménopause !

Dix millions d'Américains de plus de
50 ans souffrent déjà d'ostéoporose – une
détérioration des os qui les rend vulnérables aux fractures – et 34 autres millions
de personnes risquent de développer la
maladie. Les femmes ont de deux à trois
fois plus de chances d'être atteintes que les
hommes, parce que leurs os sont souvent
plus petits au départ. Et voici un fait très
troublant : la moitié des femmes âgées de
plus de 50 ans subiront une fracture liée
à l'ostéoporose. En fait, plus de femmes
meurent des complications de l'ostéoporose que du cancer du sein.

Maintenant que nous avons toute
votre attention, voici quelques nouvelles
encourageantes. L'ostéoporose n'est pas
inévitable. Si vous vous y mettez sérieusement et que vous apportez dès maintenant
quelques changements à votre mode de
vie, vous pouvez aider vos os à faire
leur travail, c'est-à-dire à vous garder
bien forte, bien droite et en bonne santé.
Surveillez votre alimentation et assurez-
vous d'un apport adéquat en calcium
et en vitamine D. Et entreprenez un
programme d'exercices mettant l'accent
sur l'entraînement en endurance et la
musculation, notamment par la marche,
le jogging, la montée d'escaliers, le tennis
et la danse. Croyez-nous, vous en tirerez
de grands bénéfices votre vie durant.

PLUS ENCORE SUR LES OS

Le squelette constitue la charpente de votre corps, protège vos organes et vous permet de bouger. Les os servent aussi à emmagasiner le calcium et le phosphore dans le corps. Comme les os sont des tissus vivants, les changements qu'ils subissent ont toujours une grande incidence sur la santé, et ce, pendant toute la vie. De l'enfance jusqu'à la vingtaine, vos os croissent en longueur et en densité, gagnant lentement en volume jusqu'à l'âge adulte. Leur taille double de la naissance à l'âge de deux ans, double de nouveau jusqu'à l'âge de 10 ans, puis encore une fois avant la fin de la puberté. Après 18 ans, la croissance osseuse se poursuit, mais beaucoup plus lentement; mais dans les 10 années qui suivent, les os devraient accroître leur masse de 10 %.

Le corps fabrique le squelette selon deux processus : d'abord par le modelage osseux (nouvelle construction osseuse), puis par le remodelage osseux (le renouvellement continuel des os existants). Ces deux processus se déroulent simultanément durant l'enfance,

Ce qui peut se produire

❖ Avec l'âge, l'organisme n'absorbe pas autant de calcium et de vitamine D.

❖ La densité minérale osseuse commence à diminuer.

❖ Les risques de fracture augmentent, surtout au niveau des poignets, des hanches et de la colonne vertébrale.

❖ Votre taille peut diminuer graduellement.

quoique le modelage osseux domine. Les constructeurs des os, des cellules appelées « ostéoblastes », travaillent avec le collagène et le calcium ainsi que d'autres minéraux à accroître la longueur et le diamètre des os. Les cellules responsables de la résorption osseuse, appelées « ostéoclastes », font les petits ajustements qui changent la forme et la direction des os au fil de leur croissance. (Les ostéoclastes donnent également accès à une plus grande quantité de calcium lorsque le corps en manque.) Alors que les ostéoclastes pratiquent la résorption osseuse (dégradation et assimilation) des régions usées des os, les ostéoblastes les suivent de près et reconstruisent la structure osseuse. Ces équipes de rénovation remplacent aussi les vieux os qui ont perdu leur ductilité.

Alors que la génétique joue un rôle majeur dans la formation des os, les contraintes que vous imposez à votre corps ont aussi un effet. Les enfants qui transportent de lourdes charges (comme des sacs à dos remplis de livres), qui font plus d'exercice et qui sont en général plus énergiques et plus robustes développent un squelette qui répond aux exigences de leur mode de vie. On constate sans surprise que les jeunes qui pratiquent des sports à impact élevé comme le football ou la corde à sauter ont des corps qui requièrent – et développent – des os plus épais que ceux qui passent tout leur temps devant le téléviseur.

Dès l'âge de 35 ans environ, les ostéoblastes ont de la difficulté à suivre le rythme des ostéoclastes, et la dégradation se fait plus vite que le remodelage. La masse osseuse peut commencer à diminuer quelque peu durant ces années. Puis survient la transition de la ménopause, accompagnée d'une chute du taux d'œstrogène. Les ostéoclastes

Que dire à votre fille

Les os ressemblent à des comptes en banque – plus on y fait de dépôts lorsqu'on est jeune, meilleurs sont les rendements plus tard dans la vie. Les gènes, le milieu de vie et le mode de vie contribuent tous à déterminer la masse osseuse maximale, atteinte vers 30 ans, mais les années les plus critiques se concentrent à la puberté, quand les adolescentes développent jusqu'à 30 % de leur masse osseuse adulte. Voici comment vous pouvez aider votre fille à prendre un bon départ.

❖ **Favoriser l'activité physique.** Petits, les enfants ne tiennent pas en place, mais au début de la préadolescence, ce niveau d'activité peut diminuer de beaucoup. Ce n'est peut-être qu'une phase, mais c'en est une qu'il ne faut pas tolérer. Les jeunes qui développent des os solides ont été actifs durant leur enfance. Cette activité ne se limite pas aux sports organisés, mais inclut aussi la randonnée pédestre, le saut à la corde, la danse, le patinage et même la marche rapide le plus souvent possible. Les femmes qui ont pratiqué des sports dans leur jeunesse ont moins de chances de développer l'ostéoporose. Ayez comme objectif de donner à votre fille une longueur d'avance sur la maladie en l'incitant à faire 60 minutes d'exercice modéré à peu près tous les jours de la semaine.

❖ **Lui fournir une alimentation riche en calcium.** De 9 à 18 ans, l'apport recommandé en calcium est de 1 300 mg par jour, puis diminue à 1 000 mg par jour jusqu'à 50 ans.

❖ **L'inciter à prendre l'air.** Le soleil est la meilleure source de vitamine D, laquelle joue un rôle essentiel dans l'absorption et l'utilisation du calcium. Pour la plupart des gens, 20 minutes d'exposition au soleil sans écran solaire permettent à l'organisme de produire une quantité suffisante de vitamine D. Il est toutefois crucial d'appliquer un écran solaire après cette brève exposition au soleil.

❖ **L'aider à atteindre son poids idéal.** Cela signifie ni trop – ni trop peu. Les filles anorexiques qui voient leurs règles cesser risquent d'avoir une faible masse osseuse et de subir des fractures, en plus de souffrir d'ostéoporose plus tard dans la vie. La pratique excessive d'exercices dans le but de maintenir un faible poids est aussi mauvaise pour les os. Toute jeune femme en santé dont les règles cessent sans qu'elle soit enceinte devrait s'inquiéter pour ses os.

❖ **L'avertir des risques liés au tabagisme et à la consommation d'alcool.** Il y a beaucoup de raisons d'éviter le tabagisme et la consommation d'alcool à l'adolescence. En voici une autre : ils empêchent l'organisme de développer une masse osseuse maximale, ce qui augmente les risques de fracture et d'ostéoporose précoce.

---

prennent alors le dessus et fonctionnent 20 % plus qu'avant ; les ostéoblastes ne peuvent en faire autant, et la différence de productivité a pour résultat une perte osseuse. Pour empirer les choses, le taux d'œstrogène réduit signale aux intestins d'absorber moins de calcium, aux reins d'évacuer davantage et à la vitamine D d'être moins active. Il n'est pas étonnant que la masse osseuse s'amenuise !

Durant la transition de la ménopause, les os des hanches perdent en général

Quand consulter le médecin

Les symptômes d'ostéoporose sont cachés. Trop de femmes ne savent pas qu'elles en souffrent avant de se fracturer un os. Vous devriez vous inquiéter si vous constatez que votre taille diminue graduellement et que vous observez une légère courbure dans le haut du dos. Voici d'autres signes avant-coureurs :

❖ Une douleur intense et soudaine au dos (qui pourrait indiquer une fracture par tassement vertébral);

❖ Une perte osseuse dans la région des dents et de la mâchoire, qui apparaît habituellement sur les radiographies dentaires;

❖ De la difficulté à vous lever d'une chaise sans l'aide de vos bras (un signe de faiblesse musculaire qui pourrait vous prédisposer à des chutes).

environ 0,5 % de densité osseuse par an pendant cinq à sept ans. Ils en perdent de 5 à 7 % de plus en raison de la diminution du taux d'œstrogène qui survient les deux ou trois années précédant la ménopause et les trois ou quatre ans qui la suivent. La perte de masse osseuse dans la colonne vertébrale commence environ 18 mois avant vos dernières règles. Cet amincissement des os causera une perte de densité osseuse d'environ 10,5 % en huit ans. Si la génétique et votre mode de vie vous désavantagent, cette perte peut atteindre jusqu'à 5 % de plus par an. Une fois que cette détérioration rapide déclenchée par la ménopause ralentit, les femmes voient leurs os s'amincir en raison de l'âge à la même vitesse que ceux des hommes.

Au cours des récentes années, les scientifiques ont commencé à reconnaître que les changements qui touchent les os à la ménopause sont très différents de ceux qui surviennent à d'autres périodes de la vie. Les femmes qui approchent de la ménopause perdront rapidement de 5 à 10 % de l'os cortical et de 20 à 30 % de leur masse osseuse trabéculaire, soit les tiges et les travées de soutien de l'intérieur des os. La détérioration de

l'os trabéculaire pourrait conduire à un ensemble de tiges et de travées brisées, qui ne tiennent plus à rien, et donc à un diagnostic d'ostéoporose. Nul besoin de dire que les os qui sont principalement trabéculaires – par exemple la hanche, la colonne vertébrale, le poignet et le bassin – deviennent particulièrement vulnérables aux fractures en cas de chute.

Quatre ou cinq ans après la ménopause, la vitesse à laquelle se déroule la résorption osseuse diminue, mais les os corticaux et trabéculaires continuent de s'amincir. Au cours des 30 ans qui suivront, les femmes perdront en moyenne encore 20 à 25 % de leur densité osseuse à cause de taux d'hormones plus faibles, d'un mode de vie plus sédentaire et d'une absorption moins efficace du calcium et de la vitamine D. Ce dernier problème peut mener à une chute significative du taux de calcium dans le sang. Cela incite les quatre glandes parathyroïdes situées dans le cou à libérer la parathormone (PTH) à signaler au corps de soutirer plus de calcium des os, ce qui a pour effet d'affaiblir encore plus la charpente osseuse. À ce stade, même de petits retraits de minéraux peuvent

UN SURVOL DES FACTEURS DE RISQUE

L'ostéoporose peut toucher tout le monde, mais le risque est plus grand chez les femmes de 50 ans et plus (les femmes peuvent perdre jusqu'à 20 % de leur masse osseuse à l'époque de la ménopause). Voici d'autres facteurs de risque :

◆ Des antécédents de fractures, surtout si elles ont été causées par des traumatismes à faible impact;

◆ Une origine caucasienne ou asiatique;

◆ Une puberté tardive;

◆ Une faible masse osseuse;

◆ Des antécédents de fractures chez des parents au premier degré (mère ou sœur);

◆ Des antécédents familiaux d'ostéoporose ou maladies des os associées;

◆ Une diminution de la taille;

◆ Un corps mince ou une petite stature (moins de 58 kg ou 127 lb, ou un IMC inférieur à 20);

◆ Un taux d'œstrogène faible à la suite d'une ménopause prématurée ou induite chirurgicalement;

◆ De l'anorexie ou de la boulimie;

◆ Un arrêt temporaire des règles causé par un excès d'exercice physique;

◆ Un mode de vie sédentaire;

◆ Le tabagisme;

◆ La consommation excessive d'alcool;

◆ Un faible apport en calcium;

◆ Une carence en vitamine D;

◆ La prise de corticostéroïdes (prednisone ou cortisone) ou d'anticonvulsivants;

◆ Des maladies ou des troubles qui sont des causes secondaires de l'ostéoporose (voir l'annexe I).

---

entraîner l'ostéoporose chez les femmes en bonne santé.

La nature essaie de rétablir l'équilibre en stimulant le processus de modelage osseux. Le corps génère de l'os cortical dans le cas où la perte de matière à l'intérieur des os devient trop importante. Cela a un effet positif, puisque les os ayant un plus grand diamètre se brisent plus difficilement que les os plus étroits. Pour bon nombre de femmes cependant, cette aide ne suffit pas.

Certaines femmes ont plus de problèmes que d'autres avec leurs os, parce qu'elles n'ont pas atteint leur densité osseuse maximale pendant leur jeunesse. Une adolescence passée sur le sofa à manger des aliments vides n'offre pas la combinaison adéquate d'exercice et d'apport quotidien en calcium, en vitamines essentielles et en nutriments nécessaires pour développer leurs os au maximum. Les femmes souffrant d'anorexie et de boulimie présentent également des risques élevés, comme celles qui ont pris des stéroïdes à long terme (comme la prednisone) ou qui fument. Les jeunes femmes chez qui les règles s'arrêtent pendant de longues périodes en raison d'un excès d'exercices ou d'un état pathologique pourraient avoir des os plus fragiles qu'elles ne le croient. En outre, il y a des femmes prédisposées génétiquement à avoir des os de petit diamètre. Peu importe la cause, quand les femmes qui ont au départ une masse osseuse inférieure à la moyenne atteignent l'étape de résorption osseuse rapide de la ménopause, elles

OS NORMAL

OS OSTÉOPOROTIQUE

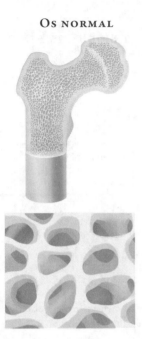
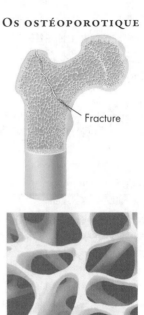

Fracture

OS EN SANTÉ ET OS POREUX

À l'intérieur de la surface dure des os il y a tout un réseau de tiges et de travées de soutien qu'on appelle l'os trabéculaire. Lorsque vous êtes jeune et en bonne santé, l'os trabéculaire est robuste (illustration de gauche). Avec l'âge cependant, cet échafaudage peut se relâcher avec les tiges et les travées qui s'amincissent et s'affaiblissent (illustration de droite). Quand cela se produit, le risque de fracture en cas de chute est plus élevé. Un test de densité minérale osseuse peut indiquer la quantité d'os trabéculaire perdue.

peuvent rapidement se retrouver avec le squelette de femmes ayant quelques décennies de plus qu'elles.

La dentition fournit assez tôt des indices additionnels; des dentistes affirment avoir constaté une perte osseuse entre les dents de femmes dans la trentaine. Une autre catégorie de femmes à risque élevé d'ostéoporose regroupe celles qui ont une ménopause prématurée ou une ménopause induite avant 40 ans.

Les connaissances grandissantes quant au fonctionnement des os permettent de mettre au point des traitements et des médicaments plus efficaces. Par conséquent, on perçoit de plus en plus l'ostéoporose comme une maladie à la fois évitable et traitable. Les médicaments

les plus populaires réduisent efficacement le taux de résorption osseuse, et les plus récents favorisent le remodelage des os. Si vous vous inquiétez du risque que vous courez, demandez à votre médecin de subir un test de densité minérale osseuse. En combinant une bonne alimentation, un programme d'exercices adapté et une thérapie médicamenteuse, le cas échéant, il est possible de réduire grandement les risques de fracture à l'avenir.

POINTS À SURVEILLER POUR LES OS

Peut-être avez-vous des antécédents familiaux d'ostéoporose ou venez-vous de vous fracturer un os sans arriver à croire qu'un accident si bénin ait pu causer autant de dommages. Ou alors, peut-être êtes-vous à la périménopause et comprenez-vous qu'il est temps de vous préoccuper de vos os. Peu importe, voici les principaux aspects auxquels votre médecin devrait s'intéresser lorsqu'il évalue la santé de vos os.

ÂGE. À l'époque de la ménopause, la densité minérale osseuse diminue plus rapidement chez les femmes que chez les hommes. Ce phénomène survient parce qu'elles ne profitent plus de l'effet protecteur de l'œstrogène pour les os. Le risque est plus grand pour les femmes qui vivent une ménopause prématurée.

TAILLE. Idéalement, le médecin devrait mesurer votre taille avec la même toise que les années passées. Qu'il puisse le faire ou non, assurez-vous de lui signaler toute diminution de votre taille. Une diminution significative pourrait signaler des fractures par tassement des vertèbres, un symptôme majeur d'ostéoporose.

POIDS. Le médecin doit connaître non seulement votre poids actuel, mais aussi votre historique en la matière. Vos antécédents alimentaires sont également importants, surtout si vous avez déjà souffert d'un trouble de l'alimentation. Une nutrition inadéquate, surtout durant l'adolescence, peut fragiliser les os de façon permanente.

ANTÉCÉDENTS DE FRACTURES. Vous êtes-vous déjà fracturé un os? Qu'en est-il des membres de votre famille immédiate? Les fractures causées par un traumatisme à faible impact sont les plus significatives. Votre médecin voudra aussi savoir s'il y a des cas d'ostéoporose ou d'autres maladies des os dans votre famille.

EXERCICE. À quelle fréquence faites-vous de l'exercice? Votre entraînement comporte-t-il des exercices de musculation? Vos règles ont-elles déjà cessé en raison d'un excès d'exercice? Une période prolongée sans règles peut accroître la fragilité des os.

MÉDICAMENTS. Dressez une liste des médicaments que vous prenez et apportez-la à votre rendez-vous. Le médecin voudra aussi savoir si vous avez déjà pris des glucocorticoïdes,

COMMENT TROUVER LE BON MÉDECIN

Beaucoup de gens font traiter leur ostéoporose par leur omnipraticien ou leur gynécologue. D'autres consultent un spécialiste des troubles musculaires ou articulaires (un rhumatologue ou un orthopédiste) ou encore un spécialiste des troubles hormonaux (endocrinologue). Si vous recherchez un médecin plus spécialisé, demandez à votre omnipraticien de vous recommander quelqu'un ou téléphonez à l'hôpital général ou à l'école de médecine de votre région pour savoir s'il y a un département spécialisé en ostéoporose ou en maladies métaboliques des os. Les cliniques de santé pour femmes ou les centres de la ménopause peuvent aussi vous aider.

Avant de prendre un rendez-vous, la National Osteoporosis Foundation recommande de prendre quelques renseignements sur le médecin traitant. A-t-il une formation particulière liée à l'ostéoporose? Quel pourcentage de ses patients sont-ils atteints d'ostéoporose? Possède-t-il l'équipement nécessaire pour mesurer la densité minérale osseuse sur place? Pour obtenir de l'aide supplémentaire, reportez-vous au répertoire de professionnels du site Web de la National Osteoporosis Foundation (www.nof.org).

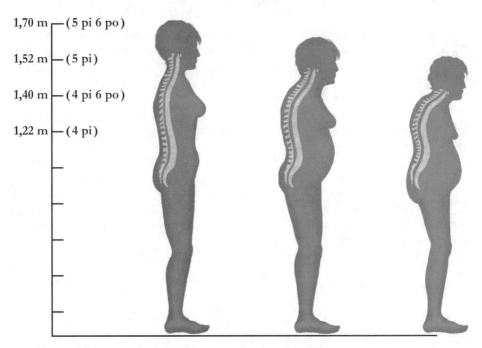

1,70 m — (5 pi 6 po)

1,52 m — (5 pi)

1,40 m — (4 pi 6 po)

1,22 m — (4 pi)

LA COLONNE VERTÉBRALE AU FIL DU TEMPS

Avec l'âge, il se produit de la résorption osseuse dans la colonne vertébrale. Ce processus débute environ 18 mois avant vos dernières règles. Au cours des huit années subséquentes, la densité minérale osseuse de la colonne vertébrale diminuera de plus de 10 %. Suivra un amincissement des os lié au vieillissement qui pourrait se poursuivre le reste de votre vie. Cette perte osseuse est à l'origine de la « bosse de sorcière », une déformation ostéoporotique postménopausique qui apparaît chez certaines femmes plus âgées.

des anticonvulsivants, une hormone thyroïdienne ou un agoniste de la gonado-libérine. Tous ces médicaments peuvent diminuer la force des os.

TABAGISME. Que vous le fassiez maintenant ou que vous ayez cessé, fumer est toujours mauvais pour les os – et pour tout le reste.

CONSOMMATION D'ALCOOL. Des antécédents de consommation excessive d'alcool constituent un signal d'alarme.

ALIMENTATION. Votre alimentation vous fournit-elle suffisamment de calcium et de vitamine D ? En absorbiez-vous assez par le passé ? À combien s'élève votre apport quotidien en fruits, en légumes, en produits céréaliers complets, en sodium, en protéines et en caféine ? Prenez-vous des suppléments alimentaires ?

HISTORIQUE DE FERTILITÉ. À quel âge avez-vous eu vos premières règles ? Combien de grossesses avez-vous vécues ? Quel intervalle y a-t-il eu entre les accouchements ? Avez-vous allaité ? Avez-vous des antécédents de règles irrégulières ? Toutes ces questions déterminent le temps durant lequel l'œstrogène protège vos os.

STADE DE LA MÉNOPAUSE. Où en êtes-vous dans votre transition ménopausique ? Cette information est importante en particulier si vos règles ont cessé plus tôt

LA MESURE DE LA DENSITÉ MINÉRALE OSSEUSE

Il n'y a pas lieu de vous inquiéter si votre médecin vous fait subir un test de densité minérale osseuse. Ce test est indolore et dure habituellement moins de 15 minutes. Il y a plusieurs types de mesures. Le test le plus fiable est l'absorptiométrie à rayons X en double énergie (DEXA) de la colonne vertébrale et de la hanche (et parfois du poignet). Il utilise deux faisceaux de rayons X afin de mesurer l'épaisseur de l'os, une mesure utile pour prédire les risques de fracture. Un bras balaie votre corps tandis que vous êtes allongée. Ce test permet de faire un suivi des changements de densité osseuse qui surviennent au fil des ans et de déterminer si les traitements sont efficaces. Malheureusement, il ne convient pas à tout le monde. Il ne donne pas de résultats exacts chez les personnes qui ont subi une chirurgie de la colonne vertébrale, qui présentent une déformation de la colonne vertébrale ou qui souffrent d'arthrite dans le bas de la colonne. La DEXA n'est pas utile non plus chez les personnes qui ont eu un remplacement de la hanche. Un autre test, la tomodensitométrie quantitative, analyse la densité minérale osseuse de la colonne vertébrale à l'aide de logiciels et crée une image en 3D. Il offre entre autres l'avantage de fournir plus d'information au médecin sur la qualité de vos os que la DEXA, mais vous expose à une plus forte dose de rayonnement.

Si vous avez plus de 30 ans, les résultats sont présentés sous la forme d'un T-score (voir ci-contre), qui vous compare à une femme à l'âge où elle a sa masse osseuse maximale. Les Z-scores, qui peuvent même être utilisés pour les enfants, vous comparent à d'autres personnes de votre âge. Un T-score supérieur à -1,0 est considéré comme normal. Des résultats de -1,0 à -2,5 vous classent parmi les personnes ostéopéniques, c'est-à-dire dont la masse osseuse est faible quoique stable. Si vous obtenez -2,5 ou moins, c'est que vous souffrez d'ostéoporose. Vos risques de fracture doublent pour chaque point sous zéro. En vieillissant, il est probable que vos T-scores se dégraderont. Et même s'ils ne changent pas avec les années, vos os deviendront plus fragiles avec le temps. Une femme de 60 ans avec un T-score de -1,5 présente moins de risques de fracture que cette même femme à 85 ans avec le même T-score. La plupart des femmes devraient faire mesurer leur densité minérale osseuse tous les deux ans, et celles qui présentent des risques particuliers ou qui souffrent d'ostéoporose doivent se soumettre à ce test plus souvent.

Les chercheurs essaient de trouver de nouvelles façons de prédire les risques de fracture d'une personne au moyen de marqueurs biochimiques, mais les avis sont très partagés quant à l'utilisation qu'on devrait faire des résultats des tests, même les plus fiables. Faut-il traiter toute personne obtenant un score inférieur à un seuil préétabli? Cette question soulève de houleux débats. Les femmes ostéopéniques représentent la moitié des cas de fractures des os fragiles. Devrait-on les soumettre à un traitement de routine, comportant des médicaments qui ont des effets indésirables graves, même si elles ne sont que dans la quarantaine ou la cinquantaine? Beaucoup d'experts répondent non à cette question; certains d'entre eux refusent même de prescrire des médicaments aux jeunes femmes atteintes de résorption osseuse massive, car on n'a pas déterminé combien de temps il est sécuritaire de les prendre. Ils affirment qu'il faut tout essayer avant de s'y résoudre. L'Organisation mondiale de la santé tente d'arriver à un consensus quant aux solutions à proposer à ces femmes. Entretemps, si vous avez moins de 80 ans et présentez une faible masse osseuse, obtenez l'opinion d'un spécialiste des os avant de commencer à prendre ces médicaments.

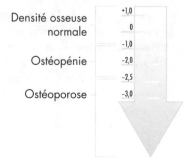

Densité osseuse normale	+1,0
	0
	-1,0
Ostéopénie	-2,0
	-2,5
Ostéoporose	-3,0

que la normale ou si votre ménopause a été induite chirurgicalement. Prenez-vous des médicaments contre vos symptômes ménopausiques?

MALAISES, DOULEURS ET POSTURE. Ressentez-vous de la douleur dans le dos, les hanches ou l'aine? Avez-vous souffert de scoliose (incurvation latérale de la colonne) durant votre enfance? Votre colonne vertébrale montre-t-elle des signes de déformation ou une courbe vers l'extérieur dans la partie supérieure?

PERTE DES DENTS. Cela pourrait être un signe de résorption osseuse dans la mâchoire.

ANTÉCÉDENTS MÉDICAUX. Parmi les signaux d'alarme figurent l'endométriose, la polyarthrite rhumatoïde, l'hyperthyroïdisme, la maladie des parathyroïdes, les affections rénales ou les calculs rénaux et le syndrome de malabsorption.

MAUVAIS ÉQUILIBRE OU TROUBLES DE LA VISION. Il est important de s'occuper de ces problèmes, car ils génèrent des risques de chute.

Selon ce qu'il aura appris grâce à ce questionnaire, votre médecin pourrait demander ce qui suit :

TESTS DE LABORATOIRE. Il peut s'agir d'une variété d'analyses sanguines (numération globulaire, taux de sédimentation des érythrocytes, calcium et phosphore sériques, phosphatase alcaline sérique, albumine sérique, thyréostimuline [TSH], hormone parathyroïde et vitamine D) ainsi que des tests d'urine (excrétion urinaire de calcium sur 24 heures, calcium, cortisol, réticulation à l'aide du pyridinium et N-télopeptides). Votre médecin

pourrait aussi exiger des tests rénaux et hépatiques.

TEST DE DENSITÉ MINÉRALE OSSEUSE. Le numéro de série de l'appareil ainsi que le nom du technicien traitant doivent apparaître dans votre dossier médical. Les résultats d'autres tests sont plus fiables si les tests sont effectués sur le même appareil et par la même personne.

TOUT SUR LE CALCIUM

Un apport adéquat en calcium est essentiel votre vie durant, et particulièrement pendant la transition ménopausique, alors que les femmes perdent rapidement de leur densité osseuse. Le corps obtient le calcium de deux sources : les aliments que vous consommez et vos os (qui, avec vos dents, stockent 99 % du calcium total de votre organisme). Plus vous absorbez de calcium alimentaire, moins vous devez en soutirer de vos os. Alors, quelle est donc la meilleure façon de l'obtenir ?

En général, il est bon de vous concentrer d'abord sur votre alimentation. Les personnes qui comblent leurs besoins en calcium par la nourriture tendent à avoir une meilleure santé générale, et on sait que l'organisme absorbe plus efficacement le calcium d'origine alimentaire. Au début, incluez dans votre alimentation des produits laitiers faibles en gras ou allégés ainsi que des jus et des céréales enrichis de calcium (les étiquettes indiquent la quantité exacte par portion). (Voir la page 263.)

Tenez un journal de votre absorption de calcium pendant quelques jours afin de savoir combien vous en consommez. Si vous n'atteignez pas les 1 200 mg recommandés, vous devriez prendre un supplément de calcium. Vous ne serez pas la seule. Les suppléments de calcium figurent parmi les suppléments alimentaires les plus vendus aux États-Unis, leur vente totalisant près d'un milliard de dollars chaque année. Ils viennent sous deux principales formes : le carbonate de calcium (provenant du calcaire et des coquilles d'huîtres, présent dans des produits comme Tums, Viactiv et d'autres comprimés) et le malate de citrate de calcium (utilisé dans les jus). Le carbonate de calcium est plus populaire, car il est bon marché et facile à prendre. Il importe cependant de vous rappeler qu'aucune de ces formes ne contient 100 % de calcium. Les comprimés de carbonate de calcium contiennent 41 % de calcium; le citrate de calcium en contient seulement 21 %, mais le corps l'absorbe un peu mieux. La quantité de calcium que vous absorbez des suppléments dépend de la quantité que vous prenez à la fois et du fait que vous les preniez avec de la nourriture ou non (le carbonate de calcium est mieux absorbé avec de la nourriture). Vous tirez le plus de calcium des suppléments lorsque vous prenez 500 mg ou moins à la fois. Évitez les suppléments de calcium qui contiennent des fibres ou du fer, car ils en réduisent l'absorption. Certaines personnes qui prennent des suppléments se plaignent de flatulences, de ballonnements et de constipation. Le cas échéant, prenez vos suppléments avec vos repas, essayez d'autres marques ou répartissez-les au cours de la journée. Un autre inconvénient des suppléments est qu'ils peuvent interférer avec vos médicaments sous ordonnance ou en vente libre. Consultez votre médecin si vous prenez l'un des médicaments qui suivent : de la digoxine, de la lévothyroxine, de la tétracycline, des anticonvulsivants, certains diurétiques, des glucocorticoïdes ou des fluoroquinolones.

Enfin, sachez que vous pouvez prendre trop de calcium. L'Institute of Medicine, un groupe scientifique consultatif sans but lucratif, recommande de ne pas ingérer au-delà de 2 500 mg par jour. Cependant, certains médecins avisent leurs patients de rester sous la barre des 2 000 mg. Trop de calcium peut nuire à la capacité de l'organisme à métaboliser d'autres minéraux, notamment le fer et le magnésium. Mais ne vous inquiétez pas outre mesure, il est rare de dépasser la dose de calcium tiré des aliments ou des suppléments. Une carence en calcium est beaucoup plus problématique. La femme à la postménopause moyenne n'en consomme que 700 mg par jour !

Lait maternel

Q. J'ai allaité mes trois enfants. Cela augmente-t-il le risque de souffrir d'ostéoporose ?

R. L'allaitement vous en fait aussi perdre un peu plus. Mais elle revient à son niveau d'avant votre grossesse en un an environ après que vous avez sevré le bébé et que vous ovulez de nouveau, si vous avez une alimentation saine. Ainsi, la grossesse et l'allaitement ne nuisent pas aux os chez la majorité des femmes. D'ailleurs, les données montrent que les femmes qui ont eu des enfants trois fois ou plus sont moins susceptibles de subir une fracture de la hanche que celles qui n'ont jamais eu d'enfants. Bien sûr, il y a quelques exceptions à ce portrait rassurant : les femmes qui entrent en ménopause tout de suite après une grossesse ou une période de sevrage, et celles qui avaient déjà reçu un diagnostic d'os fragiles avant leur grossesse.

LES HAUTS ET LES BAS DU CALCIUM

Un réapprovisionnement quotidien en calcium est essentiel pour assurer des os solides. La quantité précise à absorber chaque jour varie selon l'âge de la personne, mais on l'estime à 1 200 mg par jour pour les femmes de plus de 50 ans. Beaucoup de médecins croient cependant que les femmes à la postménopause qui ne suivent pas une œstrogénothérapie devraient en prendre 1 500 mg par jour.

VOLEURS DE CALCIUM

Par malheur, certains aliments peuvent «dérober» le calcium de votre organisme. Voici les principaux coupables.

Protéines. On a prouvé que de grandes quantités de protéines alimentaires, surtout animales, peuvent lessiver le calcium. Il y a encore de la recherche à faire, mais entretemps, surveillez de très près votre apport en calcium si vous faites un régime tel que le régime Atkins ou si vous consommez une grande quantité de protéines en poudre, en boissons ou en barres. N'éliminez cependant pas trop de protéines… les gens âgés dont l'apport protéinique est insuffisant ont davantage de risques de souffrir d'ostéoporose.

Alcool. Prendre plus de sept consommations par semaine peut perturber l'équilibre calcique de l'organisme. Les taux de calcium dans le sang sont en partie régulés par la parathormone (PTH) et la vitamine D. Si vous consommez trop d'alcool pendant une longue période, votre taux de PTH augmente, ce qui épuise vos réserves de calcium. L'alcool nuit aussi à la production d'enzymes hépatiques et rénales qui aident à métaboliser la vitamine D. Pire encore, il diminue l'équilibre, ce qui accroît les risques de chute. Limitez-vous donc à un verre d'alcool par jour; cela correspond d'ailleurs à la définition du gouvernement américain d'une consommation «modérée» chez la femme.

Sel. Cet aliment de base augmente l'excrétion de calcium dans l'urine. Le gouvernement américain recommande de limiter l'apport sodique à 2 400 mg par jour, bien que bon nombre d'Américains en consomment plus de 6 000 mg quotidiennement. (Cela signifie également que les gens qui ont une alimentation faible en sodium peuvent avoir besoin de moins de calcium.)

Oxalates. Les aliments comme les épinards, les légumineuses, la rhubarbe et les patates douces contiennent des oxalates, qui réduisent l'absorption du calcium. Cela ne veut pas dire qu'il ne faut pas en manger; assurez-vous simplement que vous tirez la quantité quotidienne de calcium recommandée d'autres aliments ou de suppléments. Mieux encore, essayez les épinards à la crème : des produits laitiers pour le calcium et tous les nutriments du légume.

Intolérance au lactose

Q. J'aime bien les produits laitiers, mais ce n'est pas réciproque. Je souffre d'une intolérance au lactose et même un demi-verre de lait me donne des crampes d'estomac. Dois-je obtenir tout mon calcium de suppléments ? Existe-t-il une autre façon d'avoir une alimentation riche en calcium ?

R. D'abord, vous êtes loin d'être seule. L'intolérance au lactose est étonnamment répandue, affligeant plus de 30 millions d'Américains. Elle s'explique par une insuffisance en lactase, une enzyme produite dans l'intestin grêle qui permet de digérer le lactose, le sucre naturel du lait. Sans lactase, le lactose du lait se transforme en un type de laxatif

ALIMENTS RICHES EN CALCIUM

Les produits laitiers sont une excellente source de calcium, sans oublier de nombreux fruits, légumes, céréales et noix. Une autre façon d'obtenir du calcium consiste à ajouter du lait en poudre allégé (52 mg par 15 ml ou 1 c. à soupe) à vos recettes. Les emballages fournissent habituellement des tables d'équivalence.

	Portion	Calcium (mg)
PRODUITS LAITIERS		
Lait (allégé)	250 ml (8 oz)	302
Lait (complet)	250 ml (8 oz)	291
Yaourt nature (faible en gras)	250 ml (8 oz)	300
Fromage cottage	500 ml (2 tasses)	276
Cheddar (râpé)	43 g (1½ oz)	306
Glace à la vanille	250 ml (½ tasse)	85
PRODUITS NON LAITIERS		
Jus d'orange (enrichi de calcium)	200 ml (6 oz)	200 à 260
Céréales froides (enrichies de calcium)	250 ml (1 tasse)	100 à 1 000, selon la marque
Sardines (dans l'huile, avec arêtes)	85 g (3 oz)	324
Saumon (en boîte)	85 g (3 oz)	181
Pain de maïs	1 morceau	162
Amandes (effilées)	250 ml (1 tasse)	236
Fèves de soja (vertes, bouillies)	250 ml (1 tasse)	266

dans l'intestin. En un rien de temps, vous souffrez de crampes abdominales, de flatulences et de diarrhée.

Ne vous découragez pas. Beaucoup d'aliments, y compris certains produits laitiers, ont une forte teneur en calcium tout en étant faible en lactose. Le yaourt, avec ses cultures actives vivantes, peut être assimilé, car il contient de la lactase bactérienne. Vous pouvez aussi consommer des fromages à pâte dure comme le suisse, le cheddar, le parmesan et le colby. Au cours de leur fabrication, le lactose est pulvérisé et il n'en reste qu'une quantité minime. Beaucoup de magasins vendent aussi du lait réduit en lactose ou sans lactose. Le lait de soja et le jus d'orange enrichis de calcium sont deux autres possibilités. Il y a d'autres aliments enrichis de calcium, y compris des céréales, des barres tendres et des pâtes. Lisez les étiquettes. Les sardines en boîte (324 mg de calcium dans 85 g ou 3 oz) et le saumon en boîte (181 mg) sont de bonnes sources de calcium. D'autres aliments encore, dont le thon, le tofu, les légumineuses et le pain enrichi, vous aideront à combler votre apport quotidien.

Pour terminer, des études montrent qu'il est possible de développer une tolérance aux produits laitiers. Au début, ajoutez une faible quantité d'un produit laitier à vos repas, puis augmentez graduellement votre apport.

Une dose de soleil

Q. J'ai lu que la vitamine D joue un rôle tout aussi important que le calcium dans la protection des os. Mais peut-on vraiment en obtenir une quantité suffisante dans les aliments ? Les suppléments sont-ils l'unique solution ?

R. La vitamine D aide une personne à maintenir des taux sanguins normaux de calcium et de phosphore, en plus d'offrir une protection contre plusieurs maladies des os, y compris l'ostéoporose, le rachitisme et l'ostéomalacie, une décalcification osseuse anormale. Elle joue aussi un rôle important dans le maintien de la force musculaire et peut même éviter l'hypertension artérielle, la dépression et les maladies auto-immunes comme la sclérose en plaques, la polyarthrite rhumatoïde et le diabète. De plus, il existe des preuves qu'elle pourrait aider à prévenir, voire à ralentir, l'évolution des cancers et des tumeurs, quoiqu'il faille poursuivre la recherche – notamment sur l'effet de la vitamine D sur les cancers du côlon ou du sein.

Compte tenu de tous ces bienfaits, il n'est pas étonnant qu'une carence en vitamine D représente un risque pour la santé. La moitié des femmes postménopausiques chez qui on a diagnostiqué une ostéoporose ou qui ont été hospitalisées par suite d'une fracture de la hanche affichent une carence en vitamine D. Une étude de la clinique Mayo réalisée en 2003 a révélé que 90 % des personnes se plaignant de douleur musculo-squelettique chronique, mais aspécifique, montraient aussi une insuffisance en vitamine D.

Une femme adulte de 50 ans ou moins devrait absorber 200 UI de vitamine D par jour. Après 51 ans, l'apport quotidien recommandé double à 400 UI; à 71 ans, il grimpe à 600 UI. Les médecins traitant les femmes atteintes d'ostéoporose leur recommandent souvent d'augmenter leur apport en vitamine D à 800 UI. Certains chercheurs ont réclamé une révision des normes gouvernementales au regard de la vitamine D tant aux États-Unis qu'au Canada.

Quelle est la meilleure source de vitamine D? Vous pouvez commencer par un verre de lait; on y a ajouté environ 100 UI. Les produits laitiers n'en contiennent pas tous autant, toutefois. Le lait qui entre dans la fabrication de la plupart des fromages, des glaces et des yaourts n'est pas enrichi de vitamine D. En revanche, certains jus d'orange et certaines céréales froides le sont. Lisez les étiquettes pour vérifier si vos produits préférés en contiennent. Il y a de la vitamine D dans un bon nombre de poissons, notamment le hareng, le maquereau, le saumon, le thon et la sardine. L'huile de foie de morue est une autre excellente source, si vous en supportez le goût. Quinze millilitres (1 c. à soupe) en contiennent 1 360 UI.

Une des façons les plus simples d'absorber de la vitamine D est de faire une marche au soleil. Les rayons ultraviolets de la lumière solaire déclenchent la fabrication de vitamine D par la peau. Étant donné notre grande sensibilisation aux risques de cancer de la peau, la plupart des gens s'enduisent d'écrans solaires pour éviter l'effet des rayons ultraviolets. Il vous faudra trouver un juste milieu. Si vous avez le teint clair, exposez votre visage, vos bras, vos mains et votre dos au soleil de 5 à 15 minutes au moins deux fois par semaine (sans écran solaire) pendant la saison chaude. Si vous avez le teint foncé, vous pouvez vous permettre quelques minutes de plus, sans toutefois faire d'excès. Surveillez l'heure, et dès que le temps est écoulé, appliquez un écran d'un facteur FPS d'au moins 15. Gardez en tête qu'il ne s'agit pas d'une solution permanente pour tout le monde. Par exemple, les chercheurs ont déterminé qu'entre novembre et février l'ensoleillement n'est pas suffisant à Boston, aux États-Unis, pour déclencher la synthèse de la vitamine D. La pollution est un autre facteur qui diminue l'exposition au soleil. Si vous vivez dans un climat pluvieux ou plus froid, vous aurez besoin de trouver d'autres sources. De plus, en vieillissant, la peau effectue plus difficilement la synthèse de la vitamine D.

C'est là qu'interviennent les suppléments. Beaucoup de magasins de produits de santé vendent de la vitamine D, bien qu'elle soit parfois difficile à trouver. Certains comprimés de calcium contiennent de la vitamine D, ainsi que plusieurs multivitamines. Lisez les étiquettes pour vous assurer de consommer suffisamment de vitamine D pour votre âge; vérifiez aussi si votre supplément contient du calciférol, la forme la plus active de la vitamine.

Petite bonne femme

Q. **J'ai un peu plus de 50 ans et j'ai déjà perdu 1,5 cm (½ po) de taille.**

Mon mari, en revanche, est toujours aussi grand que le jour de notre mariage. Le fait d'être un homme offre-t-il une protection contre les os fragiles ?

R. Que dire ? Il n'y a pas de justice en ce bas monde. L'ostéoporose est de deux à trois fois plus courante chez la femme que chez l'homme, en partie parce que l'homme arrive en général à l'âge adulte avec une ossature plus forte et plus massive. Puisque l'ostéoporose touche surtout la femme, peu d'études ont été menées sur l'homme. Cependant, les hommes qui fument, qui consomment trop d'alcool et ne font pas suffisamment d'exercice présentent généralement plus de risques. Parmi d'autres facteurs de risque figurent un faible taux de testostérone non diagnostiqué, des antécédents familiaux d'ostéoporose, la prise à long terme de certains médicaments comme les stéroïdes et les anticonvulsivants.

Si votre mari est un athlète non fumeur qui ne consomme pas d'alcool, s'alimente bien et prend suffisamment de soleil, ses chances d'éviter l'ostéoporose sont supérieures à la moyenne. Ce sont de bonnes habitudes que vous pouvez aussi mettre en pratique.

Trop mince ?

Q. **Je suis petite et j'ai toujours surveillé mon poids. Je pensais que ce serait bon pour ma santé alors que je vieillirais. Mais je viens d'apprendre que les femmes de moins de 58 kg (127 lb) ont plus de risques de souffrir d'ostéoporose. Est-ce que je réduirais mes risques d'avoir des problèmes avec mes os si je prenais du poids maintenant ?**

R. Malgré l'expression selon laquelle on ne peut jamais être trop riche ni trop mince, on peut en fait être trop mince pour ce qui est de la prévention de l'ostéoporose. Les femmes minces courent de plus grands risques de souffrir d'ostéoporose que celles qui ont des os plus massifs. La même chose est vraie pour les femmes qui ont des antécédents d'anorexie et de boulimie, qui suivent des régimes minceur extrêmes ou qui font de l'exercice à l'excès. Même les femmes bien proportionnées, mais de petite taille, peuvent présenter plus de risques, car elles tendent à avoir de petits os et une masse osseuse plus faible. (En passant, la limite de 58 kg [127 lb] provient d'une importante étude menée auprès de femmes plus âgées ayant révélé que celles ayant un poids inférieur avaient deux fois plus de chances de subir une fracture de la hanche.) Votre rapport taille-poids joue aussi un rôle important. On estime que toute femme dont l'IMC est inférieur à 20 a un plus grand risque d'avoir des problèmes de densité osseuse.

Un excès de poids vous rend plus vulnérable aux troubles cardiovasculaires et à un éventail de problèmes de santé, mais le gras procure une certaine protection contre la perte osseuse, car il produit de l'œstrogène. Par conséquent, les femmes plus grasses génèrent davantage d'œstrogène (même après la ménopause), ce qui en retour préserve leur densité osseuse. Leurs os doivent également soutenir une plus grande charge et cela les rend plus denses. Et en cas de chute, le gras agissant comme un rembourrage peut éviter la fracture, surtout à mesure qu'elles vieillissent et que leurs os deviennent plus fragiles. Nous ne disons cependant pas que plus on prend de poids, mieux c'est; les études indiquent que les risques de fracture de la hanche chez les femmes de poids moyen sont similaires à ceux des femmes

beaucoup plus grasses.

Si votre petite ossature ou IMC vous met davantage à risque, demandez à votre médecin de subir un test de densité minérale osseuse. Les personnes à risque n'ont pas toutes un problème d'ostéoporose. Selon vos symptômes et vos antécédents, votre médecin pourrait vous suggérer de prendre un peu de poids ou d'augmenter vos masses musculaire et osseuse grâce à des exercices de musculation. Il peut être bon d'examiner vos habitudes alimentaires avec votre médecin afin de vous assurer un apport adéquat en calcium et en vitamine D.

Signes précurseurs

Q. Je me suis fracturé le poignet récemment, et une amie m'a dit qu'il pourrait s'agir d'un signe précurseur d'ostéoporose. Je n'ai que 43 ans. Dit-elle vrai ?

R. Votre amie a raison. Les os faibles peuvent causer des problèmes à tout âge. Une fracture du poignet dans la quarantaine pourrait en effet être une indication que vous êtes à risque de développer l'ostéoporose, surtout si la fracture résulte d'un traumatisme mineur. Les femmes qui ont une fracture de la hanche ou de la colonne vertébrale ont souvent déjà subi une fracture du poignet auparavant.

Heureusement, vous pouvez améliorer vos chances. Demandez à votre médecin de vous situer en regard des lignes directrices établies quant aux risques d'ostéoporose chez les personnes dans la quarantaine. Votre médecin étudiera vos antécédents médicaux à la recherche des signes précurseurs suivants : des antécédents familiaux de maladie osseuse, un faible poids, un mode de vie sédentaire, un faible apport en calcium, une perte de poids, des fractures multiples ou des antécédents de tabagisme ou de consommation excessive d'alcool, les médicaments que vous avez pris (actuels et anciens) et certaines maladies qui augmentent les risques d'ostéoporose. Il vous fera peut-être subir un test de densité minérale osseuse et des analyses sanguines en vue de déceler toutes autres pathologies fragilisant les os, comme l'hyperparathyroïdisme (une cause secondaire de l'ostéoporose). Si les résultats révèlent une résorption de votre masse osseuse, votre médecin devrait vous présenter les options qui s'offrent à vous. Renseignez-vous sur la façon d'améliorer votre alimentation et votre programme d'exercices, et demandez-lui si vous devez prendre des suppléments de calcium et de vitamine D.

Un diagnostic d'ostéoporose à votre âge peut faire peur, mais d'un autre côté, on peut considérer que c'est une bonne chose qu'on diagnostique la maladie aussi tôt. Le cas échéant, suivez les conseils de votre médecin afin de prévenir tant les fractures qu'une résorption osseuse additionnelle. Ayez comme objectif de revenir dans la catégorie des ostéoponiques, c'est-à-dire les personnes qui ont une densité osseuse faible, mais stable.

Est-il trop tard pour moi ?

Q. Je l'avoue, j'ai fait à peu près tout ce qu'on ne devrait pas faire. Je ne mange pas très bien, je fume, je consomme plus d'alcool que je le devrais et je déteste faire de l'exercice. Ai-je toujours des chances de m'en tirer, à 45 ans ?

R. Il est beaucoup trop tôt pour dire que votre cause est perdue. Bien qu'il n'y ait aucune garantie qu'un changement de votre mode de vie préviendrait l'apparition de l'ostéoporose chez vous, vous pourriez grandement diminuer vos risques en menant une vie plus saine, et le plus tôt serait le mieux.

En réalité, en raison de leur profil génétique, certaines personnes qui font bien les choses passent des décennies à combattre l'ostéoporose en amont. D'autres, ayant naturellement des os plus robustes et une perte de masse osseuse lente, auront une meilleure marge de manœuvre, même si elles ne mènent pas une vie exemplaire. Mais peu de gens savent à quelle catégorie ils appartiennent. Il y a bien des choses qu'un test de densité minérale osseuse ne révèle pas sur la qualité globale de vos os. Bref, vous n'avez rien à perdre et tout à gagner en adoptant un mode de vie plus sain. Même les femmes de 80 ans et plus peuvent améliorer leur santé osseuse à l'aide d'exercices de musculation, de suppléments de calcium et de médicaments contre l'ostéoporose. Et ces changements positifs augmenteront non seulement votre densité osseuse, mais amélioreront votre santé en général.

Parce que vous avez de multiples défis à relever, vous devriez vous engager sans tarder à atteindre un objectif à la fois. Une façon plutôt facile de commencer consiste à prendre les 1 200 à 1 500 mg de calcium et les 400 UI de vitamine D dont vous avez besoin chaque jour. Réduisez votre consommation d'aliments vides et mangez plus de fruits et de légumes, de céréales complètes et de produits laitiers allégés. Même si vous détestez faire de l'exercice, vous pouvez augmenter votre niveau d'activité en prenant les escaliers plutôt que l'ascenseur et en faisant certaines courses à pied plutôt qu'en voiture. Ayez un ensemble de poids et haltères légers à la maison ou au travail, et commencez par simplement les soulever. À mesure que vous gagnerez en force et que vous

vous sentirez plus en forme et plus belle, vous aurez peut-être la surprise d'avoir envie d'essayer de nouveaux styles d'exercices. Votre but est de faire au moins 30 minutes d'exercice chaque jour. Une fois la routine bien ancrée, cela devrait être plus facile de vous motiver à réduire votre consommation d'alcool et à cesser de fumer. Dans une étude, des femmes de 70 à 80 ans ont réduit leurs risques de fracture et augmenté leur masse osseuse d'autant que 15 % lorsqu'elles ont fait les exercices appropriés, augmenté leur apport en calcium et en vitamine D, et amélioré leur alimentation. Si ces femmes l'ont fait, vous le pouvez aussi.

Les os et l'ethnie

Q. Je suis Afro-Américaine et j'ai entendu dire que ce groupe ethnique a beaucoup moins de chances de souffrir d'ostéoporose que les femmes caucasiennes ou asiatiques. Est-ce vrai même si je suis grande et mince ?

R. En général, les Afro-Américaines (et les femmes hispaniques) ont moins de chances de développer l'ostéoporose que les Caucasiennes ou les Asiatiques. Parmi les femmes de 50 ans et plus, environ 20 % de femmes d'origines autres qu'hispanique, caucasienne et asiatique développent l'ostéoporose, et 52 % ont une faible masse osseuse. Environ 10 % des femmes hispaniques souffrent d'ostéoporose et 49 % ont une faible masse osseuse, tandis que 5 % seulement d'Afro-Américaines ont l'ostéoporose, 35 % ont une faible densité de masse osseuse. Dans l'ensemble, les Afro-Américaines ont trois fois moins de fractures que les femmes caucasiennes.

Vous faites bien de mentionner votre type de corps, toutefois. La principale raison pour laquelle moins d'Afro-Américaines reçoivent un diagnostic

d'ostéoporose est qu'elles tendent à avoir une masse osseuse plus importante. Mais ce n'est pas le cas de toutes les Afro-Américaines. À cause de l'idée préconçue selon laquelle l'ostéoporose est une « maladie de femme blanche », les professionnels de la santé ont tendance à ne pas s'attarder à la détection ou à la prévention de problèmes de densité minérale osseuse chez les femmes des minorités visibles. Même après une fracture, les Afro-Américaines et les Hispaniques sont rarement redirigées vers un spécialiste de l'ostéoporose.

À vous de jouer. Si vous présentez plus d'un ou deux des facteurs de risque de l'ostéoporose à la page 255, assurez-vous d'en parler à votre médecin.

Une mauvaise dentition

Q. Ma belle-mère est atteinte d'ostéoporose et dit que c'est la raison pour laquelle elle perd ses dents. Comment cela se passe-t-il ?

R. Votre belle-mère a raison de supposer qu'il y a une relation entre la perte de ses dents et l'ostéoporose, bien qu'il s'agisse de plus qu'un simple lien de cause à effet.

En général, la perte des dents est l'aboutissement d'une suite d'événements qui commence avec l'enflure et le saignement des gencives. Toute personne qui ne prend pas soin d'enlever les bactéries qui s'accumulent sur ses dents souffrira d'une irritation des gencives à un moment ou à un autre. C'est pourquoi il est important d'enlever la plaque à l'aide de soie dentaire et de se brosser les dents plusieurs fois par jour. Durant la transition de la ménopause, certaines femmes qui ont toujours eu des gencives en santé constatent des changements causés par la fluctuation de leurs taux hormonaux. (Vous avez peut-être observé un problème similaire à certaines périodes de votre cycle menstruel ou durant une grossesse – ou à d'autres périodes de votre vie où vos taux d'hormones ont fluctué.) Vos gencives peuvent devenir plus sensibles et plus vulnérables aux infections bactériennes. Les symptômes peuvent aussi devenir plus graves en cas d'antécédents de maladie parodontale. En même temps, la partie de la mâchoire qui contient les alvéoles des dents peut être atteinte de résorption osseuse causée par la ménopause et l'ostéoporose. Voilà une seconde explication à la maladie parodontale observée chez les femmes à la ménopause.

Dans un cas comme dans un autre, une maladie parodontale laissée sans traitement dynamique peut faire apparaître des poches autour des dents, créant des sites propices à l'infection. Avec le temps, les tissus qui supportent les dents vont s'affaiblir; les dents seront moins solides et pourront même tomber. Ainsi, pour répondre à votre question, oui, l'ostéoporose peut jouer un rôle dans la perte des dents. Le problème n'est toutefois pas inévitable. Pour préserver votre santé buccale, il importe d'améliorer les soins apportés à votre bouche pendant les années qui précèdent et qui suivent la ménopause. Vous n'avez peut-être pas été vigilante dans le passé, mais il est temps de vous y mettre. Envisagez d'utiliser une de ces toutes nouvelles brosses à dents de haute technologie pendant deux minutes sur vos dents et vos gencives. Vous pouvez aussi tremper votre brosse à dents dans une solution de peroxyde d'hydrogène à 3 % et masser délicatement vos gencives. Ou encore, demandez à votre dentiste de vous recommander un rince-bouche antimicrobien. L'eau salée est également efficace. En présence de nombreux symptômes, songez à subir quatre nettoyages dentaires par an au lieu des deux habituellement recommandés. Toute l'attention que vous donnez à vos dents aujourd'hui peut changer les choses à long terme.

Puisque nous parlons de votre bouche, assurez-vous de dire à votre dentiste où vous en êtes par rapport à la ménopause (surtout si vous avez subi une hystérectomie ou avez eu une ménopause induite) et demandez qu'on vous mentionne toute perte osseuse observée sur vos radiographies ou lors d'examens dentaires. Un avis du dentiste peut vous mettre sur la piste d'un diagnostic et d'un traitement précoces d'une faible masse osseuse.

Quand subir un test

Q. Puisque je suis dans la quarantaine, j'ai pensé que ce serait une bonne idée de faire mesurer ma densité osseuse maintenant, afin d'avoir un point de repère pour évaluer ma perte osseuse plus tard. Toutefois, mon médecin s'y oppose. Pourquoi ?

R. Les médecins s'entendent sur le fait que toutes les femmes de plus de 65 ans devraient subir un test de densité minérale osseuse, mais les opinions varient au sujet des femmes plus jeunes qu'on devrait soumettre à ce test. En général, toutefois, on devrait admettre toutes les femmes à la périménopause qui présentent un ou plusieurs des facteurs de risque d'ostéoporose (voir la page 255). Si vous êtes une femme caucasienne ou asiatique très mince, vous devriez subir le test afin de déterminer si vous avez besoin d'un traitement préventif. La même chose est vraie si vous avez pris des stéroïdes pendant une période prolongée, avez des antécédents de cycles menstruels irréguliers ou avez récemment eu une fracture causée par un traumatisme mineur. Renseigné sur vos antécédents médicaux, votre médecin décidera s'il a besoin de plus de données.

D'AUTRES OPTIONS

Il arrive que la résorption osseuse soit déjà tellement avancée qu'une meilleure alimentation et de l'exercice ne suffisent pas à résoudre le problème. Par bonheur, il y a d'autres options. En voici quelques-unes.

HORMONOTHÉRAPIE. Il n'y a pas si longtemps, on considérait l'hormonothérapie comme une approche thérapeutique privilégiée contre l'ostéoporose, car la recherche indiquait qu'elle réduisait non seulement la résorption osseuse, mais qu'en plus elle protégeait les femmes contre les troubles cardiaques. La thérapie prise à la postménopause, soit de l'œstrogène seul ou de l'œstrogène et de la progestine combinés, augmente effectivement la densité osseuse pendant les années qui suivent la ménopause, mais il faut opposer ces bienfaits aux inconvénients, qui incluent des risques accrus de crise cardiaque, d'accident vasculaire cérébral et de caillot sanguin. La thérapie combinée accroît aussi le risque de cancer du sein.

La FDA recommande aux femmes de n'avoir recours à l'hormonothérapie que pour le soulagement des symptômes ménopausiques comme les bouffées de chaleur et l'atrophie vaginale; et même dans ces cas, de toujours prendre la plus petite dose efficace pendant la plus courte durée possible. Certains médecins prescrivent une hormonothérapie pour de plus longues périodes aux femmes de moins de 50 ans qui ont une ménopause prématurée

ou induite et qui ont d'intenses bouffées de chaleur. Ils semblent partager l'avis de la North American Menopause Society, qui affirme que « le rapport entre les bienfaits et les inconvénients peut s'avérer positif pour les femmes plus jeunes qui commencent une hormonothérapie assez tôt ». Ils reconnaissent cependant que les risques associés à cette utilisation n'ont pas été déterminés lors d'études aléatoires et qu'il faut l'implanter avec précaution.

Pour ce qui est de la protection des os, l'hormonothérapie fonctionne aussi bien à faibles doses qu'à des doses plus élevées. Votre médecin vous proposera peut-être d'ajouter le Fosamax (voir ci-après) à votre thérapie, puisqu'une étude récente publiée dans le *Journal of the American Medical Association* a montré que cette combinaison améliorait davantage la densité osseuse des femmes postménopausiques que l'un ou l'autre des médicaments pris séparément.

L'hormonothérapie est efficace aussi longtemps que vous la prenez. Dès que vous l'interrompez, la résorption osseuse reprend son cours. L'étude *National Osteoporosis Risk Assessment* a révélé que le risque de fracture de la hanche était à peu près le même chez les femmes qui avaient déjà pris une hormonothérapie que chez celles qui n'avaient jamais pris d'hormones, et ce, cinq ans environ après avoir interrompu le traitement.

On pourrait vous proposer l'estradiol, soit la principale forme d'œstrogène générée par les ovaires et la forme d'œstrogène la plus active de l'organisme. Les préparations d'estradiol sont offertes sous forme de timbres, de comprimés ou d'injections en tant que traitement contre l'ostéoporose. Il y a eu peu d'études sur leurs effets à long terme, y compris toute augmentation possible des risques de maladies du cœur ou de cancer du sein.

On estime cependant que les risques liés à l'utilisation de l'estradiol sont comparables à ceux d'autres formulations d'œstrogène.

BISPHOSPHONATES. Vous avez sans doute déjà vu les publicités du Fosamax (alendronate), de l'Actonel (risédronate) et du Boniva (ibandronate). Ces bisphosphonates empêchent la résorption osseuse, ce qui se traduit par une augmentation de la densité osseuse et une diminution des risques de fracture. Le Fosamax et l'Actonel sont en général les premiers choix de traitement. Chez les femmes plus âgées atteintes d'ostéoporose, on a trouvé que le Fosamax diminue les risques de fracture de la hanche et de la colonne vertébrale d'autant que 50 % et les risques de ruptures vertébrales multiples de 90 %. Dans des études majeures sur des femmes ostéoporotiques, il réduit les risques de fracture spinale de 40 % et les risques de fracture de la hanche de 30 %. Mieux encore, les risques de ruptures vertébrales multiples ont chuté de plus de 90 %. (Ce sont là des données générales, et il est impossible de prédire les effets chez une personne en particulier.)

Ces effets durent-ils ? Les résultats sont flous à ce sujet. Des femmes en fin de ménopause qui avaient utilisé l'Actonel pendant deux ans seulement ont vu leur résorption osseuse reprendre lorsqu'elles ont cessé de prendre le médicament. En revanche, celles qui avaient pris l'Actonel pendant cinq ans n'ont pas perdu d'autre masse osseuse. L'Actonel est un médicament relativement récent, donc les femmes ne font pas l'objet d'un suivi depuis longtemps. Dans le cas du Fosamax, des femmes qui en ont pris pendant 10 ans ont vu le retour de la résorption osseuse quelques années après l'interruption du traitement.

Le médicament qu'on vous prescrira dépendra de votre situation personnelle. Le Fosamax coûte un peu plus cher ; l'Actonel, pour sa part, semble causer moins de troubles gastro-intestinaux (nausées, douleurs gastriques, diarrhée, aigreurs, indigestion ou ulcères gastroduodénaux). Avec l'un comme avec l'autre, il convient d'adopter une routine stricte afin de favoriser l'absorption et de réduire les risques d'irritation de l'estomac et de l'œsophage. Il faut prendre les bisphosphonates sous forme de comprimés avec de l'eau (non minérale) le matin, avant le petit déjeuner, puis attendre au moins 30 minutes avant de manger ou de boire quoi que ce soit, y compris d'autres médicaments. Vous devez être debout, marcher ou être assise bien droite durant ces 30 minutes. Le fait de prendre ces médicaments n'élimine pas la nécessité d'absorber suffisamment de calcium et de vitamine D et de faire de l'exercice sur une base régulière.

Le Boniva est le bisphosphonate le plus récemment approuvé par la FDA. Comme les autres bisphosphonates, il réduit la résorption osseuse et augmente la densité des os. En général, il est pris mensuellement, ce qui représente un grand avantage pour certaines femmes. Le Boniva peut aussi être administré par voie intraveineuse tous les trois mois.

Le Didronel (étidronate) est un autre bisphosphonate approuvé au Canada pour le traitement de l'ostéoporose, mais il n'a reçu l'assentiment des autorités américaines que pour soigner la maladie de Paget, un trouble qui affaiblit les os et les rend plus vulnérables aux fractures. Le problème est qu'il existe peu d'information au sujet de la sûreté à long terme du Didronel. On doit le prendre plusieurs heures avant ou après un repas, mais les troubles gastriques associés sont plutôt rares ; cela rend le médicament attrayant pour les patients dont l'estomac ne tolère aucun des autres bisphosphonates.

Les bisphosphonates administrés par voie intraveineuse offrent également une option aux femmes qui ont des réactions gastro-intestinales indésirables au Fosamax et à l'Actonel. La recherche a montré que le Boniva, l'Aredia (pamidronate) et le Zometa (acide zolédronique) augmentent la densité osseuse. La FDA n'a pas approuvé l'Aredia ni le Zometa pour le traitement de l'ostéoporose. On a observé que le Zometa augmente la densité osseuse après une injection. La prescription de ces médicaments pour traiter l'ostéoporose est chose courante, même s'ils ne sont pas destinés à cet usage.

On a aussi relevé quelques cas, rares quoique perturbants, d'ostéonécrose (désintégration des os) de la mâchoire chez des personnes prenant des bisphosphonates. Certaines de ces personnes prenaient de fortes doses pour le traitement d'un cancer, mais pas toutes.

CALCITONINE. Hormone régissant le taux de calcium dans le sang, la calcitonine ralentit la résorption osseuse chez les femmes à la postménopause. On a aussi montré qu'elle augmente la densité osseuse et la solidité de la colonne vertébrale et des os des hanches chez les femmes atteintes d'ostéoporose. Pour les femmes qui ont terminé leur ménopause depuis plusieurs années déjà, la calcitonine réduit le risque de nouvelles fractures vertébrales de 36 %. Ce n'est pas le choix des médecins, car on n'a pas encore établi qu'elle diminue le risque de fracture ailleurs que dans la colonne vertébrale ni qu'elle est efficace pour les femmes pendant les cinq années qui suivent la ménopause.

La calcitonine se vend sous les marques Calcimar et Miacalcin. On doit l'administrer par injection (tous les jours ou tous les deux jours) ou par voie nasale, la méthode la plus courante. Parmi les effets indésirables, on note de l'inflammation des voies nasales, de la nausée, une perte de l'odorat et des bouffées vasomotrices au visage et aux mains. La calcitonine synthétique provient principalement du saumon; évitez-la si vous êtes allergique au poisson.

RALOXIFÈNE. Vendu sous la marque de commerce Evista. Il appartient à la classe des modulateurs sélectifs des récepteurs œstrogéniques (SERM). Ces médicaments agissent comme l'œstrogène dans certaines parties de l'organisme, notamment les os, mais inhibent ses effets ailleurs, par exemple dans les seins.

Le tamoxifène, le premier SERM que la FDA a approuvé, est couramment prescrit dans le but de prévenir une récurrence du cancer du sein. Un de ses bons côtés est qu'il contribue à protéger les os chez la femme à la postménopause. Par malheur, il augmente légèrement les risques d'un cancer de l'endomètre et les chances d'avoir des bouffées de chaleur. Le raloxifène, le deuxième SERM à avoir reçu l'approbation de la FDA, atténue aussi les risques de récurrence du cancer du sein et aide à protéger l'ossature sans toutefois accroître la menace d'un cancer de l'endomètre.

Contrairement à certains autres médicaments, il n'est pas nécessaire de prendre le raloxifène à un moment précis de la journée, ou encore avec ou sans nourriture. Il peut cependant entraîner des effets indésirables comme un risque accru d'accident vasculaire cérébral, des crampes dans les jambes, des caillots sanguins et des bouffées de chaleur. La recherche poursuit son cours et les chercheurs tentent de déterminer d'autres SERM qui pourraient prévenir la résorption osseuse tout en réduisant le taux de cholestérol LDL et en évitant l'apparition des symptômes de la ménopause.

TÉRIPARATIDE. Cette hormone parathyroïde génétiquement modifiée, vendue sous la marque Forteo, augmente le nombre et la productivité de cellules fabriquant les os tout en renforçant l'os trabéculaire (intérieur). Il en résulte non seulement de nouveaux tissus osseux, mais aussi des os plus fermes. Des études ont montré que la tériparatide augmente la densité osseuse de 9 % dans la colonne vertébrale et de 3 % dans les hanches.

Des femmes postménopausiques ayant des antécédents de fractures vertébrales, après avoir pris le médicament pendant 19 mois, ont montré une réduction de 65 % du risque de nouvelle fracture vertébrale et un risque amoindri de 53 % de fracture autre que vertébrale. La sûreté du produit à long terme n'a pas été établie au-delà de deux ans, mais les patientes qui sont passées aux bisphosphonates à ce stade ont pu maintenir leurs acquis osseux. Par contre, les femmes qui ont interrompu tout traitement après 18 mois ont rapidement vu leur résorption osseuse reprendre.

La capacité de la tériparatide à stimuler la formation des os distingue ce médicament des autres médications utilisées contre l'ostéoporose, lesquelles visent surtout à ralentir la résorption osseuse. Elle a toutefois quelques inconvénients : elle coûte cher et doit être administrée chaque jour sous forme d'injection. Certains utilisateurs ont rapporté avoir ressenti des étourdissements et des palpitations lors des premières injections. Les médecins la prescrivent habituellement aux patients qui présentent un risque élevé de fracture et qui ne tolèrent pas les autres traitements contre l'ostéoporose. Dans des études requises en vue de l'approbation du médicament, on a administré de très fortes doses de tériparatide à des rats pendant deux ans. Certains ont développé un ostéosarcome, une forme de cancer des os. On ignore si les gens qui prennent le médicament Forteo à des fins thérapeutiques sont aussi à risque de développer un cancer des os (aucun cas n'a été rapporté depuis l'approbation du médicament en 2002), mais on doit l'éviter dans le cas des personnes qui ont déjà souffert d'un cancer des os ou d'une autre forme de cancer s'étant métastasé jusqu'aux os et qui ont subi une radiothérapie, ainsi que dans le cas des personnes atteintes de la maladie de Paget. On a aussi découvert que le médicament cause une hypercalcémie, ou des taux élevés de calcium dans le sang. Cette pathologie se manifeste par de la confusion, des douleurs osseuses ou musculaires, des vomissements, des nausées ou un rythme cardiaque ralenti ou irrégulier.

LE TIBOLONE. Stéroïde de synthèse utilisé pour traiter l'ostéoporose dans plus de 50 pays, mais pas aux États-Unis, le tibolone (Livial) intéresse les médecins américains depuis des années parce qu'il semble régler plusieurs problèmes. Il augmente la masse osseuse et réduit les bouffées de chaleur tout en améliorant la santé vaginale et la libido. Dans le corps, il prend certaines caractéristiques de l'œstrogène, de la progestérone et des androgènes, mais n'agit que dans certains sites. En d'autres mots, il agit un peu comme un SERM. Par contre, des études récentes soulèvent certaines préoccupations quant à l'utilisation du tibolone. Une équipe de chercheurs a découvert que les femmes de plus de 60 ans qui en prenaient avaient deux fois plus de chances d'avoir un accident vasculaire cérébral que les femmes à qui l'on administrait un placebo. Une autre étude a montré que les femmes ayant des antécédents de cancer du sein devraient éviter le tibolone. Les scientifiques ont trouvé que le médicament pouvait augmenter les risques de récurrence de 40 %; plus alarmant encore, la plupart des cancers récurrents étaient plus agressifs.

Le tamoxifène peut-il m'aider ?

Q. J'ai survécu à un cancer du sein et je prends du tamoxifène. J'ai entendu dire que ce médicament protège aussi les os. Peut-il m'empêcher de développer une ostéoporose ?

R. Il y a des preuves excitantes que le tamoxifène réduit la résorption osseuse et améliore la densité minérale des os, mais ce médicament n'a pas encore été approuvé pour la prévention ou le traitement de l'ostéoporose. En tant que modulateur sélectif des récepteurs œstrogéniques (SERM), le tamoxifène simule l'action de l'œstrogène dans certaines parties de l'organisme mais pas dans d'autres. En étudiant la capacité du médicament à combattre le cancer du sein, des chercheurs ont découvert avec étonnement qu'il procure aussi une protection contre la résorption osseuse chez les femmes postménopausiques. Une étude importante menée auprès de plus de 13 000 femmes a montré une baisse de 35 % des fractures vertébrales, de la hanche et du poignet chez les femmes qui prenaient le tamoxifène comparativement à celles qui recevaient un placebo. On a constaté une augmentation de 2 % de la densité minérale osseuse dans un petit sous-groupe. Par contre, dans d'autres études cliniques mineures, les femmes à la préménopause qui prenaient du tamoxifène ont affiché une résorption osseuse. Il faut rappeler toutefois que ces études portaient sur des femmes présentant un risque élevé de cancer du sein plutôt que d'ostéoporose; on ne peut donc pas savoir si ce qui fonctionne chez un groupe fonctionnera dans un autre.

À l'heure actuelle, le seul SERM approuvé pour le traitement de l'ostéoporose est l'Evista (raloxifène), qui réduit les fractures dans la même mesure que les bisphosphonates et prévient le cancer du sein, selon des études. Vous pouvez demander à votre médecin s'il vaudrait la peine que vous changiez de médicament. Quoi qu'il en soit, il convient de continuer à vérifier si votre densité minérale osseuse se maintient. Dans le cas contraire, discutez d'autres options avec votre médecin.

Changement de médicaments

Q. Je prends du Fosamax pour soigner mon ostéoporose, mais j'ai entendu dire que l'Evista protège les os tout en prévenant le cancer du sein. Devrais-je changer de médicament?

R. En général, si vous prenez des bisphosphonates contre l'ostéoporose – et ne présentez pas un risque élevé de cancer du sein –, votre médecin préférera sans doute que vous continuiez à prendre du Fosamax, d'abord parce que sa sécurité et son efficacité ont été établies et ensuite parce que l'Evista provoque divers effets indésirables comme un risque accru de bouffées de chaleur, d'accident vasculaire cérébral et de caillots sanguins. En revanche, si vous présentez un risque élevé de cancer du sein ou avez plus de 65 ans, cela vaut la peine de comparer avec votre médecin les bienfaits que peuvent vous apporter ces deux médicaments.

Incroyables statines

Q. J'ai des antécédents de cholestérol élevé, et mon médecin traitant m'a dit que les statines que je prends pouvaient réduire mes risques de crise cardiaque ET renforcer mes os. Ai-je raison de croire que je n'aurai pas besoin de prendre d'autre médicament pour prévenir l'ostéoporose?

R. Pas vraiment. Au cours des dernières années, plusieurs études sur des animaux et des humains ont donné des résultats encourageants sur la capacité des statines à réduire le cholestérol et,

atout supplémentaire, à favoriser la croissance des os. Des recherches subséquentes peignent cependant un tableau fort différent. Une étude de quatre ans menée auprès de 94 000 femmes à la postménopause n'a révélé aucune différence dans les taux de fractures de la hanche, du poignet ou du bras chez les personnes prenant des statines et n'en prenant pas. Plus surprenant encore, les résultats ont indiqué que les personnes qui prenaient des statines avaient un risque légèrement plus élevé de fracture vertébrale. L'étude a aussi comparé la densité minérale osseuse de plus de 6 000 femmes et n'a pas relevé de différence entre les deux groupes, après pondération de l'âge, du groupe ethnique et du poids.

D'autres études sont en cours. Entre-temps, si vous présentez un risque d'ostéoporose, faites vérifier votre densité minérale osseuse. Discutez avec votre médecin de la nécessité ou non de prendre un médicament.

La radiothérapie et les os

Q. J'ai récemment subi une radiothérapie pour combattre un cancer. Cela peut-il avoir réduit ma densité osseuse et augmenté mes risques de subir une fracture?

R. C'est possible. La radiothérapie peut détruire les ostéoblastes, soit les cellules qui fabriquent les os. Par conséquent, les femmes qui subissent des traitements de radiothérapie contre le cancer du sein ont un risque accru de fracture vertébrale, tandis que celles dont on soigne les organes génitaux ou abdominaux sont plus vulnérables aux fractures pelviennes ou de la hanche.

Si vous avez également pris une chimiothérapie, vous avancez à grands pas vers la ménopause et vivez la résorption osseuse plus rapide qui y est associée. Nous vous suggérons de parler à votre médecin d'un test de densité minérale osseuse si ce n'est pas déjà fait.

Les produits naturels

Q. J'ai entendu dire que le soja est bon pour les os. Est-ce prouvé scientifiquement ? Y a-t-il des thérapies parallèles qui peuvent aider ?

R. Vous faites sûrement allusion à l'enthousiasme des scientifiques envers l'ipriflavone, un composé de synthèse imitant les isoflavones similaires à l'œstrogène qu'on trouve dans les produits de soja. L'idée que le soja pourrait contribuer à la solution est venue aux chercheurs lorsqu'ils ont remarqué l'important écart entre les taux de fracture de la hanche chez les Caucasiennes et ceux des femmes asiatiques, pour qui le soja est un aliment de base. Cependant, une étude plus minutieuse a révélé que les Japonaises tendent à avoir plus de fractures vertébrales que les Caucasiennes, ce qui contredit les hypothèses sur les bienfaits du soja. Alors qu'un certain nombre d'études sur des animaux montrent que les isoflavones favorisent la croissance des os, les études sur les humains donnent des résultats contradictoires. Certaines études montrent des effets limités, tandis que d'autres n'en indiquent aucun. Des critiques ont fait ressortir que beaucoup d'études ont une durée très courte et examinent de petits échantillons. Des études à plus long terme sont en cours à l'heure actuelle.

Un autre élément qui réduit l'intérêt pour l'ipriflavone est le lien qui existe entre son utilisation et le nombre des lymphocytes en circulation, soit les globules blancs qui combattent les infections. On a obtenu des données contradictoires à propos des isoflavones, à savoir s'ils augmentent ou

non le risque d'un cancer du sein, comme le font certaines hormonothérapies. Et comme pour toutes les autres substances végétales, la FDA n'a pas confirmé la sûreté ni l'efficacité du produit en matière de prévention et de traitement de l'ostéoporose.

Le National Institutes of Health déconseille fortement aux femmes d'utiliser les produits de soja afin de prévenir les maladies des os. Certains phytothérapeutes recommandent aussi l'emploi de l'igname velue, du cimicaire à grappes, du ginseng asiatique et du dong quai (angélique chinoise) par prévention en raison de leur comportement semblable à l'œstrogène, bien qu'il n'y ait aucune confirmation scientifique de leur efficacité.

Une thérapie au Martini ?

Q. J'ai lu quelque part qu'une consommation modérée d'alcool pouvait aider les os, mais je sais aussi qu'un excès d'alcool augmente le risque de fracture. Que faut-il en penser ?

R. Voilà qui prête à confusion. La recherche au sujet des effets de l'alcool sur les os se poursuit, mais voici quelques faits établis. Prendre plus d'une consommation d'alcool par jour, définie par 355 ml (12 oz) de bière, 148 ml (5 oz) de vin ou 45 ml (1,5 oz) de spiritueux, est particulièrement dangereux pour les jeunes femmes qui n'ont pas encore atteint leur masse osseuse maximale, car l'alcool nuit à la capacité du corps à fabriquer des os fermes et sains. Une consommation excessive d'alcool chez l'adulte est également nocive, car elle augmente le risque de fracture, non seulement en raison de l'effet direct de l'alcool sur les os (il est un diurétique qui réduit l'absorption du calcium), mais aussi parce qu'il perturbe l'équilibre et accroît la probabilité de tomber. On sait peu de choses sur les effets d'une consommation modérée d'alcool sur les os à la postménopause. Des études ont montré qu'elle semble améliorer la densité minérale osseuse, probablement parce que l'alcool accroît le taux d'œstrogène dans le sang et que l'œstrogène a un effet protecteur sur les os. D'autres études ont indiqué qu'elle pourrait augmenter le risque de développer un cancer du sein. Ainsi, il y a peu de chances que votre médecin vous recommande de prendre une consommation par jour pour soigner une ossature faible sans d'abord examiner vos antécédents médicaux.

Si prendre un verre chaque jour fait partie de vos petits plaisirs, vérifiez auprès de votre médecin l'effet que cela peut avoir sur le traitement envisagé pour vos os. Il y a de meilleures façons d'obtenir les mêmes bienfaits – une alimentation saine, un programme d'exercices complet et des médicaments favorisant la formation des os – sans les risques.

EXERCICES POUR LA FORMATION DES OS

Il n'est pas question de lever des poids et haltères à la Arnold Schwarzenegger, mais plutôt de viser à faire de 30 à 60 minutes d'exercices de musculation chaque jour. Si vous êtes en bonne forme physique, des sauts et le saut à la corde sont très bons pour votre ossature. Nous sommes très sérieuses, et nous faisons nous-mêmes ces exercices en privé à la maison, pour que personne ne puisse voir à quel point nous avons l'air ridicule.

Ayez comme objectif de faire 10 minutes d'exercices de musculation chaque jour. Combinez-y diverses activités telles qu'un entraînement progressif en musculation (faisant intervenir tous les groupes de muscles), le jogging, la danse aérobique, les escaliers, ou des sports qui font bouger comme le tennis, la randonnée pédestre et le basketball. Les exercices de musculation à faible impact sont aussi bons, dont la marche (sur tapis roulant ou à l'extérieur) ainsi que les exercices sur appareil elliptique et sur machine à ramer.

Rappelez-vous qu'il n'est pas nécessaire de faire tous ces exercices en même temps. Vous pouvez les répartir au cours de la journée, en faisant 10 minutes ici, 10 minutes là. Les activités quotidiennes comme prendre les escaliers plutôt que l'ascenseur au travail et râcler votre terrain comptent dans votre exercice total. Par prudence, n'entreprenez jamais un nouveau programme d'exercices sans en discuter au préalable avec votre médecin.

Un dilemme d'athlète

Q. J'ai été pendant des années une athlète professionnelle en excellente forme physique et avec très peu de graisse corporelle. Pour cette raison, mes règles étaient irrégulières; je pouvais passer des mois sans les avoir. J'apprends maintenant que j'ai peut-être nui à la santé de mes os sans le savoir. Est-ce vrai? Je croyais que l'exercice était bon pour les os.

R. Oui, l'exercice est bon pour les os, mais il est aussi possible de trop en faire, surtout à l'adolescence ou au début de la vingtaine et si vous n'avez pas une alimentation appropriée. Ce sont les années où la masse osseuse se forme, laquelle atteindra son sommet vers l'âge de 30 ans chez la plupart des gens. Lorsque vous avez si peu de graisse que vous n'avez plus de règles, vous avez également peu d'œstrogène, qui protège contre la perte osseuse. Les dommages peuvent être irréversibles. Les médecins appellent ce phénomène la

« triade de l'athlète féminine », qui réfère à une alimentation inappropriée, une aménorrhée (absence des règles) et à de l'ostéoporose. Dans plusieurs études, on a observé que l'ostéoporose touchait davantage les coureuses et les ballerines. En revanche, les mêmes études ont montré que les gymnastes féminines et les patineuses artistiques avaient des os en meilleure santé, même si elles avaient des règles irrégulières. On en ignore la raison.

Il convient de discuter de vos antécédents médicaux avec votre médecin et de déterminer si vous devriez subir un test de densité minérale osseuse. Pour le moment, aucune étude ne permet de savoir de façon définitive si vos os ont subi des dommages à long terme, mais vous pouvez savoir où vous en êtes à l'heure actuelle et prendre des mesures pour diminuer toute résorption osseuse à venir.

Oublier la piscine ?

Q. On m'a toujours dit que la natation était l'exercice par excellence, car elle fait travailler toutes les parties du corps et comporte peu de risques de blessure. Je garde la forme grâce à la natation depuis des années, mais mon médecin m'a dit de faire autre chose en plus. Pourquoi ?

R. La natation est un excellent exercice, mais ce n'est pas un exercice de musculation, c'est-à-dire le type d'exercice nécessaire pour renforcer vos os en vieillissant. (Il en est de même pour la bicyclette stationnaire, le yoga, de même que les exercices d'étirement et de souplesse.) Il ne s'agit pas de faire moins de natation, mais le temps passé dans la piscine ne compte pas dans les 30 à 60 minutes d'exercices de musculation que vous devriez faire tous les jours. Il vous faut faire une combinaison d'exercices d'aérobie, d'exercices avec mise en charge, d'entraînement en endurance et d'exercices favorisant l'équilibre en vue de renforcer vos os et d'éviter les fractures.

Bref, si vous préférez rester dans l'eau, optez pour l'aquaforme ou la marche en eau profonde.

L'hérédité détermine-t-elle le destin ?

Q. Ma mère et sa sœur ont toutes deux reçu un diagnostic d'ostéoporose vertébrale vers la fin de la soixantaine (elles ont cette affreuse « bosse de sorcière »). J'ai 49 ans et j'ai toujours fait beaucoup plus d'exercice qu'elles. De plus, je m'alimente bien, je bois rarement de l'alcool et je n'ai jamais fumé. Suis-je quand même condamnée à subir le même sort qu'elles ?

R. Nous aimerions pouvoir vous dire que tout ira pour le mieux étant donné que vous avez si bien fait attention. Malheureusement, il n'y a aucune garantie que les changements du mode de vie puissent prévenir totalement l'ostéoporose si vous avez une prédisposition génétique aux os fragiles. On estime qu'autant que 70 % de la vulnérabilité d'une femme à l'ostéoporose est déterminée par des facteurs génétiques.

Néanmoins, votre acharnement au travail accroît grandement vos chances de rester active pendant de nombreuses années. Vous présentez sans doute de faibles risques de fracture, ce qui est crucial puisque les fractures représentent un pourcentage important des cas d'hospitalisation et d'incapacités motrices à long terme chez bon nombre de personnes âgées.

À présent, compte tenu de vos antécédents familiaux, il s'avère nécessaire de prendre d'autres mesures préventives.

Demandez à votre médecin de vous faire subir un test de densité minérale osseuse. Si les résultats révèlent qu'une résorption osseuse est déjà en marche, il pourra vous prescrire des médicaments. Même sans médication, il y a plusieurs choses qui peuvent vous aider, dont des exercices destinés à renforcer les parties plus vulnérables de votre corps, surtout le dos (toujours avec l'approbation de votre médecin). Comme nous l'avons mentionné, vous devriez faire des exercices de musculation tous les jours.

Enfin, il est bon de commencer à vous préoccuper de votre sécurité. Certains mouvements peuvent être dangereux pour les personnes ayant une faible densité minérale osseuse. Ne soulevez pas d'objets lourds, surtout si cela demande de plier la taille. Ce type de mouvement peut causer des fractures par tassement des vertèbres. Servez-vous de cet argument pour laisser quelqu'un d'autre s'occuper de la lessive ou faire le marché! Évitez aussi les mouvements de torsion, qui exercent une pression additionnelle sur votre colonne vertébrale.

Une autre chose à faire est de rendre votre domicile à l'épreuve des chutes en éliminant tout ce sur quoi vous pourriez trébucher ou glisser. Les accidents ne sont pas tous inévitables.

Programme d'exercices préventifs contre l'ostéoporose

Maintenant que nous vous avons convaincue qu'il faut vous renforcer aujourd'hui afin d'être plus solide demain, vous vous demandez peut-être comment vous y prendre. Le programme de trois jours par semaine qui suit, mis au point par le Centers for Disease Control and Prevention et la Tufts University, aux États-Unis, est conçu pour les femmes qui ont fait peu d'exercice au cours des dernières années. Il s'agit de débuter lentement et d'augmenter graduellement l'intensité (et la variété) des exercices. Consultez votre médecin avant d'entreprendre ce programme d'exercices. Assurez-vous de bien réaliser chaque niveau avant de passer au suivant.

PREMIÈRE PARTIE

Programme de démarrage de deux semaines

Les deux premières semaines, ayez pour objectif d'accroître votre force et d'améliorer votre coordination. Commencez par une marche rapide de cinq minutes. (Si vous le préférez, vous pouvez vous réchauffer à l'aide d'une bicyclette stationnaire ou d'un autre appareil exerciseur.)

Exercice 1 : Pliés

Assurez-vous de ne pas exécuter l'exercice trop vite. En outre, ne faites pas trop porter votre poids vers l'avant ou sur les orteils quand vous êtes en position debout.

1. Placez-vous debout devant une chaise solide, les pieds écartés un peu plus que la largeur de vos épaules. Allongez les bras parallèlement au sol.

2. Faites porter votre poids davantage sur vos talons que sur la plante des pieds. Fléchissez les genoux et descendez les fesses vers la chaise, lentement et de manière contrôlée, en comptant jusqu'à quatre.

3. Faites une pause. Revenez lentement à votre position de départ en comptant jusqu'à

deux. Ramenez les genoux au-dessus de vos chevilles, le dos droit.

Répétez 10 fois. Reposez-vous 1 minute, puis faites 10 autres pliés.

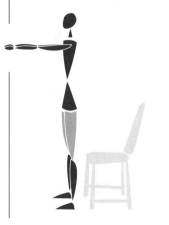
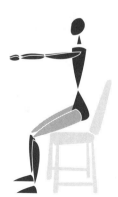

Exercice 2 : Tractions au mur

Placez vos mains contre le mur. N'arquez pas ou n'arrondissez pas le dos.

1. Choisissez un mur libre d'objets et sans fenêtres. Placez-vous debout devant le mur à une distance légèrement supérieure à la longueur de vos bras. Inclinez le corps vers l'avant et déposez les paumes à plat sur le mur, à la hauteur et à la largeur des épaules.

2. Pliez les coudes et approchez le haut de votre corps vers le mur en un mouvement lent et contrôlé, en comptant jusqu'à quatre. Gardez vos pieds à plat.

3. Faites une pause. Revenez à votre position initiale en dépliant les bras, en comptant jusqu'à quatre. Assurez-vous de ne pas bloquer vos coudes.

Répétez 10 fois. Reposez-vous 1 minute, puis faites 10 autres tractions au mur.

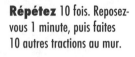
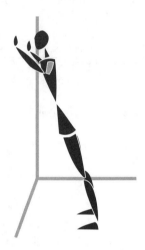
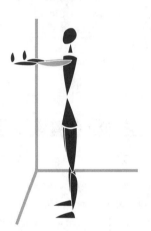

Exercice 3 : Élévations sur la pointe des pieds

Assurez-vous de respirer régulièrement pendant cet exercice.

1. Placez-vous debout derrière une chaise solide ou un comptoir, les pieds à la largeur des épaules. Tenez-vous à la chaise pour garder votre équilibre.

2. Lentement, soulevez-vous le plus haut possible sur la pointe des pieds, en comptant jusqu'à quatre. Tenez la position de 2 à 4 secondes.

3. Abaissez lentement les talons jusqu'au sol, en comptant jusqu'à quatre.

Répétez 10 fois. Reposez-vous 1 minute, puis faites 10 autres élévations sur la pointe des pieds.

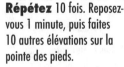
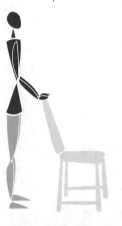

Exercice 4 : Marche des doigts

Tenez-vous debout ou assoyez-vous sur le bord d'une chaise, les pieds
à plat sur le sol à la largeur des épaules.

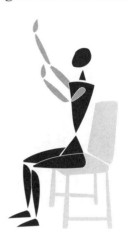

Mouvement 1 : Imaginez qu'il y a un mur devant vous.
Faites marcher lentement vos doigts le long du mur, vers le haut,
jusqu'au-dessus de votre tête. Gardez vos bras allongés en bougeant
les doigts pendant environ 10 secondes. Puis faites lentement
marcher vos doigts vers le bas.

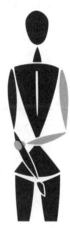

Mouvement 2 : Essayez de joindre vos
mains derrière votre dos. Tentez de toucher
chaque coude avec la main opposée, en levant
la main le plus haut possible. Tenez la position
pendant 10 secondes. Vous ressentirez un étirement
dans le dos, les bras et la poitrine. Relâchez
les bras.

Mouvement 3 : Entrelacez les doigts devant vous. Allongez les
bras parallèlement au sol. Tournez les mains de façon à placer vos
paumes face à un mur imaginaire. Tenez-vous droite en rentrant les
épaules vers l'avant. Vous devriez ressentir un étirement dans les poignets et dans le haut du dos. Tenez cette position pendant
environ 10 secondes.

Répétez cette suite de mouvements 3 fois.

DEUXIÈME PARTIE

Augmentation de la force

Continuez d'exécuter les exercices de la première partie, mais ajoutez-y ces exercices destinés à accroître votre force. Prenez des haltères légers au début. Évaluez vos progrès chaque semaine et passez à des haltères plus lourds lorsqu'un exercice devient trop facile. Ayez pour objectif de rester à ce niveau pendant environ quatre semaines.

Exercice 5 : Steps

Il est facile de laisser la jambe arrière faire le travail. Assurez-vous donc de mettre votre poids sur le talon plutôt que sur la plante du pied ou les orteils de la jambe avant lorsque vous montez. Lorsque vous vous sentirez prête, faites l'exercice sur deux marches à la fois plutôt qu'une.

1. Tenez-vous debout au bas d'un escalier, près d'une rampe. Les pieds à plat et les orteils vers l'avant, déposez votre pied gauche entier sur la première marche.

2. Tenez la rampe afin de rester en équilibre. En comptant jusqu'à deux, faites porter tout votre poids sur votre jambe gauche et dépliez-la pendant que vous levez lentement votre jambe droite jusqu'à la première marche. Assurez-vous que votre genou gauche reste aligné avec votre cheville pendant que vous vous soulevez. Déposez le pied droit sur la première marche, près de votre pied gauche.

3. Faites une pause. Avec votre poids sur votre jambe gauche, redescendez lentement votre pied droit sur le plancher, en comptant jusqu'à quatre.

Répétez 10 fois avec la jambe gauche, puis 10 fois avec la jambe droite. Reposez-vous 1 minute, puis faites une autre série de 10 avec chaque jambe.

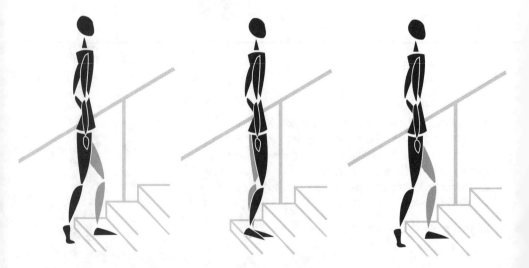

Exercice 6 : Flexions des bras

1. Debout ou assise sur une chaise, tenez un haltère dans chaque main. Écartez les pieds à la largeur des épaules, laissez vos bras pendre le long de votre corps, paumes vers l'intérieur.

2. Faites une rotation des poignets et soulevez lentement les haltères vers vous en comptant jusqu'à deux. Vos paumes doivent faire face à vos épaules. Gardez les avant-bras et les coudes collés contre vos côtés, comme si vous reteniez un journal sous chaque bras.

3. Faites une pause. Revenez lentement à votre position initiale, en comptant jusqu'à quatre. Faites une rotation des poignets pour ramener vos paumes vers l'intérieur.

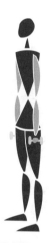 

Répétez 20 fois. Reposez-vous environ 1 minute, puis faites une deuxième série de 10 répétitions.

Exercice 7 : Extensions au-dessus de la tête

Il y a beaucoup de choses à surveiller en faisant cet exercice en apparence simple. D'abord, détendez les muscles de votre cou et de vos épaules. Gardez vos poignets droits. Ne laissez pas les haltères aller trop vers l'avant ou l'arrière. Et n'oubliez pas de respirer !

1. Tenez-vous debout ou assoyez-vous sur une chaise, les pieds à la largeur des épaules. Prenez un haltère dans chaque main. Avec les paumes et les avant-bras tournés vers l'avant, levez les mains jusqu'à ce que les haltères soient à la hauteur de vos épaules et parallèles au sol.

2. Poussez lentement les haltères au-dessus de votre tête jusqu'à ce que vos bras soient complètement allongés vers le haut, en comptant jusqu'à deux. Assurez-vous de ne pas bloquer vos coudes.

3. Faites une pause. Ramenez lentement les haltères à la hauteur de vos épaules, en comptant jusqu'à quatre et en collant les coudes le long de votre corps.

Répétez 10 fois. Reposez-vous environ 1 minute, puis faites une deuxième série de 10 répétitions.

Exercice 8 : Élévations latérales de la hanche

Ce mouvement doit surtout être lent et contrôlé; vous n'avez pas à lever très haut.

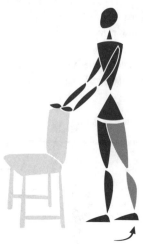

1. Tenez-vous debout derrière une chaise solide, les pieds légèrement écartés et les orteils vers l'avant. Gardez les jambes allongées sans bloquer vos genoux.

2. Levez lentement votre jambe gauche de côté, en comptant jusqu'à deux. Gardez la jambe droite allongée sans bloquer le genou.

3. Faites une pause. Ramenez lentement votre pied gauche sur le sol, en comptant jusqu'à quatre.

Répétez 10 fois avec la jambe gauche et 10 fois avec la jambe droite. Reposez-vous environ 1 minute, puis exécutez une deuxième série de 10 répétitions avec chaque jambe.

TROISIÈME PARTIE

Comment améliorer le programme d'exercices

Peut-être trouvez-vous le programme d'exercices un peu ennuyant. Ajoutez-y les exercices qui suivent pour y mettre un peu de variété – et continuer d'accroître votre force. Si vous utilisez des poids aux chevilles, commencez doucement (de 0,5 kg/1 lb à 1,5 kg/3 lb par jambe), puis augmentez graduellement.

Exercice 9 : Extensions du genou

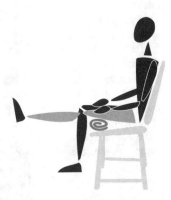

1. Assoyez-vous bien au fond d'une chaise solide, avec vos pieds touchant à peine le sol. Si votre chaise est trop basse, placez une serviette roulée sous vos genoux. Si vous portez des poids aux chevilles, fixez-les solidement.

2. Pointez vos orteils vers l'avant. Fléchissez votre cheville gauche, puis levez lentement la jambe gauche, en comptant jusqu'à deux. Levez la jambe jusqu'à ce que votre genou soit droit.

3. Faites une pause. Ramenez lentement votre pied sur le sol, en comptant jusqu'à quatre.

Répétez 10 fois avec la jambe gauche et 10 fois avec la jambe droite. Reposez-vous pendant 1 ou 2 minutes, puis faites une deuxième série de 10 répétitions avec chaque jambe.

Exercice 10 : Pliés du genou

1. Toujours avec vos poids aux chevilles, tenez-vous debout derrière une chaise solide. Face à la chaise, écartez vos pieds un peu moins que la largeur de vos épaules.

2. Pliez lentement votre jambe droite, cheville fléchie, et rapprochez le talon de vos fesses, en comptant jusqu'à deux.

3. Faites une pause. Ramenez lentement votre pied sur le sol, en comptant jusqu'à quatre.

Répétez 10 fois avec la jambe gauche et 10 fois avec la jambe droite. Reposez-vous pendant 1 à 2 minutes, puis faites une deuxième série de 10 répétitions avec chaque jambe.

Exercice 11 : Bascules du bassin

Vous aurez le réflexe de soulever le haut du dos ou les épaules du sol. Résistez-y ! Et souvenez-vous de respirer.

1. Allongez-vous sur le dos, sur le sol ou sur un matelas bien ferme. Fléchissez les genoux, posez les pieds à plat sur le sol et étendez les bras de chaque côté du corps, les paumes vers le bas.

2. Soulevez lentement votre bassin vers votre abdomen, de façon que vos hanches et le bas de votre dos ne touchent plus le sol, en comptant jusqu'à deux. Le haut de votre dos et vos épaules doivent rester au sol.

3. Faites une pause. Ramenez lentement votre bassin à sa position initiale, en comptant jusqu'à quatre.

Répétez 10 fois. Reposez-vous pendant 1 à 2 minutes, puis faites une deuxième série de 10 répétitions.

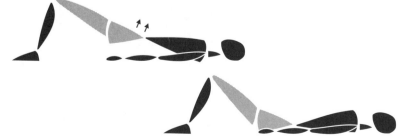

Exercice 12 : Extensions du dos au sol

Pour que cet exercice soit efficace, gardez votre tête, votre cou et votre dos bien alignés.

1. Allongez-vous sur le sol, face vers le bas. Étendez votre bras gauche au-dessus de votre tête, en ligne droite avec votre corps. Laissez l'autre bras le long de votre corps.

2. Levez simultanément le bras gauche et le pied droit au-dessus du sol, en comptant jusqu'à deux. Gardez la jambe et le bras à la même hauteur.

3. Faites une pause. Ramenez le bras et la jambe sur le sol, en comptant jusqu'à quatre.

Répétez 10 fois avec le bras gauche et la jambe droite, puis 10 fois avec le bras droit et la jambe gauche. Reposez-vous pendant 1 à 2 minutes, puis faites une deuxième série de 10 répétitions dans chaque position.

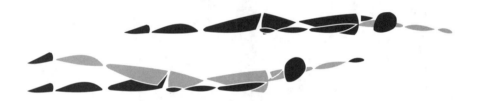

DÉTENTE

Étirements qui favorisent la souplesse et la relaxation

Il est important de savoir qu'il est aussi essentiel de s'étirer après une séance d'exercices que de se réchauffer avant. N'omettez donc pas ces étapes. Par ailleurs, les étirements et la respiration profonde vous aident à vous sentir mieux, moins tendue, plus impatiente d'affronter votre journée.

Étirements qui favorisent la souplesse et la relaxation

1. Tenez-vous debout avec vos bras le long du corps et vos pieds à la largeur de vos épaules.

2. Allongez les bras derrière votre dos et joignez les mains. Ouvrez les épaules le plus possible.

3. Tenez cette position de 20 à 30 secondes, en respirant bien.

Relâchez, puis répétez. Pensez à garder le dos droit, à détendre vos épaules et à regarder droit devant vous.

Étirement 2 : Étirements du mollet / du muscle ischio-jambier

Assurez-vous de vous incliner à la hauteur des hanches et de garder le dos droit.

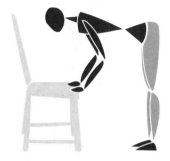

1. Tenez-vous debout face à une chaise bien solide.

2. Inclinez-vous vers l'avant à la hauteur des hanches. Gardez vos jambes droites sans bloquer les genoux. Posez les mains sur le siège de la chaise, en fléchissant vos coudes légèrement. Vous ressentirez un étirement derrière vos jambes et vos mollets. Gardez votre dos bien plat.

3. Tenez cette position de 20 à 30 secondes, en respirant bien.

Relâchez, puis répétez. Si l'exercice est trop facile, fléchissez vos coudes davantage. (Certaines personnes très souples iront jusqu'à appuyer leurs avant-bras et leurs coudes sur la chaise.)

Étirement 3 : Étirements des quadriceps

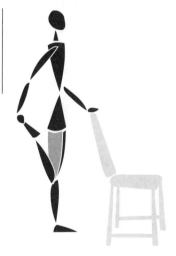

1. Tenez-vous debout derrière une chaise ou un comptoir, avec les pieds à la largeur de vos épaules, les genoux débloqués.

2. Mettez la main gauche sur la chaise ou le comptoir afin de rester en équilibre. Fléchissez votre jambe droite vers l'arrière et saisissez votre cheville ou votre pied de la main droite. Votre cuisse doit être perpendiculaire au sol. Assurez-vous de rester bien droite; ne vous inclinez pas vers l'avant. (Si vous n'arrivez pas à saisir votre cheville, gardez votre cuisse aussi perpendiculaire que possible et tenez la position.) Vous devriez ressentir un étirement à l'avant de votre cuisse.

3. Tenez cette position de 20 à 30 secondes, en respirant bien.

Relâchez votre cheville droite, puis répétez avec l'autre jambe.

Étirement 4 : Étirements du cou, du haut du dos et des épaules

Nul besoin d'attendre une séance d'exercices pour faire cet étirement facile. Il vous aidera à vous sentir mieux si vous êtes tendue ou même si vous êtes restée assise trop longtemps à votre poste de travail. Rappelez-vous de respirer et assurez-vous de ne pas arquer ou arrondir le dos.

1. Debout (ou assise), écartez vos pieds à la largeur de vos épaules, sans bloquer les genoux, et joignez les mains devant vous. Faites une rotation des poignets de façon à tourner vos paumes vers le sol. Soulevez ensuite vos bras à la hauteur de la poitrine.

2. Éloignez les paumes de vos mains de votre corps. Vous ressentirez un étirement dans le cou, dans le haut du dos ainsi que le long de vos épaules.

3. Tenez cette position de 20 à 30 secondes, en respirant bien.

Relâchez, puis répétez.

Chapitre 11

Les yeux et les oreilles

Vous sortez dîner au restaurant avec des amies. Alors que vous vous apprêtez à lire le menu, quelque chose vous semble étrange. Pourquoi les caractères sont-ils si petits? Vous éloignez le menu au bout de vos bras, puis le ramenez vers vous. Alors que vous semblez jouer de l'accordéon, une amie vous épie en souriant. Elle fouille dans son sac et vous tend ses lunettes de lecture dernier cri. Depuis combien de temps a-t-elle besoin de verres?

Une autre amie se plaint de ses lentilles cornéennes. Elle en porte depuis l'âge de 13 ans, mais depuis quelque temps, elle a les yeux si secs qu'elle a l'impression d'avoir deux assiettes en plastique posées sur ses iris. Quel ennui de toujours devoir se mettre des larmes artificielles! Elle déteste se voir avec des lunettes, mais quelle autre option lui reste-t-il?

Une troisième amie se joint à la conversation. Ses yeux vont bien, c'est son ouïe qui la rend folle. Quelques semaines après avoir commencé une hormonothérapie pour soulager ses bouffées de chaleur, elle avait du mal à suivre les conversations lors d'une réception. On aurait dit que tout le monde marmonnait.

Bien qu'aucun de ces problèmes ne soit « causé » par la ménopause, certains (comme la sécheresse oculaire et les troubles de l'ouïe) ont les hormones en commun, et tous sont courants dans la cinquantaine. Nous avons toutes sortes d'astuces à vous proposer pour vous y adapter.

LES YEUX

Que vous ayez toujours porté des lunettes ou des lentilles cornéennes ou que vous soyez dotée d'une vision parfaite, les changements de la vision sont choses courantes à la cinquantaine. Parfois, le changement est subtil – une vision périphérique légèrement embrouillée –, d'autres fois, il est carrément agaçant. Quel que soit le cas, vous devez réagir et prendre les mesures nécessaires.

Les yeux secs et irrités

Q. Je n'ai que 45 ans et mes yeux m'incommodent grandement depuis quelque temps. Ils sont très secs et irrités, en plus d'être douloureux. J'ai essayé toutes sortes de gouttes pour les yeux en vente libre, mais aucune marque ne me soulage à long terme. Que se passe-t-il ?

R. Les yeux secs peuvent être de plus en plus incommodants avec l'âge, voire douloureux et même débilitants. Il y a une décennie, les oculistes ne se préoccupaient pas des plaintes de sécheresse oculaire de leurs patients. De nos jours, cependant, les médecins savent que le syndrome de l'œil sec peut entraîner des problèmes plus graves comme de l'inflammation chronique, un risque accru d'infection, une vision trouble, une cicatrisation et, dans de rares cas, des lésions cornéennes et même de la cécité. Plus couramment, ce trouble oculaire perturbe la vie quotidienne et complique la lecture, la conduite automobile, le port de lentilles cornéennes, le travail à l'ordinateur ou même l'exposition au soleil. L'inconfort s'accentue souvent à mesure que la journée progresse.

Le syndrome de l'œil sec touche en majorité des femmes, de façon disproportionnée. On estime que 6 millions de femmes américaines et 3 millions d'hommes présentent des symptômes de modérés à graves; de 20 à 30 millions d'autres personnes souffriraient d'une version plus légère du problème. Les femmes d'origines hispanique et asiatique sont particulièrement vulnérables aux symptômes graves, mais ont moins tendance à se faire traiter.

La sensation d'avoir du sable dans les yeux secs découle d'une production insuffisante de larmes naturelles ou de

Ce qui peut se produire

❖ Les fluctuations hormonales peuvent assécher les yeux lors de la transition de la ménopause. Il peut devenir de plus en plus difficile (et irritant) de porter des lentilles cornéennes;

❖ Le cristallin perd de sa souplesse avec l'âge, réduisant votre capacité de voir les petits caractères et les détails. Il s'agit de la presbytie. Certaines femmes estiment cependant que leur vision éloignée s'en trouve améliorée;

❖ Le cristallin jaunit progressivement. Vous devez diriger un éclairage plus intense (75 watts ou plus) et plus direct sur les pages que vous lisez;

❖ Même si vous n'avez jamais eu de troubles de la vision, il faut subir des examens de la vue régulièrement à partir de l'âge de 45 ans pour assurer une détection précoce de maladies de l'œil associées au vieillissement;

❖ Vous pouvez aussi constater que vous avez de la difficulté à comprendre les gens lors de réceptions ou dans des restaurants bruyants, surtout si vous prenez une combinaison d'œstrogène et de progestogène.

Quand consulter le médecin

Consultez votre oculiste ou votre omnipraticien si vous éprouvez l'un des problèmes de la vision suivants :

❖ De la difficulté à voir, à faire la mise au point et à lire;

❖ Une vision double (côte à côte, en haut et en bas ou de côté);

❖ Une différence dans la qualité de la vision de chaque œil (on peut le vérifier en couvrant un œil à la fois);

❖ L'apparition de quelque chose d'inhabituel dans votre champ de vision, comme un rideau noir, un mur, des taches, des enchevêtrements, des lumières clignotantes ou tremblantes ou des corps flottants;

❖ Une réduction de votre vision périphérique ou centrale;

❖ Une vision embrouillée, ou des lignes droites qui semblent courbes ou déformées;

❖ Tout type de douleur aux yeux;

❖ Une sensation persistante d'avoir un corps étranger dans l'œil;

❖ Une sécheresse oculaire chronique qui ne réagit pas aux larmes artificielles en vente libre, ou combinée à une sécheresse buccale;

❖ Des écoulements oculaires continuels, en particulier s'ils durcissent ou sont accompagnés de douleur.

leur évaporation trop rapide. Cela peut se produire si la composition de vos larmes change. Les larmes ont trois couches : une couche externe huileuse (qui ralentit l'évaporation); une couche centrale aqueuse (qui nettoie l'œil et le garde humide); une couche interne semblable à du mucus (qui permet aux autres couches d'adhérer à la surface de l'œil). Ces trois couches sont générées par différentes glandes de la paupière. Avec l'âge, un mauvais fonctionnement ou une maladie peut perturber la production des larmes, ce qui empêche les yeux de se sentir humides, propres, protégés et lubrifiés. Les larmes contiennent aussi une certaine quantité d'anticorps. Lorsque leur volume diminue, les yeux sont plus vulnérables à l'infection.

Il existe beaucoup de preuves montrant que la sécheresse oculaire est liée aux fluctuations hormonales, surtout des androgènes, lesquels influent sur la production des couches aqueuse et huileuse des larmes; ce faisant, vos yeux ont aussi une moins bonne protection contre l'inflammation. Dans environ 10 % des cas, la sécheresse oculaire chronique est associée à des maladies auto-immunes. La sécheresse oculaire peut aussi être un symptôme de diabète, de maladie de Parkinson et de maladies thyroïdiennes. Parlez à votre médecin des médicaments que vous prenez. Les antihistaminiques, les décongestionnants, les diurétiques et les antidépresseurs peuvent tous contribuer à la sécheresse oculaire.

Prenez rendez-vous avec votre oculiste, qui effectuera quelques tests dans le but de déterminer la cause de votre sécheresse oculaire et la meilleure façon de la traiter. En temps normal, il doit vérifier votre production lacrymale ainsi que mesurer la densité de vos larmes et leur composition chimique. Les cas les plus graves requièrent des traitements nocturnes conçus pour lubrifier vos yeux pendant que vous dormez. Une intervention appelée « occlusion ponctuelle », dans laquelle de petits bouchons de silicone sont insérés dans les canaux lacrymaux afin de conserver les larmes sur la surface de l'œil, pourrait vous convenir. Selon le cas, le médecin peut insérer des bouchons de collagène temporaires (et solubles) ou des bouchons de silicone permanents.

Alors que la plupart des traitements ont pour but d'atténuer les symptômes, il existe un médicament approuvé par la FDA pour le traitement d'une cause sous-jacente de la sécheresse oculaire. Le Restasis (émulsion ophtalmique de cyclosporine), offert uniquement sous ordonnance, est conçu pour réduire l'inflammation à la surface de l'œil. Il est très efficace chez certaines personnes, mais il ne convient pas à tout le monde.

Que dire à votre fille

Porter des lunettes de soleil est un choix intelligent et branché. Les recherches montrent que l'exposition prolongée au soleil peut provoquer un développement précoce de cataractes corticales. Ceci est surtout vrai pour les enfants, car les rayons néfastes du soleil semblent aller plus profondément dans leurs yeux. Les enfants devraient porter des lunettes avec des verres fumés ou des chapeaux qui protègent du soleil. Même une simple casquette peut offrir un certain niveau de protection.

Certaines personnes rapportent que les gouttes causent de la douleur; mettre le flacon au réfrigérateur semble aider. Le Restasis peut mettre au moins un mois à produire un effet, continuez donc d'utiliser vos larmes artificielles jusqu'à ce que vous constatiez une différence.

L'hormonothérapie et la sécheresse oculaire

Q. Sachant que la sécheresse oculaire est liée à une chute des taux hormonaux, se peut-il que mon hormonothérapie soulage mes yeux ?

R. L'œstrogène, surtout sous sa forme orale, et la pilule anticonceptionnelle ont tendance à empirer le syndrome de l'œil sec (bien que des femmes aient rapporté que la pilule avait l'effet contraire chez elles). Certaines femmes disent que leurs symptômes diminuent lorsqu'elles changent la façon dont elles prennent l'hormonothérapie, soit sous forme de timbre ou de pommade.

Les androgènes à la rescousse ?

Q. J'ai entendu dire que de mettre de la testostérone dans les yeux peut soulager la sécheresse oculaire. Est-ce vrai ?

R. Les gouttes pour les yeux à base d'androgènes pourraient procurer un soulagement aux femmes sans les exposer aux risques associés à l'hormonothérapie. Des chercheurs de l'Université Harvard, aux États-Unis, étudient cette possibilité et espèrent mettre un produit sur le marché bientôt. Entre-temps, le Eye Center du Southern College of Optometry, à Memphis, aux États-Unis, a vérifié l'efficacité de l'application d'une pommade à base de testostérone sur les paupières en vue de combattre la sécheresse oculaire, en particulier chez des patients qui portent des

ASTUCES POUR SOULAGER LA SÉCHERESSE OCULAIRE

Tenez un journal de sécheresse oculaire. Déterminez la fréquence des épisodes de sécheresse oculaire et les circonstances qui semblent les déclencher. Beaucoup de femmes disent que des changements d'environnement et de style de vie les ont aidées. Par exemple, le fait de réduire votre exposition à la pollution, à la climatisation, au sèche-cheveux de même qu'aux véhicules ou aux endroits surchauffés peut apporter un soulagement significatif.

Augmentez votre apport en liquides. Ce faisant, réduisez la quantité de boissons contenant de la caféine (des diurétiques) que vous prenez. Faites l'essai d'un humidificateur à l'intérieur et échangez vos lentilles cornéennes contre des lunettes.

Faites des pauses à l'ordinateur. Les personnes qui passent beaucoup de temps devant leur écran d'ordinateur ont tendance à moins cligner des yeux, ce qui peut assécher leurs yeux.

Utilisez des produits de maquillage hypoallergènes. Les allergènes peuvent contribuer au problème, comme de nouvelles réactions allergiques. Faites l'essai d'une marque hypoallergène de mascara et de crayon pour les yeux, même si vous utilisez les mêmes produits depuis des années.

Changez votre alimentation. Une analyse de la Harvard's School of Public Health réalisée en 2003 sur des habitudes alimentaires de 32 470 femmes a révélé que celles dont l'alimentation était la plus riche en acides gras oméga-3 avaient le moins tendance à développer le syndrome de l'œil sec. On pense que les aliments contenant des oméga-3 rehaussent la couche huileuse des larmes. Les sources naturelles d'oméga-3 incluent divers types de poissons gras, comme le maquereau, le canola, les noix de Grenoble et l'huile de graine de lin. Il existe aussi des œufs riches en acides gras oméga-3 que l'on obtient en nourrissant les poules avec de la graine de lin. Le jaune de ces œufs contient 100 mg ou plus d'acides gras oméga-3, soit trois fois plus que les œufs réguliers, et a souvent une plus faible teneur en cholestérol que ceux des autres œufs. (En raison du lien établi entre le cholestérol et les maladies du cœur, consultez votre médecin avant d'augmenter votre consommation d'œufs.)

Il est facile d'incorporer ces aliments à votre alimentation. Saupoudrez des graines de lin broyées sur votre gruau, ou mangez des sushis ou des sashimis si vous n'aimez pas le poisson cuit ou grillé. Certains médecins affirment que des suppléments riches en oméga-3 ont un effet positif, mais aucune étude de qualité ne l'a encore prouvé. Entre-temps, nombre d'entre eux estiment que la meilleure chose à faire est sans doute d'augmenter son apport en oméga-3 par l'alimentation (visez une à deux portions par semaine). Si vous préférez prendre des suppléments, commencez par l'huile de graine de lin. Certains médecins s'inquiètent de la présence possible de toxines dans les capsules d'huile de poisson. Rappelez-vous que l'huile de graine de lin peut influer sur le taux d'absorption de certains médicaments; alors, informez votre médecin de tout médicament que vous prenez.

Essayez les larmes artificielles. Les larmes artificielles sans agents de conservation offertes en vente libre peuvent vous procurer un soulagement. (Les produits qui contiennent des agents de conservation ont une durée de conservation en stock plus longue et coûtent souvent moins cher, mais ils peuvent être plus irritants.) La viscosité varie d'un produit à un autre : certains sont plus liquides, alors que d'autres sont des gels. Vous devrez faire l'essai de diverses formulations afin de trouver le produit qui vous convient. Évitez les larmes artificielles de pharmacie ayant pour seul effet de rafraîchir les yeux fatigués et d'atténuer la rougeur. Ces produits sont utiles à l'occasion, mais ils ne sont pas conçus pour le traitement de problèmes chroniques comme la sécheresse oculaire. Ils peuvent même aggraver le problème.

lentilles cornéennes. Aucun résultat formel n'a encore été publié, et la FDA n'a pas approuvé le traitement; on ne sait donc pas s'il est sûr ou efficace. Si vous décidez d'en faire l'expérience, faites-le sous surveillance médicale. Il peut être difficile de trouver la bonne posologie, et une surutilisation peut avoir des effets indésirables comme une pilosité faciale excessive, un profil de calvitie masculine et l'apparition d'autres traits masculins. Rien ne sert que vos yeux aillent mieux juste à temps pour voir votre moustache pousser!

Les lentilles cornéennes et la sécheresse oculaire

Q. Je porte des lentilles cornéennes depuis l'adolescence, mais maintenant j'ai les yeux si secs que c'est une véritable torture de les porter longtemps. À l'aide! Je suis affreuse avec des lunettes.

R. Il y a peut-être une solution à votre problème, mais il faudra faire preuve de persévérance pour la trouver. La première chose à faire est de consulter votre oculiste. Si vous n'avez pas fait ajuster vos lentilles depuis plusieurs années, votre ordonnance n'est sans doute plus à jour. Il est également possible que les agents de conservation de vos solutions de trempage et de nettoyage irritent vos yeux. Un bon oculiste procédera à un examen minutieux et vous posera des questions précises afin de déterminer les changements que vous pouvez apporter à votre style de vie ou à votre environnement. Par exemple, si vous avez l'habitude de dormir avec vos lentilles cornéennes, enlevez-les avant de vous mettre au lit. Les lentilles portées la nuit ont tendance à agir comme de petites éponges, absorbant l'humidité. Une option consiste à faire l'essai de lentilles fabriquées avec un type de polymère

> ## Est-ce vrai?
>
> **Mythe :** Les carottes sont bonnes pour les yeux.
>
> **Réalité :** La vitamine A que contient ce légume croquant protège le pigment de la rétine, mais les carottes ne peuvent pas vous préserver des problèmes oculaires. Il est bon d'y ajouter divers fruits et légumes jaunes, orangés et rouges, dont le maïs, les poivrons, les oranges, les tangerines et les pêches. Vous devriez aussi consommer beaucoup de légumes feuillus vert foncé comme les épinards et le chou frisé. Tous ces aliments contiennent des composés phytochimiques, les caroténoïdes, qui protègent les yeux.

différent. Les lentilles cornéennes souples Proclear Compatibles (fabriquées par CooperVision) seraient plus confortables pour les personnes souffrant d'une sécheresse oculaire légère, une affirmation approuvée par la FDA, car elles sont conçues pour résister aux dépôts de lipides et aux amas protéiniques, lesquels peuvent créer des zones sèches sur le cristallin. D'autres produits prétendent fournir un confort accru, entre autres Extreme H20 (Benz); Focus Daily avec Aqua Release (CIBA Vision); PC Hydrogel (CooperVision) et Oasys (Acuvue). À ce jour, il n'existe pas de lentilles rigides perméables au gaz conçues pour réduire la sécheresse oculaire. Cependant, des sommes importantes sont investies dans la recherche d'une solution. La sécheresse oculaire est la principale raison qui amène les gens à cesser de porter des lentilles cornéennes. (Si vous avez de la difficulté à enlever vos lentilles perméables au gaz, renseignez-vous auprès de votre médecin au sujet de miniplongeurs, qui résolvent ce problème sans douleur.)

DES MONTURES QUI VOUS VONT

Si vous devez commencer à porter des lunettes sous ordonnance ou des verres de lecture en vente libre, il vous faut décider du style que vous souhaitez adopter. Il est plus facile que jamais de se procurer des montures sophistiquées, élégantes ou originales. Si les montures de créateurs de mode peuvent coûter assez cher, les verres de lecture sont en revanche tellement bon marché que vous pourrez en acheter de plusieurs teintes, formes et styles. Amusez-vous. Ayez au moins une monture de lunettes extravagante. Après tout, personne n'a l'air d'une vieille dame derrière des lunettes chat rose vif à la Matisse. Il y a un autre avantage : vous n'aurez plus jamais de difficulté à trouver vos lunettes !

Voici d'autres astuces que donne le Vision Council of America.

LES TROIS RÈGLES D'OR

◆ La forme de la monture devrait contraster avec la forme du visage. Par exemple, si vous avez un visage rond, choisissez des montures avec des angles afin d'effacer plutôt que d'accentuer cette rondeur;

◆ La taille de la monture doit être proportionnelle à celle de votre visage;

◆ Vos yeux doivent paraître centrés par rapport à la monture.

COMMENT CAMOUFLER VOS PETITS DÉFAUTS

Un long nez. Une monture à pont droit, plat et foncé raccourcit le nez.

Des yeux rapprochés. Un pont pâle semble accroître l'espace entre les yeux.

Des yeux très écartés. Un pont foncé semble réduire l'espace entre les yeux.

Des verres épais. Les formes ovales et les verres à indice élevé diminuent l'épaisseur des lentilles.

Un profil allongé. Les montures à branches basses raccourcissent le profil.

Un visage court. Les montures à branches hautes allongent le visage.

Un front haut. Essayez des montures à la hauteur des sourcils ou un peu plus hautes.

Un visage étroit. Des branches décoratives ou contrastantes peuvent faire paraître le visage beaucoup plus large.

Une mâchoire forte. Les montures étroites avec une ligne horizontale prononcée adoucissent une mâchoire forte.

Essayez de mettre des larmes artificielles ou hydratantes avant d'insérer vos lentilles. Puisque les causes de la sécheresse oculaire varient selon la personne, demandez à votre médecin de vous prescrire les larmes artificielles les plus appropriées à votre situation si les produits en vente libre ne fonctionnent pas. Même s'il y a des larmes artificielles destinées aux personnes souffrant de sécheresse oculaire qui portent des lentilles cornéennes, on ne possède pas de données probantes indiquant qu'il y en a de meilleures que d'autres. L'utilisation de produits d'entretien de lentilles cornéennes sans agents de conservation peut aussi contribuer à réduire l'irritation.

Si aucune de ces suggestions ne soulage votre problème et que vous êtes toujours malheureuse à l'idée de porter des lunettes, parlez à votre médecin de la possibilité de faire installer des bouchons dans vos conduits lacrymaux. Cela pourrait augmenter le taux d'humidité dans vos yeux et rendre le port de lentilles cornéennes plus confortable.

À propos du LASIK

Q. La sécheresse oculaire m'empêche de porter mes lentilles cornéennes. Je songe au LASIK. Cela pourrait-il régler mon problème ?

R. Aucun chirurgien oculaire digne de ce nom ne pratiquera le LASIK ou toute autre forme de chirurgie au laser sur un patient atteint de sécheresse oculaire chronique, à moins que ce problème soit traité au préalable. Les yeux qui ont subi une chirurgie au laser sont souvent plus secs durant la convalescence. Si vous souffrez déjà de sécheresse oculaire avant l'intervention, vous augmentez vos risques d'avoir des problèmes après.

Si vous rencontrez quelqu'un pour discuter de la possibilité de subir une chirurgie au laser, assurez-vous de choisir un chirurgien oculaire certifié et informez-le de votre sécheresse oculaire sans tarder. Allez ailleurs si on vous demande un dépôt non remboursable avant même que le médecin vous explique en détail les risques associés à l'intervention.

Des gouttelettes de sang

Q. J'ai lu en ligne que notre propre sang peut constituer un traitement très efficace contre la sécheresse oculaire. Cela donne la chair de poule, mais est-ce que ça marche vraiment ?

R. Ce traitement, promu par un ophtalmologiste réputé du Japon, est toujours à l'étude à l'échelle internationale. Les gouttes en question sont à la base fabriquées à partir d'un mélange de fluide sanguin (après le retrait des globules rouges) et de solution saline stérile (les dilutions varient); cet amalgame est embouteillé, puis surgelé jusqu'à son utilisation. On a montré que ce sérum autologue est efficace chez certaines personnes souffrant de sécheresse oculaire continuelle et d'autres problèmes touchant la surface de l'œil, peut-être en raison de sa teneur en vitamines et en hormones.

La FDA ne dispose d'aucun protocole pour la réalisation d'une étude à grande échelle de ce type ; par conséquent, une grande partie de la recherche a été faite à l'extérieur des États-Unis. La qualité des études est variable et les données sur la sûreté et l'efficacité du traitement à long terme sont limitées. Bien que certains ophtalmologistes se montrent enthousiastes quant au potentiel de ce traitement, d'autres affirment qu'il n'offre rien de plus que le soulagement temporaire que procurent déjà les traitements autorisés.

Le syndrome de Sjögren

Q. J'ai entendu dire que la ménopause peut donner une sensation d'assèchement, et je crois que c'est ce qui m'arrive. Cela a commencé par les yeux, et maintenant c'est la bouche. Est-ce que toutes les femmes ont ce problème ?

R. La ménopause a tendance à assécher la peau. Toutefois, la présence combinée de sécheresse oculaire et de sécheresse buccale impose de subir un test de dépistage du syndrome de Sjögren (une maladie auto-immune). Bien qu'il n'y ait aucun lien établi entre le syndrome de Sjögren et la ménopause, ce syndrome se manifeste habituellement vers la fin de la quarantaine et est neuf fois plus courant chez la femme que chez l'homme. La Sjögren Syndrome Foundation estime qu'au moins quatre millions d'Américains souffrent de ce trouble.

Le syndrome de Sjögren se développe lorsque le système immunitaire se met à attaquer les glandes qui produisent de l'humidité et peut aussi entraîner de la

MAQUILLEZ LA DIFFÉRENCE

À présent, vous avez vos verres de lecture sur le nez la plupart du temps. Ou peut-être étrennez-vous vos toutes premières lunettes. Dans un cas comme dans l'autre, ce changement exige de repenser votre maquillage.

Point de départ : le rayon des cosmétiques d'un grand magasin de votre région, surtout si on y vend votre marque préférée. Certaines compagnies offrent des consultations gratuites; en échange, elles s'attendent à ce que vous achetiez quelques-uns de leurs produits. S'il y a une promotion, vous pouvez obtenir des échantillons gratuits. Vous pouvez aussi faire vos propres expériences. Même de petits changements peuvent faire une grande différence.

Voici quelques trucs (vous en trouverez d'autres à la page 431) :

◆ Assurez-vous de bien définir vos sourcils. Ils encadrent votre regard;

◆ Utilisez des ombres à paupières mates plutôt que crémeuses;

◆ Appliquez une ombre blanche ou écrue sur toute la paupière (banane ou coquillage pour les peaux plus foncées) afin d'obtenir une base uniforme pour votre ombre à paupières;

◆ Tracez le contour des yeux avec un ligneur sous forme de gel d'une couleur foncée ou une ombre à paupières humide. Vous voulez des yeux définis, et non charbonneux;

◆ Appliquez du mascara pour plus de définition;

◆ Équilibrez le maquillage des yeux et des lèvres. Si vous portez un rouge à lèvres foncé, faites-vous des yeux plus naturels. Si, au contraire, vos lèvres conservent une teinte naturelle, rehaussez davantage vos yeux.

---

sécheresse dans le foie, les poumons, les reins, le vagin, le tube digestif, le pancréas, les vaisseaux sanguins et le système nerveux central. La moitié du temps, le syndrome apparaît seul; le reste du temps, il est combiné à des troubles comme la polyarthrite rhumatoïde, le lupus érythémateux disséminé, la sclérodermie disséminée ou sclérodermie, ou encore la polymyosite ou dermatomyosite. Outre la sécheresse des yeux et de la bouche, les symptômes incluent la douleur articulaire, la fatigue et des infections à la levure presque en permanence.

Les personnes atteintes du syndrome de Sjögren ont souvent un nombre accru de caries en plus d'autres troubles dentaires causés par une diminution de leur volume de salive. (La salive contient des minéraux qui contribuent à la propreté des dents.) Les médecins omettent souvent de prendre en compte

le syndrome de Sjögren : d'une part, le portrait des personnes atteintes varie grandement et, d'autre part, les gens ne pensent pas à mentionner des symptômes en apparence sans lien aux spécialistes.

Trop de larmes

Q. **J'ai souvent les yeux secs, mais l'hiver, j'ai le problème inverse. Dès que je sors au froid, je me mets à larmoyer à l'excès. J'ai l'air et je me sens ridicule.**

R. Vers la cinquantaine, on passe souvent d'un extrême à un autre pour ce qui est de l'humidité des yeux. Dans l'air sec et froid, la couche aqueuse des larmes s'évapore plus rapidement qu'en temps normal et les glandes lacrymales tendent à surcompenser ce manque d'humidité. Les larmes artificielles peuvent prévenir un réflexe de larmoiement. N'omettez cependant pas de mentionner ce problème à votre médecin, surtout s'il est récurrent.

Il pourrait indiquer que le drainage de vos yeux ne se fait pas bien ou qu'il y a un problème avec vos paupières ou vos cornées.

Encore un déjà-vu...

Q. J'avais beaucoup de difficulté à porter mes lentilles cornéennes pendant que j'étais enceinte. Mon médecin m'a dit que c'était dû aux fluctuations hormonales de la grossesse et que tout irait mieux après mon accouchement. Ai-je des chances de revivre ce problème à la ménopause ? Si oui, sera-t-il permanent ?

R. Rien ne permet de dire si vous avez plus de chances d'avoir des problèmes avec vos yeux maintenant parce que vous en avez eu dans le passé. Nous savons toutefois qu'un grand nombre de femmes n'ayant jamais eu d'ennuis avec leurs lentilles cornéennes commencent à en avoir à la transition de la ménopause. Quant à ce qui se passe après la ménopause, nul ne peut le prévoir. Certaines femmes affirment que les choses vont mieux une fois à la postménopause; d'autres disent que tout reste pareil; d'autres encore déclarent que leur problème va et vient.

Le climat et l'emplacement géographique pourraient jouer un rôle. Vos yeux devraient bien réagir aux climats humides et causer plus d'inconfort dans les climats secs.

Des caractères trop petits

Q. Je n'ai jamais eu besoin de lunettes, mais maintenant que je suis dans la quarantaine, les petits caractères me semblent plus difficiles à lire. Que se passe-t-il ?

R. Le problème de focalisation de la vision que vous décrivez est la presbytie, et à peu près tout le monde finit par en souffrir. La presbytie se manifeste vers l'âge de 45 ans environ. Le cristallin perd de sa souplesse avec l'âge, faisant en sorte qu'il devient plus difficile de focaliser sur des objets rapprochés, comme un livre ou une carte routière. Des verres de lecture peu dispendieux peuvent suffire à résoudre le problème. Certaines personnes s'en procurent en pharmacie, mais il est préférable d'obtenir l'avis professionnel d'un optométriste ou d'un ophtalmologue sur le facteur de grossissement qui vous convient. Si vous ne respectez pas ce facteur, vos yeux feront toujours des efforts pour lire, ce qui peut causer des céphalées.

Si vous ne voyez pas bien de près et de loin, demandez à votre oculiste de vérifier si vous devez porter des lunettes ou des lentilles cornéennes bifocales. Certaines personnes obtiennent un effet bifocal avec une ordonnance différente pour chaque œil.

Mettre et enlever

Q. Ai-je vraiment besoin de lunettes bifocales ? J'ai entendu dire qu'il est difficile de s'y faire. Si j'enlève mes lunettes et que je tiens le texte près de mes yeux, j'arrive à lire. N'est-ce pas suffisant ?

R. Sans doute êtes-vous habituée ainsi, mais les lunettes bifocales ont justement été mises au point pour éviter aux gens d'avoir à enlever leurs lunettes pour lire les petits caractères. Le moment viendra peut-être où vous trouverez que les lunettes bifocales en valent la peine.

Qui choisir ?

Q. Mon médecin me recommande de subir un examen de la vue, mais je ne suis pas sûre de savoir qui consulter :

un optométriste ou un ophtalmologue. Y a-t-il une différence ?

R. Ces deux spécialistes ont la formation requise pour procéder à un examen de la vue complet. L'optométriste traite les troubles de vision. Il peut prescrire des lunettes et des lentilles cornéennes; à certains endroits, il peut aussi prescrire des médicaments. L'ophtalmologue est un docteur en médecine (M.D.) ou un ostéopathe (D.O.) spécialisé dans les soins des yeux; il est également formé pour pratiquer la chirurgie oculaire.

Si vous vous rendez dans un grand centre d'ophtalmologie, il est probable qu'un optométriste réalisera votre examen de la vue et que l'ophtalmologue vous rencontrera par la suite afin de vérifier les résultats et d'en discuter avec vous. En passant, un opticien est la personne responsable de préparer les verres sur ordonnance et de distribuer les lentilles cornéennes.

Voir la lumière

Q. Lire, c'est ma passion, mais j'ai de plus en plus de difficulté à lire les caractères des livres, des journaux ou des magazines. Pourtant, je n'ai aucun problème à lire sur mon écran d'ordinateur. Y a-t-il un lien avec la ménopause ?

R. Bien que certaines femmes à la ménopause aient des troubles de lecture associés à la diminution du taux d'œstrogène (voir le chapitre 9), le problème que vous décrivez semble plutôt attribuable au vieillissement. Vers 50 ans, le cristallin commence à jaunir. Simultanément, le nombre de cellules sensibles à la lumière (photorécepteurs) dans la rétine se met à diminuer. Il est aussi possible de voir les premiers stades du développement

VOTRE ŒIL

La lumière pénètre dans l'œil à travers la pupille (le cercle noir qui se trouve au centre de l'œil) et parvient au cristallin, une lentille transparente souple située derrière l'iris. Grâce à de petits muscles qui y sont rattachés, le cristallin peut changer de forme, ce qui lui permet de faire le foyer sur des objets situés près ou loin. Le cristallin fonctionne bien dans la vingtaine, mais vers 40 à 45 ans, il arrive souvent qu'il perde de sa souplesse et qu'il ait de plus en plus de difficulté à s'ajuster. Ce changement pousse souvent les gens à se procurer des verres de lecture ou des lunettes sous ordonnance.

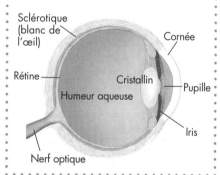

des cataractes. Même si vous êtes sans doute encore loin d'une chirurgie, ces changements font en sorte que la lumière a plus de difficulté à atteindre la rétine. Il en résulte que les imprimés vous semblent flous et difficiles à lire.

Une solution à court terme consiste à diriger plus de lumière sur la page que vous essayez de lire. Une lampe de lecture bien conçue et munie d'une ampoule d'une puissance élevée peut grandement résoudre votre problème. Vous pouvez aussi augmenter la puissance de l'éclairage (de 75 à 150) partout dans la maison. Des yeux vieillissants sont à l'origine d'un grand nombre de chutes. Si vos lunettes sont teintées, il est préférable de ne plus les porter à l'intérieur.

LA PROTECTION DE VOS YEUX

De bonnes lunettes de soleil peuvent grandement protéger vos yeux contre les maladies comme les cataractes et la dégénérescence maculaire liée à l'âge. Si vous passez beaucoup de temps au soleil ou dans la neige, elles sont essentielles pour préserver vos cornées des coups de soleil ou des ampoules causées par le soleil (non seulement sont-ils douloureux, mais ils augmentent aussi vos risques d'infection, infection qui, en retour, peut entraîner des dommages visuels permanents). Fait étonnant, que vous vous assoyiez à l'ombre, marchiez sous un ciel couvert ou rouliez avec les glaces de la voiture remontées, vous pouvez quand même subir les effets dommageables des rayons ultraviolets. L'exposition aux UV est accentuée à proximité de sable, d'eau ou de neige, de même qu'en altitude ou près de l'équateur. Il faut aussi faire preuve de prudence au printemps et en été, surtout entre 10 h et 16 h, alors que les rayons du soleil sont les plus intenses. Les personnes qui ont souffert de problèmes de la rétine ou de cataractes, ou qui ont subi une chirurgie au laser, ou encore celles qui prennent certains médicaments (y compris la tétracycline, les sulfamides, la pilule anticonceptionnelle, des diurétiques et des tranquillisants) ont un risque accru de dommages aux yeux causés par les UV. Les lunettes de soleil procurent facilement la protection nécessaire. Voici ce que vous devez savoir avant de les acheter.

Rayons ultraviolets. La FDA n'a pas encore établi d'exigences relatives à l'étiquetage des lunettes de soleil, mais la plupart des fabricants respectent certaines normes sur une base volontaire.

Avant d'essayer des lunettes, vérifiez si l'étiquette indique une protection totale contre les rayons UV (100 %) souvent indiquée par « 400 UV ». Recherchez des lunettes qui protègent complètement contre les deux types de rayons, UVA et UVB, qui peuvent endommager la cornée, le cristallin et la rétine. Le prix de telles lunettes varie grandement; il n'est donc pas nécessaire de débourser beaucoup d'argent pour garantir votre protection.

Il convient également de mentionner qu'il est maintenant possible de se procurer des lunettes non teintées et des lentilles cornéennes (souples ou rigides perméables aux gaz) dotées d'une protection UV maximale. Les ophtalmologues ne s'entendent pas sur la nécessité de tels produits et certains doutent qu'il s'agisse d'une bonne idée, puisque tous les verres et plastiques (y compris ceux qui entrent dans la fabrication des lunettes et des lentilles cornéennes) protègent efficacement contre les UV.

Par contre, si on vous a implanté des lentilles intraoculaires lors d'une chirurgie contre les cataractes, assurez-vous qu'elles offrent une protection complète contre les rayons UV.

En dernier lieu, il est bien possible que vous ayez besoin d'une nouvelle ordonnance, de lunettes bifocales ou de verres de lecture.

Phares en sens inverse

Q. **La conduite de nuit est devenue ardue pour moi, surtout lorsque de nombreux phares m'éblouissent. Que se passe-t-il ?**

R. La difficulté à conduire la nuit est un indicateur de plus que votre vision change. Sans que vous vous en rendiez compte, vous avez graduellement vu moins loin à la noirceur. Dans la vingtaine, vos yeux palliaient le problème en laissant pénétrer plus de lumière. Mais vers 40 et 50 ans, les pupilles rapetissent et le cristallin devient plus opaque, ce qui réduit la quantité de lumière qui parvient à la rétine. (Certains scientifiques estiment qu'à 60 ans, la lumière qui atteint la rétine

Un monde en couleur. La couleur des lentilles de vos lunettes de soleil a un effet, mais pas celui que vous croyez. La protection contre les rayons UV est transparente; par conséquent, des lunettes très foncées ne fournissent pas de protection supplémentaire. La plupart des experts recommandent des verres gris ou ambre. Le gris déforme moins les couleurs; la couleur ambre bloque la lumière bleue, qui a été liée à la dégénération maculaire. Les verres teintés en bleu laissent plus de lumière bleue atteindre vos yeux, donc évitez-les.

Les lentilles cornéennes sont maintenant offertes dans ces couleurs qui réduisent le rayonnement. Les lentilles Nike MaxSight de Bausch & Lomb ont été conçues au départ dans le but d'aider les joueurs de baseball à mieux voir la balle. La teinte ambre est recommandée aux personnes qui pratiquent des sports où des balles rapides se déplacent dans divers types d'éclairage : soccer, tennis et baseball. On propose le port de lentilles grises pour les sports pratiqués en plein soleil, notamment le golf, le football et la course.

Les bonnes montures. Quand il s'agit de choisir une monture, la plupart d'entre nous essayons d'en trouver une qui nous fait paraître élégantes ou du moins qui ne nous donne pas l'apparence d'une mouche géante. Or, certaines montures sont des choix plus sûrs que d'autres. Optez pour des montures qui arrivent près de vos sourcils et de vos tempes, afin de protéger à la fois vos yeux et vos paupières. Pour une protection maximale, faites l'essai de montures enveloppantes.

Lunettes anti-éblouissement. Les lentilles polarisées sont idéales si vous passez beaucoup de temps à la plage ou sur l'eau. Elles réduisent l'éblouissement causé par l'eau, le sable et les surfaces comme les revêtements bitumineux ou l'asphalte. Les lunettes polarisées ne procurent pas toutes une protection totale contre les rayons UV. Lisez les étiquettes.

Résistance au bris. Il vaut la peine de débourser un peu plus pour avoir des lentilles en polycarbonate qui sont résistantes aux coups et aux chocs. Vous vous en féliciterez si vous vous retrouvez dans une voiture dont le coussin gonflable se déploie, en particulier si vous n'avez qu'un œil qui soit fonctionnel ou si vous avez subi une chirurgie oculaire ou une correction de la vision au laser. Les lentilles en polycarbonate viennent toujours avec une protection UV et une couche anti-éraflures; il n'y a donc pas lieu de payer des frais additionnels pour ces caractéristiques.

Un écran solaire pour les yeux. Des lunettes de soleil et un chapeau à larges bords peuvent protéger vos yeux contre le cancer, qui peut se développer sur la paupière, la peau autour de l'œil ou la surface même de l'œil. Procurez-vous des hydratants ou des pommades avec écran solaire que vous pouvez appliquer sur la peau autour des yeux pour une protection additionnelle.

est réduite au tiers de ce qu'elle était à 20 ans.)

Il en résulte que les activités que vous faites le soir font davantage travailler vos yeux. Vous pouvez développer une sensibilité accrue à l'éblouissement des phares que vous croisez et au reflet des phares dans votre rétroviseur. Vous pouvez voir un halo ou une distorsion autour des phares. En outre, vous éprouverez plus de difficulté à vous repérer sur les routes mal éclairées ou balisées.

Certaines astuces peuvent faciliter la conduite de nuit. Si les phares que vous croisez vous éblouissent, abaissez temporairement votre regard dans le coin inférieur droit à l'approche de l'autre véhicule. Si vous disposez d'un rétroviseur jour/nuit automatique qui diminue l'intensité de la lumière des phares, servez-vous-en. Assurez-vous que vous voyez à 3 m (10 pi) devant vous lorsque vous êtes dans le siège du conducteur. Si ce n'est pas le cas, mettez un coussin sous vos fesses.

Gardez le pare-brise et les glaces propres et dégagés (de même que vos lunettes), surtout lorsqu'il neige. Il est bon d'avoir une lampe de poche dans la voiture pour vous aider à lire les panneaux et les cartes routières. Un système de navigation (portatif ou encastré dans le véhicule) peut s'avérer un bon investissement. Non seulement vous guide-t-il dans les endroits que vous ne connaissez pas, mais son écran illuminé affiche les courbes de la route à mesure que vous vous en approchez.

Enfin, assurez-vous de voir votre oculiste au moins une fois l'an. Vous connaissez déjà l'importance de garder vos lunettes sur ordonnance à jour. Ajoutons à cela qu'un examen annuel des yeux permet au médecin de détecter tôt d'autres problèmes qui pourraient affecter votre vision nocturne. L'oculiste pourrait vous prescrire des lunettes pour la conduite de nuit même si vous n'avez pas à en porter le jour.

Sécheresse de nuit

Q. J'ai l'impression que mes lentilles cornéennes sont très sèches quand je conduis à la noirceur. Pourquoi ?

R. Lorsque vous forcez pour voir, vous gardez les yeux ouverts plus longtemps et vous clignez moins souvent des yeux. Il en résulte que vos yeux sont trois fois plus secs la nuit.

Un avenir ombragé

Q. J'ai entendu dire que plus on avance en âge, plus on risque de devoir subir une chirurgie des cataractes. Que puis-je faire maintenant pour prévenir ce problème ?

R. Les cataractes sont un problème courant chez les personnes de plus de 60 ans. (Il arrive aussi parfois qu'un bébé naisse avec des cataractes.) Très lentement, avec le temps, le cristallin qui concentre la lumière à l'arrière de l'œil perd de sa transparence. À mesure que les cataractes s'aggravent, la personne peut remarquer que les couleurs sont moins vives, voir des halos autour des lumières le soir et avoir constamment besoin de lunettes plus fortes ou d'une lampe de lecture plus puissante.

Il y a peu de choses à faire pour prévenir les cataractes, mais il est possible d'en ralentir l'évolution en évitant de fumer et en surveillant son poids. Quelques études montrent que l'œstrogène aide à empêcher la formation des cataractes, mais aucune étude ne permet d'affirmer qu'elles ne se développeront jamais. Les diabétiques ont tendance à avoir des cataractes plus tôt, de même que les personnes qui prennent des stéroïdes sur des périodes prolongées.

Que pouvez-vous faire ? Assurez-vous que votre alimentation est riche en légumes (surtout les légumes feuillus vert foncé) et en fruits pour retarder l'apparition des dommages. Et n'oubliez pas de protéger vos yeux contre la lumière solaire éclatante.

Lorsqu'une cataracte entrave la vision, on peut la retirer chirurgicalement et la remplacer par un tout nouveau cristallin synthétique transparent. En général, l'intervention est courte et sécuritaire.

Un risque de glaucome ?

Q. On m'a dit qu'en tant qu'Afro-Américaine de 40 ans, je devrais commencer à voir un oculiste tous les deux ans. Pourquoi ?

R. Personne ne sait pourquoi, mais les Afro-Américains de 40 ans et plus présentent un risque accru de glaucome, qui serait causé par une augmentation de

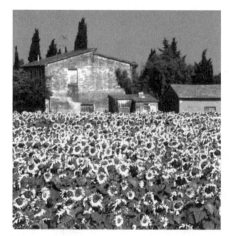

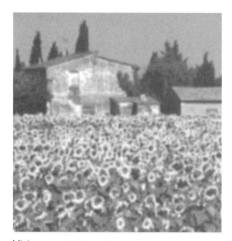

Vision normale.

Vision avec cataractes.

UNE VISION MOINS QUE PARFAITE

En vieillissant, il est probable que vous développerez des cataractes un jour. Les premiers signes se manifestent souvent dans la cinquantaine, alors que les cristallins commencent à jaunir et que vous avez plus de difficulté à lire sans une lumière vive. Lorsque la chirurgie devient nécessaire, la vision est grandement perturbée, comme le montrent les illustrations ci-dessus.

la pression intra-oculaire. Le glaucome est asymptomatique et indolore, mais il détruit graduellement les fibres nerveuses optiques. Habituellement, la seule façon de détecter la maladie aux premiers stades et de la traiter est de subir des examens de la vue sur une base régulière. Les personnes qui ont des antécédents familiaux de glaucome, qui souffrent de diabète, de myopie grave ou qui ont longtemps pris des stéroïdes sont particulièrement vulnérables.

Les risques de dégénérescence maculaire liée à l'âge

Q. Je n'ai jamais consulté de spécialiste de la vue, mais lors de mon dernier examen, mon omnipraticien m'a recommandé de subir des examens de la vue réguliers. Il me conseille aussi fortement de cesser de fumer. Quel est le lien ?

R. La ménopause en elle-même n'affaiblit pas la vue, mais la combinaison du tabagisme et du vieillissement accroît vos risques d'avoir des troubles oculaires graves. Le tabagisme double le risque de dégénérescence maculaire liée à l'âge (DMLA), un trouble de la rétine qui rend la vision centrale (ce que vous voyez quand vous regardez droit devant) floue et parfois nulle. Des antécédents familiaux augmentent aussi les risques de développer une DMLA, première cause de la cécité aux États-Unis; de même que le fait d'être une femme, notamment parce que les femmes vivent plus longtemps. Les personnes aux iris clairs sont plus vulnérables; certaines études ont prouvé que la même chose est vraie pour celles qui ont des taux de cholestérol inquiétants (des taux de LDL et de triglycérides très élevés). Si votre médecin vous recommande des médicaments pour réduire le cholestérol, des inquiétudes pour la santé de vos yeux peuvent vous donner une autre raison de les prendre.

Comme son nom l'indique, la dégénérescence maculaire est beaucoup plus courante après 60 ans. Du fait qu'elle est asymptomatique aux premiers stades, seuls des examens réguliers de la vue permettent de la détecter. Un suivi régulier peut indiquer si la maladie s'aggrave et si des interventions, y compris la chirurgie au laser, sont nécessaires pour ralentir sa progression.

Même si vous n'avez jamais eu besoin de consulter un spécialiste de la vue dans le passé, il est recommandé de subir des examens de la vue tous les ans après 60 ans.

L'exposition au soleil peut accroître vos risques de développer la maladie, comme c'est le cas pour tout autre trouble oculaire. Une bonne alimentation pourrait contribuer à vous protéger.

Un apport accru de lutéine et de zéaxanthine (des antioxydants puissants qu'on trouve dans les fruits et légumes rouges, jaunes et orangés) peut fournir une protection significative contre la DMLA et pourrait même inverser en partie les dommages. On se procure la lutéine en magasin sous forme de supplément, mais elle est plus efficace lorsqu'on la prend avec de la nourriture. De bonnes sources alimentaires incluent les jaunes d'œufs et les légumes feuillus vert foncé comme les épinards et les feuilles de chou vert. (La cuisson des épinards dans l'huile favorise leur absorption par l'organisme.) La zéaxanthine, un antioxydant, abonde dans les jaunes d'œufs, le maïs (le jaune seulement, pas le blanc), les poivrons orangés et les fruits de couleur orangée comme les oranges, les tangerines et les pêches.

Attention

Q. Comme je fais de l'hypertension artérielle, est-ce que je présente un plus grand risque de souffrir d'un glaucome ?

R. Voilà une idée fausse très répandue. Cependant, l'hypertension artérielle peut augmenter les risques d'une autre maladie, la rétinopathie hypertendue, qui cause une enflure du nerf optique et de la macula (le centre visuel de la rétine) et parfois une perte de vision. Afin de réduire les risques de développer cette maladie, la meilleure chose à faire est de contrôler votre hypertension artérielle par l'alimentation ou la médication et de subir des examens de la vue régulièrement.

Protection vitaminique

Q. J'ai lu un article à propos d'une combinaison de vitamines recommandée aux personnes atteintes de DMLA. Si je commence à prendre ces vitamines maintenant, me protégeront-elles contre la maladie ?

R. En effet, on recommande aux non-fumeurs à un stade intermédiaire de DMLA de prendre une combinaison spécifique de vitamines et de minéraux (500 mg de vitamine C, 400 UI de vitamine E, 15 mg de bêta-carotène, 80 mg d'oxyde de zinc et 2 mg d'oxyde cuivrique). L'étude AREDS (Age-Related Eye Disease Study) financée par le National Eye Institute, a montré que cette combinaison ralentit l'évolution de la maladie chez 25 % des participants. On a aussi noté une diminution de 20 % de la perte de vision. En revanche, la combinaison de vitamines n'offrait aucune protection aux personnes atteintes d'une DMLA légère ou celles qui étaient asymptomatiques.

Les corps flottants

Q. Cela peut sembler étrange, mais j'ai l'impression que quelque chose flotte à la surface de mes yeux. Est-ce possible?

R. Avec le temps, de petits morceaux de l'humeur aqueuse (un gel transparent) se liquéfient et forment des amas protéiniques. Ces débris, qu'on appelle couramment «corps flottants», ont l'apparence de petits nuages ou d'ombres qui se déplacent dans votre champ visuel. Vous pouvez faire examiner vos yeux si cela vous fait du bien et vous rassure, mais en règle générale, les corps flottants sont bénins.

Dans le cas où le gel se détache de l'arrière du globe oculaire, vous pouvez observer un éclair de lumière troublant ou une diminution du champ de vision. Le cas échéant, consultez votre oculiste sans tarder. Cela peut signifier un risque de décollement de la rétine, qui nécessite une réparation chirurgicale.

LES OREILLES

Q. ue dites-vous? Vous n'entendez plus aussi bien qu'avant? Cela peut être dû aux hormones, au vieillissement ou au fait d'avoir un peu trop fêté dans le passé.

Les hormones et la perte de l'ouïe

Q. Y a-t-il un lien entre la ménopause et la perte de l'ouïe? J'ai 52 ans et je prends une hormonothérapie combinée. J'ai moins de bouffées de chaleur, mais en revanche on dirait que j'entends moins bien.

R. La transition ménopausique naturelle ne semble pas perturber l'ouïe; cependant, le progestogène contenu dans votre hormonothérapie combinée peut être en cause. Subventionnés par le National Institute of Health (NIH), des chercheurs du National Technical Institute for the Deaf, au Rochester Institute of Technology, ont mené deux études de grande qualité (200 participantes en tout) dans lesquelles ils ont comparé l'ouïe de trois groupes de femmes âgées de 60 à 86 ans. Les femmes du premier groupe prenaient une combinaison d'œstrogène et de progestogène; les femmes du deuxième groupe, de l'œstrogène seul et le groupe témoin, ni l'un ni l'autre. Chaque groupe était composé avec soin. Alors que les chercheurs financés par le NIH s'attendaient à ce que les femmes prenant de l'œstrogène seul obtiennent de meilleurs résultats aux tests d'audition (des études antérieures menées sur des animaux avaient montré que l'œstrogène était favorable aux cellules nerveuses du cerveau et des oreilles), la prise d'œstrogène seul a montré une très faible différence, voire aucune. Contre toute attente, les femmes qui recevaient une hormonothérapie combinée ont obtenu des résultats inférieurs de 10 à 30 % à chaque test auditif, depuis le test de base sur la « tonalité pure », où on lève la main pour signaler qu'on entend quelque chose, jusqu'à des tests plus perfectionnés mesurant l'intensité du son provenant de l'oreille. Ces personnes avaient particulièrement de la difficulté à bien entendre lorsqu'il y avait un bruit de fond semblable à ce qu'on entend dans des réceptions ou au restaurant.

La perte auditive semble survenir assez rapidement. Les femmes constatent habituellement le problème à peine quelques semaines après avoir commencé leur hormonothérapie avec un progestogène. (Fait anecdotique, des femmes ayant pris un supplément de progestogène dans le but de stabiliser une grossesse ont rapporté les mêmes conséquences.) Certains chercheurs ont aussi émis l'hypothèse selon laquelle un progestogène pouvait avoir un effet négatif sur l'équilibre, qui est une autre fonction de l'oreille interne.

Les effets à long terme

Q. **Je n'ai que 45 ans, mais je constate que je n'entends pas aussi bien que dans le passé. Comme j'affiche quelques signes de la périménopause, je me demande si mes problèmes sont liés.**

R. Ce que vous observez a probablement davantage à voir avec la génétique, l'âge et l'expérience de vie qu'avec la ménopause. Certaines femmes naissent avec une excellente ouïe et en jouissent toujours à 70 ou même à 80 ans; cependant, chez la plupart des gens, la qualité de l'ouïe diminue avec le temps. À l'heure actuelle, 28 millions d'Américains environ ont une perte de l'ouïe à un certain degré, et on prédit que ce nombre atteindra 78 millions d'ici 2030.

En vérité, un grand nombre de baby-boomers ont accéléré ce processus en s'exposant à énormément de bruit durant leur vie. Nous sommes la première génération à avoir écouté la radio des jours de suite. Beaucoup d'entre nous ont gardé pendant des années le volume de leurs chaînes stéréo et de leurs radios de voiture au maximum. Aujourd'hui encore, nous écoutons nos lecteurs MP3 trop fort.

Une exposition constante à des sons intenses accroît les risques d'endommager les délicates cellules ciliées qui facilitent l'ouïe le long de la cochlée, un tube en forme de corne d'abondance situé dans l'oreille interne. Le cillement temporaire que vous entendez après un concert particulièrement bruyant ou les sons étouffés que vous percevez en sortant du travail pourraient signaler que vous avez irrité ces cellules sensibles. Si vous travaillez dans la construction, une usine de fabrication ou l'aviation et qu'il est impossible de communiquer avec une personne à un bras de distance sans élever la voix, c'est un autre signe que vous êtes exposée à trop de bruit. Des « traumatismes acoustiques » répétés peuvent en venir à tuer ces cellules. Comme elles ne se régénèrent pas, leur perte peut faire en sorte que vous ne puissiez plus capter certaines fréquences.

On ne sait pas à l'heure actuelle si des doses quotidiennes des bruits que les citadins tiennent pour acquis – klaxons, marteaux-perforateurs, sirènes d'ambulances – causent une détérioration soutenue ou combien de temps il faut rester au calme pour récupérer après des expositions répétées. Dans un cas comme dans l'autre, il est sage de s'accorder un répit de temps à autre en se réservant des moments de tranquillité.

VOTRE IPOD ET VOTRE OUÏE

Ces petits écouteurs blancs bien reconnaissables procurent peut-être un excellent son, mais ils présentent aussi des risques pour votre ouïe. Contrairement aux écouteurs des anciens baladeurs cassettes ou CD, les écouteurs boutons émettent un son sans distorsion même à un niveau de décibels plus élevé, et peuvent par conséquent attaquer vos tympans sans que vous vous en rendiez compte. Un bon conseil : ne réglez jamais le volume plus qu'à la moitié de l'échelle. S'il y a trop de bruit autour de vous, il vaut mieux fermer l'appareil que monter le volume. Vos oreilles vous en remercieront.

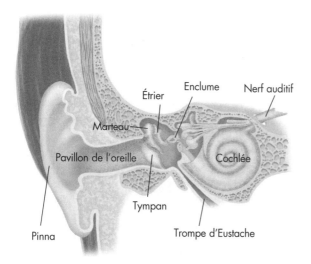

Étrier
Enclume
Nerf auditif
Marteau
Pavillon de l'oreille
Cochlée
Tympan
Pinna
Trompe d'Eustache

QUE DITES-VOUS ?
Les ondes sonores pénètrent dans l'oreille en passant par le canal auditif. Des vibrations sont perçues lorsque ces ondes atteignent le tympan et sont amplifiées par trois petits os avant d'être transmises à l'oreille interne. Un liquide présent dans la cochlée capte ces vibrations et les transmet comme un influx électrique le long du canal auditif jusqu'au centre de l'ouïe du cerveau.

Un peu de fierté

Q. Depuis quelque temps, j'ai de la difficulté à bien entendre les conversations autour de moi, mais je n'ose pas faire vérifier mon ouïe. J'ai peur de ce que le médecin pourrait trouver. Je ne veux vraiment pas porter de prothèses auditives. Elles n'ont pas apporté grand-chose à mes parents; de plus, je crois qu'elles me feraient sentir (et paraître) plus vieille.

R. Vous n'avez sans doute pas subi d'examen auditif depuis votre tendre enfance. Si votre ouïe se détériore, il est temps de réagir et de subir les tests nécessaires. De nos jours, les médecins disposent d'une panoplie d'options pour vous aider, y compris une nouvelle génération de prothèses auditives numériques beaucoup plus efficaces et plus petites que celles de l'époque de vos parents. Les modèles les plus perfectionnés procurent un son directionnel et à haute définition utilisant deux microphones et un algorithme qui facilitent la capture des sons venant d'en face (la voix de l'amie avec qui vous parlez) tout en réduisant les

bruits de fond. Les prothèses auditives les plus perfectionnées coûtent cependant très cher. Alors que les modèles analogiques plus anciens ne coûtent que quelques centaines de dollars, les modèles de haute technologie peuvent atteindre 3 500 $ et ne sont pas couverts par les assurances. En revanche, si vous avez une allocation de dépenses flexible ou à des fins médicales auprès de votre employeur, vous pourriez obtenir un remboursement.

À peu près personne n'aime porter des prothèses auditives et, comme vous, bien des gens les associent à la vieillesse. Il existe une solution : on peut fixer chirurgicalement des prothèses auditives implantables aux os de l'oreille moyenne ou derrière l'oreille. Les prothèses auditives d'oreille moyenne font bouger les os de l'oreille pour amplifier les vibrations sonores. Les prothèses auditives à ancrage osseux (BAHA) sont fixées à l'os derrière l'oreille et transmettent les vibrations sonores à l'oreille moyenne à travers le crâne. Cependant, du fait qu'elles requièrent une chirurgie, les spécialistes de l'ouïe déconseillent les prothèses auditives implantables aux personnes âgées.

Des recherches sont actuellement en cours dans le but de trouver une façon de

LA RÈGLE DES CINQ DÉCIBELS

Plus le son est fort, plus vite surviennent les dommages. Cela est à la base de la règle des cinq décibels. À chaque augmentation de cinq décibels, le temps qu'il faut pour causer des dommages diminue de moitié. Par conséquent, une exposition continue de 8 heures à 85 décibels (ce qui correspond au vacarme d'une circulation dense en ville) peut entraîner des dommages similaires à ceux d'une exposition d'une heure à 100 décibels (les cris d'un nourrisson tenu près de vos oreilles). Une brève exposition à un bruit intense ne cause habituellement pas de dommages, mais le même son entendu tous les jours risque d'endommager votre ouïe. Une exposition à un bruit excédant 116 décibels pendant une période indéterminée peut être très dangereuse. À titre d'exemple, une sirène d'ambulance émet 120 décibels; vous tenir près d'un haut-parleur à un concert rock vous expose à 140 décibels. Quels sont les sons les plus dangereux? Les explosions, y compris les coups de feu, les feux d'artifice et les bombes. Toute arme à feu supérieure à un calibre 0.22 peut facilement produire plus de 170 décibels : un niveau si élevé peut détruire les membranes auditives et les cellules ciliées. Baissez le volume!

QU'EST-CE QUI EST TROP BRUYANT?

Les bruits atteignant un niveau de 85 décibels et plus peuvent endommager votre ouïe.

	DÉCIBELS
Feu d'artifice	150
Sirène d'ambulance	120
Scie à chaîne; concert rock	110
Chaîne stéréo au volume maximal	105
Atelier ou motoneige	100
Motocyclette	98
Mototondeuse	90
Circulation urbaine dense	85
Conversation normale	60
Bruit du réfrigérateur	40
Chuchotements	30

régénérer les cellules ciliées de la cochlée. La perte d'audition vise en général les registres supérieurs et est associée aux dommages causés à ces cellules, qui gèrent des milliers de fréquences sonores. Certains vertébrés peuvent remplacer leurs cellules ciliées lésées, mais pas les humains, du moins pas encore.

Prenez-en deux

Q. Y a-t-il quelque chose à faire après une exposition à des sons intenses pour réduire les risques d'une perte de l'ouïe?

R. Les scientifiques croient que les sons intenses poussent les radicaux libres à attaquer les délicates cellules ciliées de l'oreille. Des études menées sur les animaux indiquent que l'ingestion d'antioxydants, de vitamine E ou d'aspirine dans les trois jours suivant l'exposition aide à combattre les radicaux libres ainsi qu'à réduire ou à prévenir l'élimination des cellules ciliées. Dans une étude menée sur des cobayes (cochons d'Inde), on a montré qu'un traitement précoce donnait de meilleurs résultats. Les chercheurs espèrent que les études sur les humains donneront des résultats semblables et mèneront à l'élaboration de posologies.

DES ASTUCES POUR PROTÉGER VOTRE OUÏE

Vous pouvez réduire votre exposition au bruit de plusieurs façons, tant à la maison qu'au travail :

◆ Résistez à la tentation de monter le volume du téléviseur et de la chaîne stéréo. Envisagez d'utiliser un réveille-matin vibrant ou un modèle qui clignote ou qui émet des sons plus doux. Démarrez le lave-vaisselle au moment où vous quittez la cuisine. Portez des bouchons d'oreilles lorsque vous exécutez des tâches bruyantes comme tondre la pelouse ou se servir d'outils électriques.

◆ Portez une grande attention au volume de votre téléphone cellulaire, qui projette le son directement dans votre canal auditif.

La technologie numérique moderne permet de monter le volume sans sacrifier la clarté du son; il est donc plus tentant de le faire. Des tests ont montré que beaucoup de personnes utilisant des appareils d'écoute personnels exposent leurs tympans à l'équivalent de 115 décibels, soit un niveau qui peut entraîner une perte auditive permanente, surtout si l'exposition dure plus de 28 secondes par jour.

◆ Protégez-vous contre le bruit au travail. Si votre lieu de travail est très bruyant, il est bon d'investir dans une protection auditive de qualité ou d'insister pour que la direction en fournisse une. Quand vous l'aurez, utilisez-la.

Le cœur

Quelle maladie craignez-vous le plus ? Le cancer du sein est en tête de liste chez les femmes dans la cinquantaine. Peut-être avez-vous une ou plusieurs amies qui combattent cette maladie dévastatrice. Mais le cancer du sein, aussi terrifiant soit-il, n'est pas la principale cause de décès chez les femmes. Ce titre revient plutôt aux maladies du cœur. Chaque année, plus de femmes meurent d'une maladie cardiaque que de tous les cancers combinés. À ce stade de votre vie, vous connaissez peut-être plus de femmes atteintes de cancer que de maladies du cœur, mais cela changera bientôt. Avant la ménopause, le risque de subir une crise cardiaque ou un accident vasculaire cérébral est beaucoup plus faible que pour les hommes du même âge. Mais après la ménopause, les probabilités changent et l'écart entre les taux de risque diminue. Après 65 ans, autant de femmes que d'hommes meurent d'une crise cardiaque. Il y a cependant un fait encourageant : même si vous n'avez pas pris soin de votre cœur dans le passé, vous pouvez adopter des habitudes plus saines dès maintenant.

Commençons par une brève leçon d'anatomie. Votre cœur est un muscle niché au centre de votre poitrine. Il a à peu près la taille d'un poing fermé et pèse environ 228 g (8 oz), soit 57 g (2 oz) de moins que celui d'un homme. Lorsque vous faites de l'exercice ou que vous êtes tendue (stressée), il peut vous arriver de sentir ses battements, qui signifient que votre cœur pompe du sang dans les artères, lequel distribue de l'oxygène et des nutriments dans votre organisme. Une fois cette tâche vitale effectuée, le sang revient vers le cœur par le truchement des veines. En raison de son rôle de pompe, le cœur est bâti pour travailler dur. Au cours d'une journée moyenne, le cœur bat environ 100 000 fois et pompe plus de 9 000 litres (2 000 gallons) de sang. Le cœur d'une personne qui vit jusqu'à 75 ans bat plus de 2,7 milliards de fois et achemine plus de 208 millions de litres (55 millions de gallons) de sang. Voilà qui commande le respect !

Votre cœur consiste en quatre chambres, appelées « cavités cardiaques », soit deux oreillettes (gauche et droite) en haut et deux ventricules (gauche et droit) en bas. Le sang passe d'une cavité à une autre par des valves qui assurent un trajet unidirectionnel à chaque battement. Des impulsions électriques indiquent aux valves quand s'ouvrir et quand se fermer. Lorsque le cœur fonctionne normalement, les battements cardiaques sont imperceptibles. Dès qu'il y a un problème, toutefois, vous le sentez.

LES RISQUES LIÉS À L'ATHÉROSCLÉROSE

La plaque est responsable de l'athérosclérose, ou durcissement des artères; il s'agit d'un amalgame de gras, de cholestérol, de calcium et d'autres substances présentes dans le sang qui s'accumulent dans la muqueuse artérielle au fil des ans, probablement dès l'enfance. L'accumulation de la plaque avec le temps constitue un risque de développer les maladies et les complications liées à l'athérosclérose, qui sont en fait les principales causes de maladies et de décès aux États-Unis et au Canada.

La *coronaropathie* est une athérosclérose dans les artères qui alimentent le cœur. Un caillot qui se forme dans l'une de ces artères peut couper l'alimentation en sang à une partie du muscle cardiaque, ce qui peut causer sa mort. C'est la définition d'une crise cardiaque ou, en termes médicaux, d'un infarctus du myocarde. La crise cardiaque porte aussi les noms d'occlusion coronaire ou de thrombose coronaire.

L'*angine* est le terme médical qui correspond aux douleurs ou à l'inconfort à la poitrine causés par une coronaropathie. Elle est un symptôme d'une irrigation sanguine insuffisante, qui signifie que le cœur ne reçoit pas suffisamment d'oxygène en raison de l'étroitesse des artères coronaires. Cet apport sanguin réduit s'appelle « ischémie ». L'angine stable est prévisible; elle se produit seulement lors d'efforts physiques intenses ou en périodes de tension (stress) pour disparaître une fois au repos. Si cela vous arrive, consultez un médecin sans tarder, même si l'inconfort s'éclipse. L'angine instable est une douleur à la poitrine qui surgit alors que la personne est au repos. Elle est un symptôme aigu de coronaropathie et doit être traitée de toute urgence.

L'*accident vasculaire cérébral (AVC)* survient lorsque l'irrigation sanguine au cerveau est bloquée par un caillot ou lorsqu'il y a une hémorragie dans le cerveau. Si la cause est un caillot sanguin, ce qui représente environ 80 % des cas, on parle d'AVC ischémique. Le caillot peut provenir du cœur ou de l'athérosclérose présente dans l'un des vaisseaux sanguins menant au cerveau. Une hémorragie dans le cerveau (attaque d'apoplexie hémorragique) se produit souvent en présence d'une blessure directe au cerveau, d'hypertension artérielle ou de malformation vasculaire. Dans d'autres cas, une section plus faible d'une artère du cerveau se gonfle puis se rompt. Il s'agit d'un anévrisme artériel cérébral.

Les cellules cérébrales meurent lorsqu'elles ne reçoivent pas suffisamment de sang et d'oxygène. Selon la partie du cerveau qui est lésée, les victimes d'un AVC peuvent perdre la capacité de voir, de toucher, de penser ou de bouger. Bien que les AVC soient rares avant l'âge de 65 ans, le pourcentage de femmes atteintes d'un AVC entre 35 et 54 ans a triplé au cours de la dernière décennie. Les chercheurs blâment les tours de taille

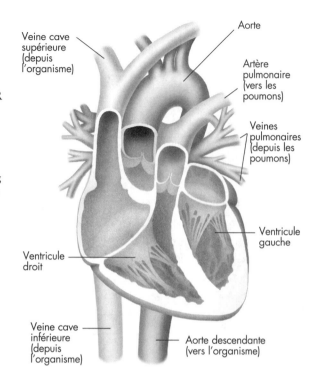

Veine cave supérieure (depuis l'organisme)

Aorte

Artère pulmonaire (vers les poumons)

Veines pulmonaires (depuis les poumons)

Ventricule gauche

Ventricule droit

Veine cave inférieure (depuis l'organisme)

Aorte descendante (vers l'organisme)

COMMENT LE CŒUR FONCTIONNE

Du sang en provenance de l'organisme descend dans le ventricule droit, qui le pompe dans les poumons. Le puissant ventricule gauche reçoit le sang oxygéné et le retourne au corps à travers l'aorte.

plus importants ainsi que l'hypertension artérielle et les taux de cholestérol élevés. Plus de femmes que d'hommes meurent d'AVC, en partie parce que les symptômes précoces tendent à rester flous.

Plus vous recevez des soins appropriés rapidement, meilleures sont vos chances de vous en sortir. Ainsi, composez le 911 (ou le numéro d'urgence de votre région) dès que vous ressentez les premiers symptômes avertisseurs (voir la page 318) et demandez qu'on vous dirige vers l'hôpital spécialisé dans les AVC le plus près de chez vous. Les symptômes qui rappellent un AVC mais qui ne durent que quelques minutes peuvent signaler un accident ischémique transitoire (AIT) ou un « mini-AVC ». L'AIT est souvent un signe précurseur d'un AVC plus

important et requiert des soins médicaux immédiats.

La *maladie artérielle périphérique (MAP)* est la présence d'athérosclérose dans les artères menant à vos bras, à vos jambes et à vos pieds. Un blocage dans ces artères restreint la circulation sanguine. Les symptômes précoces comprennent des crampes ou de la fatigue dans les mollets ou les fesses lorsque vous faites de l'exercice. Cet inconfort, appelé « claudication intermittente », cesse lorsque vous restez debout sans bouger. Les personnes atteintes de MAP ont un risque plus élevé de subir des crises cardiaques et des AVC, car elles sont plus sujettes au blocage des artères qui alimentent le cœur et le cerveau. Parlez-en à votre médecin si vous éprouvez ces symptômes.

Quand consulter le médecin

Les crises cardiaques et les accidents vasculaires cérébraux – deux effets des maladies cardiovasculaires – sont des urgences médicales. Voici les principaux signes avertisseurs.

CRISE CARDIAQUE

Premiers symptômes courants

✤ Fatigue inhabituelle;

✤ Sommeil perturbé;

✤ Essoufflement;

✤ Indigestion;

✤ Anxiété.

Symptômes de crise aiguë (composez le 911 si les symptômes durent plus de 10 minutes) :

✤ Douleur à la poitrine ou dans le dos;

✤ Essoufflement;

✤ Faiblesse;

✤ Fatigue inhabituelle;

✤ Sueurs froides;

✤ Étourdissements;

✤ Douleur irradiante ou pression.

Accident vasculaire cérébral (composez le 911 si l'un de ces symptômes se manifeste) :

✤ Engourdissement soudain ou faiblesse du visage, d'un bras ou d'une jambe, surtout s'il ne touche qu'un côté du corps;

✤ Confusion soudaine; difficulté à parler ou à comprendre ce qui se passe;

✤ Troubles de la vue soudains dans un œil ou les deux yeux;

✤ Difficulté soudaine à marcher; étourdissements; perte d'équilibre ou de coordination;

✤ Maux de tête intenses soudains sans cause apparente.

Alerte à la crise

Q. J'ai entendu dire que les crises cardiaques chez la femme sont souvent mal ou pas diagnostiquées parce qu'elles se manifestent différemment que chez l'homme. Est-ce vrai ?

R. Même si certaines femmes ressentent le serrement dans la poitrine caractéristique de la crise cardiaque chez l'homme, les signes indiquant la présence d'un problème tendent à être moins marqués chez elles. Les médecins ignoraient encore il n'y a pas longtemps que les symptômes de crise cardiaque différaient d'un sexe à un autre. Par conséquent, beaucoup de femmes ayant consulté leur médecin en lien avec des troubles cardiaques majeurs se sont fait dire qu'elles souffraient tout simplement de tension (stress) ou d'anxiété. Par bonheur, de nouvelles études permettent aux médecins de mieux comprendre les différences entre leurs patients mâles et femelles.

Dans une importante étude menée auprès de femmes ayant subi une crise cardiaque, 95 % des participantes ont rapporté avoir ressenti des symptômes inhabituels un mois ou plus avant l'événement. C'est un renseignement significatif, et une attention portée à ces signes avertisseurs pourrait retarder, voire prévenir une crise. Les symptômes précoces les plus courants comprennent une fatigue inhabituelle (70 %), des troubles du sommeil (48 %), de l'essoufflement (42 %), des indigestions (39 %) et de l'anxiété (35 %). Un inconfort à la poitrine – le symptôme classique qu'on voit au cinéma – ne toucherait que 30 % des femmes. Les participantes parlent davantage d'une sensation de serrement ou de pression que d'une douleur.

Quarante-trois pour cent des femmes ont dit qu'elles n'ont pas ressenti de douleur à la poitrine durant la crise même. Celles qui ont éprouvé une douleur l'ont située au niveau du dos et du haut de la poitrine. Parmi les autres symptômes rapportés durant la crise figurent un essoufflement (58 %), une faiblesse (55 %), une fatigue inhabituelle (43 %), des sueurs froides (39 %) et des étourdissements (39 %). Si vous ressentez l'un de ces symptômes pendant plus de 10 minutes et qu'ils persistent même si vous vous étendez, composez le 911 (ou le numéro d'urgence de votre région) sans tarder, surtout en présence de plus d'un symptôme. Une réaction rapide pourrait vous sauver la vie.

Aurais-je dû attendre ?

Q. **Lorsque ma mère a fait une crise cardiaque, je l'ai amenée à l'hôpital dans ma voiture. Elle s'en est tirée, mais les médecins m'ont dit que j'aurais dû appeler le 911 (ou le numéro d'urgence de la région) et attendre les ambulanciers. Ont-ils raison ?**

R. À moins que vous viviez en région éloignée, les médecins ont sans doute raison de vous avoir dit cela. Beaucoup de gens pensent qu'ils peuvent se rendre plus vite à la salle d'urgence si un proche les y conduit, mais des études montrent qu'il est plus sage d'appeler le 911 (ou le numéro d'urgence de votre

LES FEMMES ET LES MALADIES DU CŒUR

Une conférence de 1960 sur les femmes et les maladies cardiovasculaires s'intitulait : «How Can I Help My Husband Cope with Heart Disease?» (Comment puis-je aider mon mari atteint d'une maladie du cœur?) Nous savons aujourd'hui que les maladies du cœur touchent autant les femmes que les hommes. En fait, plus de femmes que d'hommes meurent de troubles cardiaques, d'une part parce que les femmes vivent plus longtemps que les hommes et, d'autre part, parce que la population âgée augmente. Voici d'autres statistiques :

◆ Après 50 ans, plus de la moitié des femmes mourront d'une forme quelconque de maladie cardiovasculaire;

◆ Trente-huit pour cent des femmes mourront moins d'un an après une crise cardiaque, comparativement à 25 % chez les hommes;

◆ À l'intérieur de six ans après une crise cardiaque, 35 % des femmes subiront une autre crise, comparativement à 18 % pour les hommes; 6 % de ces femmes mourront subitement et 46 % présenteront une incapacité cardiaque.

région) et d'attendre les services médicaux d'urgence. Les ambulanciers sont formés pour commencer le traitement sur-le-champ, donc le patient reçoit des soins avant même son arrivée à l'hôpital. En revanche, si vous vivez dans une région où l'ambulance mettrait de 20 à 30 minutes à se rendre chez vous et si vous pouvez vous rendre à l'hôpital moins d'une heure après l'apparition des premiers symptômes, les médecins sont encore en mesure de vous aider. La règle d'or du cardiologue : le temps est du muscle. Autrement dit, plus le traitement se fait attendre, plus on perd du muscle cardiaque.

Reconnaître une crise

Q. Je connais des gens qui se sont présentés à l'urgence, croyant subir une crise cardiaque, pour se faire dire par le médecin qu'il s'agissait d'autre chose... comme une indigestion. Comment le médecin fait-il son diagnostic ?

R. À l'hôpital, les médecins consultent vos antécédents médicaux et procèdent à un examen physique, à des analyses sanguines et à un électrocardiogramme pour déterminer si vous faites une crise cardiaque. Ils vérifient aussi votre tension artérielle et votre rythme cardiaque. En cas de crise cardiaque, les analyses sanguines révéleront la présence de certaines enzymes associées aux dommages au muscle cardiaque. Des enzymes différentes sont produites aux divers stades d'une crise, ce qui permet de déterminer l'évolution de la crise. D'autres tests mesurent le taux de protéines libérées par le muscle cardiaque à chaque contraction; il s'agit d'un autre indicateur d'une crise cardiaque. Force est de conclure, devant le degré de sophistication de ces tests, que personne ne devrait se diagnostiquer elle-même. En cas de problème, rendez-vous à l'urgence et laissez les médecins décider de la gravité du problème.

Un test de cholestérol

Q. J'ai 51 ans et je n'ai jamais subi de test de cholestérol, mais mon nouvel omnipraticien insiste pour que je le fasse.

FACTEURS DE RISQUE DES MALADIES DU CŒUR

Votre âge, votre mode de vie, vos antécédents familiaux et votre santé générale déterminent vos facteurs de risque. Plus vous présentez de facteurs de risque, plus vous avez de chances de souffrir de maladies du cœur. Certains facteurs de risque sont incontournables, d'autres non.

Voici une description de ces facteurs de risque :

CE QUE VOUS NE POUVEZ PAS CHANGER

L'âge. Le risque de souffrir de maladies du cœur augmente avec l'âge. Avant la ménopause, les femmes sont moins vulnérables que les hommes aux crises cardiaques. Après la ménopause, elles n'ont plus cet avantage et, vers l'âge de 65 ans, leurs risques de développer des troubles cardiaques sont à peu près les mêmes que pour les hommes.

Le groupe ethnique. De 44 à 64 ans, les femmes afro-américaines ont plus de chances d'avoir une crise cardiaque que les Caucasiennes. On ne sait pas exactement pourquoi, mais il pourrait s'agir d'une combinaison d'alimentation, de taux élevés d'hypertension et d'obésité ainsi que du fait que les Afro-Américaines n'ont en général pas accès à la même qualité de soins médicaux que les Caucasiennes aux États-Unis.

Les antécédents familiaux. Vous présentez un risque accru de maladies du cœur si votre père ou un frère ont reçu ce diagnostic avant l'âge de 55 ans, ou si votre mère ou une sœur l'ont reçu avant 65 ans. Les cas de diabète, d'hypertension artérielle ou de taux de cholestérol touchant les membres de votre famille augmentent votre risque.

CE QUE VOUS POUVEZ CHANGER

Le tabagisme. Vous ne pouvez pas grand-chose à propos de votre âge ou de vos antécédents familiaux, mais vous pouvez cesser de fumer. Plus de la moitié des crises cardiaques chez les femmes de moins de 50 ans ont un lien avec le tabagisme. (Vos risques de subir une crise cardiaque sont encore plus grands si vous prenez la pilule anticonceptionnelle en plus de fumer.) Arrêter de fumer diminuera vos risques de crise cardiaque du tiers en moins de deux ans.

Le diabète. Le diabète peut tripler vos risques de faire une crise cardiaque. Les femmes diabétiques ont une tendance à l'embonpoint

Je n'ai pas d'excès de poids, j'ai toujours fait de l'exercice sur une base régulière et je me sens bien. Pourquoi aurais-je besoin de ce test ?

R. Votre médecin ne fait que suivre les lignes directrices actuelles, selon lesquelles une personne devrait subir un test de cholestérol au moins tous les cinq ans, et ce, dès l'âge de 20 ans. Vous ne saurez pas si vous avez un problème à moins de subir ce test. Le cholestérol peut s'accumuler dans vos artères sans causer de symptômes. Votre mode de vie sain réduit vos risques, mais il ne vous met pas complètement à l'abri. S'il y a des cas de cholestérol élevé dans votre famille, cela augmente vos risques d'avoir un taux de cholestérol élevé, même si vous faites tout ce qu'il faut. L'âge est aussi un facteur. Avant la ménopause, les femmes ont beaucoup moins tendance que les hommes à faire des crises cardiaques. Après la ménopause, ce risque augmente de façon spectaculaire. C'est pourquoi il est grand temps de vous occuper de la santé de votre cœur. Si votre cholestérol est élevé, votre médecin peut vous aider à changer votre alimentation, vous suggérer un programme d'exercices et possiblement vous prescrire des médicaments qui peuvent réduire votre taux de cholestérol. Si le test indique que vous êtes en bonne santé, continuez sur cette voie, sans toutefois négliger de subir des tests sur une base régulière.

associé à des problèmes de cholestérol, et sont davantage susceptibles de développer de l'athérosclérose et des caillots sanguins. Le diabète est une autre cause plus courante de coronaropathie chez la femme que chez l'homme. Passé 45 ans, plus de femmes que d'hommes souffrent de diabète. Perdre du poids et bien contrôler votre diabète pourrait réduire votre risque.

L'hypertension artérielle. L'hypertension artérielle est associée à un rétrécissement des artères. Elle sollicite grandement les parois des artères et le muscle cardiaque. L'hypertension artérielle non traitée peut faire grossir et affaiblir le cœur, ce qui produit un rythme cardiaque irrégulier. Plus d'hommes que de femmes souffrent d'hypertension artérielle avant l'âge de 55 ans; en revanche, les femmes de 75 ans et plus ont une tension artérielle plus élevée que celle des hommes du même âge. Les recommandations actuelles sont de garder sa tension artérielle autour de 120/80. Vous pouvez contrôler votre tension artérielle par l'alimentation, l'exercice et une thérapie médicamenteuse.

Le cholestérol. Un taux de cholestérol élevé constitue un risque élevé pour le cœur, surtout si vous êtes obèse et que vous ne faites pas d'exercice. Les jeunes femmes tendent à avoir un taux de cholestérol plus faible que celui des hommes du même âge, mais après 45 ans, un pourcentage plus élevé de femmes que d'hommes atteignent un taux limite ou élevé. Vous pouvez réduire ce taux en perdant du poids, en faisant plus d'exercice, en mangeant mieux et peut-être en prenant des médicaments hypocholestérolémiants. (Voir l'annexe I.)

L'obésité. Un excès de poids augmente le taux de cholestérol tout en faisant travailler le cœur plus fort. Plus vous êtes obèse, plus votre risque est élevé. Aux États-Unis, l'obésité est un problème de santé publique colossal. Près des deux tiers des Américaines de plus de 20 ans font de l'embonpoint, et près du tiers d'entre elles sont obèses. La perte de poids réduit grandement les risques pour votre cœur.

Un mode de vie sédentaire. Chez la femme, le manque d'exercice est tout aussi mauvais que le tabagisme, l'hypertension artérielle ou un taux de cholestérol élevé. Il est temps de bouger! On recommande de faire au moins 30 minutes d'activité physique modérée par jour. Plus vous en faites, mieux c'est. (Voir le chapitre 14 pour des suggestions.)

DES TESTS POUR DÉCELER LES MALADIES DU CŒUR

Les médecins disposent d'un éventail de tests pour vérifier si votre cœur fonctionne bien. Les quatre tests décrits ci-dessous permettent de déterminer l'état de santé de votre cœur.

Épreuve d'effort. Durant ce test, vous marchez sur un tapis roulant ou pédalez sur une bicyclette stationnaire; si vous ne pouvez pas faire cet exercice pour une raison ou une autre, on vous administrera une solution médicamentée qui accroît l'apport sanguin au cœur (simulant les effets de l'exercice). Dans un cas comme dans l'autre, le médecin pourra savoir comment votre cœur réagit à un effort intense.

Électrocardiographie. Un appareil produit un tracé de l'activité électrique de votre cœur. On l'utilise souvent dans les salles d'urgence afin de déceler toute irrégularité du rythme cardiaque, des problèmes d'apport sanguin au cœur ou des dommages au muscle cardiaque. Votre médecin pourrait effectuer ce test lors de votre examen annuel afin d'établir votre profil cardiaque.

Échocardiographie. Un écho permet de traduire des ondes sonores en une image qui montre la taille, la forme et le mouvement de votre cœur. Le test ressemble à l'échographie exécutée lors d'une grossesse, mais au lieu d'un fœtus, la patiente peut voir son cœur qui bat.

Moniteur Holter. De minuscules électrodes appliquées sur la poitrine captent et enregistrent votre activité cardiaque pendant 24 heures. Les électrodes sont reliées à un moniteur que vous portez en bandoulière sur l'épaule. Le dispositif est moins encombrant qu'on ne le pense. Personne ne saura que vous le portez sous un chandail ample.

Le cholestérol expliqué

Q. Tout le monde parle du cholestérol, mais je ne sais pas vraiment de quoi il s'agit et pourquoi il est si mauvais pour moi. Pouvez-vous me l'expliquer?

R. Le cholestérol est un lipide : une substance cireuse et molle qui se trouve dans toutes vos cellules. Il a souvent mauvaise presse, bien qu'il soit en fait essentiel à la santé – il contribue à la fabrication des membranes cellulaires, de certaines hormones, de la vitamine D et d'autres composants vitaux. La plus grande partie du cholestérol dont vous avez besoin est générée par le foie. Vous en tirez aussi des aliments d'origine animale comme les œufs, la viande et le lait complet. Les aliments d'origine végétale ne contiennent aucun cholestérol. Chez les personnes qui consomment trop d'aliments riches en cholestérol, ce dernier peut se déposer sur les parois des artères. Cela produit de la plaque, qui rétrécit les vaisseaux sanguins. De la plaque qui se détache des artères ou un caillot sanguin peut déclencher une crise cardiaque ou un accident vasculaire cérébral.

Jeûner avant un test

Q. Mon médecin m'a dit que je dois être à jeun pour subir le test de cholestérol, mais pourtant une de mes amies mange normalement quand elle passe le sien. Existe-t-il deux types de tests?

R. Si votre amie ne présente aucun facteur de risque des maladies du cœur, son médecin ne souhaite obtenir que deux données : son taux de cholestérol total et son taux de cholestérol LDL. Le jeûne n'est pas requis dans ce cas. Si jamais ses taux étaient très élevés, elle devrait alors subir le même test que vous pour fournir des résultats plus détaillés à son médecin. Votre médecin peut avoir demandé votre test parce que vous avez déjà eu un taux de cholestérol élevé dans le passé ou parce que vous présentez d'autres facteurs de risque comme le tabagisme, le diabète ou des antécédents familiaux de maladies du cœur. Ce test plus élaboré exige un jeûne de neuf heures (aucun aliment ni boisson). Il fournit les taux de cholestérol total, de HDL, de LDL et de triglycérides.

L'importance du sexe – 1re partie

Q. Je sais que mon risque de faire une crise cardiaque est moins élevé que celui de mon mari. Pourquoi ?

R. Il est vrai qu'avant la ménopause, les femmes ont moins de chances de faire une crise cardiaque que les hommes. Selon les scientifiques, l'œstrogène contribuerait à la santé des vaisseaux sanguins, bien qu'ils ne comprennent pas encore par quel mécanisme. On sait à l'heure actuelle que les femmes à la préménopause génèrent plus de HDL (le bon cholestérol) que les hommes, et à la postménopause, moins de LDL (le mauvais cholestérol). Le HDL circule dans les vaisseaux sanguins et détache les substances nuisibles (comme le LDL) qui peuvent causer la plaque. Dix ans après sa ménopause, le risque qu'une femme fasse une crise cardiaque a augmenté de façon spectaculaire.

Pendant des années, les médecins ont cru que la prise d'œstrogène aidait les femmes âgées à préserver l'avantage qu'elles avaient alors qu'elles étaient plus jeunes. L'étude WHI a largement contredit cette théorie en montrant que l'œstrogène pris après la ménopause ne prévenait pas les maladies du cœur et qu'il les stimulait même chez certaines femmes.

Les recommandations actuelles indiquent de réserver la prescription d'œstrogène (seul ou combiné à un progestogène si la femme a son utérus) au soulagement des symptômes de la ménopause comme les bouffées de chaleur.

Ne vous laissez pas aller à un excès de confiance si vous êtes encore à la préménopause ou à la périménopause. Les femmes jeunes (en particulier celles qui font de l'embonpoint, qui fument ou qui souffrent de diabète) font aussi des crises cardiaques. Et quand cela arrive, elles en meurent plus souvent que les hommes du même âge. Une explication possible est que les médecins et les femmes elles-mêmes ne s'attendent pas à ce qu'une jeune femme ait une maladie cardiaque et donc ignorent ou interprètent mal les signes avertisseurs. Une autre possibilité est que les dommages causés par le tabagisme ou l'obésité excèdent les bienfaits que procure l'œstrogène. Conclusion ? Le meilleur temps pour vous préoccuper de la santé de votre cœur dans la soixantaine est lorsque vous avez 40 ans. Commencez maintenant à bien manger et à faire de l'exercice, et vous réduirez vos risques d'avoir des problèmes à l'avenir.

L'importance du sexe – 2e partie

Q. Après la ménopause, mon taux de cholestérol devrait-il être équivalent à celui d'un homme de mon âge ?

R. La recherche à ce sujet se poursuit. Il y a toutefois quelques éléments probants montrant que le HDL joue un rôle plus important chez la femme que chez l'homme. C'est pourquoi l'American Heart Association considère que les femmes devraient avoir un taux de HDL d'au moins 50 mg/dl, comparativement à 40 mg/dl pour les hommes. De toute façon, plus on produit de bon cholestérol, mieux c'est pour les artères, parce que le HDL élimine les substances nuisibles qui peuvent s'infiltrer dans les muqueuses artérielles. Un taux de cholestérol total élevé chez les femmes à la préménopause est un facteur de risque majeur. Après la ménopause, la combinaison d'un taux de triglycérides élevé et d'un taux de HDL faible comporte un plus grand danger encore. Il est important de bien comprendre votre profil de cholestérol total si votre médecin vous dit que vous êtes à risque.

Moins de lipides

Q. Mon taux de mauvais cholestérol est très élevé. Comment puis-je le diminuer sans prendre de médicaments?

R. Un taux de cholestérol élevé combiné à des facteurs de risque tels que le tabagisme, des antécédents familiaux de maladies du cœur ou une crise cardiaque préalable peut inciter les médecins à prescrire une médication. Dans le cas d'un risque modéré à faible, des changements du mode de vie sont souvent la première option (à poursuivre même si le médecin finit par prescrire des produits hypocholestérolémiants).

Commencez par votre alimentation. Limitez votre apport en gras à moins de 35 % de vos calories totales et votre apport en gras saturés et en gras trans à moins de 10 % du total. Votre consommation quotidienne totale de cholestérol ne devrait pas excéder 300 mg. Les gras trans et les gras saturés se trouvent dans la margarine dure et le fromage, le shortening, certaines huiles de cuisson, les viandes grasses, les jaunes d'œufs et les produits laitiers complets. Les aliments faibles en cholestérol et en gras saturés comprennent les viandes maigres, la volaille sans la peau, les aliments de grains complets ainsi que les fruits et les légumes. Beaucoup de produits comportent une étiquette qui indique le contenu en cholestérol et en gras de chaque portion. Recherchez certains aliments, comme des margarines hypocholestérolémiantes, qui vous permettront de réduire vos taux de LDL. Une autre façon de diminuer votre taux de cholestérol est d'accroître votre consommation de fibres solubles, fournies notamment par l'avoine, les fruits, comme les oranges et les poires, les légumes, comme les choux de Bruxelles et les carottes, et les légumineuses. Si ces changements alimentaires ne réduisent pas votre taux de LDL en trois mois, votre médecin pourrait vous recommander de diminuer votre consommation quotidienne totale de cholestérol à moins de 200 mg et votre apport en gras à moins de 7 % de vos calories totales.

Il est aussi recommandé de perdre du poids et de faire plus d'activité physique. Un excès de poids signifie un taux de cholestérol plus élevé et est un facteur de risque majeur de maladies du cœur. Le fait de perdre du poids peut diminuer votre taux de LDL, augmenter votre taux de HDL et réduire votre taux de triglycérides. Nous ne parlons pas de perdre de 18 à 22 kg (de 40 à 50 lb). Même une perte de poids de 10 % peut réduire votre taux de cholestérol. Un mode de vie sédentaire constitue un autre facteur de risque majeur même si vous ne faites pas d'embonpoint. Allez-y, faites de l'exercice! Trente minutes d'exercices d'intensité modérée à élevée chaque jour ont un effet positif et, répétons-le, plus vous en faites, mieux c'est. Rien ne vous oblige à soulever des poids ou à courir un marathon; envisagez plutôt de vous inscrire à des cours qui vous plairont, comme des cours de danse ou de patinage. Si vous manquez de temps, rappelez-vous

LES BONS ET LES MÉCHANTS

Vous venez tout juste de recevoir les résultats de votre test de cholestérol. Il y a des nombres pour le HDL, le LDL et les triglycérides. Que veulent-ils dire ?

L'analyse sanguine fournit à votre médecin votre taux de cholestérol total, qui est la somme du taux de LDL (lipoprotéines de faible densité), du taux de HDL (lipoprotéines de haute densité) et du taux de triglycérides (lipides sanguins).

Le LDL est le type de cholestérol qui s'accumule sur les parois artérielles.

Le HDL, pour sa part, élimine les dégâts causés par le LDL et d'autres substances dans les artères. Si vous mangez ou buvez trop, les calories en excès sont converties en triglycérides, qui sont emmagasinés sous forme de gras. Un taux élevé de triglycérides accentue le risque d'avoir une maladie cardiovasculaire.

Le tableau ci-dessous vous aidera à comprendre votre situation. Les nombres de la colonne de gauche sont des milligrammes par décilitre de sang (ml/dl).

	CATÉGORIE DE RISQUE
Cholestérol total	
Moins de 200	Taux souhaitable
200 à 239	Limite supérieure
240 et plus	Risque élevé
Cholestérol LDL	
Moins de 70	Objectif des patients à risque élevé
Moins de 100	Taux optimal
100 à 129	Taux presque optimal
130 à 159	Limite supérieure
160 à 189	Risque élevé
190 et plus	Risque très élevé
Cholestérol HDL	
Moins de 40	Faible
50 et plus	Souhaitable*
Triglycérides	
Moins de 150	Normal
150 à 199	Limite supérieure
200 à 499	Risque élevé
500 et plus	Risque très élevé

*Les recherches les plus récentes indiquent que les femmes devraient maintenir un taux de HDL d'au moins 50, et plus si possible.

que la marche rapide, les escaliers ou le grand ménage de la maison sont des formes d'exercices valables. Vous pourriez aussi investir dans l'achat d'un podomètre. Il y en a qui ne coûtent pas très cher (environ 25 $). Visez 10 000 pas par jour. L'important est de choisir une activité que vous aimez assez pour la pratiquer sur une base régulière.

Il restera toujours les médicaments si toutes ces approches s'avèrent inefficaces.

Le soulagement des bouffées de chaleur

Q. Puis-je prendre une hormonothérapie pour soulager mes bouffées de chaleur s'il y a des antécédents de maladies du cœur ou d'accidents vasculaires cérébraux dans ma famille ?

R. Il vous faut en parler à votre médecin. Sa recommandation dépendra de votre âge, de votre santé générale et de l'âge qu'avaient les membres de votre famille lorsqu'ils ont souffert d'une maladie du cœur. Si c'était à un âge avancé (plus de 65 ans pour une femme, plus de 55 ans pour un homme), ces antécédents sont moins significatifs. En revanche, le médecin déconseillera l'hormonothérapie si vous avez un taux de cholestérol élevé associé au tabagisme, à un excès de poids ou à un diabète. Heureusement, plusieurs changements à votre mode de vie peuvent soulager vos bouffées de chaleur (voir le chapitre 3).

L'étude Women's Health Initiative n'a pas évalué les risques à court terme ni les bienfaits d'une hormonothérapie utilisée pour le traitement des symptômes ménopausiques comme les bouffées de chaleur. De plus, la plupart des participantes de l'étude étaient plus âgées (l'âge moyen étant de 63 ans) et avaient fini leur ménopause depuis 12 ans, donc

ne souffraient plus en principe de bouffées de chaleur. D'autres recherches sont actuellement en cours en vue d'étudier les effets à court terme de l'hormonothérapie chez les femmes plus jeunes qui vivent leur transition ménopausique. Certains scientifiques sont d'avis que l'œstrogène peut s'avérer bénéfique chez les femmes plus jeunes, mais nocif chez les femmes plus âgées. En attendant d'en savoir davantage, il revient à chaque femme de prendre cette décision avec son médecin.

L'étiquetage des aliments

Q. Non seulement ma vision s'est-elle détériorée, mais il m'est devenu très difficile de déchiffrer les étiquettes des produits alimentaires afin de savoir quel type de gras je m'apprête à manger. Je vous en prie, épargnez mes yeux et dites-moi ce qu'il est important de lire.

R. L'information dont vous avez besoin concerne les gras saturés et les gras trans. Les gras saturés apparaissent depuis longtemps sur les étiquettes des produits aux États-Unis, mais ce n'est que depuis 2006 que les gras trans doivent y figurer. On les indique juste en dessous des gras saturés. À eux deux, ils totalisent le « gras total ».

Les gras trans se forment lorsque les fabricants ajoutent de l'hydrogène aux huiles végétales non saturées afin de les rendre solides et d'augmenter leur durée de conservation. Ce processus est appelé « hydrogénation » et fait partie de la préparation de presque tous les aliments transformés. Il y a des gras trans dans presque tout, depuis les pizzas surgelées jusqu'aux biscuits aux brisures de chocolat. L'hydrogénation survient naturellement dans certains produits laitiers, de même que dans le bœuf et le porc.

Le gras trans est malsain, car il

contribue à l'augmentation des taux de LDL et à la diminution des taux de HDL. Un régime alimentaire riche en gras trans augmente de façon significative vos risques de faire une crise cardiaque. Ce lien est si bien établi que le Danemark a banni tous les aliments contenant des gras hydrogénés. Pouvez-vous l'imaginer? Une interdiction alimentaire à l'échelle de tout un pays! Il n'y a pas d'apport de gras trans sans danger, évitez-les donc le plus que vous pouvez. Une personne qui ne présente pas un risque élevé de maladies du cœur ne devrait pas consommer plus de 20 g par jour des deux types de gras combinés. En cas de risque élevé, il faut se limiter à moins de 15,5 g par jour. Nous comprenons que la lecture des étiquettes pose quelques difficultés, mais votre cœur vous remerciera de vos efforts.

À propos du vin

Q. En temps normal, je ne bois pas de vin, mais je lis souvent que le vin rouge prévient les maladies du cœur. Devrais-je en boire un verre chaque jour?

R. Lorsque cette idée s'est répandue, on l'a surnommée « le paradoxe français », car elle semblait expliquer pourquoi les Français, qui boivent souvent un verre de vin avec leurs repas, affichent un taux de maladies du cœur inférieur à celui des Américains. Toutefois, on attend toujours que des recherches montrent les bienfaits du vin rouge pour la santé cardiovasculaire. En fait, toutes les formes d'alcool peuvent endommager le cœur si on en prend trop, ce qui, à l'heure actuelle, signifie plus d'une consommation par jour pour les femmes. (Selon la Fondation des maladies du cœur du Québec, une consommation équivaut à 341 ml de bière à 5 % d'alcool, 142 ml de vin à 12 % d'alcool et 43 ml de spiritueux à 10 % d'alcool.) L'alcool fournit des calories

vides qui n'ont aucune valeur nutritive. Pis encore, un excès d'alcool peut entraîner de l'hypertension artérielle, une insuffisance cardiaque et un taux accru de triglycérides. Il y a même des preuves qu'il augmente le risque de développer un cancer du sein. Pour toutes ces raisons et d'autres encore, l'American Heart Association affirme que les personnes qui ne boivent pas d'alcool ne devraient pas commencer à le faire si elles veulent favoriser leur santé cardiovasculaire.

Il se pourrait cependant que le paradoxe français soit plus qu'une illusion. Un certain nombre d'études ont montré une association entre une consommation modérée de vin et un risque moindre de mourir d'une maladie cardiaque. Qu'est-ce qui peut expliquer ce lien? Les flavonoïdes (des composés naturellement présents dans les aliments d'origine végétale) et d'autres antioxydants contenus dans le vin rouge contribueraient à ralentir la formation de plaque dans les artères. Avant de vous mettre à boire, toutefois, sachez que vous pouvez obtenir les mêmes bienfaits des raisins ou du jus de raisin. Des éléments liés au mode de vie pourraient également expliquer pourquoi les gens qui boivent du vin en France ou ailleurs ont un cœur en meilleure santé. Ces personnes sont peut-être plus actives, ou peut-être qu'elles mangent plus de fruits et de légumes. Quelques études ont indiqué que l'alcool (pas nécessairement le vin) peut augmenter légèrement le taux de HDL et possiblement réduire les risques de caillots sanguins. Ici encore, ces preuves ne sont pas assez convaincantes pour que l'American Heart Association recommande de boire de l'alcool dans ce but. Il est préférable de vous en tenir aux approches déjà éprouvées qui consistent à faire de l'exercice, à bien manger, à contrôler votre tension artérielle, votre

LES ANTIOXYDANTS ET LES RADICAUX LIBRES

De nos jours, on dirait qu'à peu près tous les emballages de produits du supermarché mentionnent les antioxydants. Mais de quoi s'agit-il exactement? Et pourquoi en avez-vous besoin?

Les antioxydants sont des composés naturels, y compris certaines vitamines et certains minéraux, dont l'organisme a besoin pour combattre les radicaux libres, des substances à base d'oxygène générées naturellement dans le corps comme sous-produits de la fonction cellulaire normale ou provenant de sources externes comme la fumée de cigarette. Si leurs effets ne sont pas compensés par une quantité égale d'antioxydants, les radicaux libres se propagent dans l'organisme et attaquent les cellules saines.

Quel lien y a-t-il entre les radicaux libres et les maladies du cœur? L'oxygène qu'ils ajoutent aux LDL favorise l'accumulation de plaque dans les artères.

La recherche se poursuit, mais on pense à l'heure actuelle que la meilleure source d'antioxydants est l'alimentation (et non pas les suppléments). On en trouve surtout dans les fruits, les légumes et les grains complets. Le tableau ci-dessous présente certaines excellentes sources alimentaires d'antioxydants.

ANTIOXYDANT	SOURCES ALIMENTAIRES
Vitamine C	Agrumes et jus de fruits, baies, légumes feuillus verts (épinards, asperges, poivrons verts, choux de Bruxelles, brocoli, cresson, d'autres légumes verts), poivrons rouges et jaunes, tomates et jus de tomate, ananas, cantaloup, mangue, papaye et goyave.
Vitamine E	Huiles végétales (olive, soja, maïs, coton, carthame), noix et beurres de noix, graines, grains complets, blé, germe de blé, riz brun, avoine, fèves de soja, patates douces ou ignames, légumineuses (haricots, lentilles, pois cassés), légumes feuillus vert foncé.
Bêta-carotène	Carottes, courgettes, brocoli, chou fourrager, patates douces ou ignames, poivrons jaunes ou rouges, feuilles de chou vert, cantaloup, mangues.
Sélénium	Plusieurs légumes, poisson, crustacés, viande rouge, poulet, ail, noix du Brésil, levure de bière, avoine, riz brun, produits laitiers, mélasse, oignons, germe de blé, grains complets.

poids et votre cholestérol. Libre à vous de prendre un verre de vin au dîner de temps à autre.

Une question de poids

Q. Quel lien y a-t-il entre la charge pondérale et les maladies du cœur? Comment puis-je déterminer la quantité de poids que je dois perdre pour réduire mes risques?

R. Plus grasse et pesante vous êtes, plus votre cœur travaille dur pour pomper le sang dans tout votre corps. L'obésité augmente aussi vos risques de maladies du cœur du fait qu'elle favorise le développement du diabète, augmente l'hypertension artérielle, le taux de LDL et de triglycérides, et réduit le taux de HDL.

Mais le poids n'est pas tout. L'endroit où le gras s'accumule est aussi très important. Si votre graisse se concentre autour de l'abdomen (obésité en forme de pomme), votre risque d'avoir une maladie du cœur est plus grand que celui d'une femme qui a du gras sur les hanches et les cuisses (obésité en forme de poire). Voilà pourquoi il faut surveiller son tour de taille qui, au-delà de 89 cm (35 po), signifie un risque de maladie cardiaque. Cette limite est probablement plus basse si vous êtes de petite taille. Pour cette raison, les médecins tiennent compte du rapport entre le tour de hanches et le tour de taille. Si votre tour de taille mesure autant ou plus que vos hanches, vous devez perdre du poids.

Défense de fumer

Q. **J'essaie de convaincre ma sœur de cesser de fumer, sans succès. Que pourrais-je lui dire à propos des effets du tabagisme sur la santé du cœur ?**

R. Votre sœur sait sans doute qu'il n'est pas bon de fumer, sans toutefois comprendre à quel point. Présentez-lui les faits. Les femmes qui fument ont de deux à six fois plus de chances de faire une crise cardiaque que les non-fumeuses. Et pas besoin de fumer beaucoup. De deux à quatre cigarettes par jour suffisent pour tripler le risque de faire une crise cardiaque. Une étude a révélé que 72 % des femmes ayant subi une crise cardiaque au début de la trentaine étaient des fumeuses. Les substances chimiques contenues dans la cigarette endommagent les artères coronaires et mènent à de l'athérosclérose. Le tabagisme peut aussi déclencher des spasmes coronaires qui produisent un resserrement des vaisseaux sanguins du

cœur, une autre cause de crise cardiaque. La nicotine de la cigarette augmente la tension artérielle, contribuant à augmenter les risques. Les fumeurs tendent à avoir un mauvais profil de cholestérol : des taux élevés de LDL (le mauvais cholestérol) et de triglycérides, et des taux moindres de HDL (le bon cholestérol). Le tabagisme réduit même le taux d'œstrogène chez la femme, cet œstrogène qui la protège contre les maladies du cœur et des os avant la ménopause.

Si aucun de ces arguments ne fonctionne, essayez celui-ci : les femmes qui fument paraissent vieilles plus tôt. Elles ont plus de chances d'avoir des rides assez tôt dans la vie, surtout des ridules autour de la bouche. Sa préoccupation pour son apparence réussira peut-être là où le reste échoue.

Pourquoi aimons-nous le chocolat ?

Q. **Cela peut sembler étrange, mais j'ai lu dans un magazine que le chocolat serait bon pour le cœur. Est-ce possible ?**

R. En tant qu'accros au chocolat, nous sommes heureuses de vous répondre que oui ! Bien sûr, cela ne signifie pas que vous pouvez en avaler des boîtes entières. Le chocolat contient des flavonols, qu'on trouve aussi dans les pommes, les oignons et le thé vert. Les flavonols contribuent à la détente des vaisseaux sanguins, ce qui améliore la circulation du sang et réduit la formation de caillots. Ils réduiraient aussi l'inflammation. Des chercheurs croient que les flavonols du cacao pourraient même servir un jour au traitement du diabète, d'un accident vasculaire cérébral et d'une forme de démence. Bien sûr, il y a un inconvénient : les flavonols sont responsables du goût amer du chocolat. C'est moins agréable si vous aimez manger sucré. Choisissez un chocolat noir mi-sucré ou mi-amer, riche en cacao, mais faible en sucre et en gras. Par exemple, il y a 150 mg de flavonols dans 37 g (1,3 oz) de chocolat noir de marque Dove, comparativement à 42 mg dans une même quantité de chocolat au lait. Malgré ses avantages pour la santé, le chocolat doit rester une gâterie. N'en consommez pas plus de 30 mg (1 oz) quelques fois par semaine.

Action !

Q. Je sais que l'exercice est bon pour la santé, mais par quel mécanisme favorise-t-il le cœur ? Comment savoir si on en fait assez ?

R. Non seulement l'exercice réduit le risque de faire une première crise cardiaque en renforçant le muscle cardiaque, mais il permet en outre de contrôler la prise de poids, il fait baisser la tension artérielle et il améliore vos taux de cholestérol. Mieux encore, il réduit la tension (le stress), un autre facteur de risque courant dans la cinquantaine. Mais seul l'exercice fait sur une base régulière procure ces bienfaits. Essayez d'incorporer l'activité physique, même un peu à la fois, dans tous les aspects de votre vie.

Si vous présentez un risque élevé de maladies du cœur et êtes inactive depuis des années, consultez votre médecin avant de commencer un programme d'exercices. Dans de rares cas, des exercices trop intenses après des années d'inactivité peuvent déclencher une crise cardiaque. Votre médecin vous indiquera des façons d'améliorer votre forme physique de manière progressive.

La pilule anticonceptionnelle

Q. Je suis à la périménopause et j'ai encore des ovulations; je prends donc un contraceptif oral. La pilule augmente-t-elle le risque de faire une crise cardiaque ?

R. Les pilules anticonceptionnelles d'aujourd'hui contiennent moins d'œstrogène (35 microgrammes) que dans le passé et sont en général sécuritaires. En revanche, si vous fumez, cessez de prendre la pilule, surtout si vous avez plus de 35 ans. Un caillot sanguin, une crise cardiaque, un AVC ou une maladie cardio-vasculaire sont d'autres raisons d'éviter la pilule. Si vous prenez un contraceptif oral et que vous faites de l'hypertension artérielle, vous devrez subir des tests sur une base régulière. Le risque de faire de l'hypertension artérielle lorsque vous prenez un contraceptif oral ou sous forme de timbre augmente si vous avez plus de 35 ans, si vous avez des antécédents familiaux d'hypertension artérielle ou si vous souffrez de troubles rénaux légers. Discutez avec votre médecin pour vérifier si la pilule est le mode de contraception le plus approprié pour vous, compte tenu de votre passé médical.

Antécédents familiaux

Q. Ma mère, qui fumait, est décédée d'une crise cardiaque à 48 ans. J'ai 46 ans et mon médecin me dit que tout va bien. Je ne fume pas, je n'ai pas d'excès de poids et je fais de l'exercice sur une base régulière. Pourtant, je suis inquiète. Dans quelle mesure l'hérédité est-elle importante relativement aux maladies du cœur ?

R. Même si vous ne fumez pas, le décès précoce de votre mère pourrait doubler votre risque d'avoir une crise cardiaque comparativement à une autre personne sans ce passé médical. L'hérédité peut jouer un rôle dans votre métabolisme du cholestérol, notamment dans la vitesse d'élimination du LDL. Malheureusement, vos antécédents familiaux sont l'un des facteurs que vous ne pouvez pas changer. Cela dit, l'explication préalable pourrait vous servir de motivation à vivre sainement en faisant de l'exercice, en mangeant bien et en subissant des tests pour le cœur sur une base régulière.

Les yeux parlent

Q. Je viens de subir un examen de la vue et mon ophtalmologue m'a dit de vérifier si je fais de l'hypertension artérielle. Qu'a-t-il donc pu voir d'alarmant ? J'ai une bonne vision.

R. Votre ophtalmologue a pu remarquer certains signes avertisseurs précoces d'hypertension artérielle dans vos rétines, situées à l'arrière des yeux. L'hypertension artérielle donne lieu à une constriction des petits vaisseaux sanguins de la rétine. Une pression très élevée qui persiste sur une longue période peut provoquer un écoulement des vaisseaux sanguins, qui finit par nuire à la vision. Tant que les dommages sont mineurs, vous ne remarquez rien. Cette pathologie, appelée « rétinopathie hypertendue », est liée à un risque accru de défaillance cardiaque, surtout chez les femmes. Vous avez de la chance que votre ophtalmologue l'ait dépistée tôt. Vous pouvez maintenant contrôler votre hypertension artérielle, selon les recommandations de votre médecin.

La tension (le stress)

Q. Tous les gens que je connais ressentent un certain niveau de tension ou de stress à ce stade de la vie, mais je suppose que nous n'avons pas tous les mêmes risques de maladies du cœur. Existe-t-il des formes de stress plus dangereuses que d'autres ?

LES BIENFAITS DE L'ASPIRINE

Selon la Women's Health Study, une étude de 10 ans menée auprès de 40 000 femmes en santé âgées de 45 ans et plus, l'aspirine ne protège pas les femmes comme elle le fait pour les hommes. Cette découverte a surpris les chercheurs lors de la publication des résultats de l'étude en 2005. Avant l'étude, beaucoup de médecins recommandaient à leurs patientes de prendre de l'aspirine à la lumière des résultats d'études menées sur des hommes. Aujourd'hui, toutefois, ils savent que l'âge de la femme influe sur l'efficacité de l'aspirine relativement aux maladies cardiovasculaires. Chez les femmes de 45 ans ou plus, l'aspirine a réduit légèrement les risques de faire un AVC ischémique (causé par un caillot sanguin). Les hommes ne profitent pas de ce bienfait. En revanche, on n'a observé aucune protection significative contre les crises cardiaques chez les femmes avant l'âge de 65 ans. Les chercheurs ont découvert que les bienfaits de l'aspirine chez les femmes de 45 à 65 ans n'étaient pas assez importants pour compenser le risque de saignements gastro-intestinaux. Pour déterminer si l'aspirine est bonne pour vous, il faut tenir compte de vos facteurs de risque de maladies du cœur et de vos antécédents médicaux. Même si l'aspirine est offerte en vente libre, n'en prenez pas sans avoir consulté votre médecin au sujet de ses bons et mauvais côtés.

R. Les femmes réagissent au stress de différentes façons. Certaines ressentent de la colère et de l'agressivité, d'autres font une dépression. Aucune de ces réactions n'est bonne pour le cœur. Votre tension artérielle augmente lorsque vous êtes stressée, et tant que vous restez stressée, votre tension artérielle demeure élevée. C'est cela qui peut nuire à votre cœur. Une hypertension artérielle prolongée endommage les vaisseaux sanguins et les rend plus vulnérables à l'athérosclérose. Les hormones de stress augmentent aussi vos taux de cholestérol, influent sur la coagulation sanguine et accroissent le taux d'homocystéine, un acide aminé lié à des dommages aux artères. De nos jours, la plupart des femmes travaillent à l'extérieur du foyer, ce qui occasionne du stress supplémentaire. Certaines études indiquent que le stress est le plus intense chez les femmes ayant des emplois faiblement rémunérés dans lesquels elles ont l'impression de n'avoir aucun contrôle. En revanche, d'autres études mentionnent que les femmes occupant des postes de direction ont trois fois plus de chances de souffrir de maladies du cœur que celles qui ont des emplois comportant moins de responsabilités. Une chose est certaine : les femmes qui travaillent à l'extérieur travaillent aussi à la maison. Elles ont ainsi une double tâche. En outre, les femmes qui travaillent la nuit présentent un risque accru de maladies du cœur à cause du stress.

Que faire si vous vivez trop de stress ? Les exercices de détente et la méditation peuvent vous soulager. L'exercice est aussi une façon de réduire le stress. N'importe quelle activité qui vous fait sortir de votre routine quotidienne – même de courte durée – peut aider. Au lieu de vous dire que vous n'avez aucune prise sur votre vie, passez à l'action en prenant soin de vous.

La dépression et le cœur

Q. J'ai 56 ans et j'ai vécu plusieurs épisodes de dépression, tous traités avec des médicaments. Cela a-t-il une incidence sur mon risque d'avoir une maladie cardiaque ?

R. Ces traitements contre la dépression vous ont peut-être littéralement

sauvé la vie, puisque les femmes à la postménopause qui ont des antécédents de dépression semblent présenter un risque accru de maladies cardiovasculaires. Ces femmes tendent à mourir peu de temps après avoir reçu un diagnostic de troubles cardiaques ou de problèmes circulatoires.

Puisque les études sur la dépression et les maladies du cœur ont surtout eu des hommes comme sujets, les chercheurs essaient toujours d'établir le lien qui existe chez la femme. Ils ont toutefois trouvé quelques relations. Au départ, les femmes atteintes de dépression ont un poids plus élevé, et l'obésité est un facteur de risque reconnu de crise cardiaque. En outre, une étude faite en 2004 au Duke University Medical Center, aux États-Unis, a montré que les femmes déprimées souffrant de maladies du cœur ont plus souvent un rythme cardiaque irrégulier, ce qui représente un risque d'arythmie cardiaque pouvant causer la mort. Le manque d'exercice est un autre facteur de risque, ce qui a du sens puisque les personnes déprimées ont tendance à être plus sédentaires.

Dans l'étude Duke, les patients déprimés se réveillaient plus souvent la nuit, augmentant la possibilité qu'un trouble du sommeil puisse contribuer à leurs problèmes cardiaques. Également, après une crise cardiaque, les femmes déprimées rapportent recevoir moins de soutien de leurs proches (il se peut que leurs problèmes émotionnels aient détruit leurs relations). Un bon réseau social augmente les chances de guérison tant chez l'homme que chez la femme.

Tous ces éléments devraient confirmer le fait que la dépression est une véritable maladie avec des répercussions majeures sur la santé. Il est impératif de se faire traiter. (Pour plus de détails à ce sujet, voir le chapitre 8.)

Histoires de cœur

Q. De façon générale, je me considère comme heureuse en ménage, mais de temps à autre mon mari me met tellement en colère que j'ai l'impression de sentir ma tension artérielle grimper. Est-ce possible ?

R. C'est très possible. Même de brèves périodes de discorde dans un couple peuvent faire augmenter la tension artérielle. Si une période difficile se prolonge, cela peut accroître vos risques de faire une crise cardiaque. Une hypertension artérielle continue endommage les vaisseaux sanguins et, en fin de compte, le muscle cardiaque même. Une étude menée en 2005 a fourni d'autres preuves des dangers que pose une relation malheureuse. Des chercheurs ont découvert que les disputes fréquentes ralentissent la guérison. Ce délai, selon eux, serait dû à des variations prolongées dans les taux de certaines protéines essentielles à la guérison des blessures. On a lié les maladies du cœur ainsi que le cancer, l'arthrite, le diabète de type 2 et la dépression à une carence à long terme de ces protéines.

Les mariages malheureux de longue durée peuvent avoir des conséquences majeures sur la santé. Des chercheurs de la University of Pittsburgh et de la San Diego State University, aux États-Unis, ont étudié les données relatives à plus de 400 femmes suivies pendant 13 ans avant et après leur ménopause. Ils ont établi que les femmes insatisfaites de leur relation amoureuse avaient trois fois plus de chances de développer le syndrome métabolique, un groupe de facteurs de risque de troubles cardiaques. Seules les veuves avaient plus souvent le syndrome métabolique que les femmes malheureuses en ménage. Même les femmes divorcées et les femmes célibataires présentaient un meilleur profil de santé à ce sujet.

Un ménage malheureux peut même s'avérer fatal après une crise cardiaque. Une étude suédoise a montré que les femmes atteintes d'une coronaropathie ont un risque accru de récurrence si elles vivent du stress dans leur vie de couple. Selon les chercheurs, la fatigue émotionnelle combinée à l'absence de soutien de la part du conjoint peut faire en sorte qu'une femme va moins s'occuper de sa santé et ne cherchera pas à obtenir de l'aide médicale.

Néanmoins, avant de mettre votre conjoint à la porte, réfléchissez à ceci : plusieurs études ont montré qu'un mariage heureux contribue à la santé des femmes. Cela va plus loin que l'absence de stress associé à une relation (bien qu'il s'agisse assurément d'un facteur). Les femmes heureuses en ménage profitent d'un bon réseau de soutien, qui favorise habituellement des comportements plus sains. En fait, des chercheurs ont montré que les femmes vivant des relations positives gagnent à passer plus de temps avec leur conjoint.

Que faut-il retenir de tout cela ? Contrôlez votre agressivité. Tous les couples ont des désaccords, mais si vous suivez la règle « œil pour œil, dent pour dent », la situation pourrait dégénérer. Mettez un frein à cela dès le départ. Un spécialiste en gestion de stress marital suggère de revoir la façon de réagir en cas d'impasse ; au lieu de lancer à votre mari : « Espèce d'idiot, comment peux-tu penser cela ! », dites plutôt : « Nous voyons vraiment les choses différemment. »

Chapitre 13

Cancer

Personne n'aime penser au cancer. Et le fait que cette maladie soit plus fréquente chez les personnes d'un certain âge (environ 80 % des cancers sont diagnostiqués après l'âge de 54 ans) n'a rien pour rassurer. La connaissance demeure le meilleur outil de défense contre le cancer. Bien que la plupart des femmes sachent qu'une grosseur dans un sein est un signe avertisseur de cancer, 47 % des participantes interrogées par le Women's Cancer Network n'ont pu nommer un seul des symptômes du cancer gynécologique, et 58 % d'entre elles ignoraient comment elles pouvaient réduire leurs risques d'en être atteintes.

Relisez la dernière phrase du paragraphe précédent : ce qu'elle révèle est tout à fait bouleversant. Une fois que vous en aurez saisi la portée, commencez à examiner votre propre situation face au cancer et à vous mettre au courant des stratégies de prévention. Assurez-vous de bien comprendre quels sont vos risques d'avoir un cancer en fonction de vos antécédents personnels et familiaux. Découvrez la relation complexe qui existe entre les hormones et le cancer.

Lisez au sujet des signes avertisseurs (décrits dans les pages suivantes) et sachez quels tests de dépistage sont offerts. Acceptez que ce stade de votre vie est un excellent moment pour modifier votre style de vie et votre alimentation, lesquels sont associés à 50 à 75 % de tous les cancers. Personne ne peut (ou ne devrait) vous garantir que vous éliminerez tout risque d'avoir un cancer, mais il y a beaucoup de choses que vous pouvez faire pour réduire ce risque.

CE QUE VOUS DEVEZ SAVOIR

En premier lieu, sachez que la ménopause ne cause pas le cancer. Elle n'augmente même pas le risque d'avoir le cancer. En revanche, les taux d'hormones de votre organisme (celles que génèrent naturellement les ovaires ainsi que celles qu'on prend en comprimés ou en timbres) ont une relation avec le cancer, et même une relation très complexe. Tout au long de la vie, les hormones semblent à la fois offrir une protection contre certains cancers et augmenter le risque d'en développer d'autres.

CANCER DU SEIN. Le risque qu'une femme développe un cancer du sein a un lien avec son exposition cumulative à l'œstrogène ainsi qu'avec la sensibilité de ses seins à cette hormone. Par exemple, les femmes qui ont eu leurs premières règles très tôt (avant 12 ans) ou qui ont vécu leur ménopause tard (après 55 ans) ont un risque plus élevé d'environ 50 % d'avoir un cancer du sein comparativement aux femmes qui ont eu leurs premières règles tard ou leur ménopause tôt. Les femmes qui n'ont jamais été enceintes (ou qui ont eu leur première grossesse après 30 ans) présentent aussi un risque accru d'avoir un cancer du sein, car elles ont sans doute été exposées à de plus grandes quantités d'œstrogène durant leur jeunesse. De plus, les tissus mammaires ont la capacité de concentrer, de produire et de métaboliser l'œstrogène, ce qui signifie qu'il y a de 10 à 40 fois plus d'œstrogène dans les seins que dans la circulation sanguine.

L'œstrogène interagit avec les tissus mammaires par le truchement de récepteurs d'œstrogène, des protéines cellulaires qui agissent comme des ports d'attache pour l'œstrogène en circulation

CE QUI PEUT SE PRODUIRE

❖ En vieillissant, les cellules deviennent plus vulnérables au cancer. Ce n'est pas le temps d'omettre vos examens médicaux annuels, vos clichés mammaires ou vos tests PAP. Au contraire, ajoutez une colonoscopie à votre liste de tests.

❖ Si vous ne prenez pas une hormonothérapie en lien avec la ménopause, les clichés mammaires seront plus faciles à lire puisque les tissus des seins perdent de leur densité à mesure que le taux d'œstrogène diminue.

❖ La fluctuation des taux hormonaux pourrait favoriser la formation de kystes dans les seins, qu'il est facile de confondre avec des tumeurs. Il faut faire vérifier toute grosseur.

❖ Une transition ménopausique typique affiche des changements qui ressemblent à certains signes avertisseurs d'un cancer (des saignements anormaux, des douleurs durant les rapports sexuels et un gain de poids abdominal). Ne vous affolez pas, mais ne supposez pas non plus que la seule cause est la ménopause. Assurez-vous de parler à votre médecin des changements qui se produisent dans votre corps. Avisez-le de tout symptôme qui persiste.

dans l'organisme. Lorsque l'œstrogène se fixe à un récepteur, il peut stimuler la prolifération cellulaire. En général, la division cellulaire produit de nouveaux tissus mammaires sains. Par contre, des cellules atteintes de mutations cancérigènes peuvent proliférer et devenir une tumeur. Les cellules cancéreuses qui croissent plus rapidement lorsqu'elles sont exposées à l'œstrogène sont appelées « récepteurs d'hormones positives ». (Les tumeurs ne sont pas toutes sensibles à l'œstrogène. Le médecin doit procéder à une biopsie pour déterminer si votre tumeur est de ce type ou non.) L'œstrogène peut aussi être à l'origine de changements à l'échelle cellulaire qui finissent par produire un cancer.

C'est pourquoi le traitement du cancer du sein repose souvent sur des médicaments comme le tamoxifène et le raloxifène, qui réduisent grandement l'effet de l'œstrogène sur les cellules cancéreuses. De plus, l'ablation chirurgicale des deux ovaires (la principale source d'œstrogène du corps) chez les femmes à la préménopause se révèle aussi efficace que la chimiothérapie pour réduire les taux de récurrence et de mortalité dans le cas de tumeurs présentant des récepteurs d'œstrogène. Le fait que certaines cellules cancéreuses se développent plus rapidement en présence d'œstrogène explique pourquoi les médecins déconseillent à la plupart des survivantes d'un cancer du sein de prendre des suppléments d'œstrogène sous forme d'hormonothérapie pour traiter leurs bouffées de chaleur et leurs sueurs nocturnes.

Cela peut sembler assez simple, mais c'est loin de l'être. Mentionnons à cet égard les données déconcertantes selon lesquelles une hormonothérapie combinée (de l'œstrogène et un progestogène) augmente les risques de cancer du sein chez les femmes qui ont toujours leur utérus, mais selon lesquelles l'œstrogène seul n'augmente pas ce risque chez les femmes qui n'ont plus leur utérus. (Nous y reviendrons plus en détail plus loin dans ce chapitre.)

CANCER DE L'ENDOMÈTRE. L'œstrogène favorise la croissance de la muqueuse utérine (l'endomètre), puis un progestogène pousse l'organisme à se départir des tissus accumulés; c'est le processus naturel des règles. En revanche, une femme à la postménopause qui prend de l'œstrogène pour soulager ses bouffées de chaleur doit s'assurer d'avoir assez de progestérone pour éviter que la muqueuse utérine croisse à l'excès et devienne un terrain propice au développement du cancer. (Vous n'avez pas ce souci si on vous a enlevé votre utérus.) Certaines femmes qui ont toujours leur utérus refusent de prendre un progestogène en raison de ses effets secondaires. (Les effets souvent rapportés incluent les saignements utérins, les ballonnements, les céphalées et l'irritabilité.) Cependant, il faut savoir que le fait de ne pas prendre un progestogène, même pour une courte période, peut tripler les risques de développer un cancer. La femme qui prend de l'œstrogène seul pendant trois ans voit ses risques de développer un cancer de l'endomètre multipliés par cinq, et ces risques demeurent élevés pendant des années après qu'elle met fin à son traitement. En passant, sachez que les femmes avec un utérus intact qui prennent une hormonothérapie combinée d'œstrogène et de progestérone affichent un risque de cancer de l'endomètre plus faible que celui des femmes n'utilisant aucun supplément hormonal.

CANCER DU POUMON. L'œstrogène pourrait accélérer la croissance des tumeurs pulmonaires. (Des cellules prélevées sur les tumeurs de certaines femmes étaient couvertes de récepteurs d'œstrogène.) Cela expliquerait pourquoi une étude récente publiée dans le *Journal of Clinical Oncology* et menée auprès de 500 femmes atteintes d'un cancer du poumon a trouvé que celles qui suivaient une hormonothérapie ont survécu moins longtemps que celles qui n'avaient jamais pris d'hormones. Des études préliminaires indiquent aussi que les femmes qui atteignent la ménopause prématurément (avant 40 ans) présentent de plus faibles risques d'avoir le cancer du poumon que celles qui y parviennent plus tard. Ajoutons ceci : les femmes qui ont une mutation génétique connue sous le nom de « mutation KRAS » pourraient développer un cancer du poumon plus agressif en réaction à leur exposition à l'œstrogène. De telles mutations sont parfois héréditaires, bien qu'il arrive qu'elles se produisent à cause du tabagisme ou de l'exposition à la fumée secondaire.

CANCER DES OVAIRES. La prise de contraceptifs oraux à la préménopause semble réduire les risques de développer un cancer des ovaires; en revanche, on connaît moins bien les effets d'une hormonothérapie à la postménopause. L'utilisation d'œstrogène seul pendant 10 ans ou plus pourrait augmenter les risques légèrement.

CANCER COLORECTAL. La prise de contraceptifs oraux ou d'une hormonothérapie

Quand consulter le médecin

Consultez votre médecin si vous éprouvez l'un des symptômes suivants :

❖ Toute microrragie ou tout saignement après la ménopause;

❖ Tout changement des seins, y compris l'apparition de grosseurs et l'épaississement des tissus, une modification de la silhouette, la formation de capitons de la peau, un écoulement des mamelons (liquide clair ou sang) ou une rétraction du mamelon;

❖ Des saignements anormaux, y compris une microrragie, des saignements entre les règles et des saignements abondants avec caillots sanguins;

❖ Un inconfort abdominal continuel, avec des crampes, des ballonnements, des flatulences, une distension, de la pression, une hyperplasie et des malaises gastriques;

❖ Des douleurs ou des saignements pendant ou après un rapport sexuel;

❖ Un inconfort intestinal ou pelvien continuel;

❖ Tout écoulement malodorant ou rosé (avec filaments de sang);

❖ Une miction douloureuse ou du sang dans l'urine;

❖ Des envies fréquentes d'uriner;

❖ Des démangeaisons vaginales et des sensations de brûlure qui ne répondent pas au traitement;

❖ L'apparition de bosses ou de lésions (rouges, blanches, foncées ou soulevées) dans la région vulvaire ou vaginale;

❖ Des saignements du rectum;

❖ Un gain ou une perte de poids inexpliqués;

❖ Des douleurs à la poitrine qui persistent;

❖ Une toux continuelle ou qui s'aggrave.

combinée semble réduire les cas de cancer colorectal chez la femme. (La thérapie à l'œstrogène seul semble n'avoir pratiquement aucun effet.) Par contre, si des tumeurs apparaissent, elles tendent à être plus massives chez les femmes adhérant à une hormonothérapie combinée. Il convient aussi de noter que même si les hormones peuvent influer sur les risques de cancer colorectal de la plupart des femmes, elles ne semblent pas diminuer les risques élevés attribuables à des antécédents familiaux.

Les signaux contradictoires de la ménopause

Quand on regarde la liste des symptômes associés au cancer, on s'aperçoit qu'ils comprennent certains des marqueurs les plus courants de la ménopause. Prenons les saignements anormaux. À peu près toutes les femmes à la périménopause en ont. Que penser alors, sachant que c'est aussi l'un des principaux symptômes du cancer de l'endomètre ? Que faire si vous ressentez une douleur durant un rapport sexuel ? Si vous prenez du poids autour de l'abdomen ? Cela signifie-t-il que vous devez subir une scintigraphie en vue de détecter un cancer ?

Rassurez-vous : ce n'est pas à vous que revient cette décision. Il est toutefois de votre responsabilité de mentionner ces changements à votre médecin, et d'en reparler s'ils persistent, même dans le cas où les résultats des tests de dépistage et de biopsies sont négatifs. Bon nombre de cancers gynécologiques évoluent lentement et mettent des années avant d'avoir une taille suffisante pour qu'on puisse les détecter. Les spécialistes des cancers féminins affirment qu'il est habituel de ne pas détecter une grosseur prémaligne avant la deuxième, la troisième ou la quatrième série de tests. Vous n'êtes pas

hypocondriaque parce que vous continuez à mentionner qu'un symptôme ne disparaît pas ou qu'il vous inquiète. Votre médecin a besoin que vous lui disiez ce que vous ressentez; vous êtes une des meilleures sources d'information au sujet de votre corps. Le partenariat que vous formez avec votre médecin ne donnera rien si vous ne vous exprimez pas.

Ce n'est pas toujours la peur du ridicule qui nous pousse à taire nos symptômes. C'est plutôt la peur de ce que le médecin pourrait trouver. Dites-vous qu'il y a de fortes chances que vos symptômes ne découlent pas d'un cancer. Même un symptôme inquiétant – disons des saignements postménopausiques chez une femme de 50 ans – ne révèle un cancer de l'endomètre que dans 9 % des cas. (Une infection ou un fibrome, deux problèmes qu'on peut traiter, en sont la cause habituelle.) Donc, la plupart du temps, vous ne recevez pas le diagnostic que vous redoutez le plus. Et souvent, le médecin peut soulager les symptômes inquiétants.

Dans le cas où les tests confirment un cancer, mieux vaut en être avertie le plus tôt possible. Un dépistage précoce

---

RÉPONSES EN LIGNE

Vos risques de développer un cancer vous inquiètent ? Le Women's Cancer Network offre sur son site Internet (en anglais) un outil d'évaluation des risques interactif qui détermine vos chances (faibles, moyennes ou élevées) de développer divers cancers, notamment un cancer du sein, des ovaires, de l'endomètre, du col de l'utérus, de la vulve ou du vagin. Il suffit de répondre à 101 questions. Pour en savoir plus, allez à l'adresse www.wcn.org et cliquez sur « risk assessment ».

LES DÉTECTIVES DU CANCER

Les tests de dépistage servent à chercher des signes de cancer chez les personnes asymptomatiques. Ils représentent souvent la meilleure façon de détecter les tout premiers signes du développement d'un cancer. Il n'existe toujours pas de tests de dépistage pour plusieurs types de cancers (des ovaires, du poumon, de la vessie), mais il est toutefois sage de profiter des techniques dont nous disposons à l'heure actuelle.

DÉPISTAGE DU CANCER DU SEIN

Cliché mammaire. Ce type de radiographie peut déceler des changements anormaux dans le sein ainsi que des grosseurs au moins deux ans avant qu'on puisse les détecter au toucher.

Un technicien place le sein entre deux plaques métalliques qu'il rapproche l'une de l'autre de façon à obtenir une image claire. La pression ressentie est souvent dérangeante sans toutefois être douloureuse. Le risque associé à la quantité de rayonnement à laquelle vous êtes exposée durant la prise du cliché est minime. La plupart des médecins recommandent aux femmes de faire un cliché mammaire tous les ans à partir de l'âge de 40 à 50 ans, en partie parce que les seins perdent de leur densité à mesure que les taux d'œstrogène et de progestérone diminuent. Il est alors plus facile pour les radiologues de détecter les anomalies. (Les femmes qui prennent une hormonothérapie conservent des seins plus denses, même après la ménopause.) Si vous êtes à la préménopause ou à la périménopause, que vous avez moins de 50 ans ou que vos tissus mammaires sont très denses, demandez à votre médecin si une mammographie numérique peut vous convenir; cette technique semble donner des résultats beaucoup plus efficaces chez ces groupes de femmes. La mammographie numérique fait aussi appel aux rayons X, mais le cliché électronique va directement dans un ordinateur plutôt que sur une pellicule. Bien que les clichés mammaires ne soient pas efficaces à 100 %, ils réduisent le nombre de décès dus à un cancer du sein (lorsqu'ils sont jumelés à un examen des seins effectué par le médecin lors des consultations annuelles).

Examen des seins par le médecin. Il s'agit d'un examen visuel et manuel complet des seins.

La plupart des femmes subissent un examen complet des seins chez leur gynécologue ou chez leur omnipraticien lors de leur consultation annuelle. (Réclamez-le à votre médecin s'il ne le fait pas automatiquement.)

Échographie. Les ondes sonores de haute fréquence permettent de distinguer les kystes des tumeurs. L'échographie sert aussi de complément aux clichés mammaires pour les femmes dont les tissus mammaires sont denses.

Il faut noter toutefois que l'échographie n'est pas une bonne méthode pour détecter des tumeurs minuscules ou des calcifications pouvant être des signes précurseurs de cancer.

Imagerie par résonance magnétique (IRM). Les femmes à risque élevé devraient subir une IRM chaque année en plus de leur cliché mammaire.

Dépistage assisté par ordinateur (DAO). Un logiciel spécialisé permet d'analyser en détail les zones suspectes des clichés mammaires.

Des études récentes indiquent que l'utilisation seule du DAO (sans l'analyse d'un radiologiste indépendant) produit trop de résultats faux positifs et par conséquent trop de biopsies inutiles.

DÉPISTAGE DU CANCER DU COL DE L'UTÉRUS

Test Pap ou frottis vaginal. Il s'agit du prélèvement et de l'analyse des cellules du col de l'utérus.

Depuis que le médecin George Papanicolaou a développé ce test en 1941, les décès attribuables à un cancer du col de l'utérus ont chuté de plus de 70 %. Le médecin prélève des cellules du col de l'utérus à l'aide d'un porte-coton; si l'analyse révèle la présence de cellules anormales, il procède à un autre test Pap quelques mois plus tard. (Il n'est pas rare que les tests Pap subséquents soient « normaux », puisque les cellules atypiques redeviennent souvent « normales » d'elles-mêmes.) Vous devriez subir un test Pap régulier chaque année ou tous les deux ans si votre médecin utilise une cytologie en milieu liquide. On peut arrêter de faire les tests Pap à l'âge de 70 ans si les tests n'ont montré aucune anomalie pendant 10 ans.

Test de dépistage du virus du papillome humain. Un prélèvement de cellules du col de l'utérus à l'aide d'un porte-coton peut être effectué en même temps que le test Pap dans le but de détecter la présence du virus du papillome humain (VPH), une infection transmise sexuellement responsable de presque tous les cancers du col de l'utérus.

Le médecin effectue habituellement ce test chez les femmes de plus de 30 ans dont le test Pap a donné des résultats anormaux. Non seulement réduit-il les risques d'obtenir un résultat faux positif au test Pap, il permet aussi de déceler des lésions précancéreuses. Les femmes de plus de 30 ans dont les résultats indiquent l'absence du VPH peuvent attendre trois ans avant de subir un autre test.

DÉPISTAGE DU CANCER COLORECTAL

Examen rectal manuel. Le médecin examine les parois du rectum afin de déceler toute anomalie. Le test est habituellement pratiqué lors d'un examen physique annuel ou d'un examen pelvien.

Le médecin porte un gant lubrifié et insère un doigt dans le rectum afin de déceler la présence de toute grosseur ou anomalie.

Analyse de sang occulte dans les selles. Ce test, qui fait souvent partie de l'examen médical annuel, consiste à analyser les selles afin de vérifier si elles contiennent du sang. Le médecin vous remet une trousse à apporter à la maison. Vous devez recueillir plusieurs échantillons de selles, les insérer dans une enveloppe spéciale et poster le tout à un laboratoire.

Pour favoriser la fiabilité des résultats, on demande habituellement d'éviter la viande rouge, les comprimés de vitamine C, le fer additionnel, les navets et le raifort avant le test. Si l'analyse révèle la présence d'une quantité de sang inquiétante dans vos selles, il y aura d'autres tests à subir. La plupart (plus de 90 %) des personnes qui subissent les tests additionnels n'ont pas le cancer, mais les chances sont de 1 sur 20. Un rappel : laisser la trousse dans l'armoire toute l'année rend le test inefficace. Il faut subir ce test tous les ans après l'âge de 50 ans.

Sigmoïdoscopie ou coloscopie. Ce test est un examen de la partie inférieure du gros intestin (sigmoïdoscopie) ou du côlon entier (coloscopie) réalisé à l'aide d'un endoscope muni d'une source lumineuse qu'on insère dans le rectum.

Dès l'âge de 50 ans, vous devriez subir soit une sigmoïdoscopie (tous les 5 ans), soit une coloscopie (tous les 10 ans). Si vous présentez des risques élevés en raison d'antécédents familiaux de cancer du côlon ou d'antécédents personnels de polypes ou de colite ulcéreuse, votre médecin vous recommandera de commencer le dépistage à un âge plus jeune et de subir des tests fréquemment. L'un ou l'autre de ces examens internes augmente grandement les chances de faire un dépistage précoce d'un cancer colorectal, en partie parce que l'endoscope permet aussi de faire l'ablation de tout polype découvert pendant le test.

L'intervention elle-même n'est pas douloureuse (on vous donne un analgésique ou on vous anesthésie), mais la préparation, qui commence la veille, est déplaisante, voire salissante et inconfortable. Elle consiste essentiellement à boire une solution laxative qui nettoie vos intestins, ce qui demande d'aller souvent à la toilette. Cela fait, le pire est passé. Nous comprenons que ces tests sont quelque peu dégoûtants, mais cet inconfort est un faible prix à payer pour rester en santé.

vous donne plus de chances de réussir à surmonter le cancer. (Reportez-vous à l'annexe 1 pour voir des statistiques relatives aux diagnostics de cancer.)

LE CANCER DU SEIN

Le cancer du sein est celui qui nous effraie le plus, probablement parce qu'il est le plus courant chez la femme. Alors que bon nombre d'entre nous ont perdu une amie encore jeune à cette maladie, le taux de cancer du sein augmente avec l'âge et une femme sur huit en sera victime. Il est encourageant de savoir que de plus en plus de femmes survivent au cancer du sein grâce à un dépistage précoce. En fait, les chances d'y survivre pendant cinq ans ou plus sont de 97 % lorsque la tumeur est décelée dans le sein avant toute métastase ailleurs dans l'organisme. En outre, il y a plus de soutien et d'information que jamais pour vous aider à combattre la maladie et à garder espoir.

Qui présente des risques élevés de cancer du sein ?

La cause de la plupart des cancers du sein est toujours inconnue. En revanche, différents traits et situations semblent favoriser des risques supérieurs à la normale chez certaines femmes :

• les « gènes du cancer du sein » défectueux (BRCA1 et BRCA2), qu'on peut détecter à l'aide d'une analyse sanguine;

• une exposition à des niveaux élevés de rayonnement ionisant tôt dans la vie (avant 30 ans);

• l'apparition du cancer dans un sein (augmente le risque qu'un cancer survienne dans l'autre sein);

• des antécédents familiaux de cancer du sein, surtout chez la mère ou une sœur avant la ménopause, dans un sein ou les deux;

• des antécédents personnels de biopsies du sein bénignes;

• l'obésité après la ménopause;

• des antécédents de ménarche précoce (avant 12 ans) ou de ménopause très tardive (après 55 ans);

• une ascendance juive ashkénaze;

• des tissus mammaires denses;

• des antécédents de cancer du sein chez un parent masculin;

• la prise d'une hormonothérapie combinée (œstrogène et progestogène) pendant plus de quatre ans;

• des antécédents personnels de cancer de l'endomètre ou des ovaires;

• une consommation excessive d'alcool durant des années;

• le fait d'avoir 65 ans ou plus.

Si vous venez de parcourir la liste précédente de facteurs qui élèvent les risques de cancer du sein, peut-être vous sentez-vous soulagée de voir qu'aucun d'entre eux ne s'applique à vous. Mais ne criez pas victoire trop vite. L'un des aspects ironiques du cancer du sein est que bon nombre des femmes qui en sont atteintes ne s'identifient à aucun de ces facteurs, elles non plus. La plupart des femmes touchées par cette terrible maladie présentent seulement deux facteurs de risque : elles sont des femmes et elles ont plus de 65 ans. Selon de nombreux experts, l'âge serait le facteur de risque le plus important. Il ne semble pas naturel que les risques de cancer du sein puissent augmenter après la ménopause, en particulier parce qu'on sait que l'œstrogène accélère la croissance des cellules malignes. Pourquoi le cancer du sein deviendrait-il plus menaçant alors que le taux d'œstrogène de l'organisme est à la baisse ? La raison est qu'au cours de la vie, les cellules deviennent plus vulnérables à des modifications dues à l'exposition aux toxines, à la maladie, au gain de poids ou au mode de vie. Les cellules vieillissantes ont plus de chances de voir leur ADN endommagé, ce qui cause plus d'erreurs dans leur division et crée de plus nombreuses versions anormales. Le système immunitaire peut aussi s'affaiblir avec le temps, perdant de sa capacité à combattre le cancer. Le cancer du sein évolue habituellement très lentement et met un certain temps avant de se manifester. Par contre, il n'est pas

question d'omettre vos tests une fois à la ménopause. Au contraire, il faut faire tout ce que vous pouvez, et ce, le plus tôt possible, afin de détecter toute cellule cancéreuse qui se trouverait dans votre organisme. Il est aussi grand temps de redoubler d'efforts dans le but d'accomplir toutes ces choses qui peuvent vous aider, en commençant par adopter le mode de vie le plus sain possible.

Diversité géographique

Q. **Il paraît que le cancer du sein est plus répandu que dans le passé. Est-ce vrai ?**

R. Oui, mais il y a une grande variation d'un pays à l'autre. L'Europe, les États-Unis, le Canada, la Nouvelle-Zélande

---

SIGNES AVERTISSEURS D'UN CANCER DU SEIN

◆ Tout changement du sein ou du mamelon.

◆ Une grosseur dans le sein ou un épaississement des tissus.

◆ Tout changement de la silhouette du sein.

◆ L'apparition de capitons sur la peau du sein.

◆ Tout écoulement (liquide clair ou sang) des mamelons.

◆ Une rougeur persistante, une peau squameuse ou un mamelon rétracté.

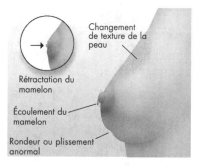

Changement de texture de la peau

Rétraction du mamelon

Écoulement du mamelon

Rondeur ou plissement anormal

Le sein de la femme est constitué de glandes productrices de lait maternel (lobules), de conduits mammaires (petits tubes qui relient les lobules aux mamelons), de tissus adipeux et conjonctifs, de vaisseaux sanguins et de vaisseaux lymphatiques. En général, le cancer du sein se manifeste d'abord dans les conduits (carcinome canalaire ou ductal), bien qu'il puisse aussi prendre naissance dans les lobules (carcinome lobulaire) de même que dans les autres tissus.

❧ RÉPONSES EN LIGNE ❧

Le National Cancer Institute offre sur son site Internet (en anglais) un outil fort intéressant d'évaluation des risques (http://bcra.nci.nih.gov/brc/). L'outil fournit une estimation de vos risques sur les cinq prochaines années et sur le reste de votre vie en fonction d'une variété de facteurs.

et l'Israël ont les taux les plus élevés de cancer du sein à l'échelle mondiale. Les taux les plus faibles se retrouvent en Asie et en Amérique du Sud. Environ 212 920 femmes américaines reçoivent un diagnostic de cancer du sein chaque année, soit le double des taux rapportés en 1940.

L'une des raisons qui expliquent cette augmentation de diagnostics positifs est que les femmes vivent plus longtemps et que la maladie touche davantage les femmes de 65 ans et plus. Le dépistage précoce de la maladie est aussi plus fréquent. Bien que le groupe ethnique influe sur la prévalence de ce cancer, les chercheurs soupçonnent que l'environnement et le mode de vie jouent un rôle plus important encore. Pour les femmes qui migrent de pays où prévaut un faible taux de cancer du sein vers des pays où ce taux est plus élevé, on observe que les risques de cancer du sein à l'intérieur de la famille augmentent à chaque génération. Les femmes des pays industrialisés passent moins de temps à allaiter et elles ont des enfants plus tard dans la vie, ce qui limite l'efficacité de deux protections traditionnelles. Comme elles ont un régime alimentaire plus nutritif, elles ont leurs premières règles plus tôt, augmentant leur nombre d'années d'exposition à l'œstrogène. Elles peuvent aussi être exposées à plus de pesticides et de toxines chimiques qui, croit-on depuis longtemps, joueraient un rôle dans le cancer du sein.

Il n'y a pas que du négatif, toutefois. La proportion de femmes qui meurent du cancer du sein est à la baisse dans certains pays, notamment aux États-Unis, au Canada, au Royaume-Uni, en Autriche et en Suède. Ce déclin est attribuable à un dépistage précoce et plus efficace, par le truchement des clichés mammaires, et à de meilleurs traitements.

Relation génétique

Q. Est-ce vrai que la plupart des cancers du sein sont héréditaires ?

R. Bien que le fait d'avoir un membre de la famille (surtout la mère ou une sœur) atteint de la maladie ou de

❧ DIFFÉRENCES ETHNIQUES ❧

◆ Les Nord-Américaines et les Euro-péennes sont les femmes les plus à risque de développer un cancer du sein, quoique la maladie connaisse une augmentation en Asie, en Australie et en Amérique du Sud.

◆ Les femmes caucasiennes ont plus de chances d'avoir un cancer du sein que les Afro-Américaines. En revanche, les Afro-Américaines ont plus de chances d'en avoir un que les femmes d'origine asiatique ou hispanique.

◆ Plus de femmes caucasiennes reçoivent un diagnostic de cancer du sein, mais le taux de décès est plus élevé chez les Afro-Américaines. Pendant des années, les médecins ont supposé que c'était dû au fait que les femmes de couleur recevaient un diagnostic plus tard que les femmes caucasiennes. Toutefois, de nouvelles don-nées laissent penser que des différences génétiques pourraient expliquer cet écart.

porter un « gène du cancer du sein » défectueux (BRCA1 ou BRCA2) augmente les risques, il est estimé que moins de 10 % de tous les cancers du sein sont héréditaires et que seulement 5 % sont attribuables à la mutation d'un gène. De 70 à 80 % des cancers du sein se manifestent sporadiquement ou sont liés à des mutations de gènes qui se produisent au cours de la vie.

Prime à l'allaitement

Q. **Allaiter diminue-t-il le risque de cancer du sein ?**

R. Certaines études ont permis de penser que le fait d'allaiter de quatre à six mois (durée cumulative au cours des

années) pouvait réduire de 20 % ou plus les risques de cancer du sein. Les femmes qui commencent à allaiter avant d'avoir 20 ans, ainsi que celles qui allaitent pour une période prolongée ou qui allaitent plusieurs enfants, peuvent réduire leurs risques davantage. Cela repose sur la théorie selon laquelle l'allaitement pousse les cellules à atteindre leur maturité, ce qui les rend moins vulnérables au cancer.

Grossesse protectrice

Q. **Pourquoi les femmes qui n'ont jamais eu d'enfants ont-elles un risque plus élevé de cancer du sein ?**

R. La grossesse a un effet négatif sur les risques de cancer du sein à court

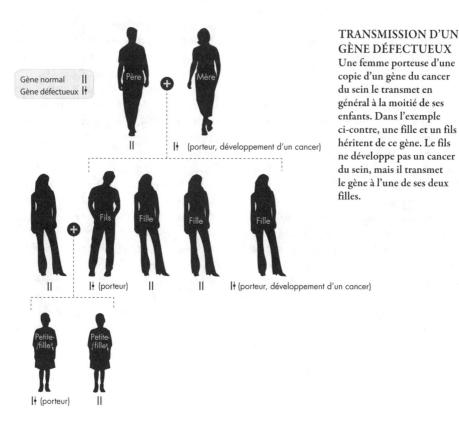

Gène normal ‖
Gène défectueux �

Père ⊕ Mère

‖   ‖ (porteur, développement d'un cancer)

Fils   Fille   Fille   Fille

⊕

‖   ‖ (porteur)   ‖   ‖   ‖ (porteur, développement d'un cancer)

Petite-/fille   Petite-/fille

‖ (porteur)   ‖

TRANSMISSION D'UN GÈNE DÉFECTUEUX
Une femme porteuse d'une copie d'un gène du cancer du sein le transmet en général à la moitié de ses enfants. Dans l'exemple ci-contre, une fille et un fils héritent de ce gène. Le fils ne développe pas un cancer du sein, mais il transmet le gène à l'une de ses deux filles.

terme et un effet positif sur les risques de cancer du sein à long terme.

Pendant la grossesse, les taux d'œstrogène et de progestérone augmentent, poussant les tissus mammaires à se différencier et à adopter une variété de nouvelles formes en préparation à l'allaitement. On croit que ce processus rend les tissus mammaires plus résistants aux effets stimulants de l'œstrogène et qu'il réduit les risques de développer un cancer du sein sensible à l'œstrogène avec le temps. En revanche, si des cellules précancéreuses sont déjà présentes dans vos seins avant même que vous deveniez enceinte, des taux hormonaux plus élevés pourraient accélérer la croissance des cellules cancéreuses. Cela explique probablement pourquoi le risque de développer un cancer du sein est légèrement plus élevé au cours des 15 ans qui suivent une grossesse. (La plupart des cancers du sein évoluent très lentement.) Une fois cette période écoulée, les femmes qui ont mené une grossesse à terme ont des risques moindres d'avoir un cancer du sein que celles qui n'ont jamais eu d'enfants. Une deuxième grossesse fait de nouveau augmenter vos risques à court terme, mais moins que la première, parce que vous profitez toujours de la protection à long terme fournie par la grossesse.

L'âge de la mère joue aussi un rôle. Les femmes qui ont leurs enfants avant 30 ans semblent bénéficier d'une protection supplémentaire, peut-être parce qu'elles ont moins de chances d'avoir des cellules précancéreuses dans les seins ou parce que l'alphafœtoprotéine (une protéine qui régule la croissance du fœtus) les protège. En général, moins il s'écoule de temps entre les premières règles et la première grossesse, plus les risques d'avoir un cancer du sein sont faibles. C'est l'un des rares avantages d'une grossesse à l'adolescence.

Que dire à votre fille

Des études donnent à penser que les jeunes filles qui font de l'exercice sur une base régulière à l'adolescence ont des risques beaucoup plus faibles d'avoir un cancer du sein plus tard que les jeunes filles sédentaires. Voilà une autre preuve que le fait d'encourager les filles à faire de l'exercice pourrait littéralement leur sauver la vie.

La pilule m'inquiète

Q. J'ai pris la pilule anticonceptionnelle quand j'étais à l'université. Cela accroît-il mes risques d'avoir un cancer du sein ?

R. Les femmes qui ont pris la pilule anticonceptionnelle tendent à avoir un risque légèrement plus élevé de développer un cancer du sein, mais ce risque semble diminuer avec le temps. Dix ans après qu'elle a arrêté de prendre un contraceptif oral, une femme a à peu près le même risque qu'une autre qui n'a jamais pris la pilule.

Certains scientifiques sont d'avis que ce risque plus élevé est associé aux contraceptifs oraux à forte dose qu'on prescrivait il y a quelques décennies. Puisque les préparations d'aujourd'hui sont beaucoup plus faibles, on suppose que la pilule accroît très peu, voire pas du tout, les risques de cancer du sein. Toutefois, toute femme qui a des antécédents familiaux de cancer du sein doit consulter son médecin avant de prendre un contraceptif oral.

Hormonothérapie et risque du cancer du sein

Si vous avez lu l'information donnée sur

les hormones dans le chapitre 2, vous savez que la plupart des femmes à la postménopause en bonne santé peuvent prendre une hormonothérapie pendant un an ou deux pour soulager leurs symptômes, et ce, à un risque minimal. Mais vous avez aussi saisi qu'il existe un lien complexe entre l'hormonothérapie à la ménopause et les risques de cancer du sein.

Prenons les résultats de l'étude *Women's Health Initiative* (WHI). L'hormonothérapie à l'œstrogène seul n'a pas augmenté les risques de cancer du sein chez les femmes qui n'avaient plus leur utérus, même après six ans. En revanche, une combinaison d'œstrogène et d'un progestogène prise pendant cinq ans par des femmes ayant leur utérus a accru ces risques. Et ces risques augmentaient avec la durée du traitement. Cet écart dans les résultats est étonnant, étant donné le grand nombre d'études établissant un lien entre l'œstrogène et la croissance d'une tumeur du sein.

Les chercheurs continuent de dépouiller les données de l'étude WHI afin d'apporter des précisions à ses conclusions générales et de trouver de l'information qui aiderait les femmes et leurs médecins à peser le pour et le contre d'une hormonothérapie. Pour celles qui aimeraient connaître tous les détails, voici quelques-unes de leurs découvertes :

• Les femmes qui ont pris une hormonothérapie (œstrogène seul ou thérapie combinée) avaient davantage tendance à avoir des clichés mammaires anormaux et, en conséquence, ont requis un plus grand nombre de biopsies que le groupe sur placebo. Cela s'explique probablement par le fait que les hormones augmentent la densité des tissus mammaires, ce qui complique la lecture des clichés mammaires.

• Les participantes à l'étude WHI ayant reçu un diagnostic de cancer du sein envahissant avaient plus de chances de développer de grosses tumeurs se métastasant aux ganglions lymphatiques si elles avaient pris des hormones (œstrogène seul ou thérapie combinée) que les femmes qui recevaient un placebo. On pense que leur exposition plus importante à l'œstrogène a pu nuire à la reconnaissance des régions précancéreuses et des tumeurs avant qu'elles atteignent un stade avancé.

• L'âge auquel on entreprend une hormonothérapie semble jouer un rôle. Si vous avez moins de 51 ans, soit l'âge moyen de la ménopause, il y a peu de risques associés à une hormonothérapie combinée; en revanche, ces risques tendent à être plus élevés si vous avez 56 ans. (La même chose est vraie si vous avez atteint la ménopause à 51 ans, mais n'avez pas commencé à prendre des hormones avant 61 ans.)

• Les femmes à risques élevés de développer un cancer du sein qui ont pris de l'œstrogène seul ont plus souvent reçu un diagnostic de ce cancer que les femmes qui prenaient un placebo.

• À l'opposé, les pilules d'œstrogène ont semblé procurer une meilleure protection aux femmes présentant peu de risques de cancer du sein (pas d'antécédents familiaux, pas de biopsies du sein antérieures, etc.).

• Il semble que la thérapie à l'œstrogène seul ait davantage augmenté les risques de développer un cancer du sein chez les femmes minces que chez les femmes grasses. C'est un résultat étonnant, puisque l'excès de poids est un facteur de risque du cancer du sein reconnu. Il se pourrait que les cellules lipidiques des femmes grasses ou obèses aient produit tellement d'œstrogène que la prise d'hormones supplémentaires a peu influé sur le risque de cancer du sein. Cela ne signifie pas que les femmes qui font de l'embonpoint peuvent prendre des hormones sans inquiétude. Elles sont toujours vulnérables aux caillots sanguins, aux maladies du cœur ou aux accidents vasculaires cérébraux. (En fait, la plupart des caillots sanguins observés pendant l'étude WHI se concentraient chez les participantes obèses.)

• Plus de femmes prenant une hormono-thérapie combinée ont eu un cancer du sein que les femmes qui recevaient un placebo, quel que soit le groupe d'âge. Plusieurs autres études ont montré des résultats similaires.

En conclusion, l'hormonothérapie peut convenir aux femmes à faibles risques ayant des symptômes importants qui ont une ménopause prématurée (avant 40 ans). Dans leur cas, les avantages fournis par les suppléments d'œstrogène (des os plus solides, un taux de cholestérol moindre) surpassent souvent les incon-vénients. Pour les femmes qui atteignent la ménopause vers l'âge de 50 ans et qui éprouvent de graves symptômes, l'hormo-nothérapie peut constituer un choix très raisonnable, surtout si elles s'en tiennent à la plus petite dose efficace pendant la plus courte durée possible. Cependant, pour la femme qui veut tout faire pour réduire ses risques de développer un cancer du sein, la légère augmentation des risques asso-ciée à une hormonothérapie combinée de courte durée peut s'avérer inacceptable. Les femmes de tous âges qui ont des antécédents familiaux ou personnels de cancers sensibles à l'œstrogène ou d'autres facteurs de risque doivent réfléchir longue-ment avant d'adopter l'hormonothérapie.

L'autre hormone

Q. Si l'œstrogène seul n'accroît pas les risques de développer un cancer du sein, mais que l'œstrogène combiné à la progestérone le fait, est-ce à dire que la progestérone est la coupable ?

R. C'est possible. Nous savons qu'un progestogène combiné à l'œstrogène diminue le risque de cancer de l'endomètre. Mais l'envers de la médaille est que cette combinaison augmente le risque de cancer du sein. Nous ignorons toujours pourquoi. Nous savons que la progestérone a un effet stimulant sur les seins dans la seconde moitié du cycle menstruel normal. Nous savons également qu'une combinaison d'œstrogène et de progestogène administrée à des singes à la postménopause favorise une prolifération de cellules mammaires pouvant donner lieu à une accumulation d'erreurs géné-tiques, lesquelles pourraient à leur tour augmenter les risques de cancer du sein. Il faut toutefois mener plus d'études sur des humains. On peut s'attendre à ce que la recherche intensifie l'étude du rôle des progestogènes dans le cancer du sein et de leur effet sur le métabolisme de l'œstrogène. En outre, des chercheurs examinent de nouvelles formes de livraison des progestogènes, y compris des dispositifs à insérer dans le vagin ou une administration par le truchement d'un dispositif intra-utérin (DIU). Ils espèrent ainsi fournir les progestogènes là où ils sont requis sans augmenter leur taux dans le sang ou dans les seins.

Œstrogène protecteur ?

Q. Si l'hormonothérapie à l'œstrogène seul réduit le nombre de cas de cancer du sein, devrais-je en prendre pour prévenir la maladie ?

R. À deux conditions seulement, que vous n'ayez plus votre utérus et que vous ayez des symptômes majeurs. Même si les résultats de l'étude WHI sont rassurants pour les femmes qui ont besoin des hormones pour soulager leurs symptômes, il reste beaucoup de questions sans réponse au sujet de la relation entre l'œstrogène et le cancer du sein, les maladies du cœur, l'accident vasculaire cérébral et les caillots sanguins, qui font en sorte qu'il est beaucoup trop tôt pour qu'on se mette à avaler des hormones comme des comprimés de calcium. Les chercheurs sont d'avis que les taux de cancer à la baisse affichés dans la partie de l'étude WHI portant sur la prise d'œstrogène seul découlent de cancers du sein non diagnostiqués ou latents. Ces femmes seront suivies dans le temps. En fin de compte, aucune autorité médicale n'est en mesure de recommander la prise d'hormones comme stratégie préventive.

L'œstrogène seul

Q. Que se passe-t-il si je prends de l'œstrogène seul, sans progestine ?

R. Si vous avez toujours votre utérus, vous devrez réfléchir au bien-fondé de cette stratégie. Nous ignorons si ce sont les progestogènes, la combinaison des deux hormones ou un tout autre facteur qui sont à l'origine de l'augmentation des risques liée à l'hormonothérapie combinée. Nous savons, par contre, que la prise d'œstrogène seul par une femme qui a toujours son utérus augmente de façon spectaculaire son risque de développer un cancer de l'endomètre. L'ajout d'un progestogène ramène ce risque au même niveau que celui d'une femme ne prenant pas d'hormones.

Que devez-vous faire ? Comme nous l'avons dit précédemment, les médecins conseillent parfois aux femmes qui souffrent grandement de leurs symptômes ménopausiques et qui refusent de prendre un progestogène de n'en prendre que quelques fois par année au lieu de tous les mois ou de l'appliquer localement. D'autres médecins optent pour une hormonothérapie à l'œstrogène seul accompagnée d'un suivi de la santé de l'endomètre au moyen d'échographies ou de biopsies. Cependant, puisqu'aucune de ces approches ne satisfait les « normes de soins » actuelles (les recommandations en soins gynécologiques d'aujourd'hui), il est possible que certaines compagnies d'assurances médicales n'en remboursent pas les coûts. Si vous décidez tout de même d'aller de l'avant avec l'un de ces traitements, il est impératif de subir des examens sur une base régulière et d'informer votre médecin de tout saignement anormal, qui peut être un signe précurseur du cancer de l'endomètre.

Les risques à long terme

Q. Ai-je des risques élevés de cancer du sein si j'ai pris une hormonothérapie combinée de 51 à 54 ans ? J'ai maintenant 59 ans.

R. L'étude WHI étudie cette question à l'heure actuelle. Une étude d'observation aléatoire, la Million Women Study, a révélé que les femmes qui ont pris des hormones dans le passé n'ont pas un risque accru de développer un cancer du sein ou de mourir de cette maladie. En outre, une méta-analyse de 51 études épidémiologiques (menées auprès de 17 000 femmes ayant pris de l'œstrogène seul ou une combinaison d'hormones à un moment ou à un autre) n'a pas montré de risque accru de cancer du sein chez les femmes qui avaient cessé leur thérapie plus de cinq ans auparavant.

Sus aux bouffées de chaleur

Q. J'ai eu un cancer du sein il y a quatre ans et je n'ai plus mon utérus. Puis-je prendre une hormonothérapie à l'œstrogène seul pour soulager mes bouffées de chaleur ?

R. Les suppléments d'œstrogène ne sont généralement pas recommandés aux femmes qui ont (ou qui ont eu) un cancer du sein sensible à l'œstrogène parce qu'on redoute une récurrence du cancer ou la croissance de nouvelles tumeurs. Une étude aléatoire contrôlée avec placebo a suivi 434 survivantes du cancer du sein (âge moyen de 55 ans) qui prenaient soit de l'œstrogène seul, soit une combinaison d'hormones pour soulager leurs symptômes, mais il a fallu mettre fin à l'étude après deux ans en raison de l'augmentation du taux de nouveaux cancers du sein. Les hormones liées à la ménopause augmentent aussi la densité des tissus mammaires, ce qui complique l'utilisation des clichés mammaires pour détecter la croissance de tumeurs dans les seins. On conseille plutôt aux survivantes du cancer du sein aux prises avec d'intenses bouffées de chaleur de prendre des antidépresseurs, comme l'Effexor (venlafaxine) ou le Prozac (fluoxétine), ou l'une des autres options décrites dans le chapitre 3. Le Paxil (paroxétine) est aussi efficace, mais parce qu'il semble interférer avec l'effet antitumoral du tamoxifène, la combinaison de ces deux médicaments est contre-indiquée.

Pour terminer, si vous avez des symptômes intenses depuis plusieurs années, il y a lieu de remettre en question l'hormonothérapie avec votre médecin. Certaines études non contrôlées (c'est-à-dire sans groupe sur placebo) ont montré que les survivantes d'un cancer du sein survenu il y a plus de 10 ans pouvaient prendre une hormonothérapie sans conséquences graves.

Confusion à propos de l'œstrogène

Q. Puisqu'il y a tant de preuves que l'œstrogène contribue au cancer du sein, je ne comprends pas comment la thérapie à l'œstrogène seul peut réduire les risques de cancer du sein chez une femme qui n'a plus son utérus.

R. Soyez assurée que vous n'êtes pas la seule à vous poser cette question ! Les scientifiques qui font de la recherche sur les hormones depuis des années n'ont que des théories à proposer.

Une hypothèse repose sur le fait que l'œstrogène utilisé dans l'étude WHI, soit un œstrogène conjugué équin (vendu sous la marque Premarin), est moins puissant que l'estradiol produit par l'organisme. Comme les deux types d'œstrogène sont en compétition pour les récepteurs logés dans les cellules mammaires, il est possible que le Premarin déplace assez d'estradiol pour que l'effet général de l'hormone naturelle soit diminué.

Une autre possibilité est que le Premarin réduise les risques de cancer du sein à court terme, mais que cet effet positif s'estompe avec le temps. Cela expliquerait pourquoi les participantes à l'étude WHI qui avaient suivi une hormonothérapie dans le passé présentaient plus de cancers du sein envahissants que celles qui n'en avaient jamais pris. (C'était surtout vrai pour les femmes qui avaient pris de l'œstrogène et un progestogène dans le passé.)

À tout le moins, ces découvertes confirment que les hormones sont des agents à la fois merveilleux et complexes au sujet desquels il nous reste encore beaucoup de choses à apprendre.

Une réaction négative

Q. Puis-je prendre une hormonothérapie si mon cancer n'est pas sensible à l'œstrogène ?

R. Peu de recherches ont été faites à ce sujet. Cependant, une étude menée par le M.D. Anderson Cancer Center à Houston, aux États-Unis, a suivi 56 femmes atteintes d'un cancer non hormonodépendant qui ont utilisé une hormonothérapie à l'œstrogène seul pendant cinq ans, et n'a relevé aucune hausse des taux de récurrence.

De meilleurs clichés mammaires

Q. Je prends une hormonothérapie et je m'inquiète à l'idée qu'elle puisse augmenter la densité de mes seins et réduire l'efficacité des clichés mammaires. Y a-t-il des mesures à prendre pour contrer ce problème ?

R. L'hormonothérapie peut réduire l'efficacité des clichés mammaires d'environ 15 %, donc il est possible que votre médecin vous recommande d'interrompre votre thérapie les deux semaines qui précèdent la prise de vos clichés mammaires annuels afin de maximiser l'efficacité du dépistage. Assurez-vous de mentionner votre inquiétude à votre médecin lors de votre prochain rendez-vous.

Ce que vous pouvez faire

Voici un autre encouragement à manger moins gras et à faire de l'exercice : maintenir un poids santé est l'une des façons de réduire vos risques de cancer du sein. Les cellules lipidiques produisent de l'œstrogène, lequel peut stimuler la croissance de cellules malignes dans les seins. (Chez certaines femmes, le gras est la source principale d'œstrogène après la ménopause.) Lorsqu'une femme perd du poids, elle réduit son gras et diminue son taux d'œstrogène en circulation.

Les données qui concernent la relation entre l'obésité et le cancer du sein sont stupéfiantes. Si votre indice de masse corporelle dans la cinquantaine vous range parmi les femmes grasses ou obèses, vous avez 50 % plus de chances de développer un cancer du sein qu'une femme mince. Les chercheurs du Boston's Brigham and Women's Hospital, aux États-Unis, ont récemment étudié les fluctuations pondérales de 87 415 femmes pendant plus de deux décennies. Parmi les femmes qui n'ont jamais pris une hormonothérapie à la postménopause, environ 24 % des cancers du sein pouvaient être attribués au poids accumulé après l'âge de 18 ans. Plus une femme prend du poids, plus ses risques de cancer du sein augmentent. Par exemple, les femmes de ce groupe qui ont pris 25 kg (55 lb) après l'âge de 18 ans ont vu leurs risques doubler en comparaison des femmes qui avaient maintenu leur poids. Cette révélation est très significative lorsqu'on sait que les statistiques montrent que les deux tiers des femmes américaines font de l'embonpoint ou sont obèses.

Où faut-il commencer ? Réduire la consommation de gras est un bon point de départ, bien qu'on ne connaisse pas à l'heure actuelle la corrélation exacte entre le gras alimentaire et le cancer du sein. Jusqu'à ce qu'on en sache davantage, occupez-vous d'augmenter votre apport en « bons gras » (notamment ceux qu'on trouve dans l'huile d'olive et les noix) et de réduire votre apport en « mauvais gras » (les gras saturés et les gras trans).

Que pouvez-vous faire d'autre ? Mangez des fruits et légumes variés (ils sont bons pour la santé générale et peut-être même pour réduire vos risques de cancer du sein) et limitez votre consommation de cosmopolitans et de margaritas. Non seulement ils sont remplis de calories vides, mais pis encore, l'absorption de plus d'une boisson alcoolisée par jour accroît le risque de cancer du sein d'environ 20 %. Et le risque croît avec le nombre de consommations.

Ne perdez pas espoir même si vous avez pris un certain poids depuis l'adolescence. La même étude, qui fut publiée dans le *Journal of the American Medical Association,* a révélé que les femmes qui ne prenaient pas d'hormones et qui ont maintenu une perte de poids d'au moins 10 kg (22 lb) après la ménopause ont réduit leurs risques de cancer du sein de 60 % comparativement aux femmes qui n'ont pas perdu de poids. Et le secret pour perdre du poids et ne pas le reprendre n'en est pas un : enfilez vos chaussures de course (ou au moins de marche). L'exercice aide à perdre du poids. Il aide aussi à rester svelte. En outre, il diminue votre pourcentage de gras corporel qui, comme vous le savez maintenant, réduit la quantité d'œstrogène favorisant la croissance tumorale. Enfin, l'exercice stimule le système immunitaire afin qu'il puisse mieux combattre le cancer.

Qu'est-ce qui pourrait aussi changer les choses? Cessez de fumer et évitez la fumée secondaire. Même si le lien entre la fumée du tabac et le cancer du sein n'est pas établi, un nombre croissant d'études indiquent qu'elle peut contribuer à la maladie ou la causer.

Protégée par les médicaments ?

Q. Existe-t-il un vaccin qui prévient le cancer du sein ?

R. Non, mais quelques médicaments offrent une protection à certaines femmes. On prescrit le tamoxifène (Nolvadex), qui agit comme l'œstrogène dans certaines parties du corps (les os et l'utérus) mais pas dans d'autres (les seins), depuis plus de 25 ans aux survivantes d'un cancer du sein afin de prévenir toute récurrence. Des études indiquent qu'il peut aussi réduire de 50 % le risque de cancer du sein chez les femmes en santé. Bien que le tamoxifène aide à préserver la densité osseuse, il a quelques inconvénients. Il n'est efficace que pendant cinq ans et peut provoquer des symptômes ménopausiques comme les bouffées de chaleur, des écoulements vaginaux et des saignements. Le tamoxifène augmente aussi légèrement la probabilité d'un cancer de l'endomètre chez les femmes de 50 ans ou plus (2 cas additionnels par 1 000 femmes). Les femmes qui en prennent ont davantage tendance à avoir des caillots sanguins dans les jambes ou dans les poumons, mais ce, dans moins de 1 % des cas. Elles pourraient aussi développer des cataractes et avoir un accident vasculaire cérébral.

Le raloxifène (Evista), un médicament habituellement prescrit pour prévenir ou traiter l'ostéoporose, a récemment montré la même efficacité. L'étude STAR (Study of Tamoxifen and Raloxifen), qui a suivi pendant 5 ans plus de 19 000 femmes à la postménopause âgées de 35 ans et plus dans 400 centres à travers les États-Unis, a révélé que le tamoxifène réduisait aussi le cancer du sein de 50 %, mais avec un risque significativement moindre de cancer de l'endomètre, de caillots sanguins ou de cataractes. Le raloxifène n'est toutefois pas parfait, lui non plus. Tout comme le tamoxifène, on l'a associé à un risque accru d'accident vasculaire cérébral et de symptômes semblables à ceux de la ménopause (bouffées de chaleur et sécheresse vaginale). On suppose que, tout comme le tamoxifène, il pourrait n'être efficace que pendant cinq ans pour réduire le risque de cancer du sein. Contrairement au tamoxifène, il ne réduit pas le nombre de cas de cancer du sein non envahissant.

Certains spécialistes en oncologie et représentants de patients ont vite fait de souligner que bon nombre de femmes en santé n'ont pas envie de prendre un médicament dans le but de prévenir une maladie que la grande majorité d'entre elles n'auront pas, surtout si ce médicament a des effets indésirables majeurs. En revanche, discutez de ces options avec votre médecin si vous présentez un risque élevé de cancer du sein ou êtes prête à tout faire pour éviter ce cancer. Un point positif : environ 500 000 femmes prennent déjà du raloxifène en vue de prévenir ou de traiter l'ostéoporose. À tout le moins, les données les plus récentes montrent que certaines d'entre elles en retirent le bienfait additionnel d'une protection contre le cancer du sein (pendant au moins cinq ans).

Une solution chirurgicale

Q. Une chirurgie préventive pourrait-elle me protéger si j'affiche un risque très élevé de cancer du sein ?

R. Cela semble radical, mais dans de rares cas, certaines femmes à la préménopause qui présentent un risque très élevé de cancer peuvent décider, après en avoir discuté avec leur médecin, que l'ablation des seins (qui diminue les risques de 90 %) ou des ovaires (qui réduit les risques de cancer du sein de 50 % et ceux de cancer des ovaires de 90 %) constitue une solution sensée.

Les déodorants et leurs risques

Q. J'ai entendu dire que les déodorants étaient responsables de l'augmentation des cas de cancer du sein. Est-ce qu'on a fait des études à ce sujet ?

R. Oui. Il y a eu un grand nombre d'études de qualité sur les déodorants, mais aucun résultat ne soutient cette théorie. Vous avez peut-être aussi entendu ou lu que porter des soutiens-gorge à armature, avoir de gros seins, être tendue, boire du café ou avoir des implants mammaires augmente le risque de cancer du sein. Il n'y a aucune preuve que cela soit le cas.

Récents développements en matière d'autoexamen des seins

Voici une nouvelle qui vous étonnera sûrement. Alors que la plupart des médecins conseillent à leurs patientes de faire des autoexamens de leurs seins, les chercheurs ont observé que cette pratique ne réduit pas le nombre de décès dus au cancer du sein. Même l'American Cancer Society est d'avis qu'il revient à chaque femme de décider si elle veut faire un autoexamen des seins ou non. Enfin, voilà une raison de moins de se sentir coupable. À vous de décider. Sachez toutefois qu'un grand nombre de femmes ont détecté elles-mêmes une tumeur en effectuant cet autoexamen. Et c'est une bonne chose de connaître l'apparence et la sensation normales de vos seins.

Alors, où commencer ? Si vous avez toujours vos règles, choisissez une date et effectuez votre examen à la même date chaque mois. Comme la densité des tissus mammaires varie au cours du mois, vous avez plus de chances de déceler une différence. Si vous n'avez plus vos règles, un horaire régulier pourrait vous aider à vous souvenir de faire l'autoexamen.

Commencez par un examen visuel et tactile de vos seins sous tous les angles, en recherchant toute différence dans l'apparence, y compris la taille, la forme, la couleur et la texture. Déshabillez-vous jusqu'à la taille et observez vos seins de face dans le miroir, puis :

1. Tournez-vous d'un côté puis de l'autre, avec les mains sur les hanches, et vérifiez s'il y a des changements sur les faces intérieure et extérieure de chaque sein.

2. Relevez chaque sein délicatement pour inspecter la partie du bas.

3. Inclinez-vous vers l'avant en rentrant les épaules et les coudes. Joignez vos mains derrière la tête et tournez-vous d'un côté puis de l'autre. Vérifiez chaque mamelon en vue de repérer tout signe d'écoulement (liquide clair ou sang) ou tout changement de direction. À l'aide du bout des doigts, palpez toute la surface de chaque sein afin de dépister toute grosseur ou région dure, en faisant des mouvements circulaires. Inspectez également vos aisselles et la région au-dessus de vos seins.

4. Placez votre main droite derrière votre tête et, avec les doigts de la main gauche tendus, palpez délicatement votre sein droit dans un mouvement de va-et-vient de haut en bas. Faites la même chose pour le sein gauche avec la main droite. Allongez-vous sur le dos et placez un petit coussin ou une serviette sous votre épaule droite. Refaites le dernier mouvement.

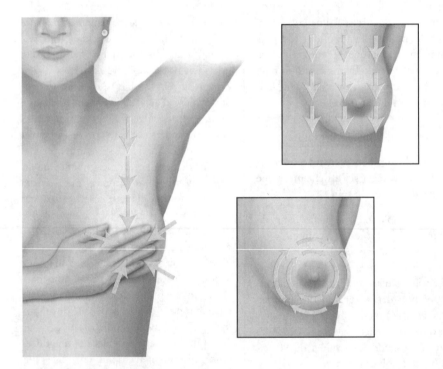

L'AUTOEXAMEN DES SEINS

L'examen se fait visuellement et avec les doigts à la recherche de tout changement de forme ou de texture ainsi que de grosseurs ou d'épaississements. On recommande de palper délicatement les tissus mammaires de différentes façons : de haut en bas, de l'extérieur vers le mamelon, puis en un mouvement circulaire, en terminant par le mamelon.

Appuyez ensuite sur le mamelon afin de vérifier s'il y a un changement. Enfoncez le mamelon; il devrait se manipuler facilement. Faites ces étapes pour l'autre sein. Si vous constatez un changement, appelez le médecin, mais ne vous affolez pas. Près de la moitié des grosseurs dépistées chez les femmes à la postménopause sont bénignes. (Les grosseurs bénignes sont encore plus fréquentes à la préménopause.) De nombreux facteurs autres que le cancer peuvent causer des grosseurs, des écoulements mammaires et de l'inflammation.

Les tumeurs ou les kystes

Q. Ai-je raison de croire que les tumeurs au sein ne sont pas toutes malignes ?

R. Oui. Certaines grosseurs ne sont que des tumeurs bénignes ou des kystes. Elles se manifestent surtout durant les années de la préménopause et de la périménopause. La probabilité qu'une tumeur soit maligne augmente avec l'âge, toutefois. Vers l'âge de 70 ans, environ trois quarts des tumeurs dépistées se révèlent malignes.

Quelle est la différence entre un kyste et une tumeur? Un kyste est une poche remplie d'une substance liquide; une tumeur est une masse solide. En général, un kyste peut se déplacer sous la peau. La présence d'un kyste cause une douleur sourde à proximité de l'aisselle, du côté du sein en question. Au toucher, la tumeur fait penser à un petit caillou (son contour est parfois irrégulier); elle ne se déplace pas sous la peau (ou très difficilement). Les kystes, qui peuvent être causés par une fluctuation des taux d'hormones, semblent plus fréquents chez les femmes dans la trentaine, la quarantaine ou la cinquantaine et ont plus de chances de se manifester à l'approche de la ménopause.

Ne vous fiez pas à votre toucher pour distinguer un kyste d'une tumeur. Laissez le médecin poser ce diagnostic. Si vous repérez une grosseur ou un épaississement des tissus mammaires, ou si vous observez un changement dans un mamelon ou un sein (capitons, déformation ou écoulement mammaire), voyez un médecin sans tarder. Mieux vaut prévenir que guérir.

Les kystes et le cancer

Q. Les kystes peuvent-ils être un signe de cancer du sein ?

R. C'est peu probable, bien que possible. Par exemple, des kystes à répétition peuvent être un symptôme précoce de cancer. C'est pourquoi beaucoup de médecins veulent vous revoir un mois ou deux après avoir détecté un kyste au sein et l'avoir retiré par un procédé d'aspiration. Ils veulent s'assurer qu'il n'y a pas de récurrence du kyste.

Douleurs au sein

Q. Je suis à la périménopause et j'ai des douleurs au sein. Je suis très inquiète à l'idée que ce pourrait être un symptôme de cancer du sein. Qu'en pensez-vous ?

R. Seulement 6 % des personnes atteintes d'un cancer du sein rapportent des douleurs au sein, qui sont plus souvent associées à la fluctuation des taux hormonaux. Voilà pourquoi ces douleurs sont un ennui si fréquent pendant la transition de la ménopause et chez les femmes prenant une hormonothérapie.

Une douleur sourde près de l'aisselle pourrait être due à la présence d'un kyste dans le sein. En revanche, une douleur intense qui irradie autour du sein et sous le bras (parfois accompagnée de lésions soulevées) peut signaler un zona. Consultez le chapitre 7 pour en savoir plus sur les douleurs au sein, mais entre-temps, il peut être bon d'éliminer la caféine de votre alimentation.

LE CANCER DE L'ENDOMÈTRE

Le cancer de l'endomètre est le plus fréquent des cancers gynécologiques. Il se développe dans la muqueuse utérine et touche de 2 à 3 femmes sur 100 à un moment donné de leur vie. Touchant majoritairement les femmes à la post-ménopause, cette maladie est souvent diagnostiquée chez les femmes de 50 à 70 ans. (Cependant, un quart des diagnostics sont faits chez des femmes de moins de 50 ans.) Puisque le principal symptôme consiste en saignements à la postménopause, le cancer de l'endomètre est souvent dépisté tôt et la plupart des femmes y survivent.

Qui présente des risques élevés de cancer de l'endomètre ?

• Les femmes exposées à une quantité anormale d'œstrogène par rapport à la progestérone (y compris celles qui prennent une hormonothérapie à l'œstrogène seul et qui ont toujours leur utérus);

• Les femmes qui ont leurs premières règles tôt ou leur ménopause tard;

• Les femmes obèses;

• Les femmes qui n'ont jamais mené une grossesse à terme;

• Les jeunes femmes (de moins de 40 ans) qui n'ont pas de règles ou qui en ont rarement et qui présentent des symptômes d'un excès d'androgènes (forte pilosité faciale, voix grave, etc.);

• Les femmes atteintes d'une maladie du foie;

• Toute femme ayant eu un cancer du sein ou un cancer ovarien, ou encore un cancer du côlon héréditaire;

• Les femmes qui prennent du tamoxifène en vue de prévenir la récurrence d'un cancer du sein;

• Les diabétiques;

• Les femmes souffrant d'hypertension artérielle;

• Les femmes qui ont des cellules endométriales et d'autres anomalies dans leur frottis vaginal;

• Les femmes caucasiennes.

Symptômes du cancer de l'endomètre

• Chez les femmes à la postménopause, tout saignement vaginal abondant ou pas (à rapporter sans tarder à un médecin);

• Tout saignement anormal chez la femme à la préménopause ou à la périménopause, allant de saignements très abondants à une microrragie entre les règles;

• Un écoulement vaginal aqueux, clair ou rosé;

• Des douleurs abdominales ou de l'inconfort;

• Des douleurs durant un rapport sexuel.

Le poids et les risques

Q. **Pourquoi les femmes qui ont un surplus de poids ont-elles des risques plus élevés de cancer de l'endomètre ?**

R. Comme vous le savez sans doute déjà, les cellules lipidiques produisent de l'œstrogène. Plus vous avez de graisse, plus vous produisez d'œstrogène et plus vos risques de cancer augmentent.

C'est d'autant plus vrai après la ménopause, lorsque le corps ne produit plus de progestérone.

Des études indiquent que les femmes ayant de 9 à 22 kg (20 à 50 lb) en trop ont des risques trois fois plus élevés de développer ce cancer que les femmes plus sveltes. En outre, celles qui ont plus de 22 kg (50 lb) en trop ont 10 fois plus de chances de développer la maladie que les femmes minces.

Selon une estimation, la surcharge pondérale serait responsable du quart de tous les cas.

Une protection due à la grossesse

Q. Si les femmes qui n'ont jamais eu d'enfants ont des risques plus élevés, ces risques sont-ils plus faibles chez celles qui ont eu des enfants ?

R. Oui, et ils diminuent avec le nombre d'enfants. Les femmes qui ont allaité semblent aussi présenter des risques plus faibles.

Les contraceptifs oraux

Q. Les contraceptifs oraux offrent-ils une protection contre le cancer de l'endomètre ?

R. La prise d'un contraceptif oral combiné (œstrogène plus une progestine) réduit les risques de cancer de l'endomètre. Et prendre la pilule sur une période prolongée accroît la protection.

Un rapport a conclu que les femmes prenant un contraceptif oral pendant plus de quatre ans diminuaient leurs risques de 56 %; celles qui le prenaient pendant 12 ans voyaient leurs risques chuter de 72 %. La recherche indique que la protection se poursuit environ 15 ans après qu'on a cessé de prendre le contraceptif.

Saignements

Q. Je prends une hormonothérapie associée à la ménopause et on m'a dit que je pourrais avoir des saignements, y compris une microrragie. Comment fait-on pour reconnaître des saignements anormaux ?

R. Certaines doses et certains types d'hormonothérapie associée à la ménopause peuvent entraîner des saignements et des pertes vaginales légères. Avec l'hormonothérapie combinée cyclique, il y a un moment prédéterminé durant chaque cycle pendant lequel les femmes ne reçoivent pas de progestogène. Des saignements peuvent se produire à ce moment-là. (Ils peuvent ressembler aux règles, mais il n'y a pas eu d'ovulation.) Tout saignement qui survient à d'autres moments durant le cycle est anormal et doit être mentionné à votre médecin.

Puisque vous prenez une hormonothérapie combinée continue (c'est-à-dire que vous recevez une faible dose de progestérone tous les jours, comparativement à des doses plus élevées de façon intermittente), la situation est un peu plus complexe. Avec certaines doses, il n'est pas inhabituel d'avoir des saignements sporadiques et une microrragie la première année. Demandez à votre médecin de vous décrire en détail les saignements auxquels vous devez vous attendre ainsi que ceux qui sont considérés comme anormaux. Entre-temps, rapportez tout saignement et assurez-vous de subir des examens pelviens sur une base annuelle.

Dépistage

Q. Existe-t-il un test de dépistage du cancer de l'endomètre ?

R. Non. Des anomalies lors du test Pap peuvent indiquer que vous présentez des risques de cancer de l'endomètre plus élevés que la normale, mais la plupart des femmes chez qui on observe la maladie avaient des tests Pap normaux. Un médecin chevronné exécutant un examen pelvien complet pourrait noter un changement dans la taille de l'utérus ou des signes de la présence d'une masse abdominale. En cas de doute, il recommandera de procéder à une biopsie de l'utérus.

Les hormones après un cancer

Q. J'ai subi une hystérectomie à cause d'un cancer de l'endomètre et on a aussi enlevé mes ovaires. J'ai d'horribles bouffées de chaleur, je n'arrive pas à dormir et je ne suis pas dans mon assiette. Puis-je me tourner vers l'hormonothérapie pour surmonter ces problèmes ?

R. Ce sujet fait l'objet d'une grande controverse. Certains médecins croient, en général, que les femmes ayant eu un cancer sensible à l'œstrogène, comme un cancer de l'endomètre, devraient s'abstenir d'une hormonothérapie à la ménopause même si leurs symptômes ménopausiques sont majeurs. Ils craignent qu'un supplément d'œstrogène favorise la prolifération de toute cellule cancéreuse latente. Par ailleurs, deux études rétrospectives menées auprès de femmes qui ont pris des hormones après avoir eu un cancer de l'endomètre ont montré qu'il n'y a pas eu d'augmentation du nombre de récurrences.

L'American College of Obstetricians and Gynecologists recommande aux médecins d'aider leurs patientes à faire des choix éclairés en la matière, prenant en compte les particularités de chacune et ses facteurs de risque. Si vous décidez de ne pas prendre l'hormonothérapie, sachez qu'il y a d'autres options, y compris

une variété d'antidépresseurs, qui peuvent soulager vos bouffées de chaleur sans accroître vos risques.

En plus du tamoxifène

Q. Je prends du tamoxifène afin de réduire la probabilité d'une récurrence du cancer du sein, mais j'ai peur qu'il augmente le risque associé de cancer de l'endomètre. Un progestogène en plus ferait-il une différence ?

R. Étant donné que l'ajout d'un progestogène à l'œstrogène protège les femmes ayant toujours leur utérus contre une augmentation des risques de cancer de l'endomètre, certains médecins estiment que l'ajout d'un progestogène au taxomifène pourrait fournir la même protection. Cependant, il n'existe aucune preuve que cela fonctionne vraiment. Entre-temps, votre médecin vous invitera à lui mentionner sans faute tout saignement anormal et à subir vos examens pelviens annuels.

À propos de la progestérone

Q. Combien de progestérone faut-il prendre chaque mois afin de prévenir le cancer de l'endomètre ? Il existe tant de combinaisons.

R. Pour une protection maximale, il faut viser de 12 à 14 jours par mois – soit le nombre de jours où le corps génère de la progestérone durant un cycle menstruel normal. Une autre option consiste à en prendre chaque jour à même une hormonothérapie combinée continue. Les chercheurs espèrent arriver à déterminer sous peu une façon d'administrer la progestérone tous les deux mois, mais ils n'ont pas encore réussi.

LE CANCER DES OVAIRES

Le seul commentaire positif qu'on puisse faire à propos du cancer des ovaires est qu'il est rare. Cela dit, il est le deuxième cancer touchant le système reproducteur de la femme en fréquence (1 femme sur 70 développera ce cancer, qui cause plus de décès que tous les autres cancers gynécologiques combinés). Il y a cependant quelques lueurs d'espoir : sa prévalence a connu un déclin depuis 1990, et plus de survivantes vivent plus longtemps à mesure que les traitements s'améliorent.

Qui présente des risques élevés de cancer des ovaires ?

On sait peu de choses sur les facteurs de risque du cancer ovarien. Les liens établis qui suivent ne suffisent pas pour expliquer la cause de la plupart des occurrences de cette maladie.

• Les femmes nées dans des familles porteuses du syndrome familial de cancer de l'ovaire, un syndrome rare qui touche plusieurs générations. (Les familles concernées présentent des taux anormalement élevés de cancers des ovaires, du sein, de l'endomètre et du côlon.);

• Les femmes à la postménopause qui ont un « gène du cancer du sein » défectueux (BRCA1 ou BRCA2);

• Les femmes qui ont une parente au premier degré (la mère ou une sœur) ayant eu la maladie. (Si deux parentes au premier degré ou plus ont eu la maladie, les risques augmentent.);

• Les survivantes d'un cancer du sein ou d'un cancer du côlon;

• Les femmes caucasiennes (risques plus élevés que ceux des Afro-Américaines);

• Les femmes qui vivent dans les pays industrialisés;

• Les femmes qui n'ont jamais eu d'enfants;

• Les femmes qui ont des troubles de fertilité;

• Les fumeuses;

• Les femmes de 60 ans ou plus (quoique le cancer puisse se développer entre 20 et 90 ans).

Symptômes du cancer des ovaires

Les chercheurs ont récemment dressé une liste de symptômes qui se manifestent souvent avant qu'un diagnostic de cancer des ovaires soit posé. Même si beaucoup de femmes éprouvent ces symptômes de façon occasionnelle, on incite maintenant les femmes à prendre ces signes au sérieux lorsqu'ils sont nouveaux et qu'ils persistent (cela signifie qu'ils surviennent plus de 12 fois par mois et qu'ils durent au moins de deux à trois semaines). La plupart du temps, le cancer n'est pas en cause, mais le risque de cancer est plus élevé que chez les femmes qui ont ces symptômes de temps à autre et moins souvent. Les chercheurs espèrent que la publication des troubles abdominaux, intestinaux ou pelviens ci-après permettra de dépister davantage de cas de cancer plus tôt, alors qu'il est toujours possible de les soigner ou de ralentir leur évolution :

• Ballonnements ou abdomen distendu, perte de l'appétit, sensation inhabituelle de satiété ou de pression dans l'abdomen;

• Troubles digestifs, flatulences, distensions abdominales, douleurs intestinales ou maux de dos;

• Constipation, diarrhée, nausée et maux d'estomac;

• Douleur à la miction, ou miction avec sensation de douleur ou de brûlure.

Lien génétique

Q. Est-ce que la plupart des femmes atteintes d'un cancer des ovaires ont des antécédents familiaux ?

R. Non. On estime que moins de 5 % des femmes qui reçoivent un diagnostic de cancer des ovaires ont des antécédents familiaux.

Dépistage précoce

Q. Je sais que mes risques d'avoir un cancer des ovaires sont très faibles, mais je m'inquiète toujours quand je lis des articles à ce sujet. Est-ce un cancer qu'on dépiste tôt, en général ?

R. Non, malheureusement. Une partie du problème réside dans le fait que le cancer ovarien n'a pas de stade précoce ou précancéreux connu (comme les polypes avertisseurs d'un cancer du côlon). Les chercheurs ne peuvent même pas affirmer s'il évolue selon les stades 1, 2, 3 et 4, comme les autres cancers. Dans certains cas, des cellules cancéreuses se détachent de l'ovaire et se répandent dans la cavité abdominale. Dans environ 80 % des cas, on ne diagnostique pas la maladie avant qu'elle ait atteint un stade très avancé et que le cancer se soit étendu au bassin, à la cavité abdominale et parfois à d'autres organes comme le foie. En temps normal, le diagnostic est posé après l'observation d'un élargissement abdominal imprévu et inhabituel, ou après la découverte de fluides dans la cavité abdominale (ascite). La nature discrète du cancer des ovaires explique en partie le taux très élevé de mortalité.

Par ailleurs, lorsqu'on diagnostique le cancer et qu'on l'opère alors qu'il est toujours circonscrit aux ovaires, le taux de survie après cinq ans est de 93 % (comparativement au taux de survie général après cinq ans de 45 %). C'est pourquoi les oncologues spécialisés en gynécologie insistent pour qu'on réagisse de façon plus dynamique lorsqu'une femme rapporte de nouvelles douleurs abdominales, intestinales, urinaires ou pelviennes qui persistent. Si un examen du vagin ou du rectum laisse supposer la présence d'un cancer des ovaires, le médecin devrait procéder à une échographie transvaginale et possiblement à une analyse sanguine CA-125 (voir les pages 360 et 361). Si l'un de ces deux tests confirme un risque accru, il convient de rediriger la patiente vers un spécialiste. Si on effectue un traitement mais qu'il n'élimine pas les symptômes, la femme doit continuer d'en parler à son médecin ou consulter un spécialiste. Si vous n'êtes pas satisfaite de la réaction de votre médecin, obtenez un deuxième avis. (Une étude a montré que la moitié des femmes ayant reçu un diagnostic tardif se sont d'abord fait dire que leur problème était imaginaire, ou dû à la tension ou à une dépression.) Leur acharnement a littéralement sauvé la vie de certaines femmes, puisqu'il faut parfois faire plusieurs séries de tests avant de poser le bon diagnostic.

Le tamoxifène et les kystes

Q. J'ai entendu dire que le tamoxifène, que je prends afin de réduire mes risques de récurrence de cancer du sein, peut causer le développement de kystes ovariens. Est-ce que cela augmente mes risques de cancer des ovaires ?

R. Quelques études ont été menées à ce sujet, mais aucune n'a montré une augmentation des risques de cancer des ovaires.

À propos des inducteurs d'ovulation

Q. Les inducteurs d'ovulation comme le Clomid et le Serophene augmentent-ils les risques ?

R. Alors que certaines études indiquent que l'utilisation d'inducteurs d'ovulation pendant plus d'un an (sans arriver à devenir enceinte) peut augmenter les risques, d'autres études n'ont pas atteint cette conclusion.

La menace du talc

Q. Est-ce vrai que l'application de poudre de talc dans la région génitale augmente les risques d'un cancer des ovaires ?

R. La poudre de talc a déjà contenu de l'amiante, mais ce n'est plus le cas depuis les 20 dernières années. Il faudra attendre les résultats d'études à long terme pour savoir si les nouveaux produits sont dangereux. Dans l'intervalle, il est préférable de ne pas appliquer de poudre de talc dans la région génitale ou sur les serviettes hygiéniques. La fécule de maïs est un choix plus sûr.

Améliorez vos chances

Q. Qu'est-ce qui peut réduire les risques de développer un cancer ovarien ?

R. Nous savons peu de choses sur les causes du cancer des ovaires ou sur les façons de le prévenir. Il arrive qu'un médecin expérimenté arrive à détecter une tumeur localisée durant un examen physique. C'est donc une bonne idée de subir un examen pelvien tous les ans.

Les femmes qui ont pris un contraceptif oral ont 50 % moins de chances de développer cette maladie que les femmes qui n'en ont jamais pris. L'accouchement d'au moins un enfant est aussi associé à un risque plus faible. Même chose pour la ligature des trompes.

Les femmes qu'on dit à risque élevé de cancer des ovaires pour la vie (en raison d'antécédents familiaux ou du syndrome familial de cancer de l'ovaire) peuvent envisager l'ablation de leurs ovaires aussi tôt qu'au milieu de la trentaine ou à l'approche de la ménopause. Les nouvelles technologies qui permettent de surgeler les tissus ovariens, puis de les greffer plus tard dans d'autres endroits du corps (sous la peau du bras, par exemple) sont toujours au stade expérimental, mais elles pourraient préserver la fertilité de ces femmes à l'avenir. (Pour plus de renseignements à ce sujet, voir la page 17.)

Le fait qu'il n'existe toujours pas de test de dépistage fiable de cette maladie mortelle est la principale raison pour laquelle la plupart des chirurgiens recommandent fortement aux femmes qui doivent subir une hystérectomie de procéder en même temps à l'ablation de leurs ovaires. Mais puisqu'on ne sait pas exactement comment la maladie évolue, même l'ovariectomie (ablation chirurgicale des ovaires) ne garantit pas qu'une femme échappera au cancer des ovaires. Elle réduit cependant les risques d'environ 90 %.

Le cancer dans un seul ovaire

Q. Doit-on procéder à l'ablation des deux ovaires si un seul ovaire est touché par le cancer ?

R. Si le cancer ne touche qu'un seul ovaire, le médecin pourrait recommander l'ablation de cet ovaire seulement. La décision doit tenir compte de l'étendue de la maladie, du type de cancer ovarien et de votre âge, entre autres choses. Une femme qui n'a qu'un

LE DÉPISTAGE DU CANCER DES OVAIRES

Les chercheurs ont passé des décennies à tenter de mettre au point un test de dépistage fiable qui détecterait le cancer ovarien alors qu'il est toujours circonscrit à l'ovaire. Et pendant des décennies, ils n'ont pas réussi. N'ayant rien d'autre à offrir aux femmes, certains médecins procèdent automatiquement à une analyse sanguine appelée « test CA-125 », qui mesure le taux d'une protéine associée au cancer des ovaires. Ce test n'est pas très fiable pour les jeunes patientes, puisque cette protéine peut se retrouver en grande quantité chez les femmes à la préménopause pour toutes sortes de raisons (y compris des fibromes ou une endométriose). Chez la femme à la postménopause, en revanche, il a plus de chances de signaler un cancer des ovaires. Il y a toutefois certains inconvénients à l'utiliser comme test de dépistage du cancer ovarien. Pendant longtemps, on a dit aux médecins que tout score CA-125 au-delà de 35 devait être considéré comme anormal et qu'il fallait alors envisager l'ablation chirurgicale des ovaires. On pouvait arriver à des recommandations similaires en cas de dépistage de grosseurs inquiétantes ou de l'observation d'autres symptômes lors d'une échographie transvaginale. Mais au fil du temps, les chirurgiens ont observé qu'un grand nombre de femmes qui se faisaient opérer sur le conseil de leur médecin n'étaient pas atteintes de cancer. En d'autres mots, il y avait trop de « faux positifs ». Une étude a montré que sur 100 femmes ayant subi une ablation des ovaires après un test CA-125 anormal ou des résultats d'échographie suspects, seulement 3 avaient vraiment le cancer. Les chercheurs se sont alors demandé si le test CA-125 faisait plus de tort que de bien.

On a établi de nouveaux critères permettant de classer certains résultats comme « anormaux » à la lumière de la branche ovarienne de l'étude Prostate, Lung, Colorectal and Ovarian (PLCO) Cancer Screening Trials menée auprès de 28 000 participantes et toujours en cours.

---

ovaire continue à produire de l'œstrogène et peut devenir enceinte. Par contre, si la chimiothérapie fait partie du programme thérapeutique choisi, la femme pourrait vivre une ménopause prématurée, surtout si elle a plus de 40 ans.

Ménopause instantanée

Q. Si je suis à la préménopause, la thérapie contre un cancer des ovaires risque-t-elle de déclencher ma ménopause ?

R. Cela se produit souvent. Le traitement comprend souvent l'ablation des ovaires, des trompes de Fallope, de l'utérus, des ligaments de soutien et, à l'occasion, des ganglions lymphatiques du bassin et aortiques. L'ablation chirurgicale des deux ovaires chez la femme préménopausique ou périménopausique entraînera une ménopause instantanée. Les symptômes liés à la ménopause comme les bouffées de chaleur peuvent être très intenses.

Si cela vous arrive, l'hormonothérapie associée à la ménopause pourrait très bien vous convenir si vous présentez un risque normal à faible de cancer du sein. Cependant, les résultats les plus récents de l'étude Women's Health Initiative soulignent que les femmes à risque élevé de cancer du sein, de caillots sanguins ou d'accident vasculaire cérébral devraient peser soigneusement les avantages et les inconvénients de la prise d'un supplément d'hormones avec leur médecin. Si vous ne pouvez pas prendre d'hormones, discutez avec votre médecin des autres thérapies qui pourraient soulager vos symptômes.

◆ Un score CA-125 de 65 ou plus. (Environ 1 femme sur 5 (21 %) parmi les participantes à l'étude avait un cancer des ovaires. Seulement 0,3 % de celles qui affichaient un score inférieur à 65 avaient un cancer ovarien.);

◆ Une augmentation de 40 points ou plus du score CA-125 par rapport au score de l'année précédente. (Parmi ces femmes, 27 % ont fini par recevoir un diagnostic de cancer des ovaires. Le risque d'avoir un cancer avec une plus faible augmentation du score n'atteignait que 0,4 %.);

◆ Un kyste ovarien dépisté lors d'une échographie transvaginale d'un diamètre de 3 cm ou plus, jumelé à une augmentation de 10 points ou plus du score CA-125 par rapport au score de l'année précédente. (Une femme sur cinq présentant ce critère avait un cancer.);

◆ Un kyste ovarien dont le diamètre a augmenté de plus de 6,5 cm en un an. (Cela s'est révélé être le meilleur indicateur, alors que 60 % des femmes dans ce cas avaient le cancer.)

Cela signifie-t-il que toutes les femmes doivent subir un test CA-125 ou une échographie transvaginale chaque année, en même temps que leur examen médical ? D'après ce que l'on sait à l'heure actuelle, on peut répondre non pour la femme asymptomatique. Et même si la recherche en vient à prouver que les résultats de ce test diminuent les taux de mortalité, il ne s'agit que d'une partie de la réponse. Au moins 50 % des femmes qui reçoivent un diagnostic de cancer ovarien n'ont aucun symptôme et ne constatent aucune augmentation de leur score CA-125 au stade précoce de la maladie.

Les échographies transvaginales ne permettent pas plus de dépister tous les cancers de l'ovaire. Beaucoup de femmes qui ont des échographies anormales ont une tumeur ou un kyste bénin ou un fibrome, mais pas un cancer.

LE CANCER DU COL DE L'UTÉRUS

Troisième cancer gynécologique le plus fréquent, le cancer du col de l'utérus se développe dans cette partie du corps qui unit l'utérus au vagin. Dans la plupart des cas, il a pour cause une infection transmissible sexuellement (ITS), le virus du papillome humain (VPH).

Avant les années 1940, le cancer du col de l'utérus était le cancer qui causait le plus de décès chez les Américaines. Mais grâce à des techniques de dépistage efficaces (le test Pap), il ne fait même plus partie des 10 premiers cancers. Mieux encore, il existe un nouveau vaccin pouvant protéger les jeunes filles et les femmes de 9 à 26 ans contre l'une des souches virales les plus inquiétantes du virus du papillome humain. Des études portant sur l'efficacité et la sûreté de deux vaccins contre le virus du papillome humain chez les femmes de 26 ans et plus sont en cours. Alors que le cancer de l'utérus demeure une menace importante pour les femmes des pays en voie de développement, on pense que cette maladie pourrait être éradiquée de notre vivant.

Qui présente des risques élevés de cancer du col de l'utérus ?

• Les femmes atteintes du VPH;

• Les femmes atteintes du virus de l'immunodéficience humaine (VIH);

• Les femmes qui ont plusieurs partenaires sexuels;

• Les femmes avec des antécédents d'ITS;

• Les femmes d'ascendance afro-américaine, hispanique ou autochtone (peut-être en raison d'un accès plus difficile à des soins médicaux sur une base régulière);

• Les femmes qui ont commencé à avoir des rapports sexuels tôt dans la vie;

• Les femmes qui ne subissent pas un test Pap sur une base régulière;

• Les femmes qui fument ou qui ont déjà fumé;

• Les femmes dont la mère a pris du diéthylstilbestrol (DES) pendant qu'elle était enceinte.

Symptômes du cancer du col de l'utérus

Ce cancer est souvent asymptomatique dans les premiers stades. Cependant, portez attention aux signes avertisseurs ci-dessous et mentionnez-les à votre médecin.

• Des douleurs au cours d'un rapport sexuel;

• Un écoulement vaginal nauséabond ou rosé;

• Une miction douloureuse;

• Une douleur pelvienne, aux jambes et au dos.

Le VPH et le cancer du col de l'utérus

Q. Quel est le lien entre le cancer du col de l'utérus et le VPH ?

R. Les tests d'ADN indiquent qu'à peu près tous les cas de cancer du col de l'utérus (99 %) ont un lien avec le VPH, surtout chez les femmes qui ont plusieurs partenaires sexuels. Parfois, les femmes infectées ne présentent aucun symptôme; chez d'autres, on peut observer des verrues génitales (de petites croissances dures et en saillie). Contrairement à beaucoup d'autres ITS, la transmission du VPH ne requiert aucun échange de fluide corporel; un simple contact cutané suffit. Les femmes en santé éliminent habituellement le virus de leur peau avant qu'il ne s'ancre dans les tissus, mais pas toujours. Si une infection se développe et persiste, les cellules du col de l'utérus peuvent commencer à évoluer de façon anormale, conduisant à des mutations précancéreuses, puis à un cancer en l'absence de traitement. L'infection peut mettre de 10 à 20 ans à évoluer en cancer.

On estime à l'heure actuelle que plus de la moitié des Américains, hommes et femmes, ont été exposés au VPH, ce qui en fait l'ITS qui se répand le plus rapidement aux États-Unis.

Un sommet à la cinquantaine

Q. Le cancer de l'utérus est-il plus fréquent avec l'âge ?

R. Non. Bien qu'il puisse survenir à tout âge, le cancer du col de l'utérus touche le plus souvent les femmes de 25 à 35 ans. Il connaît ensuite un autre sommet dans la soixantaine, qui s'explique par une augmentation des cas de VPH dans la quarantaine, sans doute liée à une hausse des fréquentations après un divorce ou à un déclin du système immunitaire. (Rappelez-vous que le VPH peut mettre plus de 10 ans à devenir un cancer du col de l'utérus.) Gardez à l'esprit que même si vous êtes à l'abri d'une grossesse, vous pouvez toujours contracter une ITS. (Vous trouverez de l'information sur les ITS à partir de la page 131.) Il semble en outre que le cancer du col de l'utérus pourrait se développer plus rapidement chez les femmes de plus de 65 ans.

Au-delà du cancer du col de l'utérus

Q. Le VPH cause-t-il d'autres cancers que celui du col de l'utérus? Ce type de cancer touche-t-il seulement les femmes?

R. On croit que le VPH est responsable du tiers des cancers du pénis, de l'anus, des amygdales, de la gorge et du larynx, et qu'il peut également causer certains cas de cancers de la vulve, du vagin ou de la langue. Les partenaires d'hommes atteints d'un cancer du pénis (une maladie plutôt rare dans les régions où la plupart des hommes sont circoncis) ont plus de chances de développer un cancer du col de l'utérus.

Les vaccins disponibles

Q. Comment fonctionnent les nouveaux vaccins qui protègent contre le cancer du col de l'utérus?

R. À ce jour, deux vaccins ont été développés, mais un seul, le Gardasil, a été approuvé par la FDA aux États-Unis. Le Gardasil offre une protection contre les deux types de VPH les plus susceptibles de causer un cancer du col de l'utérus et contre les précurseurs des cancers de la vulve et du vagin. Il protège aussi contre deux souches du VPH responsables des verrues génitales chez l'homme et de lésions mineures chez la femme. Des études confirment qu'il est efficace pendant plus de trois ans, mais on ignore la durée véritable de son efficacité. Un autre vaccin, le Cervarix, devrait être soumis à la FDA pour approbation sous peu.

Les vaccins semblent être le plus efficaces lorsqu'on les administre aux filles de 9 à 14 ans, mais on les recommande jusqu'à l'âge de 26 ans, même aux femmes qui ont déjà eu un VPH. Les deux vaccins sont présentement à l'essai chez des femmes « plus vieilles » (le Gardasil chez les femmes jusqu'à 45 ans, et le Cervarix chez les femmes jusqu'à 55 ans). On cherche également à déterminer si les vaccins sont sûrs et efficaces pour les garçons et les hommes.

Les autorités en santé publique s'attendent à ce que le nombre de diagnostics de cancer de l'utérus diminue de façon importante à mesure que plus de femmes recevront le vaccin.

Antécédents de VPH

Q. Je suis atteinte du VPH. Le vaccin est-il bon pour moi?

R. Probablement. La plupart des personnes atteintes du VPH ne portent qu'une seule souche, qui se résorbe habituellement d'elle-même.

Une fois vaccinée, vous êtes protégée contre trois des souches les plus dangereuses du virus. Le vaccin n'est cependant pas un traitement; il n'évite pas le développement du cancer chez les femmes qui sont déjà infectées.

Vaccin ou test Pap

Q. Si je me fais vacciner contre le VPH maintenant, devrai-je continuer à subir des tests Pap?

R. Oui. Un pourcentage très faible de cancers du col de l'utérus ne sont pas causés par le VPH, et aucun des vaccins connus n'est efficace contre toutes les souches du virus. La recherche se poursuit afin de déterminer combien de souches du VPH les vaccins pourraient prévenir. Jusqu'à ce qu'on en sache plus, votre médecin voudra continuer de vérifier une fois par année si vous présentez des signes de cancer de l'utérus.

Le test Pap après une hystérectomie

Q. Le test Pap est-il toujours nécessaire après une hystérectomie ?

R. Si vous avez subi une hystérectomie mais que votre col de l'utérus est toujours intact, vous devez suivre les mêmes recommandations que toutes les femmes. Si on a fait l'ablation du col en même temps qu'on a enlevé votre utérus, il reste un très faible risque qu'un cancer s'y développe (environ 1 sur 1 000). Les études n'indiquent pas que le test Pap réduit le taux de mortalité dans ces cas. Demandez à votre médecin de confirmer le type d'hystérectomie que vous avez subi et demandez-lui si vous devez toujours subir le test Pap.

Comment puis-je me protéger ?

Q. Outre le vaccin ou le test Pap, quelles sont les autres façons de me protéger contre un cancer du col de l'utérus ?

R. L'utilisation de condoms ou d'un diaphragme peut contribuer à prévenir le cancer du col de l'utérus puisqu'elle réduit les risques de contracter une ITS, y compris le VPH. C'est très important si vous êtes devenue sexuellement active récemment.

Le test Pap après un traitement

Q. Si j'ai reçu un traitement contre des cellules dysplasiques (anormales), dois-je continuer de subir des tests Pap ?

R. Oui. Des cellules précancéreuses peuvent réapparaître même si on a éliminé toutes vos cellules anormales. Habituellement, les médecins procèdent à des tests Pap plus rapprochés dans l'année qui suit le traitement, puis sur une base annuelle.

La fertilité après le cancer

Q. Si j'ai le cancer du col de l'utérus, est-ce que l'hystérectomie est le traitement qui me sera recommandé ? J'ai 40 ans, je viens de me marier et j'espère pouvoir fonder une famille.

R. L'hystérectomie est en effet le traitement habituellement recommandé, mais si vous avez moins de 45 ans et que vous voulez avoir des enfants, vous pourriez recevoir un traitement expérimental appelé « trachélectomie ». Il consiste à faire l'ablation du col de l'utérus et des ganglions adjacents tout en laissant l'utérus intact. Voyez avec votre médecin si ce traitement peut vous convenir.

Éviter la chirurgie

Q. Est-ce que la plupart des femmes ayant reçu un diagnostic d'une version précancéreuse d'un cancer du col de l'utérus doivent subir une hystérectomie ?

R. En général, les femmes dans cette situation n'ont pas à subir une hystérectomie. Si c'est ce que votre médecin vous suggère, demandez-lui pourquoi il considère que c'est la bonne solution pour vous.

LE CANCER DU POUMON

Vous ne serez sans doute pas surprise d'apprendre que le cancer du poumon tue plus de femmes que toute autre forme de cancer (autant que les cancers du sein, des ovaires et du col de l'utérus réunis). Ce qui pourrait vous étonner, toutefois, est le fait que le cancer du poumon est le troisième cancer le plus mortel chez les femmes qui ne fument pas, après le cancer du sein et le cancer du côlon. L'exposition à la fumée secondaire explique en partie cette statistique stupéfiante. De plus, les types de cancer du poumon qui ne sont pas associés de près au tabagisme sont beaucoup plus fréquents chez la femme que chez l'homme. Plus de deux tiers des non-fumeurs qui développent un cancer du poumon sont des femmes.

Cela ne signifie pas que ce soient de bonnes nouvelles pour les fumeurs. Des études récentes indiquent que les femmes qui fument ont plus de chances de développer un cancer du poumon que les hommes qui fument. On ignore pourquoi, mais il existe une théorie selon laquelle les femmes seraient plus sensibles aux carcinogènes du tabac.

Ces deux découvertes pourraient aider à expliquer pourquoi le nombre de femmes atteintes d'un cancer du poumon a augmenté de 600 % au cours des 80 dernières années.

Qui présente des risques élevés de cancer du poumon ?

• Toute personne qui fume du tabac, surtout la cigarette;

• Les personnes exposées à des carcinogènes dans leur environnement, comme l'amiante, la fumée secondaire et le radon;

• Les personnes qui ont déjà eu une maladie pulmonaire ou qui ont subi des dommages aux poumons;

• Les personnes qui ont des antécédents familiaux de cancer du poumon;

• Les personnes qui ont une mauvaise alimentation, c'est-à-dire qui mangent peu de fruits, de légumes et de grains complets, et trop d'aliments gras et riches en cholestérol;

• Les mutations génétiques héréditaires ou qui résultent de facteurs environnementaux

comme la fumée secondaire.

Symptômes du cancer du poumon

• Une toux qui persiste et qui s'aggrave;

• Des troubles respiratoires : une respiration sifflante, une pneumonie ou une bronchite récurrente;

• Des douleurs à la poitrine qui persistent;

• Une perte de poids ou une perte d'appétit inexpliquée;

• Une toux qui fait cracher du mucus strié de sang ou contenant du pus;

• Un enrouement ou de la difficulté à avaler;

• Des céphalées (maux de tête), de la fièvre et de la fatigue.

Comment puis-je me protéger ?

Q. Comment peut-on prévenir un cancer du poumon ?

R. Cessez de fumer et évitez la fumée des autres. Il a été prouvé que la fumée secondaire est plus dangereuse qu'on l'a longtemps cru. Même les grands fumeurs qui fument depuis longtemps peuvent réduire leurs risques de cancer du poumon de moitié s'ils cessent de fumer et évitent la fumée secondaire pendant 10 ans. Si vous avez essayé de cesser de fumer déjà sans y parvenir, votre vie pourrait reposer sur un nouvel essai.

Pas de fumée sans feu...

Q. Quelle est la fréquence du cancer du poumon chez les femmes qui fument ?

R. Environ 15 % des femmes qui fument développeront un cancer du poumon. Autrement dit, le tabagisme contribue à près de 80 % des cancers du poumon diagnostiqués chez les femmes. Des études ont montré que les femmes qui fument tendent à développer un cancer du poumon plus tôt que les hommes qui fument, même si elles fument moins que la plupart des hommes. Les fumeuses sont aussi beaucoup plus susceptibles que les hommes d'avoir un carcinome du poumon à petites cellules, une forme très agressive de cancer qui se métastase souvent tout en étant asymptomatique.

Dépistage du cancer du poumon

Q. **Existe-t-il un test de dépistage efficace du cancer du poumon ?**

R. Il n'existe pas de test de dépistage du cancer du poumon qui serait l'équivalent du cliché mammaire pour les seins. On a étudié diverses technologies de visualisation, mais à ce jour aucune d'elles ne s'est révélée efficace pour diminuer le taux de mortalité, et aucune n'a porté sur les femmes. Le National Cancer Institute a inclus les femmes dans une étude de dépistage visant à déterminer l'efficacité de la tomodensitométrie hélicoïdale, dans laquelle un appareil extraordinaire se déplace au-dessus de la poitrine du patient et prend plus de 400 clichés qui seront assemblés en un modèle tridimensionnel. Alors que les clichés pulmonaires permettent de dépister des tumeurs de deux centimètres de diamètre, la tomodensitométrie hélicoïdale peut le faire à deux millimètres. Une étude internationale a montré que 81 % des tumeurs dépistées par la tomodensitométrie hélicoïdale pouvaient être retirées chirurgicalement au stade précoce de la maladie et que 96 % des patients étaient toujours vivants huit ans plus tard. Avant de généraliser l'utilisation

du test, les chercheurs doivent arriver à faire la distinction entre les 90 % de lésions bénignes détectées et les 10 % qui sont cancéreuses. La solution pourrait consister à faire le suivi des grosseurs dans le temps et à ne retirer que celles qui changent. Même si on attend toujours que les ordres professionnels appuient les tests de dépistage annuels, certains médecins recommandent fortement à leurs patients à risques élevés de plus de 50 ans de subir un test de tomodensitométrie hélicoïdale.

LE CANCER COLORECTAL

Le cancer colorectal (du côlon et du rectum) est le troisième cancer qui tue le plus de femmes, après les cancers du poumon et du sein. Le taux de mortalité de cette maladie, surtout chez la femme, connaît toutefois un déclin depuis 1950. Une façon de vous protéger consiste à subir des tests de dépistage sur une base régulière.

Qui présente des risques élevés de cancer du côlon ?

• Les personnes dont un membre de la famille proche a eu un cancer colorectal;

• Les personnes qui ont des antécédents personnels ou familiaux de colite ulcéreuse ou d'affection abdominale inflammatoire;

• Les personnes qui ont des polypes adénomateux (un type courant de croissance dans les intestins ayant le potentiel de devenir cancéreuse) ou dont un membre de la famille a eu des polypes adénomateux;

• Les Afro-Américains;

• Les personnes atteintes d'une anémie inexpliquée;

• Les personnes qui mangent du bœuf, du

porc ou de l'agneau tous les jours;

• Les fumeurs.

Symptômes du cancer du côlon

• Des saignements rectaux (causés plus souvent par des hémorroïdes que par le cancer, mais qu'il faut néanmoins mentionner sans faute au médecin);

• Des changements dans la taille ou la forme des fèces (se produisent aussi souvent avec des intestins en santé);

• Des crampes et des douleurs abdominales;

• Une anémie inexpliquée;

• Une prise de poids inexpliquée.

L'âge et le cancer

Q. Le cancer du côlon est-il plus fréquent avec l'âge ?

R. Le nombre de diagnostics du cancer du côlon augmente de façon significative entre 40 et 45 ans et atteint un sommet vers 70 ans. De 50 à 54 ans, environ 41 femmes sur 100 000 reçoivent un diagnostic de cette maladie.

Les polypes et le cancer

Q. Le fait de trouver des polypes lors d'une coloscopie signifie-t-il qu'une personne a le cancer du côlon ?

R. Les polypes (ou adénomes) peuvent mettre 10 ans ou plus à devenir malins. Une ablation précoce réduit grandement les risques de développer un cancer du côlon. C'est l'une des raisons pour lesquelles on recommande de subir une coloscopie tous les 10 ans. N'hésitez pas à transmettre à votre médecin toute question que vous vous posez au sujet des résultats de votre coloscopie.

Comment puis-je me protéger ?

Q. Que puis-je faire pour prévenir un cancer colorectal ?

R. Il serait bon de réduire votre consommation de bœuf, d'agneau et de porc. L'étude Nurses' Health Study (qui a suivi plus de 90 000 infirmières pendant 6 ans) a établi que les femmes qui mangeaient de la viande tous les jours avaient un risque deux fois et demie plus élevé de développer un cancer colorectal que celles qui en mangeaient moins d'une fois par mois. On ne peut toujours pas affirmer s'il s'agit d'une corrélation directe, d'un marqueur d'une alimentation moins saine ou d'autre chose.

De vastes études n'ont pas observé de diminution des taux de cancer colorectal chez les personnes qui avaient une alimentation faible en gras ou riche en fibres. En revanche, on a trouvé moins de polypes chez les femmes à la postménopause qui ont maintenu une alimentation faible en gras pendant huit ans, ce qui laisse penser que leur taux de cancer pourrait diminuer avec le temps.

Une autre théorie soutient que l'acide folique (aussi connu sous le nom de folate, présent dans les agrumes et les légumes verts ainsi que dans les multivitamines) pourrait aider à prévenir le développement de polypes, tandis qu'une consommation excessive d'alcool aurait l'effet contraire. Une analyse des habitudes de consommation d'alcool de 16 000 participantes à l'étude Nurses' Health Study a trouvé que les femmes qui prenaient plus de deux boissons alcoolisées par jour semblaient avoir des risques plus élevés. D'autres études ont aussi révélé que le calcium et la vitamine D pourraient augmenter le facteur de protection contre le cancer du côlon. La recherche à ce sujet se poursuit.

Des données de l'étude Nurses' Health Study indiquent aussi que les femmes qui prennent plus d'aspirine (de 4 à 6 par semaine pendant 10 ans) voient leurs risques de cancer colorectal diminuer de moitié. Les anti-inflammatoires non stéroïdiens (comme l'ibuprofène, l'acétaminophène et le naproxène sodique) auraient un effet similaire. Si vous pensez à prendre un analgésique en guise de protection contre le cancer colorectal, discutez-en d'abord avec votre médecin pour vous assurer de ne pas aggraver un autre problème, comme des troubles d'estomac chroniques.

Les femmes (plus que les hommes) semblent pouvoir réduire leurs risques davantage par l'exercice et le maintien d'un poids santé.

LE CANCER DE LA VESSIE

Le risque de cancer de la vessie est deux fois plus élevé chez les hommes que chez les femmes, et c'est peut-être pour cette raison qu'on pose souvent par erreur un diagnostic d'infection de la vessie, de fibrome ou d'un autre problème courant. Les Caucasiens ont deux fois plus de chances de développer un cancer de la vessie que les Afro-Américains et les Hispaniques; ce cancer est rare chez les Asiatiques. Si vos symptômes persistent après un traitement, continuez d'en parler à votre médecin ou consultez un urologue. Dans le meilleur des cas, le cancer de la vessie est dépisté alors qu'il est toujours restreint à la muqueuse vésicale.

Qui présente des risques élevés de cancer de la vessie ?

Les fumeurs et les gens qui sont exposés à de nombreux carcinogènes au travail (notamment les personnes qui œuvrent dans l'industrie du caoutchouc, des agents chimiques ou du cuir, de même que les coiffeurs, les machinistes, les métallurgistes, les imprimeurs, les peintres, les travailleurs du textile et les camionneurs) sont les plus vulnérables. Voici d'autres personnes à risque.

• Toute personne qui a des antécédents personnels ou familiaux de cancer de la vessie;

• Les personnes de plus de 40 ans, car les risques augmentent avec l'âge;

• Les Caucasiens;

• Les gens qui prennent du cyclophosphamide ou de l'arsenic pour traiter un cancer ou d'autres maladies;

• Les gens qui ont des infections vésicales chroniques.

Symptômes du cancer de la vessie

Les symptômes ci-dessous pourraient signaler autre chose qu'un cancer de la vessie (comme une tumeur bénigne ou une infection), mais il convient d'en parler sans tarder à votre médecin ou à un urologue.

• Du sang dans l'urine, sans douleur à la miction (l'urine peut aller de la couleur de la rouille à un rouge foncé);

• Une douleur à la miction;

• Des mictions fréquentes;

• Des envies d'uriner fréquentes qui ne donnent rien;

• Des douleurs au bas du dos.

Les suspects

Q. J'ai entendu dire que le chlore dans l'eau potable de même que le café, la saccharine (édulcorant artificiel) et les colorants capillaires causent le cancer de la vessie. Est-ce vrai ?

R. On a en effet soupçonné toutes ces choses et on les a toutes étudiées, mais on n'a trouvé aucune preuve qu'elles causent le cancer de la vessie chez les humains.

Q. Que puis-je faire pour me protéger contre le cancer de la vessie ?

R. Bien qu'il n'existe aucun test de dépistage de ce cancer, des analyses d'urine permettent de détecter les symptômes de la maladie (présence de sang ou de cellules cancéreuses). Le médecin peut aussi repérer des tumeurs lors d'un examen abdominal, pelvien ou rectal. Assurez-vous de subir des examens médicaux sur une base régulière.

Pour vous protéger contre la maladie, il est important de consommer les quantités recommandées de fruits et de légumes. Des études ont montré que les personnes qui en mangent tous les jours ont moins de risques de développer un cancer de la vessie. Aucun supplément ou nutriment en particulier ne semble avoir un effet protecteur.

LE CANCER DE LA VULVE

Le cancer de la vulve désigne les affections à caractère malin, plutôt rares, qui touchent les organes génitaux externes, y compris le monticule prépubien, les grandes lèvres, les petites lèvres, l'orifice vaginal, l'orifice urétral et le clitoris. Les cancers les plus courants sont causés par des carcinomes spinocellulaires qui se développent sur la surface ou la muqueuse de tout organe creux (comme la bouche, les poumons, etc.). Les deux principaux types du virus du papillome humain (VPH) responsables du cancer du col de l'utérus

causent aussi 40 % des cancers de la vulve. Environ 5 % des cancers de la vulve sont dus à un mélanome, un cancer qui prend naissance dans les cellules génératrices de pigments. Un dépistage précoce permet un taux de survie d'environ 90 %.

Qui présente des risques élevés de cancer de la vulve ?

Les femmes atteintes d'une néoplasie intraépithéliale vulvaire (VIN), soit une zone précancéreuse à la surface de la vulve que le médecin peut repérer lors d'un examen pelvien, ont des risques de développer la maladie. La VIN peut évoluer en un cancer malin, mais elle peut aussi se résorber d'elle-même. On pense qu'elle est associée au VPH et au virus de l'herpès II, deux infections transmissibles sexuellement. Voici d'autres personnes à risque.

• Les femmes qui ont plusieurs partenaires sexuels;

• Les Caucasiennes (leur risque de développer un cancer de la vulve est trois fois plus élevé que celui des Afro-Américaines);

• Les femmes atteintes d'un autre cancer touchant l'appareil reproducteur;

• Les femmes qui ont des antécédents de VPH ou de verrues génitales;

• Les femmes porteuses du VIH;

• Les femmes diabétiques et les femmes qui prennent des médicaments suppresseurs du système immunitaire;

• Les fumeuses.

Symptômes du cancer de la vulve

• Des démangeaisons persistantes dans la région vulvaire (le symptôme le plus courant);

• De la douleur ou une sensation de brûlure dans la région génitale;

• Des grosseurs ou des lésions (blanches, rouges, foncées ou en saillie) sur les grandes lèvres ou les petites lèvres ainsi que sur le clitoris ou le périnée. (Ces symptômes sont souvent attribués à des infections ou à d'autres formes d'inflammations. Si vous recevez un traitement visant à éliminer ces symptômes mais qu'ils persistent, assurez-vous d'en parler à votre médecin.)

La meilleure protection

Q. Que peut-on faire pour prévenir un cancer de la vulve ?

R. Puisqu'il n'existe aucun test de dépistage du cancer de la vulve mis à part l'examen pelvien, assurez-vous de mentionner tout changement ou symptôme persistant (démangeaisons, sensations de brûlure, douleurs, grosseurs, lésions) à votre médecin lors de votre examen annuel. Si vous recevez un traitement pour l'un des symptômes ci-dessus et que le problème subsiste, parlez-en de nouveau à votre médecin. Des examens physiques faits sur une base régulière et des biopsies lorsque cela s'avère nécessaire peuvent favoriser un dépistage précoce. Si vous avez plusieurs partenaires sexuels, utilisez des condoms et faites tout ce que vous pouvez pour éviter de contracter une ITS. En outre, le vaccin contre le VPH offre une protection contre certaines causes du cancer de la vulve.

LE CANCER DU VAGIN

Le cancer du vagin, qui comprend tous les cancers prenant naissance dans cet organe, est plutôt rare. La plupart des cancers trouvés dans le vagin proviennent d'une autre partie du corps (l'utérus ou le col de l'utérus, par exemple) et migrent dans le vagin. Le virus du papillome humain (VPH), une infection transmissible sexuellement, peut causer certains cas de cancer du vagin. Avec un dépistage précoce, la grande majorité des femmes survivent pendant plus de cinq ans après un cancer du vagin.

Qui présente des risques élevés de cancer du vagin ?

• Les femmes porteuses du VPH;

• Les survivantes d'un cancer du col de l'utérus ainsi que les femmes chez qui on a observé des cellules précancéreuses dans le col de l'utérus;

• Les femmes dont la mère a pris du diéthylstilbestrol (DES) pendant qu'elle était enceinte;

• Les femmes qui ont eu plusieurs partenaires sexuels et qui sont devenues sexuellement actives tôt dans la vie;

• Les fumeuses;

• Les Afro-Américaines.

Symptômes du cancer du vagin

• Des saignements anormaux (saignements abondants, microrragie entre les règles, tout saignement qui survient après la ménopause);

• Des douleurs ou des saignements pendant ou après un rapport sexuel;

• Un écoulement vaginal inhabituel;

• Des douleurs pelviennes;

• Une grosseur ou une masse dans le vagin;

• Une miction douloureuse ou difficile.

Le mélanome et le vagin

Q. J'ai entendu dire qu'un mélanome pouvait prendre naissance dans le vagin. Pourtant, je croyais qu'il était dû à une trop longue exposition au soleil.

R. En général, le mélanome malin est un cancer de la peau lié à une exposition au soleil excessive, mais il peut aussi se développer dans le vagin et d'autres organes internes. Quand cela se produit, il est rarement dépisté tôt et, par conséquent, le taux de survie après cinq ans est faible.

Comment puis-je me protéger ?

Q. Que devrais-je faire pour me protéger contre le cancer du vagin ?

R. Bien qu'il n'existe pas de test de dépistage conçu expressément pour le cancer du vagin, des examens pelviens annuels et des frottis vaginaux effectués sur une base régulière permettent de dépister tôt toute pathologie précancéreuse. Si vous recommencez à faire des rencontres ou si vous avez plusieurs partenaires sexuels, assurez-vous de discuter avec votre médecin des meilleures façons de vous protéger contre le VPH et le VIH. Le vaccin contre le VPH procure une protection contre certaines causes du cancer du vagin.

LE CANCER ET LA MÉNOPAUSE

Lutter contre un cancer est difficile, et le faire à la ménopause n'a rien pour aider. Les survivantes d'un cancer du sein qui prennent du tamoxifène, du raloxifène ou d'autres médicaments anti-œstrogènes sont les plus vulnérables à des bouffées de chaleur dérangeantes et à la sécheresse vaginale. La même chose est vraie pour les femmes qui ont perdu leurs ovaires en raison d'un traitement contre le cancer. Les femmes qui ont subi une radiothérapie ou une chirurgie ont parfois plus de difficulté à ressentir l'excitation sexuelle (pour des raisons tant physiques, psychologiques qu'émotionnelles), et la lubrification moindre qui accompagne la ménopause n'aide pas la situation. Si vous éprouvez des troubles de l'humeur, du sommeil ou de la mémoire, il devient très difficile de déterminer dans quelle mesure vos problèmes sont attribuables aux traitements contre le cancer, à la ménopause, au vieillissement, à la vie en général ou à tous ces facteurs.

Il est toutefois encourageant de savoir que nous avons accès à plus de réseaux de soutien et d'information que jamais, et que la recherche est très active. Alors qu'on déconseille l'hormonothérapie à la plupart des survivantes d'un cancer du sein, la recherche a montré que les antidépresseurs comme l'Effexor (venlafaxine) et le Prozac (fluoxétine), ainsi que des médicaments comme le Neurontin (gabapentine), peuvent contribuer à atténuer les bouffées de chaleur. Il importe aussi que la recherche se poursuive sur l'efficacité et la sécurité de traitements alternatifs à base de soja et de cimicaire à grappes. De nouveaux traitements comme le Zestra, une huile à massage génitale, et l'Eros, un appareil de succion manuel, peuvent aider les femmes qui se remettent d'un cancer à reprendre contact avec leur sexualité.

Plusieurs chapitres de cet ouvrage contiennent des renseignements qui concernent spécifiquement les survivantes d'un cancer, et une grande partie de l'information destinée à toutes les femmes à la cinquantaine — par exemple sur les moyens de mieux dormir et de se lever prête à affronter la journée — peut également leur servir. Bien sûr, les survivantes d'un cancer ont toujours des besoins à combler, mais au moins elles ne tombent plus dans l'oubli comme dans le passé.

Chapitre 14

L'alimentation et l'exercice

Trouvez-vous que vous prenez du poids juste en regardant la nourriture? Avez-vous constaté que tous vos tours de force pour perdre du poids rapidement, soit couper l'alcool et les sucreries, vous rendre au centre sportif et faire de l'exercice plus fréquemment, ne donnent plus les résultats que vous obteniez dans le passé? Accumulez-vous des kilos autour de la taille alors que vous n'avez jamais eu ce problème auparavant? Et même lorsque vous faites un régime minceur, votre poids fond-il beaucoup plus lentement que dans le passé? Vous n'êtes pas seule. L'étude WHI a révélé qu'entre 45 et 60 ans, il est très difficile aux femmes de maîtriser leur poids, voire de réduire leur charge pondérale. Les fluctuations hormonales pourraient jouer un rôle majeur dans ce problème, bien que la cause reste obscure. En réalité, il pourrait s'agir de deux facteurs étroitement liés : un ralentissement du métabolisme combiné à une tendance à mitan à faire moins d'exercice et à manger plus.

Il vous faut donc changer le scénario. Vous devrez devenir 50 % plus active que la personne moyenne afin de conserver votre poids. De plus, il vous faudra faire plus d'exercice dans le but de maigrir. Bien sûr, il vous faudra aussi manger moins. Alors, la réussite prendra une nouvelle allure, soit celle de maintenir votre charge pondérale au cours de ces années à venir.

C'est tellement plus sain que d'accumuler graduellement des kilos. Au lieu d'associer votre alimentation à un régime minceur, voyez-la comme la création d'un nouveau mode de vie tout à fait sain. Pourquoi? Des études récentes sur la longévité ont montré que les gens en bonne santé au mitan de la vie ont tendance à vivre beaucoup mieux. Mettez-vous-y donc maintenant.

ALIMENTATION

Si vous êtes comme la plupart des femmes, vous avez fait l'essai de douzaines de régimes minceur au cours des années, puis vous les avez abandonnés. Adoptez plutôt cette approche! Oubliez les lettres « R-M » et concentrez-vous surtout sur des changements alimentaires permanents. Convainquez-vous que cette nouvelle approche sera dorénavant permanente.

Plus que de la fierté

Q. J'ai appris à vivre sans être svelte, alors pourquoi me soucierais-je de mes 4 à 9 kilos (10 à 20 lb) en trop ?

R. La plupart d'entre nous avons appris à vivre sans nous comparer à une «Barbie», une poupée très svelte à poitrine volumineuse. Cette taille existe rarement en réalité sans l'aide incontestée d'un bistouri et à moins de faire un régime minceur très sévère : deux approches que nous proscrivons grandement. Nous aimerions que vous atteigniez un poids santé en réduisant vos risques de maladie. La surcharge pondérale peut mener à un diabète de type II, dit diabète sucré, à de l'hypertension, à une maladie du cœur, à un accident vasculaire cérébral, à certains types de cancer, à des troubles du sommeil et à de l'arthrose. Près des deux tiers des Nord-Américaines font de l'embonpoint ou sont obèses. Vous ne voulez pas faire partie de ce groupe si vous voulez vivre longuement et en bonne santé. Le mode de vie sédentaire est malsain. C'est pourquoi nous vous suggérons de vous alimenter sainement et de faire des exercices sur une base régulière.

Perdre les kilos en trop pourrait s'avérer décourageant si vous les contemplez dans leur ensemble. Donnez-vous comme

Possibilité...

Le métabolisme de la plupart des femmes ralentit à mitan, donc il est plus facile de prendre du poids que de le perdre.

❖ Les divers tours de force qui vous permettaient de perdre du poids rapidement dans le passé ne fonctionnent plus.

❖ À la prise de poids, les gras pourraient s'accumuler dans des parties du corps tout à fait inattendues comme autour du cou ou du ventre.

❖ Votre tolérance à l'alcool ou à la caféine pourrait connaître un déclin.

❖ Vous pourriez ressentir des courbatures en vous mettant à l'exercice intensément après une période sédentaire.

objectif de perdre entre 2 et 4 kilos à la fois. Une perte de 10 % de votre charge pondérale totale, jumelée à plus d'activités physiques, vous assurera une meilleure santé. La perte de 2 à 4 kg pourrait ralentir la manifestation de l'arthrose. En outre, la perte de 5 à 10 % de votre charge pondérale pourrait contribuer à la hausse des HDL (le bon cholestérol) dans votre sang, alors que chaque kilo éliminé permettrait le déclin des LDL (le mauvais cholestérol) de 1 %. Une réduction de 9 kg environ se traduirait par une baisse des LDL de 15 %, une diminution des taux de triglycérides de 30 % et une hausse des LDL de 8 %. Le cholestérol total connaîtrait alors une réduction de 10 %. Commencez donc dès maintenant et rappelez-vous que les changements auxquels vous accédez peuvent accentuer votre détermination. La réussite vous poussera à en faire davantage.

Bon début

Q. Je suis une experte des régimes minceur, en ayant essayé des milliers

Quand consulter le médecin

Votre médecin peut vous aider à démarrer un bon régime minceur santé. Il serait souhaitable que vous subissiez un examen médical complet avant d'entreprendre un nouveau programme d'exercices, surtout après une longue période de sédentarité. En outre, vous devriez consulter votre médecin si vous éprouvez l'un des symptômes suivants :

❖ un gain ou une perte de poids soudains;

❖ une incapacité à perdre vos kilos même en suivant à la lettre un régime minceur et un programme d'exercices;

❖ une douleur intense dans les pieds ou dans les jambes après une séance d'exercices, qui ne se résorbe pas après une période de repos.

au cours des années. Mais à la fin, je reprends tout mon poids. Connaissez-vous une façon d'éviter ce problème ? Et où dois-je commencer ?

R. Voici une suggestion… mangez moins et faites plus d'exercice. Bien sûr, c'est facile à dire, mais difficile à faire. C'est pourquoi la plupart des personnes qui essaient de maigrir reprennent tout le poids perdu, voire plus de kilos qu'auparavant. Vous trouverez l'une des meilleures sources d'information sur une perte de poids réussie au National Weight Control Registry, aux États-Unis, qui fait un suivi auprès de 4 500 personnes ayant réussi à maintenir leur perte d'environ 14 kg (30 lb) pendant au moins un an. Les personnes qui réussissent à perdre du poids ont un point en commun : elles ont toutes adopté un régime alimentaire faible en gras et riche en glucides. Elles consomment un petit déjeuner presque à tous les jours, se pèsent sur une base régulière et ont un taux d'activités physiques très élevé, faisant par exemple entre 60 à 90 minutes d'exercices par jour. Ces personnes consomment entre 1 300 et 1 500 calories quotidiennement, et seulement 25 % de ces dernières

proviennent des gras. Ces personnes fréquentaient les chaînes de restauration rapide environ une fois par semaine et mangeaient de quatre à cinq fois par jour. En passant, « riche en glucides » n'est pas synonyme de grandes quantités de pains et de pâtes. Au fait, ces personnes semblaient obtenir leurs glucides de légumineuses et de divers légumes.

Réjouissez-vous, car un bon nombre de ces personnes ont tenté de perdre du poids pendant des années. Quatre-vingt-dix pour cent d'entre elles ont avoué ne pas avoir maigri dans le passé. La plupart avait souffert d'un problème de poids tôt dans la vie : 46 % étaient devenues obèses à l'âge de 11 ans, et le quart, entre 12 et 18 ans. Enfin, 28 % ont constaté un excès de poids une fois à l'âge adulte. Les antécédants familiaux semblaient être un facteur déterminant, car 46 % avaient au moins un parent qui était obèse. De plus, 27 % ont avoué que leurs deux parents étaient obèses. La perte de poids moyenne était d'environ 30 kg (66 lb).

Alors, devriez-vous vous y mettre ? D'abord, il vous faudra analyser ce que vous consommez à l'heure actuelle. Tenez un journal précis de tous les aliments consommés durant une semaine, et nous insistons… très précis. (Reportez-vous à l'Annexe II pour des ressources sur le nombre de calories consommées.)

Prenez en note tout ce que vous mangez, puis faites le total du nombre de calories. Vous pourriez découvrir que de simples petits écarts se traduisent en une prise de kilos. Par exemple, un seul petit beignet de près de 2 cm (4 po) de diamètre avalé cinq jours par semaine à la pause-café pourrait se transformer en un gain pondéral d'environ 9 kg (20 lb) au bout d'une année. Vous pourriez perdre du poids tout simplement en éliminant les beignets.

Votre journal alimentaire pourrait aussi vous donner d'autres indices. Aimez-vous prendre des collations en soirée? Vous sentez-vous fatiguée tard en après-midi et êtes-vous tentée de grignoter? Engouffrez-vous des aliments réconfortants lorsque vous avez la mine basse? Vous pourrez combattre le problème si vous reconnaissez vos mauvaises habitudes. Affrontez les assauts caloriques tard le soir avec des coupe-faim santé comme une pomme ou quelques galettes de riz avant d'aller dormir. La nourriture ne doit pas combler les trous émotionnels. Appelez plutôt un ami ou allez marcher.

Les personnes qui ont réussi à perdre du poids ont un autre conseil à partager : n'essayez pas de perdre votre poids en un seul coup. Apportez des changements à votre vie qui sont réalistes et persistez. De cette façon, vos kilos disparaîtront à tout jamais.

Les bons et les mauvais gras

Q. **Je croyais que le gras était mauvais. Là, je lis que certains gras sont bons. Je ne comprends pas. Comment puis-je les différencier ?**

R. Vous avez raison. Tous les gras ne sont pas identiques. En général,

---

MALADIES ASSOCIÉES À L'OBÉSITÉ

Les risques suivants sont davantage accrus si vous faites de l'embonpoint ou êtes obèse :

- ◆ diabète de type 2;
- ◆ maladie cardiovasculaire;
- ◆ accident vasculaire cérébral;
- ◆ hypertension artérielle;
- ◆ cholestérol élevé;
- ◆ insuffisance cardiaque congestive;
- ◆ arthrose;
- ◆ goutte;
- ◆ affection hépatique grasse;
- ◆ apnée du sommeil et autres troubles respiratoires;
- ◆ calculs rénaux;
- ◆ incontinence urinaire d'effort;
- ◆ cancer de l'endomètre, du sein, du rein, du côlon, du rectum, de l'œsophage et de la vésicule biliaire.

---

l'ingestion de gras devrait être limitée entre 20 et 35 % des calories quotidiennement et provenir principalement des « bons » gras. Lisez ce qui suit :

LES MAUVAIS GRAS. À la base, il y a les gras saturés et les gras trans qui augmentent les LDL (le mauvais cholestérol) dans le sang et qui accroissent vos risques de maladie cardiaque. (Voir le chapitre 12 pour plus de renseignements sur l'action du cholestérol dans l'organisme.) Le gras saturé se trouve dans les produits d'origine animale comme le bœuf, le veau, le porc, l'agneau, le beurre, la crème, le lait complet et le fromage. On le trouve aussi dans certains produits à base végétale comme l'huile de noix de coco et l'huile de palme, lesquelles sont surtout utilisées dans les produits de boulangerie vendus dans le commerce, ainsi que dans les collations qu'offre l'industrie du grignotage. Les aliments transformés sont habituellement riches en gras saturés. Les gras trans, pour leur part, sont générés lors de la fabrication des huiles de cuisson, de shortening et de margarine. C'est pourquoi on les trouve dans les gâteaux vendus dans le commerce, les biscuits et les craquelins. Ces gras augmentent vos taux de LDL (le mauvais cholestérol) et réduisent ceux des HDL (le bon). Ils sont donc doublement nocifs. À l'heure actuelle, la quantité de gras saturés et de gras trans est indiquée sur l'étiquette du produit alimentaire. Avaler ces gras n'est alors plus une excuse.

LES BONS GRAS. Les gras mono-insaturés et polyinsaturés n'augmente-ront pas vos taux de LDL, mais peuvent accroître vos HDL. Les gras mono-insaturés se trouvent dans certaines huiles (olive, cacahuète ou arachide) et dans les avocats. Les gras polyinsaturés, pour leur part, sont présents dans plusieurs noix et graines, y compris le carthame ou faux-safran, le sésame et le tournesol.

Au sujet de l'IMC

Q. Je sais que j'excède mon poids idéal, mais comment puis-je savoir combien de kilos je devrais perdre? Mon médecin m'a donné un tableau sur l'IMC, mais je suis très confuse. Les écarts semblent tellement grands.

R. L'indice de masse corporelle (IMC) procure un tableau qui affiche une moyenne entre la taille et le poids. L'écart entre les états pondéraux indique ce qui serait considéré un poids normal, de l'embonpoint ou un état obèse selon votre stature. Par exemple, un IMC de 18,5 serait considéré un état santé, ainsi que 25,9. En revanche, tout IMC au-delà de 29 vous qualifierait d'obèse. En bref, l'embonpoint signifie que votre corps excède de 10 % votre poids idéal; dans le cas de l'obésité, il le surpasserait de 30 %. L'IMC n'est cependant qu'une fraction du tout. Une autre mesure importante, surtout à mitan, est celle du gras abdominal. Si votre tour de taille excède environ 16 cm (35 po) ou 18 cm (40 po) chez l'homme, vous courez davantage de risques de maladies.

Thérapie médicamenteuse

Q. Je suis très indisciplinée lorsqu'il s'agit de suivre un régime-minceur. Pourrais-je prendre un comprimé qui couperait ma faim ?

R. La façon la plus simple de perdre du poids est de manger moins et de faire plus d'exercice. Certaines personnes pourraient cependant en nécessiter un peu plus, surtout si elles sont obèses ou qu'elles souffrent d'autres complications. Des médicaments sont actuellement prescrits aux personnes obèses dont l'IMC dépasse 30 ou encore un IMC de 27 accompagné de deux conditions liées à l'obésité comme l'hypertension artérielle ou le diabète. La FDA a approuvé deux types de médicaments qui permettent de traiter une obésité de longue date. L'un d'eux supprime l'appétit en restreignant votre habileté à vous approprier des substances chimiques du cerveau comme la sérotonine et la norépinéphrine, qui sont des régulateurs de la satiété. Le médicament Meridia (subutramine) est l'un d'eux. On le classe parmi les sympathomimétiques, car il produit les mêmes effets que le système nerveux sympathique. Les inhibiteurs de lipases, une autre forme de médicaments contre l'obésité, interrompent l'action des lipases, les enzymes qui métabolisent les gras

Indice de masse corporelle

Les chercheurs ont accès en laboratoire à des tomodensitogrammes (CT-scan ou imagerie médicale) qui leur permettent de transformer des images en mesure de gras abdominaux. Les scientifiques utilisent aussi des imageries par résonance magnétique (IRM) et une impédance électrique où des électrodes rattachées au corps permettent d'estimer la quantité aqueuse dans l'organisme (la quantité de gras est proportionnelle au volume aqueux présent). Mais à moins que vous joigniez une étude à titre de bénévole, l'IMC reste votre meilleur outil. Trouvez donc où vous en êtes.

	POIDS SANTÉ						EMBONPOINT					OBÉSITÉ		
IMC	**19**	**20**	**21**	**22**	**23**	**24**	**25**	**26**	**27**	**28**	**29**	**30**	**35**	**40**
Taille (pouces)	**Poids (livres)**													
58	91	96	100	105	110	115	119	124	129	134	138	143	167	191
59	94	99	104	109	114	119	124	128	133	138	143	148	173	198
60	97	102	107	112	118	123	128	133	138	143	148	153	179	204
61	100	106	111	116	122	127	132	137	143	148	153	158	185	211
62	104	109	115	120	126	131	136	142	147	153	158	164	191	218
63	107	113	118	124	130	135	141	146	152	158	163	169	197	225
64	110	116	122	128	134	140	145	151	157	163	169	174	204	232
65	114	120	126	132	138	144	150	156	162	168	174	180	210	240
66	118	124	130	136	142	148	155	161	167	173	179	186	216	247
67	121	127	134	140	146	153	159	166	172	178	185	191	223	255
68	125	131	138	144	151	158	164	171	177	184	190	197	230	262
69	128	135	142	149	155	162	169	176	182	189	196	203	236	270
70	132	139	146	153	160	167	174	181	188	195	202	207	243	278
71	136	143	150	157	165	172	179	186	193	200	208	215	250	286
72	140	147	154	162	169	177	184	191	199	206	213	221	258	294
73	144	151	159	166	174	182	189	197	204	212	219	227	265	302
74	148	155	163	171	179	186	194	202	210	218	225	233	272	311
75	152	160	168	176	184	192	200	208	216	224	232	240	279	319
76	156	164	172	180	189	197	205	213	221	230	238	246	287	328

Reflets du passé

L'allure physique n'est pas un nouveau sujet. Au cours du XVIIIᵉ siècle, la femme devait avoir une taille qui échappait à toute convention biologique – elle devait avoir une poitrine et des hanches bien formées, en plus d'une fine taille, souvent amincie davantage par le port d'un bustier (une guêpière) fort serré, ce qui explique la nécessité des chaises d'évanouissement. Par bonheur, l'embonpoint n'était pas honteux chez la femme qui vieillissait. De plus, les tendances de l'époque camouflaient les défauts physiques que nous considérons de nos jours comme une imperfection. La minceur devint populaire dès les premières décennies du XXᵉ siècle, soit presque au même moment où les femmes gagnèrent le droit de vote, devinrent mieux éduquées et infiltrèrent le marché du travail en plus grand nombre.

et préviennent environ un tiers des gras consommés avant d'être absorbés dans l'organisme. Le médicament Xenical (Orlistart) est un inhibiteur de lipases approuvé par la FDA, tant à l'intention des adolescents que des adultes. D'autres médicaments qui seraient efficaces de différentes façons sont présentement à l'étude.

Outre les médicaments destinés à la réduction de l'obésité, d'autres médicaments peuvent enclencher une perte de poids. Par exemple, il y a le buproprion connu sous les marques de commerce Wellbutrin et Zyban, qui sont des antidépresseurs ou des médicaments contre le tabagisme permettant aussi de perdre du poids. Vous pouvez discuter de toutes ces options avec votre médecin. Tous les médicaments engendrent des effets indésirables, donc vous vous devez d'évaluer les bienfaits et les risques de chacun.

Les médicaments en vente libre pourraient vous attirer, mais soyez très prudente. Bon nombre d'entre eux contiennent des ingrédients qui pourraient s'avérer nocifs ou encore inefficaces. Discutez toujours avec votre médecin avant d'entreprendre quoi que ce soit, même s'il s'agit d'un produit en vente libre.

Ennemis des gras abdominaux

Q. Certains aliments, comme la bière et le pain, contribuent-ils à l'accumulation de gras autour de l'abdomen plus rapidement que d'autres ?

R. Les scientifiques experts en nutrition n'ont aucune preuve à cet effet. Aucun essai clinique n'a révélé que les buveurs de bière ou que les consommateurs de pain ou d'autres glucides raffinés prennent plus de poids que s'ils avalaient le même nombre de calories d'autres aliments. Le problème se trouve dans la quantité ingurgitée. Il est facile de boire beaucoup de bière ou de manger trop de pain. Une bouteille de bière régulière de 355 ml (12 oz) contient entre 150 et 200 calories, et si vous en buvez trois, vous venez d'ajouter entre 450 et 600 calories à votre alimentation quotidienne. Pareillement, il est facile d'amasser des calories en mangeant du chocolat, des biscuits, des croustilles et d'autres glucides raffinés. Il est plus difficile d'accumuler des calories en grignotant du brocoli, même en grande quantité. Il s'agit donc de tenir compte des calories avalées et de la densité calorique de la nourriture.

Mais oublions le fait que les calories semblent être une source de prise de poids. Les kilos se logent-ils en général autour du ventre ? Ici encore, la réponse est négative, car les gras, par tendance génétique, sont distribués dans diverses parties de l'organisme. Certaines personnes épouseront une forme de pomme, alors que d'autres auront la forme d'une poire. Quelle que soit la forme épousée, l'excès de calories sera réparti entre plusieurs dépôts de gras. En conclusion, oui, la bière et le pain peuvent contribuer à un gain de poids autour de la taille, tout autant que d'autres aliments à densité calorique similaire.

Nous venons d'éliminer un mythe sur les calories. Il nous faut donc vous expliquer pourquoi il faut éviter un surcroît d'aliments à base de glucides raffinés. Ce type de nourriture est plutôt faible d'un point de vue nutritionnel, en plus d'être sans valeur-santé en matière de vitamines, de minéraux et de fibres. Et comme les aliments sont grandement raffinés – ainsi que transformés –, l'organisme met peu d'effort à les métaboliser, ce qui signifie que les glucides sont rapidement distribués dans le sang (et comme vous consommez peu de fibres simultanément, il vous est impossible d'en ralentir l'absorption).

Les taux de glycémie connaissent alors une hausse proportionnelle à la consommation de glucides raffinés. Dans un cas de glycémie élevée, l'organisme doit produire davantage d'insuline afin d'acheminer le glucose en réserve sous forme de glycogène dans les muscles et le foie. La réponse amplifiée à l'insuline aide à réduire les taux de glycémie promptement, ce qui peut créér chez vous un autre état de besoin. En outre, vous risquez de développer un diabète de type 2 tandis que ces pointes d'insuline agresseront votre organisme au cours des années. Il y a une solution… consommez davantage de fibres agrémentées simultanément d'un peu de gras. Les fibres et le gras

POMME/POIRE

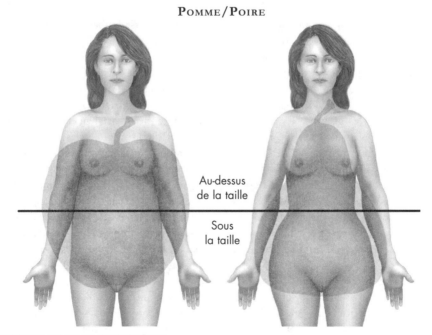

Au-dessus de la taille

Sous la taille

VOTRE FORME PHYSIQUE

Êtes-vous plus forte autour de la taille ou des hanches ? L'emplacement des dépôts de gras est souvent d'ordre génétique. Vous pouvez cependant réduire vos risques de maladie en éliminant votre gras abdominal. Cette forme de gras est en général la première à fondre lorsque vous maigrissez.

ralentissent l'absorption du glucose dans la circulation sanguine.

Ballonnement abdominal

Q. J'ai toujours eu un ventre plat, même après trois grossesses. Alors comment expliquer pourquoi j'ai maintenant un ventre flasque ?

R. Nous croyons que le poids chez la femme augmente graduellement chaque année. Comme le métabolisme ralentit avec l'âge, vous engraisserez si vous ne coupez pas vos calories. Ce n'est pas surprenant que les femmes prennent en moyenne un demi-kilo par an après leur périménopause, et plusieurs d'entre elles rapportent que le poids additionnel s'accumule à de nouveaux endroits, comme autour de la taille. Cette situation s'explique en partie par le fait que la femme tend à loger ses graisses là où le fait l'homme, soit autour du cou, au menton et autour de la poitrine. Ceci s'explique peut-être par la transition de l'équilibre œstrogène/androgène chez la femme. Les gènes, ainsi que votre niveau d'activité, peuvent aussi aider à déterminer où se logeront les graisses. Et même si vous ne prenez pas de poids, un manque d'exercice pourrait résulter en des parties flasques. Les personnes deviennent plus sédentaires en vieillissant, ce qui se traduit par une plus grande accumulation de gras et une réduction de leur masse musculaire. Le tonus de la peau touché par une perte d'œstrogène a aussi un effet sur celui du ventre.

Ce problème est grandement résolu en surveillant ce que vous mangez et en faisant davantage d'exercice. Une étude récente de 164 femmes souffrant d'embonpoint ou qui étaient obèses, au Minnesota (États-Unis), propose des exercices de musculation avec haltères pour contrer le problème des graisses abdominales. Les femmes qui se sont adonnées à des exercices surveillés pendant 2 ans ne révélèrent qu'une augmentation lipidique de 7 % comparativement à une hausse de 21 % chez celles qui n'ont suivi que les conseils d'un instructeur.

Combattre un petit ventre n'a rien de vaniteux. Une partie du poids possiblement accumulé à la ménopause pourrait se loger autour du ventre, dans les cuisses et ailleurs. En outre, ce poids pourrait être transformé en graisse viscérale, et s'accumuler à proximité des organes vitaux de la région abdominale. Les cellules subcutanées et viscérales sont différentes les unes des autres non seulement en raison d'où elles se logent, mais aussi des menaces qu'elles représentent pour la santé. Des études en laboratoire sur les cellules de graisses lipidiques ont montré que ces dernières sont plus actives que les cellules adipeuses subcutanées. Quelle est la différence au niveau de l'organisme ? Cela reste obscur. Il existe cependant un lien entre les taux élevés de graisses viscérales et les risques de décès. Les acides gras et les triglycérides se déplacent rapidement vers l'intérieur et l'extérieur des cellules de graisses viscérales, servant aussi d'entrepôts à court terme. Cela dit, si vous consommez des calories en trop, certaines d'entre elles seront emmagasinées dans les cellules viscérales. Par ailleurs, c'est à cet endroit même que fondront vos kilos lorsque vous commencerez à perdre du poids, bien que les dépôts de graisses pourraient s'être accumulés à long terme à d'autres endroits.

Tout compte fait, l'excès de graisses abdominales pourrait accentuer les risques d'une hausse du cholestérol, de la tension artérielle et de l'insulinorésistance qui pourrait mener à l'évolution d'un diabète de type II. Au fait, des chercheurs ont

PORTIONS GÉANTES

Vous souvenez-vous du temps où un muffin remplissait le creux de votre main? Maintenant, ils sont tellement volumineux que vous devez le tenir dans les deux mains. Et les portions servies au restaurant vous semblent aussi plus grosses que dans le passé.

Plusieurs nutritionnistes lient ces portions exagérées à l'épidémie d'obésité actuelle. Aux États-Unis, on vend des hamburgers « Big Mac » géants et le taux d'obésité est hors contrôle. Le problème est tellement grave que vous avez peut-être de la difficulté à visualiser une portion adéquate. Nous ne suggérons pas que vous vous baladiez avec un pèse-personne sous le bras. Régulariser des portions saines est un bon point de départ. La USDA illustre ci-dessous des exemples divers de bonnes portions.

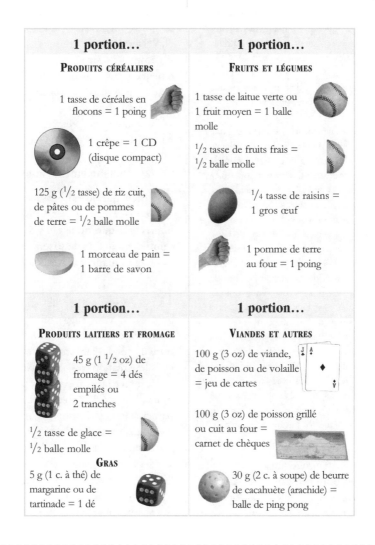

1 portion...
PRODUITS CÉRÉALIERS

1 tasse de céréales en flocons = 1 poing

1 crêpe = 1 CD (disque compact)

125 g ($^1/_2$ tasse) de riz cuit, de pâtes ou de pommes de terre = $^1/_2$ balle molle

1 morceau de pain = 1 barre de savon

1 portion...
FRUITS ET LÉGUMES

1 tasse de laitue verte ou 1 fruit moyen = 1 balle molle

$^1/_2$ tasse de fruits frais = $^1/_2$ balle molle

$^1/_4$ tasse de raisins = 1 gros œuf

1 pomme de terre au four = 1 poing

1 portion...
PRODUITS LAITIERS ET FROMAGE

45 g (1 $^1/_2$ oz) de fromage = 4 dés empilés ou 2 tranches

$^1/_2$ tasse de glace = $^1/_2$ balle molle

GRAS
5 g (1 c. à thé) de margarine ou de tartinade = 1 dé

1 portion...
VIANDES ET AUTRES

100 g (3 oz) de viande, de poisson ou de volaille = jeu de cartes

100 g (3 oz) de poisson grillé ou cuit au four = carnet de chèques

30 g (2 c. à soupe) de beurre de cacahuète (arachide) = balle de ping pong

VOS BESOINS QUOTIDIENS

Les calories sont des sources d'énergie et les quantités essentielles sont relatives à l'âge, au poids et au niveau d'activité physique d'une personne. Les femmes à la mitan et les adultes plus âgés requièrent habituellement moins de calories que les plus jeunes. C'est peut-être pourquoi vous prenez du poids même si votre alimentation n'a pas changé depuis des années. En règle générale, les scientifiques de la nutrition stipulent que les femmes et les adultes plus âgés ne nécessitent que 1 600 calories par jour pour maintenir leur poids. 454 g (1 lb) est égale à 3 500 calories, donc si vous mangez 500 calories en moins chaque jour, vous perdrez environ 454 (1 lb) par semaine.

Le Guide alimentaire canadien est une excellente source de planification des menus quotidiens. Visitez le site de Santé Canada au www.hc-sc.gc.ca/index-fra.php, puis allez dans la section « Guide alimentaire canadien ». Cliquez ensuite sur l'onglet « Mes portions du Guide alimentaire ». Vous obtiendrez ainsi un programme alimentaire en fonction de votre âge. Vous trouverez également, sur le site, un tableau des besoins énergétiques estimatifs. Il vous permettra de calculer le nombre de calories supplémentaires que vous pouvez ingérer, tout en maintenant votre poids, selon vos activités physiques quotidiennes.

Vous aurez d'ailleurs accès en ligne à une foule de conseils pour passer de «sédentaire» à «peu actif» ou «actif», comme le fait de limiter les heures d'inactivité devant la télévision, d'essayer une nouvelle activité chaque mois ou de conserver votre force en faisant vous-même vos travaux extérieurs.

trouvé que les femmes qui ont une taille en forme de pomme sont plus sensibles à ces maladies que celles qui ont des rondeurs plus bas, soit en forme de poire, même si leurs charges pondérales sont les mêmes.

Aliments gras et œstrogène

Q. Peut-on augmenter les taux d'œstrogène dans l'organisme en consommant des aliments gras ?

R. Les études à ce sujet sont non concluantes, bien que la plupart des endocrinologues soient d'avis que les régimes alimentaires gras n'influent pas sur les taux d'œstrogène de façon significative. Nous pouvons cependant vous assurer que les cellules adipeuses périphériques de votre organisme transforment votre cholestérol en hormones stéroïdiennes, y compris l'œstrogène. Une plus grande teneur en gras sous-entend qu'il y a une plus grande quantité d'œstrogène. Cela signifie alors que l'obésité, et non pas le gras dans votre alimentation, est responsable de la hausse des taux d'œstrogène.

Consommateur d'œufs

Q. Bien que je raffole des œufs, je ne consomme que les substituts ou les blancs puisque mon taux de cholestérol semble être à la hausse. Existe-t-il un avantage à manger de vrais œufs ?

R. Les œufs sont une riche source de protéines, et ils sont faibles en gras. Nous vous suggérons toutefois d'en limiter la consommation. Dans une étude portant sur le lien entre la santé oculaire et l'alimentation, les participants ont dû consommer un œuf par jour pendant trois mois. Le taux de cholestérol de toutes les participantes était plus faible au début, bien que plus élevé chez presque toutes les femmes à la fin de l'étude. Environ 15 % des participants ont dû abandonner l'étude, car leur taux de cholestérol avait tellement augmenté qu'elles durent prendre des statines après un mois ou deux.

Si vous décidez de consommer des œufs à l'occasion, procurez-vous ceux qui contiennent des oméga-3, ces derniers provenant de poules nourries aux graines de lin. Ces œufs ne contiennent pas seulement trois fois plus d'oméga-3 excellents pour la santé que les œufs réguliers, leur teneur en cholestérol est aussi plus faible.

En outre, nous aimerions vous informer que des œufs à faible teneur en cholestérol sont maintenant vendus dans certaines régions. Supposément, ces derniers ne contiennent que la moitié du cholestérol des œufs réguliers. Vous pourrez en consommer davantage à mesure qu'ils deviendront plus populaires. La consommation de quelques œufs chaque semaine (2 environ) est acceptable selon la nouvelle façon de penser des nutritionnistes. Soyez cependant prudente, car les restaurants utilisent en moyenne de 3 à 4 œufs par omelette. Alors, avant d'avaler des œufs, quelle qu'en soit la préparation, informez-vous auprès de votre médecin au sujet de leur effet sur votre taux de cholestérol.

Vitamines et ménopause

Q. Lorsque j'étais enceinte, je prenais des vitamines prénatales. Maintenant, j'en suis à la ménopause. Devrais-je recommencer un régime vitaminique ?

R. La prise d'une multivitamine est favorable à tout âge. Lorsqu'une équipe de 19 grands spécialistes de la santé et de nutritionnistes chevronnés se sont penchés sur les documents scientifiques existants, ils ont découvert que la multivitamine pouvait aider les adultes à renforcer leurs taux immunitaires et à réduire leurs risques de maladies chroniques comme l'ostéoporose, les maladies du cœur et le cancer du côlon. En outre, les multivitamines réduiraient favorablement les risques de maladies

---

Est-ce vrai ?

Mythe : Presque personne ne réussit favorablement un régime minceur à long terme.

Réalité : La perte de poids en permanence est une chose difficile, mais plusieurs études ont montré que même les gens obèses peuvent perdre suffisamment de poids pour influencer de façon favorable les risques de maladies. Elles ne porteront jamais une très petite taille vestimentaire, mais elles augmenteront leurs chances de survie à plus long terme. La clé de la réussite est de trouver le régime stratégique qui vous sied le mieux et de vous y conformer le plus longtemps possible. Le National Weight Control Registry, qui tient un registre des habitudes alimentaires et des exercices de gens ayant maintenu une perte de 14 kg (30 lb) pendant au moins 1 an, a découvert que presque toutes les personnes au régime qui avaient réussi à perdre du poids tenaient un journal précis de leur alimentation, en plus de faire de l'exercice fréquemment. En d'autres mots, elles ne suivaient pas seulement un régime minceur, elles avaient aussi complètement changé leur mode de vie afin d'assurer leur bonne santé.

---

infectieuses chez les personnes plus âgées. L'équipe n'a cependant pas préféré une marque précise.

Bien que les multivitamines puissent satisfaire vos besoins vitaminiques et minéraux, elles ne vous fournissent pas la quantité quotidienne recommandée en calcium, qui est d'au moins 1 200 mg par jour chez la femme ménopausique. Une étude rapide des suppléments calciques éclaircit le sujet. Les comprimés sont volumineux. Pour cette raison, les multivitamines ne contiennent que 100 mg de calcium.

Et que dire de la vitamine D, essentielle à l'organisme pour absorber le calcium.

La quantité quotidienne recommandée chez la femme jusqu'à l'âge de 70 ans est de 400 unités internationales (UI). En moyenne, la multivitamine comprend 200 UI de vitamine D. La quantité restante devrait provenir des aliments et du soleil. Il pourrait exister d'autres raisons précises de prendre d'autres types de suppléments. L'approche serait par contre plus personnalisée que générale. Si vous prenez par exemple des statines en vue de réduire votre taux de cholestérol, il serait sage de prendre le supplément CoQ-10, car ces médicaments ont tendance à épuiser ce merveilleux antioxydant.

Protection de la santé des os

Q. Quelle est la meilleure façon de contrôler mon poids et de conserver une ossature saine ?

R. Suivre un régime minceur drastique épuise les réserves nutritionnelles de l'organisme, en plus d'avoir un effet néfaste sur les os. Si vous désirez conserver une charge pondérale allégée et maintenir la santé de vos os, vous devez faire de l'exercice au moins 30 minutes chaque jour. De plus, si vous n'obtenez pas une quantité adéquate de calcium et de vitamine D de votre alimentation, vous devrez prendre des suppléments. Le lait, certains légumes verts feuillus, les fèves de soja, le yaourt et le fromage sont d'excellentes sources de calcium. (Reportez-vous au chapitre 10 pour de plus amples renseignements.) La peau génère de la vitamine D durant son exposition au soleil. On la trouve également dans le lait fortifié et d'autres aliments. La National Osteoporosis Foundation recommande de prendre au moins 1 200 mg de calcium en provenance des aliments ou des suppléments, et entre 400 et 800 UI de vitamine D, aussi des aliments ou des suppléments. D'autres experts proposent de prendre 1 000 UI chaque jour. On semble s'entendre sur une posologie allant de 800 à 1 000 UI.

Régimes minceur faibles en glucides et ossature

Q. Je perds du poids si je fais un régime minceur faible en glucides, mais j'ai entendu dire qu'il peut aussi augmenter mes risques d'ostéoporose. Est-ce vrai ?

R. Il n'y a rien à craindre si vous suivez un régime minceur faible en glucides pendant quelques mois. À long terme cependant, un tel régime pourrait augmenter vos risques d'ostéoporose. Les régimes amincissants faibles en glucides, mais riches en protéines, peuvent s'avérer un problème en raison de la forte quantité de protéines animales qui pourraient augmenter votre taux d'acidité sanguine, qui à son tour accélère la résorption osseuse. Les spécialistes de l'ostéoporose proposent la prise de protéines à base végétale, soit des produits de soja et des noix, qui ont un effet mineur sur l'équilibre acide. Un autre risque associé à de tels régimes est que l'exclusion des fruits peut aussi contribuer à l'élimination de plusieurs minéraux essentiels à la bonne santé des os.

À propos des produits laitiers

Q. Existe-t-il un lien entre la perte de poids et la quantité de produits laitiers permise ? Est-ce que je vais perdre davantage de poids si j'augmente ma consommation ?

R. Il n'y a pas encore de réponse ferme à ce sujet, bien que vous ayez sûrement vu des publicités à la télévision ou dans des magazines qui faisaient la promotion d'un tel lien. Plusieurs études (certaines financées par l'industrie laitière même) sous-entendent que les produits laitiers peuvent aider, bien que la plupart

Une meilleure approche

Nous aimons toutes la crème fouettée et le beurre. Dans une autre vie, ils seraient des aliments sains. Mais à l'heure actuelle, il est préférable d'éviter ce qui nuirait à votre régime. Voici comment imiter leur bon goût dans des recettes, tout en réduisant les calories et le cholestérol.

INGRÉDIENT	SUGGESTIONS
Fromage blanc (à la crème)	Utiliser les versions sans gras ou allégées.
Œufs	Tant pour la cuisine régulière que pour la cuisson au four, utiliser 2 blancs d'œufs et 60 ml (¼ tasse) de substitut d'œufs sans cholestérol au lieu d'un œuf; ou 3 blancs et 1 jaune au lieu de 2 œufs complets.
Crème sure	Mélanger 250 ml (1 tasse) de fromage blanc (cottage) sans sel avec 15 ml (1 c. à soupe) de lait allégé et 30 ml (2 c. à soupe) de jus de citron. Un autre choix : du yaourt allégé nature.
Beurre	Opter pour une margarine qui affiche une huile végétale liquide en tête de ses ingrédients sur son étiquette alimentaire. Utiliser de l'huile en pulvérisateur pour la cuisson. Vous pouvez aussi tremper le pain dans de l'huile d'olive.
Chocolat	Utiliser 45 ml (3 c. à soupe) de cacao au lieu de 28 g (1 oz) de chocolat pour confiserie. Pour remplacer le gras du chocolat, utiliser 15 ml (1 c. à soupe) ou moins d'huile végétale.

des nutritionnistes et des diététistes n'en sont pas convaincus. Quoi qu'il en soit, les produits laitiers ne seront jamais la solution aux problèmes de gras. Il est impossible d'ajouter du lait allégé et du yaourt à votre alimentation sans réduire vos calories, et espérer perdre du poids. Les participantes à l'étude qui ont réussi leur régime en consommant des produits laitiers ont aussi diminué de 500 leur taux de calories totales chaque jour. En outre, des effets favorables ont été remarqués chez les personnes qui consommaient environ 3 portions de produits laitiers par jour, et non pas une seule. Certains produits seulement, notamment le lait, le yaourt et possiblement quelques fromages, semblaient être bénéfiques. La glace et le fromage blanc (cottage ou à la crème) ne l'étaient cependant pas. Il y a deux autres

mises en garde. Aucune des études menées ne comprenait les femmes ménopausiques. Nous savons toutes que perdre du poids devient plus difficile avec l'âge. De plus, toutes les participantes aux études souffraient grandement d'embonpoint ou étaient obèses au départ. Rien ne prouvait cependant que les produits laitiers avaient un effet favorable en regard de la perte de poids chez celles qui n'avaient que 2 à 5 kg (5 à 10 lbs) en trop.

Les produits laitiers peuvent être intégrés à tout régime minceur bien équilibré. Les recommandations de l'USDA relatives aux portions sont de trois par jour. Il est important de se rappeler que les femmes faisant un régime minceur ont tendance à réduire leur consommation de produits laitiers, lesquels sont une excellente source de calcium essentielle à la santé des os.

Que dire à votre fille

L'épidémie d'obésité atteint autant les enfants que les adultes. Au cours des deux dernières décennies, le pourcentage d'enfants obèses entre 6 et 11 ans a plus que doublé. Pire encore, ce pourcentage a triplé chez les jeunes de 12 à 19 ans. Les enfants obèses auront tendance à conserver leur excès de poids; près de la moitié des adolescents obèses le resteront une fois adultes. Par ailleurs, les jeunes qui vieillissent obèses sont davantage susceptibles de développer des maladies comme le diabète et l'athérosclérose, deux maladies associées à l'obésité. Il faut faire preuve de prudence même à l'âge adulte. Les femmes qui accumulent plus de 9 kg (20 lb) entre 18 ans et la mitan voient leurs risques de cancer du sein augmenter après leur ménopause. Le message à vos filles est fort simple : mangez sainement, faites de l'exercice et adoptez un mode de vie sain.

Ménopause et végétarisme

Q. J'ai lu que la ménopause frappe les végétariennes plus tôt que les carnivores. Est-ce vrai ?

R. C'est peu probable, surtout si l'on croit qu'elles n'obtiennent pas suffisamment de protéines. Dans les pays industrialisés, la plupart des gens absorbent suffisamment de protéines même si elles sont d'origine végétale. Il se pourrait que les femmes des pays défavorisés qui sont restreintes à une alimentation végétarienne montrent une telle carence, mais rien n'a été prouvé à l'heure actuelle.

Une grande consommation de légumes pourrait ralentir la période de transition. Une étude japonaise qui ne portait pas vraiment sur le végétarisme a conclu que la ménopause se manifestait plus tard avec une plus grande consommation de légumes jaunes et verts. Une autre étude menée à l'Université d'Aberdeen a montré qu'une consommation plus volumineuse de viande rouge était liée à un déclenchement plus précoce de la ménopause naturelle chez les femmes entre 45 et 49 ans.

Les végétariennes pourraient alors bien respirer et se concentrer davantage sur leur alimentation saine. En revanche, si vous êtes carnivore et que vous vous souciez de votre cholestérol, vous voudrez peut-être diminuer votre apport en viande grasse. Même si ce changement ne ralentit pas votre ménopause, il ne pourrait qu'être favorable à votre santé.

De l'eau et encore de l'eau

Q. Pendant des années, j'ai entendu dire que nous devrions boire huit verres d'eau par jour. Maintenant plus vieille, je dois me rendre à la toilette constamment. Cette quantité d'eau est-elle donc vraiment essentielle ?

R. Ne vous alarmez pas à ce sujet. Une étude d'un institut en médecine menée en 2004 a rejeté l'idée qu'un nombre précis de verres d'eau devrait être bus chaque jour. La raison est fort simple. L'étude stipulait que les gens satisfaisaient leurs besoins en liquides en buvant plusieurs types de liquides, y compris le café et les boissons gazeuses. Même l'eau que contiennent les aliments solides, notamment les fruits et les légumes, s'ajoute à votre apport en liquides. Les gens en santé, en grande majorité, boivent beaucoup de liquides.

Cela se traduit par quelle quantité ? Tout compte fait, notre consommation de divers liquides équivaut à plus que huit verres d'eau par jour. Les délégués de l'institut de médecine ont trouvé que la plupart des femmes consomment environ 2,70 l (91 oz) de liquides par jour, ce qui équivaut à 11,4 verres, 80 % de ces derniers provenant de boissons et l'autre 20 %, des aliments. Les hommes en consomment davantage, soit 3,70 l (125 oz) chaque jour.

Les besoins en liquides de chaque personne sont uniques; et les vôtres varieront selon vos activités et l'endroit où vous vous trouvez. Vous pourriez nécessiter plus de fluides si vous êtes très active physiquement, si la température excède les 27 °C (80 °F), si le taux d'humidité est faible ou si vous vous trouvez à haute altitude. Les deux derniers cas vous porteront à transpirer davantage, donc à perdre plus d'eau. Une urine foncée dégageant une odeur forte signifie que votre organisme nécessite plus d'eau. La constipation chronique est un autre indicateur. En temps normal, votre soif déterminera la quantité de liquide dont vous avez besoin.

Boissons mélangées

Q. Je reçois des messages fort différents à propos de l'alcool. Le vin rouge est supposément favorable au cœur, mais j'ai entendu dire qu'il est mauvais pour les os. L'alcool peut-il en outre accroître ou diminuer les risques d'un cancer du sein ?

R. L'alcool joue deux rôles dans votre alimentation. Les chercheurs peignent les risques associés à la consommation d'alcool en forme de J. Avec une consommation modérée, les taux de décès chutent. Cela est dû en principe au fait qu'il y a moins de décès attribués aux crises cardiaques. Cependant, si vous buvez plus, le taux global de mortalité augmente, et on constate une augmentation des décès causés par un cancer, une maladie hépatique et des accidents.

L'alcool permet de réduire le nombre de décès attribués aux crises cardiaques, car il accroît le taux de cholestérol HDL dans le sang, ce qui signifie qu'il s'y formera

moins de caillots indésirables. L'alcool à l'excès peut cependant augmenter la tension artérielle. Et la consommation abusive d'alcool des années durant accroît les risques de maladies cardiaques. Il est donc impératif de boire avec modération. Cela veut dire que l'homme peut avaler 2 consommations par jour et la femme, 1 seule.

Une consommation est équivalente à 355 ml (12 oz) de bière, 145 ml (5 oz) de vin ou 34 ml (1,2 oz) de spiritueux. Rappelez-vous que la consommation d'alcool chez l'homme peut doubler celle de la femme. Selon le National Institute on Alcohol Abuse and Alcoholism, l'alcool qui circule dans le sang chez la femme atteint un taux plus élevé que chez l'homme, même à des quantités égales. L'alcool se mélange à l'eau dans le corps, et comme l'organisme de la femme en contient moins que celui de l'homme, l'alcool est moins dilué chez elle. C'est aussi la raison pour laquelle les femmes sont plus rapidement affaiblies par l'effet de l'alcool, donc plus vulnérables aux maladies qui y sont associées.

Quant au cancer, une analyse de 156 études totalisant 117 702 participants a conclu que les risques de divers cancers augmentaient avec une consommation accrue d'alcool, surtout les cancers de la bouche, de l'œsophage et du larynx. Le lien avec les cancers du côlon, du rectum, du foie et du sein était plus flou. Bien que les risques d'un cancer du sein semblent être moindres que d'autres formes de cancer, les effets de l'alcool se répercutent à des niveaux plus faibles. Une seule consommation par jour peut augmenter les risques de 10 %, et de jusqu'à 20 à 25 % avec 2 consommations. Enfin, 3,5 consommations feront monter les risques à 55 %. Ces derniers ne font que croître en buvant davantage. Par exemple, avec 7 consommations d'alcool, les risques de cancer du sein sont 2,4 fois plus élevés que si vous ne buviez pas d'alcool.

Les conclusions relatives à la santé des os sont partagées. Une chose est cependant certaine. L'abus d'alcool chronique est associé à l'amincissement de la densité osseuse, ainsi qu'à un risque de fracture plus marqué. En outre, plus de deux consommations d'alcool par jour pourraient nuire au métabolisme du calcium. Les alcooliques montrent aussi un taux élevé de cortisol, lequel est lié à une diminution de la formation et à la résorption des os. L'alcool a un effet toxique immédiat sur les cellules utiles à la formation des os, tout en stimulant celles qui lui nuisent. H. Wayne Sampson, du Texas H & M Health Science Center College of Medecine a découvert que l'alcool atténue la densité minérale osseuse chez les jeunes rats et que les effets ne sont pas entièrement réversibles lorsque l'animal vieillit. En revanche, une consommation d'alcool modérée chez la femme à la ménopause peut procurer aux os un léger effet protecteur. L'étude Nurses Health Study, après s'être concentrée sur l'âge, l'état de la ménopause, l'IMC, les taux d'œstrogène, l'état du tabagisme, l'activité physique, l'apport en calcium et en vitamine D, les protéines et la caféine, a révélé que la densité osseuse des femmes qui buvaient un verre d'alcool chaque jour était plus élevée que celle des femmes qui ne buvaient pas. Et pourquoi? Selon le National Institute of Health, l'œstrogène en serait la cause. Chez la femme postménopausique, l'alcool augmente la conversion de la testostérone en estradiol favorable aux os, soit la forme d'œstrogène la plus efficace qui soit.

Le conseil que les experts donnent habituellement aux femmes est le suivant : Si vous ne buvez pas, ne commencez pas; et si vous buvez, faites preuve de modération.

Baies et bienfaits

Q. Paraît-il que les baies sont plus qu'excellentes. Est-ce vrai ?

R. Les antioxydants que contiennent les baies bleues, rouge foncé et pourpres abaissent les taux de LDL de votre cholestérol sanguin, réduisant ainsi vos risques de maladies cardiovasculaires et d'accidents vasculaires cérébraux. Le USDA's Human Nutrition Research Center rapporte que les myrtilles (bleuets) se classent en tête de 40 fruits et légumes à l'étude pour leurs propriétés antioxydantes. Pourquoi est-ce si important? Parce que les antioxydants neutralisent la fonction des radicaux libres qui nuisent au métabolisme.

RECETTES

Enfin, vous voilà avertie des bienfaits et des inconvénients alimentaires et vous avez décidé de modifier votre alimentation. Nous avons étudié durant la rédaction de cet ouvrage des douzaines de régimes minceur et de livres de recettes. Celui qui nous a le plus intéressées est gratuit et en ligne; et la version imprimée ne coûte que quelques dollars. L'ouvrage est intitulé *Keep the Beat: Heart Healthy Recipes from the National Heart, Lung and Blood Institute*. Outre les recettes, le livre vous apprend comment concevoir votre propre programme alimentaire, en plus de contenir certaines de nos recettes préférées. Pour plus d'informations, reportez-vous au site suivant : www.nhlbi.nih.gov/healthg/public/heart/other/ktb,recipe-bk/.

Gazpacho

3	tomates moyennes, pelées et hachées
125 g (¹/2 tasse)	concombre évidé et haché
125 g (¹/2 tasse)	poivron vert évidé et haché
2	échalotes, en tranches
500 ml (2 tasses)	cocktail de jus de légumes allégé en sodium
15 ml (1 c. à soupe)	jus de citron
2,5 ml (¹/2 c. à thé)	basilic séché
1,25 ml (¹/4 c. à thé)	sauce pimentée
1	gousse d'ail

1. Mélanger tous les ingrédients dans un grand plat.

2. Couvrir et réfrigérer pendant plusieurs heures.

Donne 4 portions de 340 ml ou 1 ¹/4 tasse

INFORMATIONS NUTRITIONNELLES :

CALORIES : 52

GRAS TOTAL : moins de 1 g

GRAS SATURÉ : moins de 1 g

CHOLESTÉROL : 0 mg

SODIUM : 41 mg

FIBRES COMPLÈTES : 2 g

PROTÉINES : 2 g

GLUCIDES : 12 g

POTASSIUM : 514 mg

Poulet barbecue

8	morceaux d'un poulet dépecé d'environ 1,5 kg ou 3 lb – poitrines, pilons et hauts de cuisses – peau et gras retirés
1	gros oignon, finement tranché
45 ml (3 c. à soupe)	vinaigre
45 ml (3 c. à soupe)	sauce Worcestershire
30 ml (2 c. à soupe)	sucre roux (cassonade)
Au goût	Poivre noir
15 ml (1 c. à soupe)	flocons de piments séchés
15 ml (1 c. à soupe)	poudre de chili
250 ml (1 tasse)	bouillon ou consommé de poulet dégraissé

1. Préchauffer le four à 175 °C (350 °F). Déposer le poulet dans un plat de 32 x 20 x 5 cm (13 x 9 x 2 po). Couvrir d'oignons.

2. Mélanger ensemble le vinaigre, la sauce Worcestershire, le sucre roux, le poivre, les flocons de piments forts, la poudre de chili et le consommé. Verser sur le poulet et cuire au four pendant 1 heure. Arroser à l'occasion pendant la cuisson.

INFORMATIONS NUTRITIONNELLES :

CALORIES : 176

GRAS TOTAL : 6 g

GRAS SATURÉ : 2 g

CHOLESTÉROL : 68 mg

SODIUM : 240 mg

FIBRES COMPLÈTES : 1 g

PROTÉINES : 24 g

GLUCIDES : 7 g

POTASSIUM : 360 mg

Soupe aux haricots et aux macaronis

2 x 500 ml (2 x 16 oz)	boîtes de haricots Great Northern
15 ml (1 c. à soupe)	huile d'olive
227 g (1/2 lb)	champignons frais en dés
250 g (1 tasse)	oignon grossièrement coupé
1	gousse d'ail, émincée
750 ml (3 tasses)	tomates fraîches hachées
(ou 1,5 l (1 1/2 lb)	tomates entières en boîte, hachées)*

5 ml (1 c. à thé)	sauge séchée
5 ml (1 c. à thé)	thym séché
5 ml (1 c. à thé)	origan séché
Au goût	Poivre noir fraîchement moulu
1	feuille de laurier émiettée
900 g (4 tasses)	macaroni non cuit

1. Égoutter les haricots et réserver le liquide. Rincer les haricots.

2. Chauffer l'huile dans une grande casserole. Ajouter les champignons, les carottes, le céleri et l'ail. Faire cuire pendant 5 minutes.

3. Ajouter les tomates, la sauge, le thym, l'origan, le poivre et la feuille de laurier. Couvrir et cuire à feu moyen pendant 20 minutes.

4. Cuire le macaroni selon les directives de l'emballage dans de l'eau sans sel. Égoutter les pâtes une fois cuites. Ne pas trop cuire.

5. Combiner le liquide réservé à l'eau jusqu'à l'obtention de 1 l (4 tasses).

6. Incorporer le liquide, les haricots et les macaronis cuits au mélange de légumes.

7. Porter à ébullition. Couvrir et laisser mijoter jusqu'à ce que la soupe soit chaude. Remuer à l'occasion.

* Si vous utilisez des tomates en boîte, sachez que leur contenu en sodium est plus élevé. Optez alors pour celles qui sont à teneur sodique faible.

Donne 16 portions de 250 ml (1 tasse)

INFORMATIONS NUTRITIONNELLES :

CALORIES : 158

GRAS TOTAL : 1 g

GRAS SATURÉ : moins de 1 g

CHOLESTÉROL : 0 mg

SODIUM : 154 mg

FIBRES COMPLÈTES : 5 mg

PROTÉINES : 8 mg

GLUCIDES : 29 g

POTASSIUM : 524 mg

Bœuf à la bavaroise

750 g (1 1/4 lb)	de bœuf à ragoût, gras retiré, coupé en morceaux de 2 cm (1 po)
15 ml (1 c. à soupe)	huile végétale
1	gros oignon, finement tranché
375 ml (1 1/2 tasse)	eau
4 g (3/4 c. à thé)	graines de carvi
2,5 ml (1/2 c. à thé)	sel

1/2 ml (1/8 c. à thé)	poivre noir
1	feuille de laurier
60 ml (1/4 tasse)	vinaigre blanc
12 g (1 c. à soupe)	sucre
1/2	chou rouge, coupé en quatre
60 g (1/4 tasse)	croquants au gingembre émiettés

1. Faire brunir la viande dans un poêlon à fond épais. Retirer la viande et faire cuire l'oignon dans le même poêlon jusqu'à doré. Y remettre la viande. Ajouter l'eau, les graines de carvi, le sel, le poivre et la feuille de laurier. Porter à ébullition, puis réduire le feu. Couvrir et laisser mijoter pendant 1 1/4 heure.

2. Ajouter le vinaigre et le sucre, puis mélanger. Déposer le chou sur la viande. Couvrir et laisser mijoter 45 minutes encore.

3. Retirer la viande et le chou, et placer sur un plateau de service. Garder au chaud.

4. Égoutter le liquide du poêlon et le dégraisser. Ajouter suffisamment d'eau pour atteindre 250 ml (1 tasse) de liquide.

5. Remettre dans le poêlon avec les miettes de biscuits au gingembre. Laisser cuire jusqu'à ce que le tout soit à ébullition et ait épaissi. Verser sur la viande et les légumes, puis servir.

Donne 5 portions moyennes de 142 g (5 oz)

INFORMATIONS NUTRITIONNELLES :

CALORIES : 218

GRAS TOTAL : 7 g

GRAS SATURÉ : 2 g

CHOLESTÉROL : 60 mg

SODIUM : 323 mg

FIBRES COMPLÈTES : 2 g

PROTÉINES : 24 g

GLUCIDES : 14 g

POTASSIUM : 509 mg

Brochettes aux pétoncles d'eau douce

3 *poivrons verts, coupés en morceaux de 4 cm (1 1/2 po)*	60 ml (1/4 tasse) *huile végétale*
750 g (1 1/2 lb) *de pétoncles d'eau douce*	45 ml (3 c. à soupe) *jus de citron*
454 g (16 oz) *tomates cerises*	Pincée *poudre d'ail*
60 ml (1/4 tasse) *vin blanc*	Au goût *poivre noir*
	4 *brochettes*

1. Faire blanchir les poivrons verts pendant 2 minutes.

2. Enfiler les morceaux de poivrons verts, les pétoncles et les tomates alternativement sur les brochettes.

3. Combiner le vin, l'huile et le jus de citron. Assaisonner de poudre d'ail et de poivre noir.

4. Badigeonner les brochettes du mélange de vin, d'huile et de jus de citron, puis les placer sur le barbecue ou sous le gril du four.

5. Griller les brochettes pendant 15 minutes. Les tourner et les badigeonner fréquemment.

Donne 4 portions soit 1 brochette par personne (de 170 g ou 6 oz)

INFORMATIONS NUTRITIONNELLES :

CALORIES : 224

GRAS TOTAL : 6 g

GRAS SATURÉ : 1 g

CHOLESTÉROL : 43 mg

SODIUM : 355 mg

FIBRES COMPLÈTES : 3 g

PROTÉINES : 30 g

GLUCIDES : 13 g

POTASSIUM : 993 mg

Macaroni au fromage classique

500 g (2 tasses)	macaroni non cuit
	Enduit de cuisson, au besoin
125 g (1/2 tasse)	oignon haché
125 ml (1/2 tasse)	lait concentré allégé

1	œuf moyen, fouetté
1,25 ml (1/4 c. à thé)	poivre noir
125 g (1 1/4 tasse)	cheddar fort allégé, finement râpé

1. Cuire le macaroni selon les directives sur l'emballage, dans de l'eau sans sel. Égoutter et réserver.

2. Préchauffer le four à 175 °C (350 °F). Vaporiser un plat de l'enduit de cuisson.

3. Vaporiser aussi une casserole de l'enduit de cuisson. Ajouter les oignons et laisser cuire pendant 3 minutes.

4. Combiner le macaroni, l'oignon et les autres ingrédients dans un plat et bien mélanger.

5. Transférer dans le plat de cuisson.

6. Cuire au four pendant 25 minutes ou jusqu'à ce que le mélange fasse des bulles. Laisser reposer 10 minutes avant de servir.

Donne 8 portions de 125 ml ou 1/2 tasse

INFORMATIONS NUTRITIONNELLES :

CALORIES : 200

GRAS TOTAL : 4 g

GRAS SATURÉ : 2 g

CHOLESTÉROL : 34 mg

SODIUM : 120 mg

FIBRES COMPLÈTES : 1 g

PROTÉINES : 11 g

GLUCIDES : 29 g

POTASSIUM : 119 mg

Lasagne à la courgette

	Enduit de cuisson, au besoin
75 g (3/4 tasse)	fromage mozzarella mi-allégé, râpé
25 g (1/4 tasse)	fromage parmesan
350 g (1 1/2 tasse)	fromage blanc (cottage)* allégé
375 ml (1 1/2 tasse)	sauce à la tomate sans sel
10 ml (2 c. à thé)	basilic séché

10 ml (2 c. à thé)	origan séché
1/4	oignon haché
1	gousse d'ail
1 ml (1/8 c. à thé)	poivre
227 g (1/2 lb)	pâtes à lasagne cuites dans de l'eau sans sel
340 g (1 1/2 tasse)	courgette nature en tranches

1. Préchauffer le four à 175 °C (350 °F). Vaporiser légèrement un plat allant au four de 20 x 30 cm (9 po x 13 po) d'un enduit à cuisson à l'huile végétale.

2. Dans un petit plat, combiner 9 g (1/8) du fromage mozzarella et 6 g (1 c. à soupe) de fromage parmesan. Réserver.

3. Dans un plat moyen, combiner les restes de fromages mozzarella et parmesan avec le fromage blanc (cottage). Bien mélanger et réserver.

4. Mélanger la sauce à la tomate avec les 5 ingrédients qui suivent, puis napper le fond du plat de cuisson de sauce à la tomate.

Tapisser du tiers des pâtes en une seule couche et étaler le tiers du mélange de fromage sur les pâtes. Ajouter ensuite une couche de courgette.

5. Répéter. Napper d'une fine couche de sauce, puis ajouter dessus des pâtes, de la sauce et du mélange de fromage restant. Couvrir d'une feuille d'aluminium.

6. Cuire au four de 30 à 40 minutes. Laisser refroidir de 10 à 15 minutes.

*Utiliser du fromage blanc (cottage) sans sel afin de réduire la teneur en sodium qui ne totalisera que 196 g par nouvelle portion.

Donne 6 portions de 1 morceau par personne

INFORMATIONS NUTRITIONNELLES :

CALORIES : 276

GRAS TOTAL : 5 g

GRAS SATURÉ : 2 g

CHOLESTÉROL : 11 g

SODIUM : 380 mg

FIBRES COMPLÈTES : 5 g

PROTÉINES : 19 g

GLUCIDES : 41 g

POTASSIUM : 561 mg

Mousse à la banane

30 ml (2 c. à soupe)	lait allégé
24 g (4 c. à soupe)	sucre
5 ml (1 c. à thé)	vanille
1	banane moyenne, coupée en quartiers
250 ml (1 tasse)	yaourt nature allégé
8	tranches de banane de 1/2 cm (1/4 po)

1. Déposer le lait, le sucre, la vanille et les morceaux de banane dans un mélangeur. Pulvériser pendant 15 secondes à force maximale jusqu'à lisse.

2. Verser le mélange dans un petit plat et y plier le yaourt. Refroidir.

3. Séparer entre quatre plats à dessert à l'aide d'une cuillère et garnir chacun de 2 tranches de banane avant de servir.

Donne 4 portions de 125 ml ou 1/2 tasse

INFORMATIONS NUTRITIONNELLES :

CALORIES : 94

GRAS TOTAL : 1 g

GRAS SATURÉ : 1 g

CHOLESTÉROL : 4 mg

SODIUM : 47 mg

FIBRES COMPLÈTES : 1 g

PROTÉINES : 1 g

GLUCIDES : 18 g

POTASSIUM : 297 mg

EXERCICES

D'abord, une confession. Ni ma collègue ni moi ne sommes des athlètes. Mais nous tentons de rester actives le plus possible, surtout depuis que nous avons atteint la cinquantaine. Nous avons tout essayé : la marche, la course, la natation, la bicyclette, le yoga, les exercices Pilates, l'entraînement au centre sportif et les DVD d'exercices. Nous en avons conclu que n'importe quelle activité fait l'affaire pour autant qu'on la pratique sur une base régulière. Dans cette section, nous présentons quelques activités qui peuvent vous convenir ainsi que des exercices simples à faire même pour la lectrice la moins en forme qui cherche à améliorer sa santé.

Premiers pas

Si vous êtes à bout de souffle lorsque vous arrivez en haut des escaliers ou après avoir marché un coin de rue, votre corps est en train de vous dire qu'il est temps de vous mettre en forme. N'ignorez pas ce message. Les bienfaits de l'exercice sont probablement l'observation qui revient le plus souvent dans les résultats de recherches médicales publiés chaque année. Pour vous soutenir dans vos efforts, voici quelques conseils de spécialistes sur la façon de commencer un programme d'exercices et, mieux encore, de persévérer.

FIXEZ-VOUS DES OBJECTIFS

Réfléchissez à ce que vous voulez accomplir. Vous pouvez avoir un but précis, comme des vacances en randonnée pédestre, ou un objectif plus général, par exemple être capable de jouer à la balle avec vos enfants ou vos petits-enfants. Avoir un but significatif peut vous soutenir dans les inévitables périodes difficiles.

RENSEIGNEZ-VOUS

Un bon point de départ est le site Web de l'American College of Sports Medicine (www.acsm.org). Il contient beaucoup d'information sur les différents types d'exercices aussi bien que sur des sujets tels que le choix d'un entraîneur personnel. Après avoir déterminé ce qui vous convient le mieux, cherchez les possibilités qui s'offrent à vous : devenir membre d'un centre sportif, aller marcher avec une amie sur la piste d'athlétisme de l'école du quartier, vous inscrire à des cours. À ce stade, il peut être bon de consulter votre médecin. Si vous êtes inactive depuis longtemps, le médecin vérifiera si vous êtes en mesure de vous entraîner à nouveau.

CRÉEZ UN RÉSEAU DE SOUTIEN

Invitez votre conjoint ou votre partenaire à vous accompagner. Ou encore, demandez à une amie de s'exercer avec vous. L'environnement social de l'activité physique semble importer davantage aux femmes qu'aux hommes. Quand on forme une équipe, l'autre personne nous encourage à continuer les jours où l'entraînement nous rebute.

SOYEZ PRÊTE

Si vous décidez de faire de la marche, par exemple, achetez-vous des chaussures confortables et qui offrent un bon soutien. Si vous choisissez un programme d'entraînement dans un club sportif, allez-y au moment de la journée qui vous laisse le plus de liberté. Beaucoup de gens aiment s'entraîner tôt le matin, avant que la journée prenne un rythme effréné. D'autres exploitent les moments de transition, comme l'heure du déjeuner ou le retour à la maison. Gardez votre sac de sport dans la voiture. Vous serez prête dès que l'envie vous prendra.

ÉVITEZ LES EXCÈS AU DÉBUT

Vous rêvez peut-être de faire le triathlon un jour, mais pour l'instant, concentrez-vous sur les quelques mois à venir, en respectant un nombre fixe de jours d'activité par semaine. Vous pouvez commencer par 15 minutes par jour, puis ajouter du temps à mesure que vous progressez. Ce qui importe au début est que l'exercice fasse autant partie de votre routine que votre brossage de dents. La recherche montre qu'il faut environ huit semaines pour prendre ce genre d'habitude. Il est beaucoup plus facile de viser ce but précis à court terme que de penser aux efforts que demande l'entraînement pour un marathon. Une règle à suivre afin d'éviter les blessures consiste à augmenter la quantité d'exercices de 10 % par semaine.

DIVERSIFIEZ VOS EXERCICES

Avec le temps, vous devez viser à inclure des exercices qui développent l'endurance, le tonus musculaire et la souplesse. Ces trois aspects sont importants. Les exercices cardiovasculaires peuvent consister en une trentaine de minutes de marche rapide. Le bon tonus musculaire est très important pour les femmes, car il aide à préserver la force des os, surtout après la ménopause. Les exercices avec poids libres ou bandes élastiques raffermissent les muscles et renforcent les os. Par ailleurs, les cellules musculaires brûlent davantage de calories que les cellules adipeuses, une aide au régime minceur. Les exercices de souplesse et d'étirement vous gardent agiles et aident à prévenir les blessures.

TENEZ UN JOURNAL PERSONNEL

Vous ne constaterez pas de changements dans votre corps du jour au lendemain. Le fait de noter vos activités peut vous donner un sentiment d'accomplissement personnel en attendant. Même un geste aussi simple que marquer les jours d'une croix sur votre calendrier peut vous rappeler que vous faites des progrès.

PRÉVOYEZ LES RECHUTES

Peu importe si vous connaissez un bon départ, vous perdrez le rythme à un moment donné, que ce soit à cause d'un surcroît de travail ou d'un problème personnel comme une maladie. Ne laissez pas les choses empirer. Planifiez de reprendre vos activités à une date précise avec votre partenaire et respectez votre engagement. Les chercheurs disent qu'il est plus difficile de s'y remettre après un arrêt de plus de deux semaines. Ce n'est toutefois pas une raison de laisser deux semaines en devenir quatre, puis huit.

AMUSEZ-VOUS

La principale raison pour laquelle la plupart des programmes d'exercices échouent est qu'ils sont ennuyeux. Écoutez de la musique avec votre lecteur MP3 sur le tapis roulant ou l'escalier d'exercice. Diversifiez vos exercices. Allez au centre sportif certains jours et marchez dans un parc d'autres jours. Si vous marchez ou courez avec une amie, faites-en une activité sociale. Et si vous vous sentez prête, choisissez un sport comme le tennis, le ski ou la bicyclette. L'exercice fera partie intégrante de votre vie après un certain temps et vous vous demanderez comment vous avez pu vous en passer.

Le choix d'un centre sportif

Q. Mes amies fréquentent trois centres sportifs différents près de chez moi et se disent satisfaites. Comment savoir lequel me convient le mieux ?

R. Comme il y a de plus en plus de centres sportifs, regroupant des millions de membres, vous n'avez que l'embarras du choix… et peut-être même trop de choix.

Les bonnes références de vos amies sont un bon point de départ. Prenez le temps de visiter chaque établissement recommandé. Plusieurs centres sportifs offrent à leurs membres des cartes d'invité dont vous pourriez profiter; certains vous laisseront devenir membre une semaine ou un mois à titre d'essai. D'une façon ou d'une autre, faites une visite des lieux et prêtez attention aux détails. Demandez à voir un cours de groupe. Le cours est-il bien préparé ? Les vestiaires sont-ils propres ? Assurez-vous que l'éclairage et la ventilation sont adéquats. Y a-t-il des espaces de stationnement ? Le gymnase vous convient-il ? Le centre offre-t-il une évaluation de votre condition physique ? Les membres du personnel ont-ils les certifications et la formation requises ? Y a-t-il un délai de grâce pour annuler votre abonnement ? Tous les frais sont-ils bien affichés ?

Un conseil : si le directeur du centre sportif ou la personne qui vous fait visiter insiste pour que vous signiez un contrat, passez au prochain centre.

Force ou souplesse ?

Q. Il y a tant de choses à faire que je ne sais que choisir : le yoga, l'entraînement avec poids, la natation, la course. De quoi ai-je besoin pour me mettre en forme ?

R. Un programme d'exercices efficace comprend trois éléments : l'endurance cardiovasculaire, le tonus musculaire et la souplesse. Il faut s'occuper des trois pour vraiment être en bonne forme physique, tant à l'intérieur qu'à l'extérieur. L'endurance cardiovasculaire est la capacité d'exécuter des exercices à haute intensité faisant travailler les grands muscles pendant une longue période. Les activités comme le jogging ou la marche rapide favorisent l'endurance cardiovasculaire et réduisent les risques de maladies du cœur. Le tonus musculaire comprend à la fois la résistance des muscles et leur endurance. Vous n'avez pas à ressembler à une haltérophile pour avoir un bon tonus musculaire. En général, des muscles avec du tonus accroissent la masse musculaire, ce qui stimule le métabolisme, puisque les muscles brûlent plus de calories par heure que le gras. Une plus grande masse musculaire vous rend également moins vulnérable à l'ostéoporose. Vous pouvez utiliser des poids libres, des appareils d'haltérophilie ou même des boîtes de conserve pour tonifier vos muscles. L'important est de commencer lentement et d'augmenter graduellement le poids afin de ne pas surcharger vos muscles ou de vous blesser. Enfin, les exercices de souplesse deviennent particulièrement importants à mesure qu'on vieillit. Vous devriez en faire tous les jours. Ils ne demandent pas d'équipement précis. Il suffit d'un peu d'espace pour vous permettre d'étirer chaque groupe de muscles. Les activités comme le yoga, les exercices Pilates et le tai-chi sont d'excellents exercices de souplesse et de résistance. Beaucoup de femmes affirment qu'ils contribuent à éliminer leur tension (stress). Comment savoir quels exercices particuliers vous devez faire ? Tout dépend de votre forme actuelle.

LES PODOMÈTRES FONCTIONNENT-ILS ?

Les podomètres n'ont pas tous la même précision, mais leur utilisation peut vous aider à faire un suivi de votre activité physique et vous encourager à en faire davantage. Un podomètre capte les mouvements qui font bouger vos hanches vers le haut et vers le bas, par exemple quand vous marchez ou courez. Chaque mouvement est enregistré comme un pas. Certains modèles calculent aussi la distance parcourue et le nombre de calories brûlées. La marche lente réduit le niveau de précision. Pour de meilleurs résultats, fixez le podomètre à votre taille, au-dessus de votre genou droit. L'American College of Sports Medicine dit que les marques les plus précises sont les Yamax, Kenz, New Lifestyles et Walk4Life. En général, ils fonctionnent mieux pour compter les pas que pour calculer la distance ou les calories. Un bon objectif est de 10 000 pas par jour, mais n'essayez pas d'atteindre ce but le premier jour si vous étiez sédentaire. Allez-y graduellement.

L'ACSM recommande de faire ce simple test pour vérifier la précision d'un podomètre.

1. Portez votre podomètre et trouvez un endroit où vous pouvez marcher.

2. Réglez le podomètre à zéro.

3. Faites 20 pas.

4. Ouvrez le podomètre délicatement, car des mouvements brusques peuvent faire augmenter le nombre de pas enregistrés.

5. Évaluation :

Parfait = 20 pas

Bon = 19 à 21 pas

Acceptable = 18 à 22 pas

Inacceptable = moins de 17 pas ou plus de 23 pas

Nous proposons quelques exercices à la fin de ce chapitre. Si vous entendez sérieusement vous remettre en forme, rencontrez un entraîneur personnel certifié qui vous préparera un programme personnalisé. Certains services de loisirs municipaux offrent des cours pour des personnes de tous âges et de toutes capacités, à prix raisonnable.

Le choix d'un entraîneur

Q. **Comment savoir si un entraîneur personnel est qualifié ou non ?**

R. L'American College of Sports Medicine tient une liste à jour d'entraîneurs certifiés sur son site Web (www.acsm.org). Suivez le lien Pro Finder. Si vous êtes membre d'un club, observez les entraîneurs personnels alors qu'ils travaillent avec des clients de votre âge et de votre niveau de condition physique. Si vous préférez un entraîneur privé, demandez-lui son curriculum vitæ et des références de clients actuels. Demandez-lui aussi s'il détient une certification de l'ACSM ou d'une autre organisation nationale comme l'American Council on Exercise (www.acefitness.org). Assurez-vous également qu'il a une certification en RCR (réanimation cardio-respiratoire) et une assurance responsabilité professionnelle. Renseignez-vous sur son niveau de scolarité. Beaucoup d'entraîneurs ont un diplôme universitaire en science des exercices ou en éducation physique. Discutez de vos objectifs avec votre entraîneur et voyez si ses idées peuvent satisfaire vos besoins. Si vous avez un problème physique particulier, demandez à votre entraîneur quelle expérience il a avec les maux de dos, les genoux faibles ou autres. Il n'est pas question de vous épargner, mais de s'assurer que votre programme d'exercices convient à votre état. Enfin, assurez-vous de bien comprendre les coûts et les pénalités d'annulation.

Les tâches ménagères comptent-elles?

Q. Je n'ai jamais été membre d'un centre sportif, mais j'habite une maison à trois étages. Je l'entretiens moi-même – l'aspirateur, le lavage des planchers, la lessive, le changement des lits et l'époussetage. Je me sens en pleine forme. Est-ce à cause de mes tâches ménagères?

R. Nous vous admirons, et pas seulement parce que nous nous sentons incompétentes devant votre efficacité. Oui, les tâches ménagères comptent comme activités physiques, surtout si vous montez et descendez les escaliers toute la journée. Si vous faites les lits, lavez les planchers, passez l'aspirateur et plus encore, vous dépensez sûrement un grand nombre de calories et raffermissez les muscles de vos bras et de vos jambes. Cependant, il serait bon de penser à faire des exercices de musculation pour renforcer vos os. Vous vous privez également du plaisir que l'exercice peut vous apporter. Essayez un cours de yoga ou faites une marche rapide tous les jours avec une amie. Le tableau qui suit vous donnera une idée du nombre de calories que dépense une femme pesant entre 55 et 70 kg (120 et 150 lb) durant quelques tâches ménagères.

Exercice et mode

Q. Est-il nécessaire d'investir de fortes sommes dans des vêtements de sport ou puis-je simplement porter mon bon vieux molleton?

R. Certaines femmes se sentent plus en confiance lorsqu'elles portent de beaux vêtements pour s'entraîner, mais il n'est pas nécessaire d'être à la fine pointe de la mode. Choisissez des vêtements confortables qui vous permettent de bouger aisément – il y en a pour tous les budgets. Assurez-vous de porter des vêtements sécuritaires; des pantalons trop longs pourraient, par exemple, s'accrocher dans l'équipement et causer un accident. Vous pouvez investir dans des vêtements de tissu mèche, qui laissent passer la transpiration. Les sous-vêtements et les t-shirts de tissu mèche peuvent accroître votre confort en éliminant l'irritation cutanée causée par des vêtements mouillés qui collent à la peau. Si vous ne deviez acheter qu'une chose, nous vous recommandons un soutien-gorge à soutien ferme.

Les bonnes chaussures

Q. Je suis prête à commencer mon entraînement et je suis allée au magasin de chaussures de ma localité pour acheter des chaussures de course. Il y a un tel choix!

R. À moins de vouloir pratiquer un sport deux ou trois fois par semaine, oubliez les chaussures conçues pour des sports en particulier, comme le basketball. En revanche, si vous avez l'intention de faire beaucoup de marche rapide ou de course, recherchez des chaussures à l'empeigne souple, munies de coussinets et qui absorbent les chocs, sont souples et ont une bonne traction. Essayez des chaussures après une séance d'exercices ou à la fin de la journée, lorsque vos pieds sont un peu plus gros. Portez des bas de sport, et non pas des bas de nylon. Une chaussure bien ajustée vous permet de bouger tous les orteils. Faites quelques pas de course pour ressentir les chaussures. Le talon ne doit pas glisser hors de la chaussure. Enfin, vous devrez acheter de nouvelles chaussures environ tous les six mois si vous faites de l'exercice sur une base régulière.

Connaître ses limites

Q. Combien de temps dois-je consacrer à l'exercice chaque jour ?

R. En règle générale, il faut viser de 30 à 60 minutes d'activité physique par jour. Cela ne signifie pas que vous devez vous rendre au centre sportif et transpirer sur le tapis roulant pendant une heure chaque jour. En fait, la recherche montre que la plupart des gens qui diversifient leurs exercices tendent à persévérer : une marche rapide une journée, du tennis une autre journée, et peut-être même un après-midi à nettoyer le grenier. Chaque mouvement compte. Vous pouvez même transformer la plupart de vos actions en activité physique. Faites plus de pas chaque jour en descendant de l'autobus un ou deux arrêts plus loin. Prenez les escaliers plutôt que l'escalier roulant. Transportez vos sacs d'épicerie jusqu'à la voiture au lieu d'utiliser un chariot, ce qui vous renforce les muscles du haut du corps. De même, vous pouvez améliorer votre souplesse. Lorsque vous vous brossez les dents, étirez vos mollets en mettant une jambe derrière l'autre, sans plier les genoux. Procurez-vous de petits haltères et laissez-les dans le salon. Ainsi, vous pourrez les soulever en regardant vos émissions de télévision préférées.

ACTIVITÉ	CALORIES PAR HEURE
Monter et descendre les escaliers	150
Râcler les feuilles	300
Laver les fenêtres ou les planchers	150
Faire la vaisselle, repasser	100
Faire le grand ménage, passer l'aspirateur, laver les planchers	200
Tondre le gazon (appareil manuel)	400
Tondre le gazon (appareil à traction)	200
Laver ou cirer la voiture	300

L'importance de l'eau

Q. J'ai remarqué que tout le monde a sa bouteille d'eau au centre sportif. Je vais plutôt à la fontaine boire au début et à la fin de ma séance d'exercices. Est-ce que j'ai tort ?

R. Non, pas si vous vous sentez bien. Le besoin de s'hydrater *constamment* est un mythe répandu dans le milieu athlétique depuis bon nombre d'années. En fait, des études récentes montrent qu'un excès d'eau peut être dangereux, du moins pour les athlètes d'endurance. Autre chose : certaines eaux super oxygénées prétendent donner un regain d'énergie. Aucune étude de qualité n'a confirmé cette prétention. Donc, gardez votre argent, apportez votre bouteille d'eau ou buvez à la fontaine si vous avez soif.

EXERCICES DE RÉCHAUFFEMENT ET D'ÉTIREMENT

Les entraîneurs recommandent de se réchauffer et de s'étirer pour prévenir les blessures. Vous pouvez réchauffer vos muscles simplement en marchant jusqu'au centre sportif au lieu de vous y rendre en voiture. Vous pouvez aussi exécuter vos exercices lentement pendant 5 ou 10 minutes, puis augmenter leur intensité. Un réchauffement de base consiste à étirer les muscles des épaules, du dos, des bras et des jambes. Une série d'exercices semblables vous aident à récupérer à la fin de votre séance. Voici quelques exemples fournis par l'American Academy of Orthopaedic Surgeons (www.aaos.org) :

Les épaules. En position assise ou debout, croisez les doigts. Les paumes vers le haut, poussez vos bras légèrement vers le haut et vers l'arrière. Tenez la position pendant 15 secondes (figure 1). Les bras toujours au-dessus de la tête, prenez le coude d'un bras dans la main de l'autre bras. Poussez délicatement le coude derrière le bras. Tenez la position pendant 15 secondes. Étirez les deux bras (figure 2). Tirez ensuite délicatement le coude vers l'épaule opposée, devant votre poitrine. Tenez la position pendant 10 secondes. Répétez avec l'autre coude (figure 3).

1.   2.   3.

Les genoux et les mollets. Tenez le dessus de votre pied gauche dans la main droite et tirez-le délicatement vers vos fesses. Si vous n'arrivez pas à prendre votre pied, utilisez une serviette ou une ceinture pour vous faciliter la tâche. Tenez la position pendant 30 secondes et répétez avec l'autre jambe (figure 1). Placez-vous près d'un mur ou d'une autre forme de soutien, appuyez-y un avant-bras et posez la tête sur votre main. Pliez une jambe et placez votre pied devant vous, avec l'autre jambe étirée derrière vous. Basculez lentement votre bassin vers l'avant en gardant le dos droit. Tenez la position pendant 15 à 30 secondes sans rebondir (figure 2).

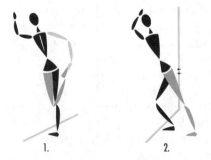

1.   2.

Les hanches et l'aine. Assoyez-vous avec les plantes des pieds qui se touchent. Tenez vos pieds dans vos mains pendant que vos coudes appuient sur vos genoux. Tenez la position pendant 8 à 15 secondes (figure 1). Placez une jambe devant vous, avec l'autre au sol. Sans changer la position du genou sur le sol ni celle de la jambe pliée, basculez le bassin vers l'avant. Tenez la position pendant 30 secondes (figure 2).

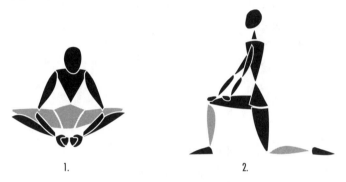

1.   2.

Le bas du dos. Allongez-vous sur le dos. Tirez le genou gauche vers votre poitrine tout en gardant votre tête au sol. Tenez la position pendant 30 secondes. Répétez avec la jambe droite.

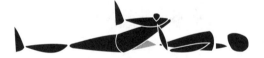

Le muscle ischio-jambier. En position assise, allongez la jambe gauche. La plante de votre pied droit doit s'appuyer contre la cuisse de la jambe allongée. Penchez-vous vers l'avant et essayez de toucher vos orteils du bout des doigts. (Allez aussi loin que vous pouvez sans plier la jambe.) Gardez votre pied gauche pointé vers le haut, avec la cheville et les orteils détendus. Tenez la position pendant 30 secondes. Répétez avec la jambe droite.

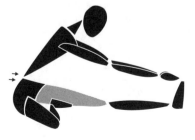

Un bon départ

Pour vous aider à démarrer, nous présentons ces exercices du National Institute on Aging. Puisqu'ils sont conçus pour des personnes âgées, ils devraient constituer un point de départ assez doux pour une personne dans la cinquantaine. Sans être épuisants, ils couvrent les différentes catégories d'exercices. Vous pouvez voir la brochure complète en vous rendant à l'adresse www.nia.nih.gov/HealthInformation/Publications/ExerciseGuide/. En passant, si vous commencez un programme d'exercices, utilisez des poids de 0,5 ou 1 kg (1 ou 2 lb). Passez à des poids plus lourds à mesure que vous vous renforcez.

Activités d'endurance

Les activités d'endurance accélèrent la fréquence cardiaque et le rythme respiratoire pendant une période prolongée. Il n'est pas nécessaire d'aller au centre sportif pour les exécuter, comme vous pouvez le voir ci-dessous. Augmentez votre endurance graduellement, à raison d'aussi peu que cinq minutes à la fois si c'est nécessaire. Le but est de faire 30 minutes d'activités d'endurance la plupart des jours de la semaine.

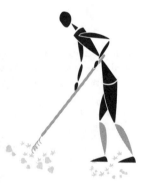

EXERCICES MODÉRÉS	EXERCICES RIGOUREUX
Natation	Montée d'escaliers ou de pentes
Bicyclette	Pelletage
Bicyclette stationnaire	Bicyclette rapide en terrain accidenté
Jardinage (tondre la pelouse, râcler)	Tennis en simple
Marche rapide sur surface plane	Natation (longueurs)
Lavage des planchers au balai à franges ou à la brosse	Ski de fond
Golf sans chariot	Ski alpin
Tennis en double	Randonnée pédestre
Volleyball	Jogging
Aviron	
Danse	

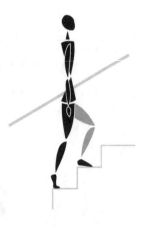

EXERCICES DE MUSCULATION

Élévation des bras

Cet exercice renforce les muscles de l'épaule.

1. Assoyez-vous sur une chaise sans bras, et appuyez votre dos contre le dossier.

2. Gardez les pieds à plat sur le sol, à la largeur des épaules.

3. Tenez les haltères vers le bas de chaque côté, la paume des mains face à l'intérieur.

4. Levez les deux bras de côté, à la hauteur des épaules.

5. Tenez la position pendant 1 seconde.

6. Redescendez lentement les bras. Faites une pause.

7. Répétez de 8 à 15 fois.

8. Faites une pause, puis faites une autre série de 8 à 15 répétitions.

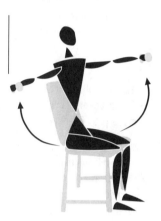

Redressements debout

À mesure que vous devenez plus forte, essayez d'exécuter cet exercice sans les mains. Le but est de raffermir les muscles de l'abdomen et des cuisses.

1. Placez un coussin contre le dossier d'une chaise.

2. Assoyez-vous sur la partie avant de la chaise, les genoux pliés et les pieds à plat sur le sol.

3. Adossez-vous contre le coussin, le dos et les épaules bien droits.

4. Soulevez le haut du corps vers l'avant jusqu'à ce que vous soyez en position assise, en utilisant le moins possible vos mains.

5. Levez-vous lentement, toujours en utilisant le moins possible vos mains.

6. Rassoyez-vous lentement. Faites une pause.

7. Répétez de 8 à 15 fois.

8. Faites une pause, puis faites une autre série de 8 à 15 répétitions.

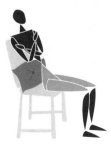
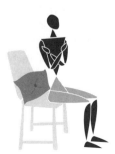
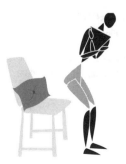

Flexion des bras

Cet exercice accroît la force des muscles du bras.

1. Assoyez-vous sur une chaise sans bras, et appuyez votre dos contre le dossier. Gardez les pieds à plat sur le sol, à la largeur des épaules.

2. Tenez les haltères vers le bas de chaque côté, la paume des mains vers l'intérieur.

3. Pliez lentement un coude, rapprochant l'haltère de la poitrine. (Tournez le poignet de façon que votre paume se retrouve face à votre épaule.)

4. Tenez cette position pendant 1 minute.

5. Ramenez lentement le bras à sa position initiale. Faites une pause.

6. Répétez avec l'autre bras.

7. Faites de 8 à 15 répétitions par bras, en alternant les bras.

8. Faites une pause, puis faites une autre série de 8 à 15 répétitions.

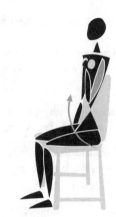

Flexion plantaire

Cet exercice peut vous sembler familier; il en a été question au chapitre 10. Il fait aussi partie du programme du National Institute on Aging, car c'est une excellente façon de raffermir les mollets et les chevilles. Portez des poids aux chevilles si vous y êtes prête.

1. Tenez-vous debout, les pieds à plat sur le sol. Tenez-vous à une chaise ou à une table pour assurer votre équilibre.

2. Levez-vous lentement sur la pointe des pieds, le plus haut possible.

3. Tenez cette position pendant 1 seconde.

4. Descendez lentement les talons sur le sol. Faites une pause.

5. Répétez de 8 à 15 fois.

6. Faites une pause, puis faites une autre série de 8 à 15 répétitions.

Variante : À mesure que vous vous renforcez, exécutez l'exercice sur une jambe à la fois, en alternance. Répétez de 8 à 15 fois pour chaque jambe. Faites une pause, puis faites une autre série de 8 à 15 répétitions.

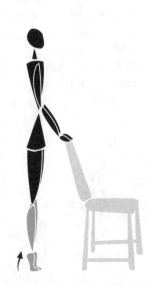

Extension des triceps

Nous avons inclus une variante de cet exercice dans le chapitre sur les bouffées de chaleur. Comme nous le mentionnions alors, rien ne sert de porter des hauts sans manches si vous n'aimez pas l'apparence de vos bras. Cet exercice raffermit les muscles situés à l'arrière des bras. Assurez-vous de soutenir votre bras au cours de l'exercice. (Si vos épaules manquent de flexibilité pour exécuter cet exercice, faites plutôt l'exercice sur chaise pour les bras ci-dessous.)

1. Assoyez-vous sur une chaise, et appuyez votre dos contre le dossier.

2. Gardez vos pieds à plat sur le sol, à la largeur des épaules.

3. Prenez un haltère dans la main gauche. Levez votre bras gauche vers le plafond, la paume de la main face à l'intérieur.

4. Soutenez votre bras gauche, sous le coude, avec la main droite.

5. Pliez lentement le bras gauche, amenant l'haltère vers votre épaule gauche.

6. Redressez lentement le bras gauche vers le plafond.

7. Tenez cette position pendant 1 seconde.

8. Pliez lentement le bras gauche de nouveau. Faites une pause.

9. Répétez la flexion et l'extension de façon à faire de 8 à 15 répétitions.

10. Faites une série de 8 à 15 répétitions avec le bras droit.

11. Faites une pause, puis faites une autre série de 8 à 15 répétitions.

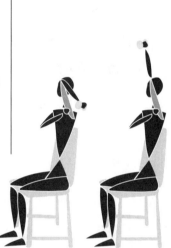

Exercice sur chaise pour les bras

Cet exercice raffermira les muscles de vos bras même si vous n'arrivez pas à vous soulever de la chaise. Ne vous aidez pas de vos jambes ou de vos pieds, ou faites-le le moins possible.

1. Assoyez-vous sur une chaise avec des bras.

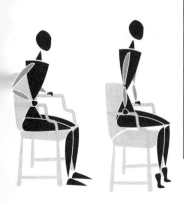

2. Inclinez-vous légèrement vers l'avant, tout en gardant le dos et les épaules bien droits.

3. Tenez les bras de la chaise. Vos mains devraient se trouver vis-à-vis de votre tronc, ou légèrement en avant.

4. Rentrez un peu vos pieds sous la chaise. Détachez les talons du sol et placez votre poids sur la plante du pied et les orteils.

5. Soulevez lentement votre corps de la chaise en poussant sur vos bras (pas vos jambes).

6. Revenez lentement à votre position initiale et faites une pause.

7. Répétez de 8 à 15 fois.

8. Faites une pause, puis faites une autre série de 8 à 15 répétitions.

Flexion du genou

Portez des poids aux chevilles si vous y êtes prête. Cet exercice renforce les muscles à l'arrière des cuisses.

1. Tenez-vous debout. Tenez-vous à une chaise ou à une table pour assurer votre équilibre.

2. Pliez lentement le genou droit le plus possible, sans bouger le haut de la jambe.

3. Tenez cette position pendant 1 seconde.

4. Ramenez lentement le pied droit vers le bas. Faites une pause.

5. Répétez avec la jambe gauche.

6. Faites de 8 à 15 répétitions avec chaque jambe, en alternance.

7. Faites une pause, puis faites une autre série de 8 à 15 répétitions.

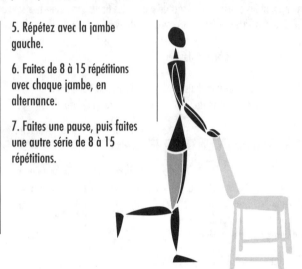

Flexion de la hanche

Portez des poids aux chevilles si vous y êtes prête. Cet exercice renforce les muscles des cuisses et des hanches.

1. Tenez-vous debout, à côté d'une chaise ou d'une table. Tenez-vous pour assurer votre équilibre.

2. Pliez lentement le genou droit vers votre poitrine, sans plier la taille ni tourner les hanches.

3. Tenez cette position pendant 1 seconde.

4. Lentement, ramenez complètement votre jambe droite vers le bas. Faites une pause.

5. Répétez avec la jambe gauche.

6. Faites de 8 à 15 répétitions avec chaque jambe, en alternance.

7. Faites une pause, puis faites une autre série de 8 à 15 répétitions.

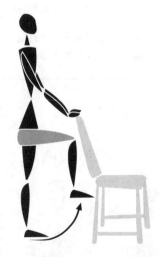

Flexion des épaules

Faites cet exercice pour renforcer les muscles des épaules.

1. Assoyez-vous sur une chaise sans bras, le dos bien appuyé.

2. Gardez vos pieds à plat sur le sol, à la largeur des épaules.

3. Tenez des haltères vers le bas de chaque côté, la paume des mains face à l'intérieur.

4. Levez les deux bras devant vous à la hauteur des épaules, en les gardant droits et en tournant les paumes vers le haut.

5. Tenez cette position pendant 1 seconde.

6. Ramenez lentement les bras vers le bas. Faites une pause.

7. Répétez de 8 à 15 fois.

8. Faites une pause, puis faites une autre série de 8 à 15 répétitions.

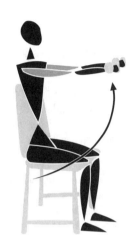

Extension du genou

Voici un autre exercice où vous pouvez utiliser des poids aux chevilles si vous y êtes prête. Il renforce les muscles du devant des cuisses et autour du tibia.

1. Assoyez-vous sur une chaise, et posez uniquement la plante des pieds et les orteils sur le sol. Placez une serviette en rouleau sous vos genoux pour vous aider à soulever vos pieds au besoin. Placez vos mains sur vos cuisses ou sur les bords de la chaise.

2. Étirez lentement votre jambe gauche le plus droit possible devant vous.

3. Fléchissez le pied gauche de façon qu'il pointe vers votre tête.

4. Tenez cette position pendant 1 ou 2 secondes.

5. Ramenez lentement la jambe gauche vers le bas. Faites une pause.

6. Levez les jambes en alternance de 8 à 15 fois pour chaque jambe.

7. Faites une pause, puis faites une autre série de 8 à 15 répétitions.

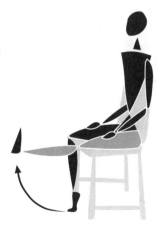

Extension de la hanche

Ces exercices raffermissent les muscles des fesses et du bas du dos. Portez des poids aux cheville si vous y êtes prête.

1. Tenez-vous debout, à 30 ou 45 cm (12 à 18 po) d'une chaise ou d'une table, les pieds légèrement écartés.

2. Penchez-vous vers l'avant à la hauteur des hanches avec un angle de 45 degrés. Tenez-vous à la chaise ou à la table.

3. Levez lentement votre jambe droite vers l'arrière sans plier le genou, en pointant les orteils, ou sans pencher votre corps davantage vers l'avant.

4. Tenez cette position pendant 1 seconde.

5. Ramenez lentement votre jambe droite vers le bas. Faites une pause.

6. Répétez avec la jambe gauche.

7. Levez les jambes en alternance jusqu'à ce que vous ayez fait de 8 à 15 répétitions pour chaque jambe.

8. Faites une pause, puis faites une autre série de 8 à 15 répétitions.

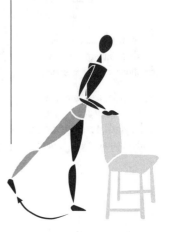

Élévation latérale de la jambe

Ces exercices font travailler les muscles latéraux des hanches et des cuisses. Portez des poids aux chevilles si vous y êtes prête.

1. Tenez-vous debout, derrière une chaise ou une table, les pieds légèrement écartés.

2. Tenez la chaise ou la table pour assurer votre équilibre.

3. Levez lentement votre jambe droite de 15 à 30 cm (6 à 12 po) vers le côté. Gardez le dos et les deux jambes bien droits. Vos orteils ne doivent pas pointer vers l'extérieur; pointez-les vers l'avant.

4. Tenez cette position pendant 1 seconde.

5. Ramenez lentement la jambe droite vers le bas. Faites une pause.

6. Répétez avec la jambe gauche.

7. Levez les jambes en alternance jusqu'à ce que vous ayez exécuté de 8 à 15 répétitions par jambe.

8. Faites une pause, puis faites une autre série de 8 à 15 répétitions.

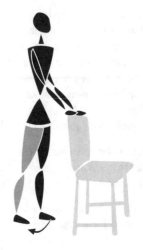

Flexion plantaire

La flexion plantaire figure déjà parmi les exercices de musculation. Vous pouvez modifier cet exercice à mesure que vous progressez. Tenez-vous d'abord à une chaise ou une table avec la main, puis avec un doigt, pour enfin ne plus vous en servir. Faites ensuite l'exercice les yeux fermés si vous avez un bon équilibre.

1. Tenez-vous debout. Tenez-vous à une table ou à une chaise pour assurer votre équilibre.

2. Levez-vous lentement sur la pointe des pieds, le plus haut possible.

3. Tenez cette position pendant 1 seconde.

4. Descendez lentement les talons sur le sol. Faites une pause.

5. Répétez de 8 à 15 fois.

6. Faites une pause, puis faites une autre série de 8 à 15 répétitions.

Modifiez l'exercice selon vos capacités.

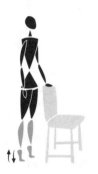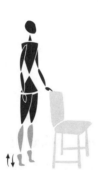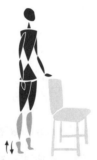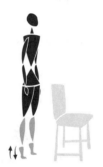

Flexion du genou

Intégrez les flexions du genou à vos exercices de musculation et modifiez-les à mesure que vous progressez. Tenez-vous d'abord à une chaise ou une table avec la main, puis avec un doigt, pour enfin ne plus vous en servir. Faites ensuite l'exercice les yeux fermés si vous avez un bon équilibre.

1. Tenez-vous droite. Tenez-vous à une chaise ou à une table pour assurer votre équilibre.

2. Pliez le genou droit et levez le pied droit le plus loin possible vers l'arrière.

3. Tenez cette position pendant 1 seconde.

4. Ramenez lentement le pied droit vers le bas. Faites une pause.

5. Répétez avec l'autre jambe.

6. Faites de 8 à 15 répétitions avec chaque jambe, en alternance.

7. Faites une pause, puis faites une autre série de 8 à 15 répétitions.

Modifiez l'exercice selon vos capacités.

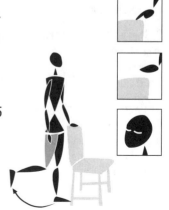

Flexion de la hanche

Intégrez les flexions de la hanche à vos exercices de musculation et modifiez-les à mesure que vous progressez. Tenez-vous d'abord à une chaise ou à une table avec la main, puis avec un doigt, pour enfin ne plus vous en servir. Faites ensuite l'exercice les yeux fermés si vous avez un bon équilibre.

1. Tenez-vous droite. Tenez-vous à une chaise ou à une table pour assurer votre équilibre.

2. Pliez lentement le genou droit vers votre poitrine, sans plier la taille ni tourner les hanches.

3. Tenez cette position pendant 1 seconde.

4. Ramenez lentement votre jambe droite vers le bas. Faites une pause.

5. Répétez avec la jambe gauche.

6. Faites de 8 à 15 répétitions avec chaque jambe, en alternance.

7. Faites une pause, puis faites une autre série de 8 à 15 répétitions.

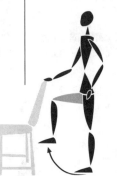

Extension de la hanche

Intégrez les extensions de la hanche à vos exercices de musculation et modifiez-les à mesure que vous progressez. Tenez-vous d'abord à une chaise ou une table avec la main, puis avec un doigt, pour enfin ne plus vous en servir. Faites ensuite l'exercice les yeux fermés si vous avez un bon équilibre.

1. Tenez-vous debout, à 30 ou 45 cm (12 à 18 po) d'une chaise ou d'une table, les pieds légèrement écartés.

2. Penchez-vous vers l'avant à la hauteur des hanches avec un angle de 45 degrés. Tenez-vous à la chaise ou à la table.

3. Levez lentement votre jambe droite vers l'arrière sans plier le genou, en pointant les orteils, ou sans pencher votre corps davantage vers l'avant.

4. Tenez cette position pendant 1 seconde.

5. Ramenez lentement votre jambe droite vers le bas. Faites une pause.

6. Répétez avec la jambe gauche.

7. Levez les jambes en alternance jusqu'à ce que vous ayez fait de 8 à 15 répétitions pour chaque jambe.

8. Faites une pause, puis faites une autre série de 8 à 15 répétitions.

Modifiez l'exercice selon vos capacités.

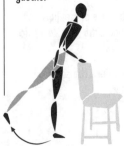

Élévation latérale de la jambe

Intégrez les élévations latérales de la jambe à vos exercices de musculation et modifiez-les à mesure que vous progressez. Tenez-vous d'abord à une chaise ou une table avec la main, puis avec un doigt, pour enfin ne plus vous en servir. Faites ensuite l'exercice les yeux fermés si vous avez un bon équilibre.

1. Tenez-vous debout, derrière une chaise ou une table, les pieds légèrement écartés.

2. Tenez la chaise ou la table pour assurer votre équilibre.

3. Levez lentement votre jambe droite de 15 à 30 cm (6 à 12 po) vers le côté. Gardez le dos et les deux jambes bien droits. Vos orteils ne doivent pas pointer vers l'extérieur; pointez-les vers l'avant.

4. Tenez cette position pendant 1 seconde.

5. Ramenez lentement la jambe droite vers le bas. Faites une pause.

6. Répétez avec la jambe gauche.

7. Levez les jambes en alternance jusqu'à ce que vous ayez exécuté de 8 à 15 répétitions par jambe.

8. Faites une pause, puis faites une autre série de 8 à 15 répétitions.

Modifiez l'exercice selon vos capacités.

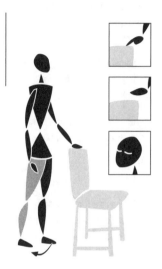

Exercices d'équilibre à faire n'importe où, n'importe quand

Ce type d'exercices améliore l'équilibre. Vous pouvez les faire à peu près n'importe où et n'importe quand, et aussi souvent que vous le souhaitez, pour autant que vous puissiez vous appuyer sur quelque chose de solide si vous perdez l'équilibre.

Exemples :

• Marchez en plaçant le talon devant la pointe du pied. Placez le talon juste devant les orteils de l'autre pied à chaque pas. Votre talon et vos orteils devraient presque se toucher. (Voir la figure.)

• Tenez-vous sur un pied (dans une file d'attente au marché ou à l'arrêt d'autobus, par exemple). Alternez les pieds.

• Levez-vous et assoyez-vous sans utiliser vos mains.

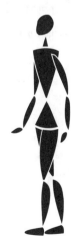

Étirement du muscle ischio-jambier

Cet exercice permet d'étirer les muscles situés à l'arrière des cuisses.

1. Assoyez-vous de côté sur un banc ou une autre surface dure (deux chaises placées l'une à côté de l'autre).

2. Allongez la jambe gauche sur la surface, les orteils vers le haut.

3. Gardez la jambe droite hors de la surface, le pied à plat sur le sol.

4. Redressez votre dos.

5. Si vous sentez le muscle s'étirer à ce stade, tenez cette position de 10 à 30 secondes.

6. Si vous ne sentez rien, penchez votre corps vers l'avant depuis les hanches (pas la taille), jusqu'à ce que vous sentiez le muscle de la jambe gauche s'étirer, en gardant le dos et les épaules droits. Omettez cette étape si vous avez subi un remplacement de la hanche, à moins d'avoir l'approbation de votre chirurgien ou de votre thérapeute.

7. Tenez cette position de 10 à 30 secondes.

8. Répétez avec la jambe droite.

9. Répétez de 3 à 5 fois par jambe.

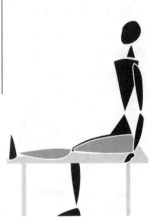

Variante de l'étirement du muscle ischio-jambier

Voici une autre façon d'étirer les muscles à l'arrière des cuisses.

1. Placez-vous derrière une chaise et tenez le dossier avec les deux mains.

2. Penchez votre corps vers l'avant depuis les hanches (pas la taille). Votre dos et vos épaules doivent rester droits en tout temps.

3. Une fois la partie supérieure de votre corps parallèle au sol, tenez cette position de 10 à 30 secondes. Vous devriez ressentir un étirement à l'arrière des cuisses.

4. Répétez de 3 à 5 fois.

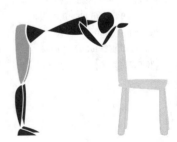

Étirement de la cheville

Voici comment étirer les muscles antérieurs des chevilles.

1. Retirez vos chaussures et assoyez-vous vers l'avant du siège d'une chaise. Placez un coussin sur le dossier pour soutenir votre dos et adossez-vous.

2. Étirez vos jambes devant vous.

3. Les talons au sol, fléchissez vos chevilles de façon à pointer les orteils vers vous.

4. Fléchissez ensuite vos chevilles de façon à pointer les orteils loin de vous.

5. Si vous ne sentez pas l'étirement, refaites l'exercice avec les pieds légèrement au-dessus du sol.

6. Tenez cette position pendant 1 seconde.

7. Répétez de 3 à 5 fois.

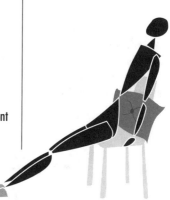

Étirement du mollet

Vous pouvez étirer les muscles des mollets en ayant les genoux droits ou fléchis.

1. Debout, appuyez les mains contre le mur, les bras droits.

2. Pliez légèrement le genou gauche et gardez le bout du pied droit légèrement tourné vers l'intérieur. Reculez votre jambe droite de 30 à 60 cm (1 à 2 pi) en gardant votre pied droit à plat sur le sol. Vous devriez sentir un étirement dans le muscle du mollet, mais pas douloureux. Si vous ne sentez pas l'étirement, reculez votre jambe davantage jusqu'à ce que cela se produise.

3. Tenez cette position de 10 à 30 secondes.

4. Fléchissez le genou de la jambe droite, tout en maintenant votre talon et votre pied sur le sol.

5. Tenez cette position de 10 à 30 secondes.

6. Répétez avec la jambe gauche.

7. Répétez de 3 à 5 fois avec chaque jambe.

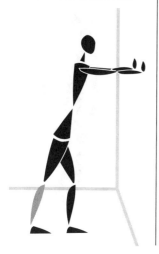

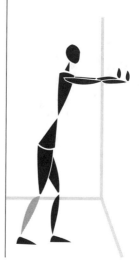

Étirement des triceps

Utilisez une serviette pour étirer les muscles à l'arrière des bras.

1. Tenez un bout de la serviette dans la main gauche.

2. Levez le bras gauche et pliez-le derrière la tête de façon que la serviette pende dans votre dos. Gardez le bras gauche dans cette position.

3. Amenez la main droite dans votre dos afin de saisir l'autre bout de la serviette.

4. Avec la main droite, tenez la serviette de plus en plus haut, ce qui tire votre bras gauche vers le bas. Continuez le mouvement jusqu'à ce que vos mains se rejoignent ou qu'elles soient aussi près que possible sans causer de douleur.

5. Répétez de l'autre côté.

6. Faites une autre série de 3 à 5 répétitions de chaque côté.

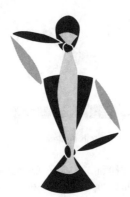
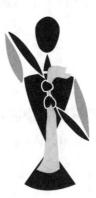

Étirement des poignets

Cet exercice permet d'étirer les muscles des poignets.

1. Joignez vos mains comme pour une prière.

2. Soulevez lentement vos coudes jusqu'à ce que vos avant-bras soient parallèles au sol, en maintenant vos mains l'une contre l'autre.

3. Tenez cette position de 10 à 30 secondes.

4. Répétez de 3 à 5 fois.

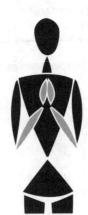
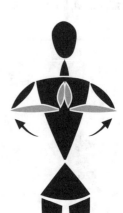

Étirement des quadriceps

Faites cet exercice afin d'étirer les muscles à l'avant des cuisses.

1. Allongez-vous sur le plancher, sur le côté gauche. Vos hanches doivent être l'une au-dessus de l'autre.

2. Appuyez la tête sur un coussin ou sur votre bras.

3. Fléchissez le genou droit.

4. Avec la main droite, prenez le talon de votre pied droit. Si vous n'y arrivez pas, faites une boucle autour du pied avec une ceinture et tirez sur les extrémités de la ceinture.

5. Tirez doucement sur votre jambe droite jusqu'à ce que vous sentiez un étirement à l'avant de la cuisse.

6. Tenez cette position de 10 à 30 secondes.

7. Inversez la position et répétez.

8. Faites une série de 3 à 5 répétitions de chaque côté. Si vous avez une crampe à l'arrière de la cuisse, étirez votre jambe et essayez de nouveau, plus lentement.

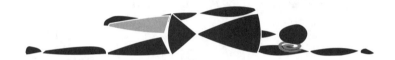

Double rotation des hanches

Ne faites pas cet exercice si vous avez subi un remplacement de la hanche, car il étire les muscles extérieurs des hanches et des cuisses, à moins d'avoir l'approbation de votre chirurgien.

1. Allongez-vous sur le dos, les genoux fléchis et les pieds à plat sur le sol.

2. Gardez les épaules au sol en tout temps.

3. En gardant les genoux fléchis et collés, descendez-les lentement d'un côté, le plus loin possible, sans forcer.

4. Tenez cette position de 10 à 30 secondes.

5. Revenez à votre position initiale.

6. Répétez de l'autre côté.

7. Répétez de 3 à 5 fois de chaque côté.

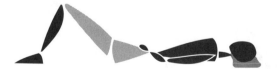

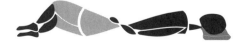

Rotation simple de la hanche

Ne faites pas cet exercice si vous avez subi un remplacement de la hanche, car il étire les muscles du bassin et de l'intérieur des cuisses, à moins d'avoir l'approbation de votre chirurgien.

1. Allongez-vous sur le plancher, les genoux fléchis et les pieds à plat sur le sol.

2. Gardez les épaules au sol en tout temps.

3. Descendez lentement votre genou droit d'un côté, en gardant votre bassin et votre genou gauche en place.

4. Tenez cette position de 10 à 30 secondes.

5. Revenez à votre position initiale.

6. Répétez avec le genou gauche.

7. Répétez de 3 à 5 fois de chaque côté.

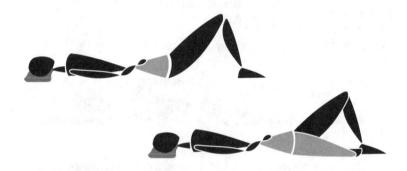

Rotation du cou

Cet exercice permet d'étirer les muscles du cou.

1. Allongez-vous sur le plancher, avec un annuaire téléphonique ou tout autre livre sous votre tête.

2. Tournez lentement la tête d'un côté à l'autre, en tenant la position de 10 à 30 secondes de chaque côté. Votre tête ne doit pas pencher vers l'avant ou l'arrière, ni causer d'inconfort.

Vous pouvez plier les genoux pour éviter l'inconfort au dos durant cet exercice.

3. Répétez de 3 à 5 fois.

Rotation de l'épaule

Cet exercice permet d'étirer les épaules.

1. Allongez-vous sur le plancher avec un coussin sous la tête. Gardez les jambes droites. Glissez une serviette en rouleau sous vos genoux si votre dos vous incommode.

2. Étendez les bras de côté. Vos épaules et vos bras doivent rester au sol durant tout l'exercice.

3. Pliez les coudes de façon que vos mains pointent vers le plafond. Laissez les avant-bras descendre lentement vers vos épaules. Arrêtez le mouvement lorsque vous sentez un étire-ment ou de l'inconfort. Arrêtez immédiatement si vous ressen-tez une forme de pincement ou une douleur intense.

4. Tenez cette position de 10 à 30 secondes.

5. Ramenez lentement vos bras toujours fléchis vers le haut. Laissez les avant-bras descendre lentement vers vos hanches. Arrêtez le mouvement lorsque vous sentez un étirement ou de l'inconfort.

6. Tenez cette position de 10 à 30 secondes.

7. Alternez les mouvements vers les épaules et vers les hanches. Commencez et terminez avec les bras pointant vers le plafond.

8. Répétez de 3 à 5 fois.

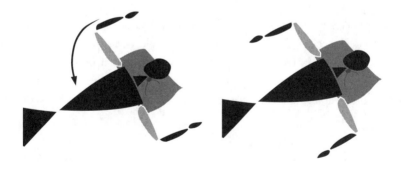

Chapitre 15

Une belle apparence

Qui est cette étrangère dans le miroir? Elle a les yeux cernés, des rides autour des lèvres, et un long poil noir jaillit sur son menton. Vous savez bien que vous n'avez plus 25 ans, mais c'est troublant que ces signes du vieillissement surviennent dans la trentaine ou la quarantaine. Même si vous avez toujours fait vos exercices fidèlement et avez surveillé votre poids, votre peau et vos cheveux changeront avec l'âge. Votre peau perd de son élasticité et tend à se rider. En outre, votre chevelure peut s'amincir tandis que des poils poussent à des endroits indésirables, comme dans le visage. Vos ongles peuvent aussi devenir plus cassants.

Ces changements ne menacent pas votre vie, mais ils peuvent vous déprimer. Bien sûr, la beauté intérieure a son charme, mais nous aimerions toutes avoir belle apparence. Par ailleurs, dans notre société qui glorifie la jeunesse, paraître votre âge peut vous désavantager au travail et même dans vos relations interpersonnelles. Aucune femme ne veut se retrouver à une fête et avoir soudain l'impression qu'elle semble être la plus vieille (même si elle l'est effectivement en nombre d'années). De plus, peu d'entre nous sont prêtes à subir une chirurgie esthétique (ou peuvent se l'offrir) pour éliminer chacune de leurs imperfections. Si vous comprenez les causes des changements qui se produisent dans votre corps et ce que vous pouvez faire — mis à part une chirurgie —, vous pouvez améliorer votre apparence et vous sentir mieux dans votre peau au fil des ans.

LA PEAU

Souvent, les premiers signes du vieillissement se manifestent par des ridules autour des yeux ou de pâles taches brunes sur les mains. Cela peut causer un choc au début, si vous n'êtes que dans la trentaine ou au début de la quarantaine. Deux facteurs influent sur la vitesse à laquelle votre peau vieillit : vos gènes et votre style de vie. Il n'y a rien à faire dans le cas des gènes, mais vous pouvez garder une apparence jeune plus longtemps si vous évitez le soleil, le tabagisme et les fluctuations de poids. Si vous êtes en bonne santé, votre peau le reflétera. Buvez beaucoup d'eau et dormez suffisamment. Une bonne alimentation et de l'exercice sur une base régulière donnent aussi un éclat de jeunesse à votre peau.

La peau est le plus grand organe, d'une masse d'environ 4 kg (9 lb). Les paupières ont la peau la plus mince et la plante des pieds, la plus épaisse. Voici une description des trois couches de votre peau et de leur fonction.

L'ÉPIDERME : la couche superficielle de la peau, environ aussi épaisse qu'une feuille de papier.

L'épiderme garde les germes à l'extérieur du corps, et les fluides à l'intérieur. Il se compose de quatre couches de cellules qui meurent constamment et sont remplacées au fur et à mesure. Tous les 28 jours, les cellules de l'épiderme sont entièrement régénérées. La stratum corneum (SC) contient des kératinocytes, des cellules qui génèrent des protéines solides formant une couche protectrice souple. La couche inférieure contient des mélanocytes qui produisent la mélanine, le pigment qui donne sa coloration à la peau. Si vous allez fréquemment au soleil, votre production de mélanine augmente, ce qui vous fait bronzer ou vous donne des taches de rousseur. L'épiderme comprend aussi des cellules de Langerhans, qui font partie du système immunitaire. Ces cellules contribuent à combattre les infections.

LE DERME : la couche centrale de la peau. Il est plus épais que l'épiderme et contient du collagène, du sang et des vaisseaux lymphatiques, des nerfs, des follicules pileux ainsi que des glandes sudoripares et sébacées.

Les vaisseaux sanguins du derme se dilatent et se contractent afin de maintenir la température corporelle à un niveau constant. Ce sont les mêmes vaisseaux qui entrent en action lors d'une bouffée de chaleur. Le derme alimente l'épiderme. Le collagène et l'élastine, une autre molécule, permettent à la peau de rester ferme même lorsqu'elle est étirée. En vieillissant, certaines fibres d'élastine disparaissent, ce qui fait naître les rides. Le derme contient aussi les leucocytes (globules blancs) qui captent tout germe ayant pu traverser l'épiderme.

LE TISSU SOUS-CUTANÉ : la couche inférieure de la peau, constituée principalement de tissus conjonctifs, de glandes

Ce qui peut se produire

❖ De fines rides autour des yeux et de la bouche;

❖ Une peau généralement plus sèche;

❖ Une perte d'élasticité cutanée;

❖ Des taches brunes sur le visage et sur les mains;

❖ Quelques poils noirs sur le menton ou sur la lèvre supérieure;

❖ Une perte pileuse (cuir chevelu, bras, jambes et région pubienne);

❖ Des cheveux grisonnants.

PEAU JEUNE   **PEAU VIEILLE**

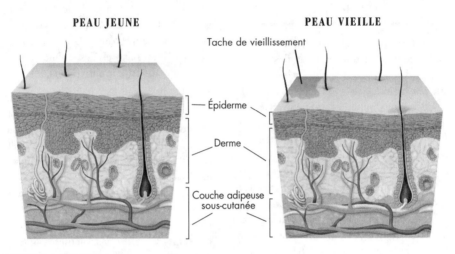

Tache de vieillissement

— Épiderme

Derme

Couche adipeuse
sous-cutanée

SOUS LA PEAU

En vieillissant, la peau perd de son élasticité et la couche adipeuse s'amincit.

sudoripares, de vaisseaux sanguins et de cellules qui emmagasinent les gras.

Cette couche vous permet de rester au chaud et elle vous protège contre les blessures.

Rides de sourire

Q. J'ai quelques rides autour des yeux et de la bouche, et je constate que ce ne sont là que des plis se formant quand je souris. Est-ce que je suis ridée parce que je ris trop ?

R. Enfant, votre mère vous a-t-elle déjà dit de ne pas faire de grimaces, car votre visage allait se figer ainsi ? Elle avait un peu raison. Des mouvements répétés de la peau et des muscles du visage, comme sourire ou froncer les sourcils, peuvent causer l'apparition de lignes permanentes lorsque vous vieillissez, car votre peau est plus mince et moins élastique. La peau jeune reprend sa forme sur-le-champ, un peu comme une bande élastique, mais pas une peau vieillissante. La peau plus âgée ressemble davantage

à un mouchoir de papier : les plis restent incrustés. Une autre chose qui se produit avec le temps est que les cellules ne se régénèrent pas aussi rapidement que par le passé. Vous pouvez noter que les blessures mettent plus de temps à guérir. Une coupure qui disparaissait en moins d'une semaine quand vous étiez enfant met maintenant près d'un mois à guérir. La couche adipeuse sous la peau devient aussi plus mince. Cela peut sembler une bonne chose, mais risque toutefois de vous faire paraître plus vieille. Par exemple, peut-être voyez-vous vos veines au dos de vos mains. La peau produit moins d'huile et retient moins l'humidité. Voilà autant de raisons de prendre mieux soin de votre peau. Autrement dit, continuez de sourire, mais utilisez des crèmes hydratantes et des écrans solaires.

Les dommages dus au soleil

Q. Je suis au milieu de la quarantaine et je fréquente les plages depuis mon adolescence. Depuis un certain temps, je trouve que j'ai l'air plus vieille que mes amies de mon âge. Je pense que je devrais blâmer tous ces étés passés au soleil. Que puis-je faire maintenant ?

R. Vous ne voyez les changements que depuis peu, mais les effets du soleil s'accumulent sous la surface de votre peau depuis des décennies. Une exposition au soleil prolongée peut vous faire paraître de 5 à 10 ans plus vieille que votre âge. Des taches de vieillesse peuvent apparaître sur vos mains, votre visage ou toute partie du corps qui a été très exposée au soleil. Comparez le dos de votre main à la peau de vos fesses. Vous verrez sans faute les dommages de près, à moins d'avoir pratiqué le nudisme.

Vous soupçonnez que toutes ces années à vous amuser au soleil sont responsables de votre apparence, mais vous savez ce que vous devez faire à présent. Ne sortez jamais, jamais (même par temps nuageux, car 80 % des rayons du soleil atteignent le sol) sans un écran solaire qui bloque les rayons ultraviolets A (UVA), principaux responsables du vieillissement de la peau, ainsi que les rayons ultraviolets B (UVB), que l'on présume à l'origine des cancers de la peau (quoique les scientifiques ne s'entendent pas à ce sujet). Assurez-vous de la qualité de votre écran solaire et vérifiez qu'il a le facteur de protection solaire (FPS) le plus élevé possible, puisque bien peu d'entre nous étalent un filtre solaire aussi abondamment et fréquemment que le recommandent les scientifiques qui déterminent les cotes en laboratoire. Recherchez les produits à base d'oxyde de zinc micronisé ou de dioxyde de titane, qui bloquent les rayons du soleil. Et remettez-en souvent si vous vous baignez ou si vous transpirez beaucoup.

Il est bon de penser à choisir des vêtements et des chapeaux qui bloquent

VOTRE PLACE AU SOLEIL PETIT GLOSSAIRE

Dommages solaires ou photo-vieillissement : donne à la peau l'apparence du cuir, accélère l'apparition des rides.

Exposition au soleil : décompose le collagène et l'élastine qui donnent son tonus à l'épiderme, ce qui assouplit la peau.

Coup de soleil : cause une inflammation qui endommage le collagène et l'élastine.

les rayons solaires. On en trouve dans les magasins de sport spécialisés en articles pour la randonnée pédestre. Certains vêtements sont plutôt jolis et conviennent à la plage. Enfin, si vous aimez avoir le teint bronzé, mais voulez éviter les effets néfastes du soleil, explorez du côté des produits autobronzants. Il faut un certain temps pour arriver à s'en servir sans avoir une couleur orangée. Quand vous maîtriserez leur application, personne ne pourra dire si votre teint hâlé vient du soleil ou d'un flacon.

Tabagisme

Q. Ma sœur a cinq ans de moins que moi et fume. Nous sommes toutes deux dans la quarantaine, mais elle paraît avoir dix ans de plus. Je crois que c'est à cause du tabac. Ai-je raison ?

R. En général, la peau des fumeurs vieillit plus vite que celle des non-fumeurs, et les femmes sont d'autant plus vulnérables que leur peau est plus mince. La nicotine et d'autres substances chimiques présentes dans les cigarettes

Quand consulter le médecin

Consultez votre médecin si vous remarquez l'un des changements suivants :

✦ Une nouvelle tache sur la peau qui est en relief, a plus d'une couleur ou a une forme irrégulière;

✦ Une ancienne tache ou un vieux grain de beauté qui change;

✦ Une poussée soudaine et importante de poils au visage ou sur la poitrine;

✦ La perte de cheveux par plaques.

diminuent la circulation sanguine, nuisant à l'apport en oxygène et autres nutriments essentiels à la peau. Certains dermatologues croient que les dommages sont non seulement causés par la nicotine, mais aussi par l'exposition constante à la chaleur.

Chaque cigarette fumée abîme votre peau. On peut même voir des changements dans le visage de jeunes femmes qui fument depuis 10 ans seulement. Une étude menée en 2002 a montré que des fumeuses âgées d'à peine 20 ans ont des rides visibles au microscope. Vers la fin de la trentaine ou le début de la quarantaine, nombre de ces femmes ont ce qu'on appelle un « visage du fumeur », soit un motif de rides particulier aux fumeurs. Les principaux dommages se situent autour des yeux, de la bouche et des joues. Les rides autour des yeux découlent du fait qu'elles plissent constamment les yeux à cause de la fumée. Celles de la lèvre supérieure résultent du mouvement d'aspiration de la cigarette. Enfin, les rides sur les joues se développent avec les inhalations et les exhalations répétées. La peau des doigts qui tiennent la cigarette peut se décolorer. En général, les fumeuses de longue date ont souvent un teint jaunâtre. La peau autour des yeux peut même être plus pâle que celle du reste du visage à cause de

l'irrigation sanguine restreinte à cet endroit. Cesser de fumer peut améliorer l'état de la peau, même à un âge avancé. Les gens qui ont fumé beaucoup ou longtemps durant leur jeunesse ont moins de rides et un meilleur teint dès qu'ils cessent de fumer.

Vous savez que le tabagisme est une cause du cancer du poumon, mais vous ignorez peut-être qu'il est aussi associé au cancer de la peau et à un risque accru de mourir d'un mélanome, la forme de cancer de la peau la plus dangereuse qui soit.

La peau sèche

Q. J'ai la peau sèche et des démangeaisons. Je n'ai jamais eu ce problème auparavant. Est-ce à cause du vieillissement ou s'agit-il d'un problème plus grave ?

R. Une peau très sèche peut être un signe d'hypothyroïdisme. Consultez votre médecin si, en outre, vous vous sentez plus fatiguée que d'habitude et avez pris un peu de poids. (Reportez-vous au chapitre 7 pour en savoir plus sur les maladies thyroïdiennes.) D'autres troubles comme le diabète et les maladies du rein peuvent causer une sécheresse de la peau. Pour une raison ou une autre, la peau sèche est un phénomène plus courant avec l'âge, à cause du vieillissement et des dommages dus au soleil. Il est temps de commencer à hydrater votre peau matin et soir si vous ne le faites pas déjà. Pour la peau très sèche, préférez les crèmes aux lotions. L'alcool que contiennent les lotions facilite leur application, mais peut assécher votre peau. Évitez les marques coûteuses des grands magasins. Vous payez principalement pour la mise en marché de ces produits. Les dermatologues vous diront que les produits à prix moyen en pharmacie sont souvent plus efficaces que les produits haut de gamme vendus à prix fort. Elles conviennent à toutes les parties du corps qui ont besoin d'hydratation : le visage, les bras, les jambes et même la plante des pieds. Le meilleur moment pour les appliquer est après un bain ou une douche, alors que la peau est légèrement humide. Une bonne lotion ou une bonne crème va sceller l'humidité dans la peau. De plus, prenez des douches tièdes et pas trop chaudes, car la chaleur peut favoriser l'assèchement. En outre, optez pour les savons gras de type Dove ou des savons nettoyants doux. Essorez votre peau à l'aide d'une serviette, sans la frotter. Pour votre visage, vous pouvez utiliser des crèmes teintées avec FPS (facteur de protection solaire). Ainsi, un seul produit vous permet d'hydrater votre peau, de prévenir tout autre dommage et de camoufler les inégalités du teint. Un autre truc est d'avoir un humidificateur à la maison ou de laisser un récipient d'eau sur le radiateur afin d'humidifier l'air.

De l'espoir en flacon

Q. Il doit y avoir un millier de crèmes antirides sur le marché. Sont-elles efficaces ? Ou dois-je penser à la chirurgie esthétique ?

R. La réponse à votre question dépend de ce que vous attendez de ces

RÉTINOÏDES

Vous avez sûrement entendu parler de ces médicaments à base de vitamine A. Ce n'est pas tout à fait une fontaine de jouvence, mais ils sont prometteurs. La trétinoïne vendue sous les marques commerciales Renova et Retin-A ont d'abord servi au traitement de l'acné dans les années 1970. Des chercheurs ont trouvé que les rétinoïdes atténuent également les taches de kératose actinique (précurseurs du cancer de la peau) et accélèrent la régénération des cellules de la peau. En 1996, la FDA a approuvé le Renova pour le traitement des rides. La trétinoïne agit en augmentant la production de nouveau collagène et en stimulant la croissance de nouveaux vaisseaux sanguins dans la peau. Renova fait pâlir les taches de vieillissement en plus d'adoucir les plaques rugueuses. On constate une amélioration en quelques mois, mais il faut utiliser le produit pendant une année complète avant d'en retirer tous les bienfaits. En revanche, la trétinoïne peut causer une irritation de la peau et il devient nécessaire d'appliquer un écran solaire (ce que vous devriez faire de toute façon), car elle accroît la sensibilité de la peau à la lumière solaire. Les bienfaits disparaissent si on cesse la prise du médicament. Le coût varie de 40 $ à plus de 90 $ selon le point de vente.

crèmes. Rien de ce que vous achetez en vente libre ne peut donner les mêmes résultats qu'un produit sous ordonnance ou qu'une intervention médicale. (Dans tous les cas, consultez un dermatologue si vous vous inquiétez de nouvelles taches foncées ou rugueuses, afin d'éliminer toute possibilité d'un cancer de la peau.) En outre, aucun cosmétique ne peut effacer les dommages causés par les deux plus grands ennemis de la peau : l'exposition au

Que dire à votre fille

Voici une autre belle occasion d'être un modèle positif. Insistez très tôt sur l'importance de bien soigner sa peau. Rappelez à votre fille de porter un écran solaire. Certains dermatologues estiment que les enfants reçoivent 80 % de leur exposition au soleil avant l'âge de 18 ans. Les dommages dus au soleil s'accumulent tout au long de la vie et les coups de soleil graves subis tôt dans la vie sont un facteur de risque de mélanomes, la forme la plus mortelle des cancers de la peau, en plus de contribuer au vieillissement prématuré de la peau. La même chose est vraie pour le tabagisme, qui donne des rides et vous fait paraître plus vieille que votre âge.

soleil et le tabagisme. Vos abus du passé reviendront vous hanter.

On voit toutefois apparaître sur le marché une très vaste nouvelle catégorie de produits, les « cosméceutiques », qui prétendent effacer les traces du vieillissement sans bistouri ni injections. Ces produits profitent d'une zone grise de la réglementation : ils ne sont pas des médicaments ni des cosmétiques, et rien ne garantit leur efficacité. Vous pouvez acheter des cosméceutiques dans les grands magasins, où ils vous coûtent une semaine de salaire, ou encore dans votre pharmacie locale, où ils sont beaucoup plus abordables. Les dermatologues affirment qu'il n'y a aucun lien entre le prix et l'efficacité, alors aussi bien vous en tenir à des marques connues à prix raisonnables comme Oil of Olay, Aveeno, Neutrogena ou Eucerin.

Crèmes à base de collagène

Q. Je vois beaucoup de publicités de crèmes à base de collagène. Je sais que nous perdons du collagène en vieillissant. Ces crèmes sont-elles efficaces ?

R. On perd du collagène en vieillissant, mais on ne le remplace pas en en appliquant sur son visage. La peau n'absorbe pas le collagène et les crèmes ne stimulent pas sa production. Si vous avez une plus belle peau, c'est que votre crème l'hydrate bien. Donc, ne dépensez pas votre argent pour du collagène.

Acné adulte

Q. C'est injuste, mais j'arrive à la périménopause et j'ai encore des points noirs. Je sais que l'acné chez l'adolescent est d'origine hormonale... Est-ce la même chose à cette étape de ma vie ?

R. Chez les femmes qui ont des poussées d'acné en lien avec leur cycle menstruel, les boutons ou points apparaissent de deux à sept jours avant leurs règles. Ce problème tend à disparaître après la ménopause, alors un soulagement est en vue. Cependant, des poussées peuvent se produire pendant la transition. Les fluctuations d'hormones pourraient être le problème. Bien que les médecins ne comprennent pas vraiment ce qui cause l'acné, ils savent qu'une augmentation des androgènes (hormones sexuelles masculines) est un facteur majeur. Et comme nous l'avons vu, le rapport œstrogène à androgènes change durant la transition de la ménopause. Des études ont montré que les femmes atteintes d'acné ont un taux d'androgènes plus élevé que les autres. En outre, les femmes qui ont fait de l'acné à l'adolescence tendent à en faire à la cinquantaine. Parmi les autres causes, mentionnons les produits de maquillage gras, des médicaments (comme le lithium

PREMIERS SOINS POUR VOTRE PEAU

Que peuvent les crèmes et les lotions pour vous ? Tout dépend de votre problème.

La sécheresse générale et la perte d'élasticité. Hydratez votre peau, nous ne le dirons jamais assez ! Si vous commencez seulement à voir des rides, les crèmes très hydratantes sont les plus efficaces. Recherchez celles qui contiennent des céramides, des triglycérides ou du cholestérol. Les produits à base de rétinol peuvent stimuler la croissance cellulaire, ce qui peut aussi vous aider.

Les taches de vieillesse. Aussi appelées taches de soleil, il s'agit de taches brunes qui apparaissent sur le visage, le cou, la poitrine, le dos des mains ou les avant-bras. Consultez un dermatologue si vous en avez beaucoup, car elles peuvent signaler de graves dommages dus au soleil et donc un risque accru de cancer de la peau. Les produits en vente libre qui règlent le problème sont à base d'hydroquinone, un agent blanchissant. En combinaison avec un exfoliant, une crème au rétinol, une crème à base d'acide glycolique, vous pouvez accélérer la disparition des taches. Vous devez néanmoins utiliser un excellent écran solaire, sinon, il suffira de quelques rayons solaires puissants pour annuler l'effet des agents blanchissants. Le dermatologue peut vous prescrire des agents blanchissants plus puissants, une dermabrasion ou d'autres traitements.

Les fines ridules et les yeux gonflés. N'importe quelles rides ont meilleure apparence si la peau est bien hydratée. Rappelez-vous que la crème hydratante la plus chère n'est pas nécessairement la plus efficace. Le rétinol et les acides alpha-hydroxylés peuvent aussi lisser la peau. Plusieurs produits sont vendus spécifiquement pour le contour des yeux. Mais en avez-vous vraiment besoin ? Selon les médecins, les crèmes pour le visage sont assez douces pour que vous les utilisiez autour des yeux avant d'investir dans d'autres produits.

Les yeux gonflés sont plus difficiles à traiter. Vous devrez prendre des antihistaminiques ou vous reposer davantage si le problème est dû à des allergies ou à un manque de sommeil. Les remèdes classiques comme les tranches de concombre, les sachets de thé et les gels astringents peuvent fonctionner si le problème est temporaire. Mais chez bon nombre de femmes, les yeux gonflés sont causés par des coussinets adipeux herniés au-dessus et au-dessous des yeux. Voyez un médecin si c'est le cas afin de planifier une intervention chirurgicale en vue de les éliminer. Aucun produit vendu en pharmacie ou en magasin ne peut régler le problème.

Les lignes de rire et les ridules autour de la bouche. Les dermatologues ne recommandent aucun des produits en vente libre pour ce problème. Consultez un médecin si ces lignes ou ridules vous incommodent vraiment. Il existe des traitements comme les filtres injectables ou le resurfaçage.

---

pris pour les troubles bipolaires ou les barbituriques contrôlant les convulsions) et même le fait de mettre la main sur la joue (une source de bactéries). Contrairement à la croyance populaire, le chocolat, les aliments frits et une peau mal entretenue ne causent pas l'acné. Le stress non plus, quoiqu'il puisse l'accentuer. Essayez donc de vous détendre davantage.

Si les boutons vous gênent, faites l'essai de médicaments contre l'acné en vente libre qui contiennent du peroxyde de benzoyle, du résorcinol, de l'acide salicylique ou du soufre. Ces produits dissolvent les points noirs et le sébum en plus de réduire la production d'huile par la peau. Ne les étalez toutefois pas sur tout le visage, comme vous le faisiez peut-être à l'adolescence. N'en mettez que sur les zones touchées, et non pas autour. Votre peau étant plus sèche maintenant, il faut faire preuve de prudence. Cherchez des produits pour adultes, y compris des produits conçus pour les femmes à la ménopause.

Si rien n'y fait, consultez un dermatologue qui pourra vous prescrire des antibiotiques ou d'autres médicaments sous ordonnance. Les contraceptifs oraux et l'hormonothérapie ménopausique peuvent aussi aider. (Voir le chapitre 2 pour en savoir davantage au sujet de ces médications.)

Entre-temps, lavez votre visage doucement; ne le frottez pas outre mesure, car cela ne ferait qu'aggraver le problème.

L'HORMONOTHÉRAPIE ET LES RIDES

La controverse au sujet de l'hormonothérapie à la ménopause a surtout trait aux risques de cancer et de maladies du cœur. Pourtant, beaucoup de femmes qui prennent de l'œstrogène disent qu'elles aiment le faire parce qu'elles ont l'air plus jeunes. Y a-t-il une explication scientifique? L'œstrogénothérapie ne modifie pas les effets du vieillissement génétique et ne peut pas non plus renverser les dommages dus à l'exposition solaire ou au tabagisme. Elle n'a aucun effet sur les risques de développer un cancer de la peau. Mais des essais cliniques ont cependant montré que l'œstrogène systémique pouvait avoir des bienfaits pour la peau. Il semble qu'il réduise la perte de collagène, préserve l'épaisseur, améliore sa fermeté et son élasticité en plus de diminuer la profondeur des rides et la taille des pores. Selon les chercheurs, les résultats ne permettent pas de recommander la prise d'œstrogène dans cette seule optique. La FDA, pour sa part, ne l'a pas approuvé pour cette utilisation. La recherche se poursuit.

Le vrai problème

Q. Je vais vous paraître étrange, mais je suis convaincue que ma position pour dormir a laissé des marques sur mon visage. Je dors sur le côté et, lorsque j'appuie ma tête sur l'oreiller, ma joue pousse ma peau par-dessus ma lèvre supérieure. Et maintenant, j'ai une ride à cet endroit. Y a-t-il un lien?

R. Il y a certainement un lien. Poser votre visage sur l'oreiller de la même façon pendant des années peut contribuer à la formation de rides. Au tout début, vous voyez ces marques au lever, puis elles disparaissent au cours de la journée. Avec l'âge, elles deviennent permanentes. Selon l'American Academy of Dermatology, les personnes qui dorment sur le dos n'ont pas ce type de rides. Les femmes ont tendance à dormir sur le côté et développent des rides distinctes sur les joues et le menton. Les hommes, pour leur part, ont plus l'habitude de s'enfoncer la tête dans l'oreiller, ce qui plisse leur front. Pensez à changer votre position pour dormir ou encore à utiliser des taies en satin qui réduiront les rides au minimum. Une crème très hydratante pourrait diminuer l'apparence des rides. Appliquez-en le soir.

Le zona

Q. Je sens une brûlure sur la peau du dos, d'un côté. Il y a aussi de petites cloques à cet endroit. Est-ce que cela a quelque chose à voir avec la ménopause?

R. Vous pourriez être atteinte de zona, une infection virale des nerfs qui entraîne ce type d'éruption. Le virus qui vous attaque est le virus zona-varicelle, ou virus de l'herpès zoster. Si vous avez eu la varicelle étant enfant, le virus reste en latence dans votre moelle épinière votre

CONSEILS DE MAQUILLAGE

Si vous utilisez toujours les mêmes produits de maquillage que vous employiez dans la vingtaine, il est temps de changer. Voici quelques conseils de Laura Snavely, une maquilleuse qui travaille chez Bobbi Brown.

◆ Appliquez une bonne couche de crème hydratante et utilisez un produit pour les yeux au besoin. Pour uniformiser le teint, utilisez une crème hydratante teintée ou un fond de teint avec hydratant. Les fluctuations hormonales assèchent la peau. Préférez des hydratants et des fonds de teint qui contiennent un écran solaire (que vous devriez porter en tout temps).

◆ Portez des ombres à paupières mates. Le blanc et les teintes pâles font paraître les yeux plus grands et plus ouverts.

◆ Soulignez vos paupières. Pas avec un gros trait, juste une ligne pour les définir. Les eye-liners et les ombres à paupières humides font merveille quand on les applique directement dans la ligne des cils. Estompez légèrement le trait avec un coton-tige ou une brosse adoucissante pour un effet plus doux.

◆ Si vos paupières commencent à s'affaisser, évitez de mettre de l'eye-liner ou du mascara sous l'œil. Appliquez du blanc sous le sourcil, ce qui relève l'œil. Choisissez un fard à joues (rose pâle ou abricot) qui illumine votre visage. Les fards foncés et intenses font paraître la peau flasque. Les produits bronzants peuvent donner de la chaleur et de l'uniformité au teint. Ils ne doivent pas donner une apparence de saleté.

◆ Les rouges à lèvres pâles vous font paraître plus jeune. Vous pouvez quand même porter une couleur vive, mais évitez les teintes écrasantes, surtout les brun foncé. Utilisez un crayon à lèvres pour garder votre rouge sur vos lèvres.

◆ Concentrez-vous sur la partie de votre visage que vous préférez, vos yeux, par exemple. Le reste du maquillage doit rester discret.

◆ Vous voulez une belle peau du dedans au dehors. Mangez bien, buvez beaucoup d'eau, faites de l'exercice, dormez suffisamment et soyez positive !

---

vie durant. Il arrive que le virus refasse surface dans la soixantaine ou chez les gens qui ont un système immunitaire affaibli. Les premiers symptômes correspondent à la douleur que vous décrivez, suivie d'une éruption de cloques le long des voies nerveuses, souvent sur les côtes ou sur le visage, qui peut durer plusieurs semaines. La douleur peut persister pendant des mois. À l'occasion, la partie lésée devient tellement sensible que le simple frottement de vêtements ou de draps provoque une douleur lancinante. Une lésion des nerfs est responsable.

Consultez votre médecin sans tarder si vous pensez souffrir de zona. Un traitement précoce raccourcit la période pendant laquelle vous devez souffrir. Le médecin pourra vous prescrire un médicament antiviral ou un analgésique pour vous soulager.

Rosacée

Q. **J'ai remarqué de petits boutons rouges sur mon menton, mais pas ailleurs. Ils semblent apparaître lorsque je bois une boisson chaude ou lors d'une bouffée de chaleur. Que se passe-t-il ?**

R. Il peut s'agir de rosacée, un trouble de la peau caractérisé par des rougeurs et des boutons au visage, notamment sur le front, sur le nez, sur les joues et sur le menton. La rosacée est plus courante chez la femme que chez l'homme, surtout à la ménopause.

La rosacée touche plus souvent les personnes au teint pâle que celles au teint foncé. Les personnes qui tendent à rougir beaucoup y sont plus vulnérables. On en ignore les causes, mais les scientifiques pensent qu'elle pourrait résulter d'une anomalie des petits vaisseaux sanguins, de dommages aux tissus conjonctifs dus au soleil ou d'une réaction inflammatoire anormale. Beaucoup de gens rapportent des déclencheurs tels que des mets épicés, l'alcool ou des boissons chaudes. Les femmes qui ont leurs premières poussées de rosacée à la ménopause les attribuent aux bouffées de chaleur. Les yeux et les paupières peuvent aussi s'enflammer. Les victimes mentionnent des rougeurs, de la sécheresse et des démangeaisons (un peu comme si elles avaient du sable dans les yeux). Consultez votre dermatologue; bien qu'il n'existe pas de traitement contre la rosacée, il est possible de la contrôler à l'aide d'un antibiotique topique ou oral. Tenez un journal afin d'arriver à identifier les déclencheurs et à les éviter. Appliquez un écran solaire de façon méticuleuse et évitez les cosmétiques irritants.

Peut-il s'agir d'un cancer?

Le cancer de la peau devient un important enjeu de santé publique à mesure que les baby-boomers vieillissent. La plupart d'entre nous ont passé bien du temps au soleil dans leur jeunesse. Au cours des années 1950 et 1960, beaucoup de gens croyaient qu'un teint hâlé était un signe de santé, même chez les enfants. Certaines personnes utilisaient des écrans solaires, mais ces derniers n'étaient pas aussi populaires ou efficaces que les produits d'aujourd'hui. Voilà pourquoi vous devez connaître les signes d'un cancer de la peau et voir un dermatologue chaque année,

surtout si vous avez un teint pâle et que votre peau brûle facilement.

Divers types de lésions peuvent apparaître sur la peau qui a été exposée au soleil. Certaines peuvent être dangereuses, d'autres non.

Lésions non cancéreuses

Les taches de rousseur indiquent une importante exposition au soleil. Elles sont plus courantes chez les personnes au teint pâle, et de taille plutôt petite. Toute tache de rousseur qui semble anormale quant à sa taille, à sa forme ou à sa couleur justifie une consultation avec un médecin.

Les grains de beauté sont très courants et le plus souvent bénins. Cependant, ils peuvent changer et devenir malins. Votre médecin devra examiner chacun d'eux.

La kératose actinique est une affection précancéreuse de la peau caractérisée

---

◄ FACTEURS DE RISQUES ► D'UN CANCER DE LA PEAU

Vos risques de développer un cancer de la peau sont plus élevés :

◆ Si vous avez le teint pâle;

◆ Si vous avez des antécédents personnels ou familiaux de cancer de la peau;

◆ Si vous êtes constamment exposée à des rayons solaires au travail ou durant vos loisirs;

◆ Si vous avez eu de nombreux coups de soleil lorsque vous étiez enfant;

◆ Si votre peau brûle, se pigmente ou rougit facilement;

◆ Si vous avez les yeux bleus ou verts;

◆ Si vous avez les cheveux blonds ou roux;

◆ Si vous avez certains types de grains de beauté ou en avez beaucoup.

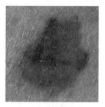
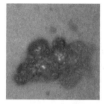

A Asymétrie
(une moitié n'est pas comme l'autre).

B Contour dentelé ou mal défini.

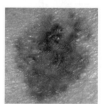

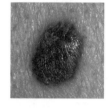

C **Couleur** variable d'une zone à une autre, pouvant inclure du brun pâle, du brun, du noir, du blanc, du rouge ou du bleu.

D **Diamètre** supérieur à 6 mm (le diamètre de la gomme à effacer d'un crayon).

SIGNES DE DANGER DES LÉSIONS CUTANÉES PIGMENTÉES

par des plaques rugueuses et squameuses, roses ou brun rouge, qui apparaissent sur les parties du corps exposées au soleil, par exemple les bras, le dos des mains ou le visage. Les personnes au teint pâle y sont plus vulnérables. Ces plaques en elles-mêmes ne sont pas dangereuses et elles s'enlèvent facilement par cryochirurgie, crèmes sous ordonnance, timbres médicamentés, resurfaçage au laser ou dermabrasion chimique. Il faut les traiter, car la FDA estime que près de la moitié des cancers de la peau commencent par une kératose actinique.

Lésions cancéreuses

Le carcinome basocellulaire est la forme la plus commune de cancer de la peau, totalisant 80 % de l'ensemble des cas. Souvent, ces croissances prennent la forme d'une petite protubérance blanchâtre, d'une cicatrice blanchâtre ou jaunâtre, ou d'une plaque squameuse rougeâtre à l'endroit exposé au soleil. Plusieurs d'entre eux montrent de petits vaisseaux sanguins à la surface de la peau. Ce cancer prend naissance dans la couche inférieure de l'épiderme, la couche basale. Des cellules malignes détruisent les tissus environnants et forment une protubérance indolore qui peut devenir une plaie ouverte au contour rigide. Les carcinomes basocellulaires évoluent très lentement et ne se transforment pas nécessairement en mélanomes graves.

■ AUTO-EXAMEN D'UN CANCER DE LA PEAU

Faites un auto-examen sur une base régulière et consultez un dermatologue chaque année.

1. Examinez le devant et le derrière de votre corps dans un miroir. Levez les bras, puis inspectez vos deux côtés.

2. À l'aide d'un miroir, examinez votre cuir chevelu, votre visage, vos oreilles, votre cou et vos épaules.

3. Étudiez attentivement vos avant-bras, la paume de vos mains et la peau entre vos doigts.

4. Examinez vos pieds; regardez l'arrière de vos jambes, la plante de vos pieds et la peau entre vos orteils.

Le carcinome squameux présente une peau squameuse et écailleuse comme les plaques de kératose actinique, mais il est plus épais. Ces grosseurs malignes représentent 16 % des cas de cancer de la peau. Ils prennent naissance dans la couche centrale de l'épiderme. Ils n'affectent habituellement que les tissus environnants, bien qu'ils puissent croître et former une plaque rugueuse allant de la taille d'un pois à celle d'une noix de Grenoble. Les carcinomes squameux sont plus fréquents chez l'homme que chez la femme. Ils sont rarement mortels, à moins de se métastaser jusqu'aux ganglions lymphatiques ou à d'autres organes vitaux.

Le mélanome est un cancer qui prend naissance dans les mélanocytes, des cellules profondes de l'épiderme, ou dans les grains de beauté. Même s'il ne représente que 4 % des cas de cancer de la peau, il est responsable de 75 % des décès attribués à cette maladie. À moins d'un dépistage précoce, il se métastase aux ganglions lymphatiques et à d'autres organes internes, notamment aux poumons et au foie. Au cours des dernières années, le nombre de cas de mélanomes a connu une hausse importante. Les chercheurs croient que l'exposition au soleil en est la cause. Les mélanomes peuvent se former n'importe où sur le corps, même dans le vagin ou sur la plante des pieds, des parties du corps qui ne sont pourtant jamais exposées au soleil. Les personnes au teint pâle et aux cheveux blonds ou roux sont plus à risque de développer un mélanome que celles qui ont le teint foncé, quoique ces dernières y soient aussi vulnérables. Les risques sont accrus si un parent, un enfant ou d'autres membres de votre famille en ont souffert. (Voir l'Annexe 1.)

Grains de beauté suspects

Q. **Quand devrais-je m'inquiéter à propos d'un grain de beauté? J'en ai toujours eu un dans le cou, mais un autre vient d'apparaître et il a une forme bizarre. On dirait un raisin sec.**

R. Consultez un dermatologue sans tarder. Le mélanome, le type de cancer de la peau le plus mortel, peut prendre naissance sous la forme d'un grain de beauté qui apparaît à l'âge adulte ou d'un grain de beauté déjà présent qui change de forme. Les grains de beauté présents à la naissance (nævus congénital) ou qui se développent peu après sont souvent enlevés, car ils ont une plus grande tendance à évoluer en mélanome que ceux qui se forment après les 18 premiers mois. L'ablation d'un grain de beauté est fort simple et se fait souvent au cabinet du médecin. Ce dernier envoie le grain de beauté au laboratoire afin de déterminer s'il contient des cellules cancéreuses ou non.

Ce que révèlent vos ongles

Des ongles friables ou décolorés peuvent signaler un problème de santé ou indiquer que votre organisme souffre d'une carence en vitamines ou en nutriments essentiels. Les produits nettoyants que vous utilisez, l'emploi de faux ongles ou même le fait de jardiner sans gants peuvent aussi endommager vos ongles. Le tableau qui suit ne donne que des lignes directrices; seul le médecin ou un professionnel de la santé peut poser un diagnostic précis.

APPARENCE DE L'ONGLE	SIGNIFICATION POSSIBLE
L'ongle est blanc	Trouble hépatique
L'ongle est à moitié rose, à moitié blanc	Trouble rénal
Le lit de l'ongle est rouge	Trouble cardiaque
L'ongle est jaunâtre, épais, et pousse lentement	Maladie des poumons
Le lit de l'ongle est pâle	Anémie
L'ongle est jaunâtre avec du rose à la base	Diabète

Santé des ongles

Q. Mes ongles sont horribles maintenant que je suis plus vieille. Ils cassent facilement et présentent des stries. Qu'est-ce que cela signifie ?

R. Les ongles sont des tissus vivants, comme la peau. En fait, ils sont principalement constitués de kératine, une protéine de la peau. Votre peau s'assèche avec l'âge, et il en va de même pour vos ongles. Cela ne signifie pas que vous deviez vous résigner à avoir des ongles dégoûtants le reste de votre vie. Soyez plus douce avec eux. Limitez l'emploi de vernis à ongles, de durcisseur ou de dissolvant de vernis à ongles. Gardez vos ongles propres et secs, ce qui prévient l'accumulation de bactéries. Ne coupez pas vos cuticules à cause du risque d'infection. Assurez-vous d'étaler de la crème autour de vos ongles lorsque vous mettez de la crème à mains. Évitez les substances chimiques fortes, car elles peuvent endommager les ongles. Beaucoup de femmes affirment que de frotter de l'huile sur leurs ongles avant de se mettre au lit rend ces derniers moins friables.

Les varices

Q. Des veines bleu foncé ressortent sur mes mollets. C'est relativement récent. Y a-t-il un lien avec la ménopause ?

R. Les varices n'ont pas de lien direct avec la ménopause, mais avec le vieillissement. Lorsque les valvules qui propulsent le sang dans le système vasculaire ne se referment plus correctement, du sang s'accumule dans les jambes et les parois déjà élastiques des veines se distendent, ce qui les fait grossir, se gonfler et se tordre. Les femmes sont plus vulnérables aux varices, et on soupçonne l'œstrogène, qui assouplit et distend les parois veineuses, d'en être responsable. La grossesse ou les médicaments à base d'hormones pourraient faire surgir le problème, voire l'aggraver. L'hérédité est un autre facteur de risque majeur. Si votre mère ou votre grand-mère avaient des varices, vous avez de fortes chances d'en avoir vous aussi.

TRAITEMENTS CONTRE LES VARICES

Les spécialistes des varices peuvent effectuer plusieurs types d'interventions pour vous débarrasser de ces protubérances inesthétiques. En voici quelques-unes :

La varicectomie (excision d'une veine à varice) est réservée aux plus grosses varices. Elle est habituellement pratiquée à l'hôpital par un chirurgien vasculaire. La veine est soit bouchée, soit enlevée complètement.

La sclérothérapie. Elle consiste à injecter une substance dans les varices de petit et de moyen calibre afin de causer une irritation puis l'affaissement des varices. Des tissus cicatriciels se forment et bouchent les veines visées. Le sang emprunte les veines adjacentes et avec le temps le tissu cicatriciel se résorbe dans l'organisme. Cette intervention se fait souvent dans le cabinet du médecin et ne requiert pas d'anesthésie. Il peut être nécessaire de faire plusieurs traitements avant de voir toutes les varices disparaître, mais les patients peuvent reprendre leurs activités normales sur-le-champ. À l'occasion, le médecin se sert d'une échographie durant l'intervention. Il y a un inconvénient : les veines qui grossissent après l'intervention peuvent devenir des varices plus tard. Parmi d'autres effets indésirables figurent une légère inflammation, des ecchymoses, des rougeurs et des démangeaisons aux sites d'injection.

La phlébectomie. Dans cette intervention, on fait l'ablation de la varice en pratiquant de minuscules incisions dans la jambe le long de la veine. L'intervention convient aux varices et aux varicosités; le médecin la pratique en cabinet sous anesthésie locale. Vous devrez porter un bandage ou des bas de contention pendant quelque temps après la chirurgie.

L'électrodessiccation. On utilise un courant électrique pour sceller des veines distendues.

La chirurgie au laser. Au départ, le laser n'était efficace que pour les petites veines superficielles, mais dorénavant les médecins l'utilisent pour des veines plus grosses également. Dans le traitement au laser, le médecin utilise l'échographie afin de guider une fibre laser dans la veine par le truchement d'une aiguille insérée près du genou du patient. La pulsation laser détruit les veines visibles, qui s'estompent puis se résorbent. Il faut compter de deux à cinq traitements selon la taille et la profondeur des veines. Après l'intervention, vous devrez porter des bas de contention à la hauteur des cuisses pendant une semaine.

L'âge, l'obésité et les emplois où on est debout pendant de longues périodes sont d'autres facteurs qui contribuent à la formation de varices.

Les varices ne sont pas seulement inesthétiques, elles peuvent aussi causer de l'enflure, des sensations de brûlure et de la douleur. La douleur est plus intense si la veine distendue s'appuie sur un nerf. Elles accroissent aussi la vulnérabilité aux blessures aux jambes, à la formation de caillots sanguins et à la phlébite, soit l'inflammation d'une veine.

Si vous avez des varices, vous avez peut-être aussi des varicosités. Il s'agit d'un réseau de petits vaisseaux sanguins à la surface de la peau. Bien qu'elles puissent se manifester partout, on les remarque surtout sur les jambes ou sur le visage.

Heureusement, il y a des solutions à ces deux problèmes. La première étape consiste à adopter de simples mesures comme le port de bas de contention, qui soutiennent les parois veineuses depuis l'extérieur, ce qui est parfois suffisant pour soulager l'inconfort causé par les varices. Si vous faites de l'embonpoint, il peut être bon de perdre un peu de poids de même que de faire de l'exercice comme la marche et la bicyclette. Essayez d'élever vos pieds le plus souvent possible.

Si ces trucs ne vous aident pas, songez à vous renseigner auprès de votre médecin sur les différentes interventions possibles. Le coût des traitements dépend du lieu où on les pratique (cabinet du médecin ou hôpital) et de la nécessité ou non d'une anesthésie. Demandez à votre omnipraticien de vous recommander une clinique ou un spécialiste. Ne vous contentez pas de la première clinique « de traitement des varices » qui s'annonce dans le journal.

LES SEINS

À l'adolescence, nous avions hâte qu'ils se développent. Plus tard dans la vie, ils sont devenus un symbole de séduction. Certaines d'entre nous ont allaité leurs enfants. Et maintenant ? Qu'advient-il de nos seins après la ménopause ? Sommes-nous condamnées à les voir tomber et s'affaisser ? Pas vraiment. Un grand nombre de facteurs influent sur l'apparence des seins et la sensation qu'on en retire, notamment la grossesse et l'accouchement, l'allaitement, l'âge, la gravité, ainsi que le gain et la perte de poids. Sans compter, bien sûr, les hormones, plus précisément la quantité d'œstrogène et de progestérone dans l'organisme. Après tout, c'est l'œstrogène qui a fait croître nos seins au départ.

Les tissus glandulaires croissent à la puberté en réaction à la production accrue d'œstrogène et de progestérone par l'organisme. En même temps, l'œstrogène rend les tissus adipeux et fibreux des seins plus élastiques. Lorsque le taux d'hormones est à la hausse durant le cycle menstruel, les tissus mammaires enflent, et les glandes et les conduits de lactation se distendent. Ils retiennent aussi plus d'eau. Ainsi, il n'est pas étonnant que le processus inverse ait lieu lorsque le taux d'œstrogène baisse.

On observe une diminution correspondante des tissus glandulaires des seins. Du gras vient habituellement les remplacer. Les tissus conjonctifs sont souvent plus faibles et moins élastiques. Les mamelons rapetissent et s'aplatissent. Selon le poids accumulé et la quantité de gras dans les seins, ces derniers peuvent grossir ou diminuer avec l'âge. Leur forme peut aussi changer et ils peuvent s'affaisser. Le côté positif de la chose est que les tissus mammaires deviennent moins denses avec le temps, ce qui facilite la tâche des radiologistes dans le dépistage d'anomalies ou de signes précurseurs de cancer du sein.

La grosseur importe-t-elle ?

Q. J'ai entendu dire que les seins peuvent grossir après la ménopause. Cela me semble une bonne chose !

R. Habituellement, ce n'est pas le cas. Des seins plus gros après la ménopause signaleraient un gain de poids. Les seins plus volumineux peuvent aussi causer des maux de dos. Vous devez surveiller votre poids, vous assurer de faire des exercices (surtout pour la partie supérieure du corps). Plus vos muscles sont fermes, moins vos seins s'affaisseront quelle qu'en soit la grosseur.

Diminution mammaire

Q. J'ai 55 ans et je viens de constater que l'un de mes seins semble rapetisser. Est-ce normal à la postménopause ?

R. À ce sujet, consultez un médecin. Le changement d'un sein seulement est inhabituel bien qu'il soit normal de constater une diminution au niveau de la densité des deux seins avec les années. Parfois, il y a une grosseur dans les seins qui les poussent à se rétracter, ce qui leur confère une plus petite taille.

AU SUJET DES SEINS

Saviez-vous qu'un soutien gorge bien ajusté peut enlever des kilos à votre apparence et que la plupart des femmes portent la mauvaise taille. La grosseur des seins, leur forme et leur densité changent avec les années, et si vous ne vous adaptez pas à ces changements, vous ne vous accordez aucun répit.

Alors, que devez-vous faire à leur faveur?

◆ En premier lieu, planifiez des séances d'essayage professionnelles de soutiens-gorge bien ajustés au moins aux deux ans. Une vendeuse bien formée et informée vous donnera des conseils judicieux quant à la taille, au style et à la marque de commerce qui vous conviendra le mieux. N'hésitez pas à lui souligner votre budget.

◆ Posez-vous cette question : vos seins sont-ils affaissés ou se dandinent-ils de gauche à droite? Les seins affaissés semble accroître votre charge pondérale, surtout lorsque votre tour de taille grossit aussi. Resserrer les courroies de votre soutien-gorge n'aura aucun effet. Au fait, le bas du soutien sous vos seins et la coupe même procureront en grande partie le soulèvement nécessaire.

◆ Lorsque le soutien-gorge est bien ajusté, la bande du devant devrait se trouver à la même hauteur que celle du dos, ou un peu plus bas. Si la partie du dos est plus haute que celle du devant, c'est que votre soutien-gorge est mal ajusté ou qu'il est étiré. La bande du devant doit être à plat et bien ajustée sous les seins, sans être trop serrée.

◆ Votre soutien-gorge est adéquat si sa tasse est bien remplie (cela exclut les soutiens-gorge redresse-seins ou « push up », ou demi-bonnet). Si la partie supérieure s'enfonce dans la peau et fait que le sein est en saillie, c'est que le soutien-gorge est mal ajusté.

◆ Le nouveau soutien-gorge doit être bien ajusté au fermoir le moins serré. Vous pourrez utiliser les autres attaches du soutien-gorge à mesure qu'ils deviennent nécessaires. Un soutien-gorge bien ajusté à l'achat sera plus ample après un mois ou deux. Si le pourtour du soutien-gorge est trop serré, vous pouvez vous procurer une unité d'extension peu coûteuse qui règlera le problème.

◆ La recherche indique que le port d'un soutien-gorge mal ajusté peut être responsable de douleurs lancinantes dans le dos et aux épaules. Les bretelles de soutien trop minces pourraient endommager le nerf cervical et entraîner des maux de tête, ainsi que des douleurs au cou, aux épaules, au bras et aux mains.

◆ Si vos seins sont striés de vergetures visibles, c'est un signe que vos tissus mammaires se détériorent, car vous ne leur procurez pas suffisamment de soutien durant la journée ou pendant vos exercices.

◆ En raison des taux d'hormones qui fluctuent, les seins peuvent devenir très sensibles à la périménopause. Les soutiens-gorge à maintien renforcé dits soutiens-gorge d'*underwire* pourraient être votre meilleure option. Le bout de la tige se trouve habituellement à proximité d'un point sensible.

◆ Vous pourriez devoir choisir un soutien-gorge différent si la densité de vos seins est plus faible à la périménopause. Les rayons de lingerie fine proposent une grande variété de produits qui favorisent votre apparence; des soutiens-gorge à coussinets ou des soutiens-gorge qui apporteront une solution à votre problème.

L'hormonothérapie et les seins

Q. Vais-je retrouver mes seins du passé si je commence une hormonothérapie ?

R. L'hormonothérapie n'aura aucun effet si vos seins s'étaient affaissés avant votre ménopause. En réalité, cette thérapie peut augmenter la densité des

LES TISSUS MAMMAIRES

Les seins ont trois couches de tissus, notamment :

◆ Les tissus glandulaires qui comprennent les lobules (glandes mammaires qui ont la particularité de sécréter le lait) et les conduits du sein (qui relient les lobules au mamelon);

◆ Des coussinets adipeux qui protègent les glandes mammaires et se trouvent partout dans le sein. Ce sont ces coussinets qui donnent aux seins leur consistance élastique;

◆ Les tissus conjonctifs fibreux qui soutiennent et gardent en place les lobules et les conduits. Ces fibres connues sous le nom de ligaments de Cooper relient les tissus mammaires aux muscles pectoraux.

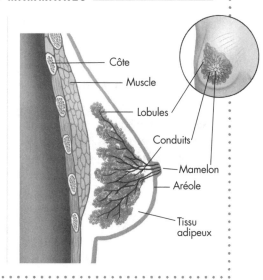

seins, mais aucun professionnel de la santé chevronné la préconisera principalement à cet effet. La thérapie combinée (soit la prise combinée d'œstrogène et de progestogène) peut être proposé aux femmes qui ont toujours leur utérus, et qui vivent des bouffées de chaleur intenses. Par contre, des études ont montré qu'elle accroît les risques d'un cancer du sein après 5 ans.

La thérapie à l'œstrogène seul ne semble pas accroître les risques d'un cancer du sein, bien que l'œstrogène peut alimenter certains types de tumeurs mammaires.

Un buste plus attrayant

Q. Que puis-je faire pour améliorer l'apparence de mes seins ?

R. Comme la teneur adipeuse des seins augmente avec l'âge, l'exercice et la perte de poids sont deux venues favorables. La fermeté des pectoraux pourrait donner à vos seins une allure plus compacte et moins flasque. L'entraînement aux poids

ou la musculation sont des exercices très efficaces, le cas échéant.

Vous devriez aussi penser à faire ajuster le prochain soutien-gorge que vous vous procurerez chez un expert. Trouvez un petit ou un grand magasin de lingerie fine qui offre les services d'une professionnelle en la matière. Les soutiens-gorge que vous portiez dans votre trentaine pourraient être inappropriés maintenant. Vous devez vous procurer un soutien-gorge bien ajusté et adéquat, car il vous fera paraître plus mince et plus jeune. Il est grand temps de vous débarrasser de tous vos vieux soutiens-gorge enfouis dans les tiroirs.

LES CHEVEUX

Plusieurs femmes vivent un rapport de haine et d'amour avec leur chevelure. Leurs cheveux sont trop ondulés, trop raides, trop épais ou trop minces, ou encore la couleur leur déplaît. La liste des défauts peut être très longue. Au milieu de sa vie, la femme peut découvrir d'autres problèmes qui s'expliquent par… trop ou pas assez. Pire encore, vous pourriez avoir des poils qui poussent à certains endroits indésirables, et perdre des cheveux là où ils sont essentiels.

Les poils au menton

Q. J'ai 46 ans et j'ai toujours mes règles sur une base régulière. Je commence à voir de longs poils noirs à mon menton et au-dessus de la lèvre supérieure. Est-ce hormonal ?

R. Les hormones influent sur la pousse pileuse, tout comme l'hérédité. La pousse de poils sur votre visage pourrait indiquer un excès d'hormones mâles, mais il pourrait aussi s'agir de facteurs hériditaires, surtout si vous êtes d'origine méditerranéenne.

Étudiez votre visage attentivement et vous constaterez que vous avez deux types de poils : il y a d'abord les poils velus ou fins et incolores, puis les poils adultes qui sont raides, foncés et à l'occasion bouclés. Les poils velus chez la femme couvrent habituellement son visage, sa poitrine et son dos. Ils sont quasi invisibles, bien que le corps en soit presque entièrement couvert. Les seules parties corporelles sans poils sont la plante des pieds, la paume des mains et les lèvres. Les poils adultes poussent sur le cuir chevelu, les parties pubiennes et sous les aisselles. Les poils sur les avant-bras et le bas des jambes sont un amalgame de poils velus et adultes.

Vous pourriez constater que les poils qui étaient velus sont maintenant corsés et foncés. S'il ne s'agit que de quelques poils, c'est que vos taux d'hormones fluctuent même si vous avez toujours des règles. Les follicules pileux sont sensibles aux hormones. Une simple fluctuation des taux d'androgènes et d'œstrogène peut transformer les poils velus en poils adultes.

Cette transformation est habituellement irréversible.

Plusieurs femmes trouvent que le problème des poils indésirables qui survient au moment de leur ménopause ne s'aggrave pas et qu'il est facilement réglé à l'aide de pinces épilatoires. Vous pourriez remarquer que vos poils sur le pubis, l'avant-bras et la jambe semblent plus épars.

Il se peut que vous souffriez d'un déséquilibre hormonal majeur et que vous ayez à consulter un endocrinologue si davantage de poils faciaux font surface tout comme chez l'homme. Il pourrait s'agir du syndrome des ovaires polykystiques (SOPK) si une telle poussée se manifestait plus tôt dans la vie et, qu'en même temps, vos régles étaient devenues irrégulières. Le syndrome est une condition où les ovaires produisent un excès d'androgènes.

Quel qu'en soit le cas, vous devriez consulter votre médecin à propos d'une pilosité anormale afin de savoir plus objectivement ce qui se passe.

L'épilation

Q. On m'a dit dans le passé que les poils poussent plus foncés après avoir été épilés. Existe-t-il des méthodes plus efficaces et moins ennuyeuses que les pinces épilatoires ?

R. Les poils ne poussent pas plus foncés si on les enlève à la pince épilatoire. Au fait, c'est une méthode plus qu'adéquate si on ne constate que quelques poils, mais un processus plutôt fastidieux et un gruge-temps s'il y en a beaucoup à épiler. Achetez-vous de bonnes pinces épilatoires et un miroir d'agrandissement puissant. L'épilation est facilitée après un bain chaud ou une douche. Si la repousse est plutôt forte, nous vous conseillons d'utiliser d'autres méthodes temporaires. (Le rasage est une bonne idée pour les jambes, mais pas pour le visage.)

Outre les pinces épilatoires, il y a d'autres options comme l'épilation à la cire, le blanchiment et les produits chimiques dépilatoires. L'épilation à la cire contrôle la repousse de quatre à six semaines, alors que les épilations à la pince, le blanchiment et les produits chimiques dépilatoires ont une durée de deux à trois semaines ou moins. Chaque méthode a ses avantages et ses inconvénients. L'épilation à la cire est rapide et la peau est douce, mais elle est inconfortable et possiblement coûteuse si elle est faite dans un salon de beauté. Vous risquez d'endommager la tige capillaire et voir des poils ou cheveux invétérés. Le blanchiment est facile, mais peut brûler votre peau ou picoter s'il est laissé trop longtemps. Assurez-vous de vous procurer des produits spécifiquement conçus pour le visage, les bras ou les jambes. Le blanchiment est une option viable si la couleur des poils diffère de celle de votre peau. Faites en l'essai sur la face intérieure de votre poignet le jour qui précède l'application et voyez si vous avez des rougeurs ou de l'inflammation. Vous devriez aussi faire un test épicutané avec les produits dépilatoires. Ces derniers, vendus sous forme d'aérosols, de lotions, de crèmes ou de préparations à bille, ont une solution qui dissout la surface du poil et qui le sépare de la peau. Lisez les instructions très attentivement, car une application prolongée pourrait irriter votre peau. Assurez-vous aussi d'utiliser un produit dépilatoire spécifiquement conçu pour la partie du corps en vue. Un produit conçu pour les jambes pourrait par exemple être trop fort pour le visage. Enfin, il ne faut pas utiliser de dépilatoires autour des yeux, ou sur une peau irritée ou lésée.

Pour l'élimination des poils à plus long terme, vous pouvez recourir à l'électrolyse ou à l'épilation au laser, deux méthodes plus coûteuses qui s'attaquent aux follicules pileux. Ce sont les lasers qui fonctionnent le mieux pour éliminer des poils foncés sur une peau pâle; toutefois, de nouvelles méthodes ciblent d'autres combinaisons de poils et de peau. Il faut habituellement plusieurs traitements pour éliminer les poils à différents stades de croissance. L'électrolyse requiert aussi plusieurs traitements et est souvent douloureuse; de plus, une technicienne mal formée peut vous transmettre une infection par une aiguille mal stérilisée ou laisser des cicatrices. Ces deux méthodes peuvent coûter cher. Dans les deux cas, vérifiez bien les compétences de la technicienne avant d'arrêter votre choix. Aux États-Unis, par exemple, il faut posséder un permis pour donner ce service. Si vous le pouvez, obtenez une recommandation de votre médecin ou de votre dermatologue.

Vous avez peut-être vu des publicités sur des crèmes et des hydratants pour le visage qui prétendent ralentir la pousse des poils. Faites-en l'essai pour tester leur efficacité. Ils ne ralentissent peut-être pas la pousse des poils, mais ils peuvent les rendre moins visibles. Cela peut suffire dans votre cas, sinon, renseignez-vous auprès de votre médecin au sujet de médicaments qui limitent les poils. L'un des plus récents est le Vaniqa (eflornithine). Après huit semaines environ, vous devriez constater que vous devez vous épiler moins souvent.

La perte de cheveux

Q. J'ai toujours eu les cheveux minces, mais c'est pire depuis ma ménopause. Je crains de devenir chauve. Est-ce une possibilité ?

R. Après la ménopause, les changements dans le taux d'androgènes (hormones mâles) peuvent affecter la pousse des cheveux. Beaucoup de femmes observent que leur chevelure s'amincit, mais pas de la même façon que chez l'homme. Alors que chez l'homme il y a un début de calvitie frontale, la femme observe plutôt un amincissement général. Parlez-en à votre médecin, même si ce phénomène est courant après la ménopause. Les fluctuations hormonales ne sont pas la seule cause possible. Dans certains cas, le problème vient des traitements capillaires trop rigoureux. La perte de cheveux peut aussi signaler une maladie (diabète, maladie thyroïdienne ou cœliaque, entre autres), des troubles de la peau, une mauvaise alimentation ou de la tension (du stress).

À propos de la calvitie

Q. Ne me dites surtout pas que je devrai vivre sans cheveux. Que puis-je faire ?

R. Fait étonnant, plusieurs femmes ne se préoccupent pas de perdre leurs cheveux. Mais si vous vous souciez de votre apparence ou perdez vos cheveux peu à peu, parlez du minoxidil à votre médecin. Il s'agit d'un produit qu'on applique sur le cuir chevelu deux fois par jour et qui donne des résultats en environ quatre mois. Des tests ont montré que le minoxidil favorise la pousse de cheveux chez 20 à 25 % des femmes; chez d'autres, il ralentit ou interrompt leur perte. Ce médicament est coûteux, et les effets cessent si vous arrêtez de l'utiliser.

Modifiez votre coiffure, peut-être pour un effet dégradé qui accroît le volume et camoufle les cheveux minces. Vous devez redoubler de soins pour vos cheveux maintenant. Évitez les coiffures qui tirent dessus (queue de cheval, tresse). Essayez de réduire la fréquence de vos shampoings; pas besoin d'un shampoing par jour. De plus, utilisez des produits plus doux et faites suivre le shampoing d'un revitalisant. Les cheveux mouillés sont plus fragiles. Il ne faut pas les frotter intensément avec la serviette, ni les brosser ou les peigner vigoureusement. Utilisez des peignes à dents écartées ou des brosses à cheveux à picots.

COMBINÉS AMINCISSANTS

Il suffit de voir ce qu'elle fait de votre corps pour deviner que dame Nature a le sens de l'humour. Vous la combattez en faisant plus d'exercice et en tentant de manger mieux, mais vos pantalons favoris sont toujours trop serrés. Y a-t-il une autre solution que la chirurgie? Voyez le nombre croissant de produits qui offrent un peu d'aide. La marque NYDJ Tummy Tuck propose un jeans en denim et lycra avec un panneau amincissant sur le ventre et un soulève-fesses. Vous pouvez sans doute prendre une taille ou deux de moins que votre taille habituelle, et l'étiquette cousue sur la poche arrière ne révèle pas votre secret. (Voilà qui ne serait pas tentant!) Certains maillots de bain possèdent un panneau de soutien et sont confectionnés dans des tissus conçus pour vous faire paraître beaucoup plus mince (dont Miraclesuit et Carol Wiot's). Quant aux gaines, on voit l'apparition de plus en plus de produits conçus tant pour le confort que l'amincissement. Nous aimons bien les produits Spanx. Ils incluent des culottes de soutien et des collants sans pieds qui adoucissent les courbes du corps sous les jupes et les pantalons bien ajustés et moulants, et ce, sans bourrelets, élastiques trop serrés ou lignes de culottes visibles. La compagnie fabrique aussi des chemisiers, des pantalons et des jupes avec panneau amincissant pour le ventre. La culotte de soutien Assets, de la même compagnie, se vend à prix raisonnable dans les magasins Target aux États-Unis.

La perte de cheveux partielle

Q. Lors de mon dernier rendez-vous, ma coiffeuse m'a dit que j'avais des plaques chauves sur le cuir chevelu. Au moins, elle a pu coiffer mes cheveux de façon à cacher les plaques. Pourquoi est-ce que je perds mes cheveux ? Ces plaques vont-elles disparaître ?

R. Plusieurs anomalies du cuir chevelu et de la peau peuvent causer une alopécie partielle. Certaines, comme le lichen planopilaris, peuvent détruire les follicules pileux, causant une cicatrisation et une perte pileuse permanente. D'autres, comme l'alopecia areata ou pelade, provoquent la perte des cheveux sur des plaques rondes, mais où les cheveux peuvent repousser. Selon des médecins, ces pertes sont attribuables à un problème immunitaire qui attaque les racines des cheveux. Les scientifiques ne savent pas exactement ce qui se produit, mais ces problèmes sont plus fréquents à la cinquantaine. Peu importe, il convient de consulter un dermatologue dans les plus brefs délais pour obtenir un diagnostic et commencer un traitement. Cherchez dans votre région un médecin spécialisé en perte de cheveux et qui est à l'affût des thérapies les plus récentes. L'American Academy of Dermatology et la North American Hair Research Society peuvent vous venir en aide. Une biopsie du cuir chevelu peut s'avérer nécessaire pour déterminer le problème. Un éventail de médicaments peut aider, y compris les corticostéroïdes qui bloquent l'action du système immunitaire.

Un peu plus bas

Q. Je taquinais souvent mon époux au sujet de sa perte de cheveux, jusqu'à ce que je m'aperçoive que mes poils pubiens semblent s'amincir. Dites-moi que je rêve.

R. Allez, soyez positive ! Les épilations du bikini seront moins fréquentes à l'avenir. Les poils pubiens s'amincissent avec l'âge et, avec le temps, on en a beaucoup moins. L'hormonothérapie – soit à l'œstrogène, à la progestérone ou à la testostérone – ne les ramènera pas. Ne pensez même pas à utiliser le traitement Rogaine dans la région du pubis.

Une ennuyeuse allergie

Q. Je teins mes cheveux depuis 15 ans et je n'ai jamais eu de problèmes. Maintenant, j'ai une irritation chaque fois que j'utilise un colorant capillaire. Est-ce que j'ai développé une allergie à ma teinture ?

R. Plus vous vous teignez les cheveux longtemps (ou manipulez des colorants capillaires si vous êtes coloriste), plus vous risquez de développer une allergie (dermite de contact) aux produits colorants. Un symptôme courant est une irritation cutanée ou des cloques sur le cuir chevelu qui surgissent quelques heures après l'application du produit. (Les Afro-Américaines ont plus souvent des plaques squameuses.) Dans des cas plus graves, il peut y avoir une enflure du visage qu'il faut traiter aux corticostéroïdes pour accélérer la guérison.

De nombreux ingrédients d'un colorant capillaire peuvent déclencher une réaction allergique, mais le coupable le plus fréquent est le paraphénylènediamine (PPD), une substance qui aide le colorant à conserver une teinte naturelle et qui ne part pas vite avec les shampoings. Habituellement, plus la teinte est foncée, plus la teneur en PPD est élevée. Un dermatologue ou un allergologue est en mesure de faire les tests qui détermineront si vous êtes allergique au PPD ou à un autre ingrédient ou parfum du colorant. Comme solution de rechange, vous pouvez essayer une autre marque de colorant capillaire (la marque Elumen, de Goldwell, est le seul colorant capillaire permanent sans PPD connu), diluer votre colorant actuel ou tester un colorant semi-permanent ou une teinte plus pâle. Les colorants temporaires qui s'éliminent avec chaque shampoing et l'utilisation d'un henné naturel sont d'autres options viables.

Conclusion

Tous les grands changements dans nos vies ont un début et une fin. La ménopause ne fait pas exception. Si vous êtes comme la plupart des femmes, vous avez sûrement accordé jusqu'ici toute votre attention aux gens qui avaient besoin de vous : votre conjoint, vos enfants, vos parents âgés, vos amis, vos collègues de travail. Entre-temps, la liste des choses que vous aimeriez accomplir s'est allongée. Peut-être souhaitez-vous apprendre une autre langue, visiter les îles grecques, obtenir un diplôme universitaire ou simplement avoir le temps de faire de l'exercice. Peu importe vos objectifs, il est probable que vous ayez dû remettre leur réalisation à plus tard. Qu'avons-nous appris en rédigeant ce livre ? Demain est aujourd'hui.

La recherche que nous avons effectuée pour la rédaction de cet ouvrage nous a donné le coup de pouce dont nous avions besoin. Nous voulions vivre des vies plus saines, mais nous remettions tout à plus tard. Nous comprenons maintenant ce qu'est une ménopause normale et nous savons quand il est nécessaire de demander de l'aide. Nous connaissons plusieurs moyens efficaces pour gérer les bouffées de chaleur, la sécheresse vaginale, les sautes d'humeur et l'irritabilité ; et nous savons quand l'hormonothérapie est de mise. Nous savons qu'il est essentiel de surveiller notre poids et de pratiquer les trois types d'exercices (aérobie, musculation et souplesse). Nous savons quels aliments manger, quels aliments éviter, et nous avons compris que nous devons limiter notre consommation d'alcool. Nous essayons de respecter les délais prévus pour les examens médicaux annuels, les examens pelviens, les clichés mammaires, les colonoscopies et les tests de densité minérale osseuse. Nous connaissons les signes précurseurs d'un grand nombre de cancers et des maladies du cœur. Nous avons appris qu'il est nécessaire de voir le dentiste, le dermatologue et l'ophtalmologiste plus souvent. Nous savons qu'il faut dormir plus, réduire la tension (le stress), socialiser davantage et stimuler notre cerveau. Toutes ces choses peuvent influer grandement la façon dont nous vivons le passage de la ménopause et la façon dont nous abordons le reste de nos vies.

Comment avons-nous mis à profit nos nouvelles connaissances? Depuis nos premières recherches sur la ménopause, nous avons beaucoup changé. Il y a eu des changements mineurs et d'autres, plus profonds. Nous savons qu'il faut rapporter tout ce qui nous inquiète à notre médecin, même si c'est gênant ou que nous avons l'impression d'être hypocondriaques. Nous marchons plus souvent pour faire nos courses et nous grimpons l'escalier mécanique au lieu de nous laisser aller. Nous allons au gymnase et nous gardons de petits haltères au travail, avec notre crème hydratante et nos larmes artificielles. Nous avons fait l'effort de nous procurer des soutiens-gorge bien ajustés dans une boutique spécialisée (nous portions toutes les deux la mauvaise taille). Nous avons mis à jour notre maquillage. Nous mangeons mieux – plus de salades, de légumes et de fruits, et moins de malbouffe. Nous prenons du calcium et de la vitamine D, et nous mettons plus de lait allégé que de café dans nos tasses.

Nous passons plus de temps avec nos amis et nous accueillons les défis qui stimulent notre cerveau. Nous acceptons que le temps des minijupes est fini, et que c'est bien ainsi. Nous avons appris à profiter des avantages de cette nouvelle étape de nos vies. Nous sommes mieux informées, plus confiantes et prêtes à tout affronter.

Bien sûr, nous sommes loin d'être parfaites. Certains jours, nous sommes remplies de bonnes intentions qui ne se réalisent pas (nous voulions vraiment aller au gymnase, il n'était pas question de manger ce sac de croustilles, nous savons que nous n'aurions pas dû boire ce deuxième cocktail). Le lendemain, nous nous reprenons avec un peu plus de rigueur. Nous pouvons affirmer en toute honnêteté que nous avons plus d'énergie et d'entrain qu'à l'époque où nous avons entrepris ce projet. En d'autres mots, nous avons trouvé ce «piquant» de la ménopause qui nous échappait.

Demain est aujourd'hui, et c'est une bonne chose!

ANNEXES

Annexe 1 : Tableaux, graphiques et sources

Tout au long de cet ouvrage, nous nous sommes efforcées de ne pas vous ennuyer avec une multitude de tableaux et de termes techniques. Vous trouverez dans l'annexe 1 de l'information très utile, classée par chapitre et par thème, que vous pourrez consulter si un sujet vous intéresse particulièrement. (Vous avez peut-être déjà remarqué les références à ces tableaux et graphiques au fil du texte.) De plus, nous incluons certaines de nos sources.

CHAPITRE 1 : QUE SE PASSE-T-IL ?

Calendrier d'examens recommandé pour les femmes présentant des risques moyens

TEST DE DÉPISTAGE	DE 40 À 49 ANS	DE 50 À 64 ANS	65 ANS ET PLUS
État de santé générale Examen médical complet, y compris la mesure de la taille et du poids	Discutez d'un calendrier avec votre médecin ou votre infirmière.	Discutez d'un calendrier avec votre médecin ou votre infirmière.	Discutez d'un calendrier avec votre médecin ou votre infirmière.
Test thyroïdien (TRH)	Tous les 5 ans.	Tous les 5 ans.	Tous les 5 ans.
Santé du cœur Test de tension artérielle	Tous les 2 ans au moins.	Tous les 2 ans au moins.	Tous les 2 ans au moins.
Test de cholestérol	Discutez avec votre médecin ou votre infirmière, selon les résultats.	Discutez avec votre médecin ou votre infirmière, selon les résultats.	Discutez avec votre médecin ou votre infirmière, selon les résultats.
Santé des os Test de densité minérale osseuse	Discutez avec votre médecin ou votre infirmière.	Discutez avec votre médecin ou votre infirmière.	À passer au moins une fois. Discutez avec votre médecin ou votre infirmière de la possibilité d'autres tests.
Diabète Test de glucose sanguin	À partir de 45 ans, puis tous les 3 ans.	Tous les 3 ans.	Tous les 3 ans.
Santé des seins Cliché mammaire	Tous les 2 ans. Discutez avec votre médecin ou votre infirmière.	Tous les ans ou tous les 2 ans. Discutez avec votre médecin ou votre infirmière.	Tous les ans ou tous les 2 ans. Discutez avec votre médecin ou votre infirmière.
Santé reproductive Frottis vaginal et examen pelvien	Idéalement, chaque année.	Idéalement, chaque année.	Discutez avec votre médecin ou votre infirmière.
Test d'infection à la chlamydia	Essentiel si vous avez un risque élevé de contracter une infection à la chlamydia ou d'autres ITS.	Essentiel si vous avez un risque élevé de contracter une infection à la chlamydia ou d'autres ITS.	Essentiel si vous avez un risque élevé de contracter une infection à la chlamydia ou d'autres ITS.
Tests d'infections transmissibles	Les deux partenaires devraient subir des tests d'ITS (y compris pour le VIH) avant d'avoir des rapports sexuels.	Les deux partenaires devraient subir des tests d'ITS (y compris pour le VIH) avant d'avoir des rapports sexuels.	Les deux partenaires devraient subir des tests d'ITS (y compris pour le VIH) avant d'avoir des rapports sexuels.

Test de dépistage	De 40 à 49 ans	De 50 à 64 ans	65 ans et plus
Santé colorectale Recherche de sang occulte dans les selles (RSOS)		Une fois par année.	Une fois par année.
Sigmoïdoscopie flexible (SF) (préférablement de pair avec une recherche de sang occulte dans les selles)		Tous les 5 ans (si vous ne passez pas de colonoscopie).	Tous les 5 ans (si vous ne passez pas de colonoscopie).
Lavement baryté en double contraste		Tous les 5 à 10 ans (si vous ne passez pas de colonoscopie ou de sigmoïdoscopie).	Tous les 5 à 10 ans (si vous ne passez pas de colonoscopie ou de sigmoïdoscopie).
Colonoscopie		Tous les 10 ans.	Tous les 10 ans.
Examen rectal	Discutez avec votre médecin ou votre infirmière.	Tous les 5 à 10 ans (avec chacun des tests suivants : sigmoïdoscopie, colonoscopie ou lavement baryté en double contraste).	Tous les 5 à 10 ans (avec chacun des tests suivants : sigmoïdoscopie, colonoscopie ou lavement baryté en double contraste).
Santé des yeux et des oreilles Examen de la vue	Tous les 2 à 4 ans ou plus souvent si vous éprouvez des troubles de la vision.	Tous les 2 à 4 ans (tous les ans après 60 ans).	Une fois par année.
Test de l'ouïe	Tous les 10 ans.	Discutez avec votre médecin ou votre infirmière.	Discutez avec votre médecin ou votre infirmière.
Santé de la peau Recherche de môles (nævus)	Auto-examen mensuel; examen par un médecin tous les ans.	Auto-examen mensuel; examen par un médecin tous les ans.	Auto-examen mensuel; examen par un médecin tous les ans.
Santé buccale Examen dentaire	Une ou deux fois par année.	Une ou deux fois par année.	Une ou deux fois par année.
Immunisations Vaccin contre la grippe	Discutez avec votre médecin ou votre infirmière.	Une fois par année.	Une fois par année.
Vaccin contre le pneumocoque			Une fois seulement.
Vaccin contre la diphtérie et le tétanos	Tous les 10 ans.	Tous les 10 ans.	Tous les 10 ans.

Source : National Women's Health Information Center.

Risques liés à la grossesse chez les femmes plus âgées

Les risques liés à la grossesse augmentent avec l'âge, tant pour la mère que pour le bébé.

BÉBÉ/GROSSESSE	MÈRE
Avortement spontané	Diabète
Mort à la naissance	Hypertension et prééclampsie
Déficience de naissance ou congénitale	Maladies du cœur
Accouchement prématuré	Troubles rénaux
Insuffisance pondérale à la naissance (moins de 2,5 kg ou 5 ½ lb)	Abruptio placentae; placenta previa
Grossesse extra-utérine ou ectopique	Césarienne
	Cancer
	Décès de la mère

Risques d'avoir un bébé présentant un trouble chromosomique quelconque

ÂGE	NAISSANCES (PAR 1 000)
20	1,9
25	2,1
30	2,6
35	5,2
40	15,2
45	47,6

Source : American College of Obstetricians and Gynecologists.

Âge de la mère et trisomie 21 (syndrome de Down)

La trisomie 21 ou syndrome de Down est un trouble génétique caractérisé par un déficit du développement cognitif, une évolution faciale anormale et des troubles cardiaques. La maladie est attribuable à la présence d'un troisième chromosome. Les risques de donner naissance à un bébé atteint de trisomie 21 augmente rapidement après l'âge de 40 ans.

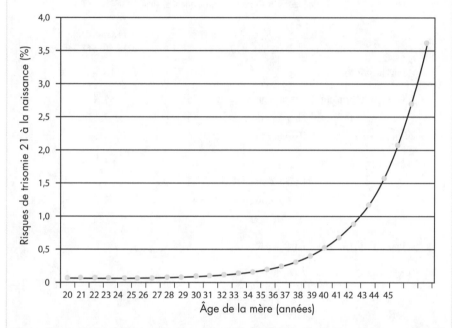

Source : H. S. Cuckle, N. J. Wald et S. G. Thompson, « *Estimating a woman's risk of having a pregnancy associated with Down syndrome using her age and serum alpha-fetoprotein level* », British Journal of Obstetrics and Gynaecology, 1987, p. 94.

Notes

Page 7 : Modèle STRAW de la ménopause, adapté de *Menopause*, 2001.

Page 8 : Graphique de l'espérance de vie en fonction de l'âge de la ménopause, adapté de «*Life Expectancy vs. Age of Menopause*», M. R. Soules et al, Journal of the American Geriatric Society, 1982, 30.

Page 22 : Tableau «Risques de fausse-couche», adapté de «*Risk of Miscarriage*», American Society for Reproductive Medicine.

CHAPITRE 2 : AU SUJET DES HORMONES

Profil des participantes à l'étude Women's Health Initiative

Les participantes à cette étude étaient de groupes ethniques et d'âges différents et avaient divers problèmes de santé. Comparez-les à votre situation afin de juger si les résultats s'appliquent à vous.

		ŒSTROGÈNE SEUL	ŒSTROGÈNE AVEC PROGESTINE
Participantes		10 739	16 608
Groupe ethnique	Caucasiennes	75 %	84 %
	Afro-Américaines	15 %	7 %
	Hispaniques	6 %	5 %
Âge moyen		64	63
	De 50 à 59 ans	31 %	33 %
	De 60 à 69 ans	45 %	45 %
	De 70 à 79 ans	24 %	23 %
Prise d'hormones	Jamais	35 %	20 %
	À partir de l'inscription	13 %	6 %
IMC	Poids normal	21 %	31 %
	Surcharge pondérale	35 %	35 %
	Obésité	45 %	34 %
Tabagisme	Jamais	38 %	40 %
	À partir de l'inscription	10 %	11 %
Traitée pour une hypertension artérielle		48 %	36 %

Source : National Heart, Lung and Blood Institute.

Résultats de l'étude Women's Health Initiative par groupe d'âge

Dans l'étude, les femmes plus jeunes qui prenaient de l'œstrogène combiné à une progestine avaient en général moins de problèmes que les femmes plus âgées.

| | DE 50 à 59 ANS | | DE 60 à 69 ANS | | DE 70 à 79 ANS | |
| | (NOMBRE DE CAS SUR 10 000 PARTICIPANTES PAR ANNÉE) | | | | | |
	Œstrogène et progestine	Placebo	Œstrogène et progestine	Placebo	Œstrogène et progestine	Placebo
Coronaropathie	22	17	35	34	78	55
Accident vasculaire cérébral	14	10	32	23	61	48
Thromboembolie veineuse	19	8	35	19	62	27
Cancer du sein	31	26	44	36	54	41
Cancer colorectal	4	5	10	19	14	28
Fracture de la hanche	1	3	9	11	33	48

Dans la partie de l'étude portant sur la prise d'œstrogène seul, les femmes plus jeunes ont également obtenu de meilleurs résultats que les femmes plus âgées

| | DE 50 à 59 ANS | | DE 60 à 69 ANS | | DE 70 à 79 ANS | |
| | (NOMBRE DE CAS SUR 10 000 PARTICIPANTES PAR ANNÉE) | | | | | |
	Œstrogène	Placebo	Œstrogène	Placebo	Œstrogène	Placebo
Coronaropathie	17	27	57	61	96	86
Accident vasculaire cérébral	16	16	49	30	71	57
Thromboembolie veineuse	15	13	31	23	40	28
Cancer du sein	21	29	26	36	32	34
Cancer colorectal	7	12	16	19	32	15
Fracture de la hanche	4	1	4	11	32	52

Produits à base d'œstrogène et de progestogène

Ces produits sont vendus aux États-Unis et au Canada pour les femmes à la postménopause.

(Œ = œstrogène   P = progestogène)

COMPOSITION	NOM DU PRODUIT	POSOLOGIE QUOTIDIENNE
Régime oral cyclique ou en continu Œstrogènes conjugués (Œ) + acétate de médroxyprogestérone (P) (Œ seul, les jours 1 à 14, suivi de Œ + P, les jours 15 à 28)	Premphase*	0,625 mg Œ + 5,0 mg P (2 comprimés : Œ et Œ + P)
Régime oral combiné en continu Œstrogènes conjugués (Œ) + acétate de médroxyprogestérone (P)	Prempro*	0,625 mg Œ ou 5,0 mg P (1 comprimé); 0,3 ou 0,45 mg Œ + 1,5 mg P (1 comprimé); 0,45 mg Œ + 1,5 mg P (1 comprimé)
	Premplus**	0,625 mg Œ + 2,5 ou 5,0 mg P (2 comprimés : Œ + P)
Éthinylestradiol (Œ) + acétate de noréthindrone (P)	Femhrt* FemHRT**	5,0 µg Œ + 1,0 mg P (1 comprimé)
17-bêta-estradiol (Œ) + acétate de noréthindrone (P)	Activella*	5,0 µg Œ + 1,0 mg P (1 comprimé)
17-bêta-estradiol (Œ) + drospirénone (P)	Angelig*	5,0 µg Œ + 1,0 mg P (1 comprimé)
Régime oral combiné intermittent 17-bêta-estradiol (Œ) + norgestimate (P) (Œ seul pendant 3 jours, suivi de Œ+P pendant 3 jours, à répétition)	Prefest*	1,0 mg Œ + 0,09 mg P (2 comprimés : Œ et Œ + P)

COMPOSITION	NOM DU PRODUIT	POSOLOGIE QUOTIDIENNE
Régime transdermique continu combiné		
17-bêta-estradiol (Œ) + acétate de noréthindrone (P)	CombiPatch* Estalis**	0,05 mg Œ + 0,14 mg P (timbre de 9 cm², deux fois par semaine); 0,05 mg Œ + 0,25 mg P (timbre de 16 cm², une fois par semaine)
17-bêta-estradiol (Œ) + lévonorgestrel (P)	Climara Pro*	0,045 mg Œ + 0,015 mg P (timbre de 22 cm², une fois par semaine)
17-bêta-estradiol (Œ) + acétate de noréthindrone (P) (Œ seul pendant 2 semaines, suivi de Œ + P pendant 2 semaines, à répétition)	Estalis Sequi**	0,5 mg Œ 2 fois par semaine (timbres Vivelle 50) pendant 2 semaines, puis timbres Estalis de 9 ou 16 cm² 2 fois par semaine pendant 2 semaines
	Estracomb**	0,5 mg Œ 2 fois par semaine pendant 2 semaines, puis 0,05 mg Œ + 0,25 mg P pendant 2 semaines

* Vendu aux États-Unis seulement.
** Vendu au Canada seulement.

Source : North American Menopause Society.

Œstrogène en régime oral

Ces produits sont vendus aux États-Unis et au Canada pour les femmes à la postménopause.

COMPOSITION	NOM DU PRODUIT	POSOLOGIES OFFERTES (MG)
Œstrogènes conjugués (anciennement œstrogènes équins conjugués)	Premarin	0,3; 0,45*; 0,625; 0,9; 1,25
Œstrogènes conjugués synthétiques, A	Cenestin*	0,3; 0,45; 0,625; 0,9; 1,25
	Congest**	0,3; 0,625; 0,9; 1,25; 2,5
	C.E.S.**	0,3; 0,625; 0,9; 1,25
	PMS-Conjugated**	0,3; 0,625; 0,9; 1,25
Œstrogènes conjugués synthétiques, B	Enjuvia*	0,625; 1,25
Œstrogènes estérifiés	Menest*	0,3; 0,625; 0,9; 1,25
17-bêta estradiol, micronisé	Estrace	0,5; 1,0; 2,0
	Génériques divers	0,5; 1,0; 2,0
Acétate d'estradiol	Femtrace*	0,45; 0,9; 1,8
Estropipate (sulfate d'œstrone de sodium)	Ortho-Est*	0,625 (0,75 d'estropipate, calculé comme 0,625 de sulfate d'œstrone de sodium); 1,25 (1,5); 2,5 (3,0)
	Ogen**	0,625 (0,75); 1,25 (1,5); 2,5 (3,0)
	Génériques divers	0,625 (0,75); 1,25 (3,0)

* Vendu aux États-Unis seulement.
** Vendu au Canada seulement.

Source : North American Menopause Society.

Progestogènes utilisés dans le traitement combinant œstrogène et progestogène

Ces produits sont vendus aux États-Unis et au Canada pour les femmes à la postménopause.

Note : Les progestogènes incluent la progestérone naturelle et la progestine synthétique.

COMPOSITION	NOM DU PRODUIT	POSOLOGIES OFFERTES (mg)
Comprimé par voie orale : progestine		
Acétate de médroxyprogestérone	Provera, génériques divers	2,5; 5; 10
Noréthindrone	Micronor, Nor-Q,D.*, génériques divers	0,35
Acétate de noréthindrone	Aygestin*, génériques divers	5
Norgestrel	Ovrette*	0,075
Acétate de mégestrol	Megace	20*; 40
Comprimé par voie orale : progestérone Progestérone, micronisée	Prometrium	100; 200* (dans l'huile d'arachide)
Dispositif intra-utérin : progestine Dispositif intra-utérin au lévonorgestrel	Mirena	20 (taux de libération quotidien approximatif); dispositif intra-utérin de 52 mg d'une durée de vie de 5 ans
Gel vaginal : progestérone Progestérone	Prochieve 4 %	45 mg par applicateur
	Crinone 4 %	

* Vendu aux États-Unis seulement.

Source : North American Menopause Society.

Produits à base d'œstrogènes transdermiques et topiques

Ces produits sont vendus aux États-Unis et au Canada pour les femmes à la postménopause.

COMPOSITION	NOM DU PRODUIT	TAUX DE LIBÉRATION (MG/JOUR)	POSOLOGIE
17-bêta-estradiol – timbre matriciel	Alora*	0,025; 0,05; 0,075; 0,1	Deux fois par semaine
	Climara	0,025; 0,375*; 0,05; 0,075; 0,1	Une fois par semaine
	Esclim*	0,025; 0,0375; 0,05; 0,075; 0,1	Deux fois par semaine
	Estradot**	0,025; 0,0375; 0,05; 0,075; 0,1	Deux fois par semaine
	Menostar*	0,14	Une fois par semaine
	Oesclim**	0,05; 0,1	Deux fois par semaine
	Vivelle	0,025; 0,0375; 0,05; 0,075; 0,1	Deux fois par semaine
	Vivelle-Dot*	0,025; 0,0375; 0,05; 0,075; 0,1	Deux fois par semaine
	Génériques divers	0,05; 0,1	Une ou deux fois par semaine
17-bêta-estradiol – timbre réservoir	Estraderm	0,05; 0,1	Deux fois par semaine (ne pas couper le timbre)

COMPOSITION	NOM DU PRODUIT	TAUX DE LIBÉRATION (MG/JOUR)	POSOLOGIE
17-bêta-estradiol – gel transdermique	EstroGel 0,06 %* Estrogel 0,06 %**	0,035	Application quotidienne; 1 pompe doseuse libère 1,25 g de gel qui contient 0,75 mg de 17-bêta-estradiol
	Elestrin 0,06 %*	0,0125	Application quotidienne; 1 pompe doseuse libère 0,87 g de gel qui contient 0,52 mg de 17-bêta-estradiol
	Divigel 0,1 %*	0,003; 0,009; 0,027	Application quotidienne; 3 sachets de forces différentes procurent soit 0,25, 0,5 ou 1,0 g de gel
17-bêta-estradiol – émulsion topique	Estrasorb**	0,05	Application quotidienne de 2 sachets (1,74 g/chacun)
17-bêta-estradiol	Evamist*	0,021 mg	Au début : 1 jet par jour d'une solution à vaporiser de 1,7 % de vaporisateur transdermique par 90 mcl, en augmentant à 2 à 3 jets (pompe doseuse) par jour au besoin

* Vendu aux États-Unis seulement.
** Vendu au Canada seulement.

Source : North American Menopause Society.

Œstrogène vaginal

Les produits qui suivent sont vendus aux États-Unis et au Canada pour le traitement de la sécheresse vaginale à la postménopause.

COMPOSITION	NOM DU PRODUIT	POSOLOGIE
Crèmes vaginales 17-bêta-estradiol	Crème vaginale Estrace*	Au début : de 2 à 4 g par jour pendant 1 ou 2 semaines – Traitement de soutien : 1 g par jour (0,1 mg d'ingrédients actifs/g)
Œstrogènes conjugués (anciennement œstrogènes équins conjugués)	Crème vaginale Premarin	De 0,5 à 2 g par jour (0,625 mg d'ingrédients actifs/g)
Œstrogènes estérifiés	Crème vaginale Neo-Estrone	2,4 g par jour (1 mg d'ingrédient actif/g)
Anneaux vaginaux 17-bêta-estradiol	Estring	Dispositif contenant 2 mg d'estradiol qui libère 7,5 mg par jour pendant 90 jours (niveau local)
Acétate d'estradiol	Femring*	Dispositif contenant 12,4 mg ou 24,8 ml d'acétate d'estradiol qui libère 0,05 mg ou 0,10 mg d'estradiol par jour pendant 90 jours (niveaux systémiques)
Comprimés vaginaux Hémihydrate d'estradiol	Vagifem	Au début : 1 comprimé par jour pendant 2 semaine – Traitement de soutien : 1 comprimé, 2 fois par semaine (comprimé contenant 25,8 µg d'hémihydrate d'estradiol équivalent à 25 µg d'estradiol)

* Vendu aux États-Unis seulement.
Source : North American Menopause Society.

Note :

Page 31 : Tableau «Résultats généraux de l'étude WHI», adapté de «*Overall Results of the Women's Health Initiative*», National Heart, Lung and Blood Institute.

CHAPITRE 3 : LES BOUFFÉES DE CHALEUR

Votre armoire à pharmacie et les bouffées de chaleur

La North American Menopause Society (NAMS) a analysé les résultats de la recherche sur le traitement des bouffées de chaleur et a établi des recommandations sur la base des meilleures données disponibles. Elle recommande aux femmes de commencer par apporter des changements à leur style de vie, notamment perdre du poids, faire de l'exercice sur une base régulière, réduire la température à l'intérieur de la maison et cesser de fumer. Si ces changements ne donnent pas de résultats, il existe d'autres remèdes.

REMÈDES ALTERNATIFS

TYPE	EFFICACITÉ	EFFETS INDÉSIRABLES POSSIBLES
Soja et trèfle rouge Provenant de plantes à propriétés hormonales et non hormonales.	Résultats inégaux.	Dans le cas du soja, minimes à des doses de 40 à 80 mg par jour; dans le cas du trèfle rouge, insuffisance de données sur la sécurité à long terme.
Cimicaire à grappes Tirée d'une herbe médicinale; souvent vendue sous le nom Remifemin.	Résultats inégaux, la NAMS recommande son utilisation pendant moins de six mois.	Troubles d'estomac : effets de l'usage à long terme non connus. Non recommandée en présence d'un cancer du sein. Selon des études, pourrait endommager le foie.
Vitamine E	Aucun bienfait prouvé.	De fortes doses peuvent provoquer des saignements utérins chez les femmes qui ont une carence en vitamine K. Des études indiquent que 400 UI par jour et plus augmentent légèrement les risques de décès attribuables à toutes causes.
Thérapie magnétique	Aucun bienfait prouvé.	Inconnus. La NAMS n'en recommande pas l'usage contre les bouffées de chaleur.

HORMONES SOUS ORDONNANCE

TYPE	EFFICACITÉ	EFFETS INDÉSIRABLES POSSIBLES
Progestogène seul	Efficacité démontrée, quoiqu'il serve principalement à la protection de l'endomètre contre l'œstrogène non compensé.	Effets indésirables similaires à ceux du progestogène combiné à l'œstrogène. Semble augmenter les risques d'un cancer du sein. La NAMS le considère comme une option.

HORMONES SOUS ORDONNANCE *(suite)*

TYPE	EFFICACITÉ	EFFETS INDÉSIRABLES POSSIBLES
Thérapie à l'œstrogène ou thérapie œstrogène-progestogène Œstrogène seul pour les femmes sans utérus; œstrogène combiné à un progestogène pour les femmes avec utérus.	Efficacité démontrée lors de plusieurs essais cliniques; à prendre 4 semaines ou plus avant d'en retirer tous les effets.	La thérapie œstrogène-progestogène est associée à des risques accrus de maladies coronariennes, de cancer du sein, de formation de caillots sanguins, d'accidents vasculaires cérébraux et de démence, surtout chez les femmes plus âgées. Parmi les effets indésirables de la thérapie à l'œstrogène seul figurent une sensibilité des seins, des saignements utérins, des nausées, des ballonnements abdominaux, une rétention de fluides, des céphalées, des étourdissements et une perte de cheveux. Après l'ajout du progestogène, les effets indésirables incluent des sautes d'humeur ainsi que des saignements utérins plus abondants qu'avec l'œstrogène seul. À proscrire chez les femmes qui ont eu un cancer sensible aux hormones, une maladie du foie, des troubles de la coagulation sanguine et des maladies cardiovasculaires. Thérapie recommandée par le NAMS pour traiter des cas modérés à graves de bouffées de chaleur, avec la plus petite dose efficace possible pour la durée la plus courte possible compte tenu des buts visés.
Acétate de médroxy-progestérone (MPA) Une progestine.	Efficacité démontrée lors d'essais cliniques.	Prise de poids, saignement utérin, aménorrhée, nervosité. À proscrire chez les femmes qui ont eu un cancer sensible aux hormones, une maladie du foie, des troubles de la coagulation sanguine ou des maladies cardiovasculaires.
Acétate de mégestrol Une progestine.	Efficacité démontrée lors d'un essai clinique; à prendre 4 semaines avant d'en retirer tous les effets.	Augmentation de l'appétit, exacerbation potentielle d'un diabète existant, risque de formation de caillots sanguins. Les femmes qui prennent du tamoxifène pourraient ressentir des bouffées de chaleur plus intenses avant leur diminution. Il n'existe aucune donnée à long terme sur la sécurité du traitement pour les femmes souffrant d'un cancer du sein.
Contraceptifs oraux Œstrogène combiné à une progestine.	Efficacité démontrée lors d'une étude aléatoire.	Nausées, vomissements, ballonnements abdominaux, saignements utérins entre les règles, changement du flux menstruel, œdème, décoloration de peau, migraine. À proscrire chez les femmes qui ont des antécédents de formation de caillots sanguins, de maladies cardiovasculaires, de migraines, de cancer sensible aux hormones, d'ictère ou d'une maladie du foie. Le NAMS approuve l'utilisation de contraceptifs oraux à faible dose chez les femmes non fumeuses en périménopause qui ne présentent aucun facteur de risque et qui recherchent un soulagement des bouffées de chaleur et un moyen de contraception.
Thérapie œstrogène-androgène Œstrogènes estérifiés et méthyltestostérone.	Aucune donnée clinique.	Mêmes effets indésirables qu'avec l'œstrogène auxquels s'ajoutent les effets liés aux androgènes : perte de cheveux, acné, abaissement de la voix et hirsutisme. Les effets indésirables à long terme chez la femme ne sont pas connus.

AUTRES MÉDICAMENTS SOUS ORDONNANCE

TYPE	EFFICACITÉ	EFFETS INDÉSIRABLES POSSIBLES
Effexor (venlafaxine) Un antidépresseur (inhibiteur de la recapture de la sérotonine-noradrénaline ou IRSNa).	Efficacité démontrée lors d'un essai clinique; atteint son plein effet en moins de 2 semaines.	Somnolence, étourdissements, constipation, dysfonction sexuelle. Ne pas prendre avec des IMAO. La NAMS recommande une dose de 37,5 à 75 mg par jour aux femmes qui ont des bouffées de chaleur et qui ne peuvent utiliser l'hormonothérapie, notamment les femmes souffrant d'un cancer du sein.
Paxil (paroxetine) Un antidépresseur (inhibiteur de la recapture de la sérotonine-noradrénaline ou IRSNa).	Efficacité démontrée lors d'un essai clinique.	Faiblesse musculaire, sudation, nausées, diminution de l'appétit, insomnie, somnolence, étourdissements. Ne pas prendre avec des IMAO ou de la thioridazine. Utiliser avec précaution avec du Coumadin (warfarine). La NAMS recommande une dose de 12,5 à 25 mg par jour aux femmes qui ont des bouffées de chaleur et qui ne peuvent utiliser l'hormonothérapie, notamment les femmes souffrant d'un cancer du sein.
Prozac (fluoxétine) Un antidépresseur (inhibiteur de la recapture de la sérotonine ou ISRS).	Efficacité démontrée lors d'un essai clinique, mais réduit moins les bouffées de chaleur qu'Effexor.	Faiblesse, sudation, nausées, diminution de l'appétit, insomnie, somnolence, étourdissements. Ne pas prendre avec des IMAO ou de la thioridazine. Utiliser avec précaution avec du Coumadin (warfarine). La NAMS recommande une dose de 20 mg par jour aux femmes qui ont des bouffées de chaleur et qui ne peuvent utiliser l'hormonothérapie, notamment les femmes souffrant d'un cancer du sein.
Neurontin (gabapentine) Un anticonvulsivant.	Efficacité démontrée lors d'un essai clinique.	Somnolence, étourdissements, problèmes de coordination, fatigue, troubles de vision.
Catapres (clonidine) Un antihypertenseur.	Efficacité démontrée lors d'essais cliniques.	Bouche sèche, étourdissements, somnolence, constipation, sédation. Usage à proscrire chez les femmes souffrant d'un dysfonctionnement sinusal. Possibilité d'arythmies cardiaques à de fortes doses.

IMAO = Inhibiteurs de Immoamine oxydase

CHAPITRE 4 : LE SOMMEIL

Notes :

Page 87 : Tableau «Les aliments qui vous gardent éveillée», adapté de «*Foods That Can Keep You Up*», National Sleep Foundation and Center for Science in the Public Interest.

Pages 88 et 89 : «Le Journal de la somnolence», adapté de *National Sleep Foundation*, (Sleepiness Scale, C. Maldonado, A. Bentley et D. Mitchell dans *Sleep*, 2003, p. 27.)

CHAPITRE 5 : LA SEXUALITÉ

Votre armoire à pharmacie et la dysfonction sexuelle

Au moment de la rédaction de cet ouvrage, la FDA n'avait approuvé aucun médicament contre la dysfonction sexuelle féminine. Cependant, certains médicaments approuvés pour d'autres problèmes sont utilisés pour traiter les problèmes d'ordre sexuel des femmes depuis plus de 50 ans, avec des résultats inégaux. Sachez que les troubles sexuels répondent particulièrement bien à l'effet placebo. Consultez votre médecin avant de prendre n'importe lequel de ces produits.

Médicaments en vente libre	Efficacité	Effets indésirables possibles
ArginMax Un supplément alimentaire en vente libre qui amalgame l'acide aminé L-arginine et trois herbes médicinales reconnues pour améliorer la fonction sexuelle (le ginseng coréen, le ginkgo et le turnera diffus) ainsi que 14 vitamines et minéraux. Les ingrédients sont normalisés et la quantité d'ingrédients actifs est spécifiée.	Efficacité démontrée lors d'une étude clinique contrôlée à double anonymat. Un sous-groupe de femmes approchant la ménopause qui prenait le produit a rapporté une augmentation de 91 % de la fréquence des rapports sexuels, comparativement à une hausse de 20 % pour celles qui prenaient le placebo.	Consultez votre médecin si vous recevez une chimiothérapie, ou si vous prenez des antibiotiques ou des médicaments contre le diabète, la tension artérielle, la coagulation, les migraines ou les troubles cardiovasculaires. Les femmes qui présentent des antécédents de cancer, de maladies du cœur, d'accident vasculaire cérébral, de migraines, d'insuffisance rénale, d'insuffisance hépatique ou de graves allergies, ou encore celles qui sont enceintes ou qui allaitent, devraient consulter leur médecin avant de prendre ce supplément.
Zestra Une huile de massage pour les organes génitaux, à base de graines de bourrache et d'huile d'onagre.	Efficacité démontrée lors d'un petit essai clinique normalisé auprès de 20 femmes. Tous les sujets ont rapporté une amélioration de l'excitation sexuelle, du désir, de la sensation génitale et de la capacité d'atteindre l'orgasme.	Trois femmes sur les 20 ont rapporté une légère sensation de brûlure dans la région génitale durant 5 à 30 minutes. Dans tous les cas, cette sensation n'est survenue que lors des cinq premières utilisations.
L-arginine Un acide aminé qui augmente le taux de monoxyde d'azote dans le sang. Il a un effet favorable sur la fonction sexuelle. On le trouve à l'état naturel dans les noix, la viande et les produits laitiers. Il existe aussi sous forme de supplément alimentaire.	Il existe des preuves préliminaires que le produit augmente l'irrigation sanguine et l'engorgement dans les organes génitaux. D'autres études sont nécessaires pour déterminer les doses efficaces et sécuritaires pour les femmes.	Les femmes souffrant d'asthme, de diabète, de troubles du foie, de troubles rénaux, de même que celles qui prennent des anticoagulants ou des antiplaquettaires, devraient consulter leur médecin avant d'utiliser ce produit. Il peut provoquer de graves réactions allergiques s'il est injecté, ou des symptômes de l'asthme s'il est inhalé. Des troubles de l'estomac ont été rapportés.

MÉDICAMENTS EN VENTE LIBRE	EFFICACITÉ	EFFETS INDÉSIRABLES POSSIBLES
Ginseng (asiatique) **(Panax ginseng)** Un tonique à base d'herbes médicinales. Ingrédient actif : ginsénosides.	La recherche montre que les ginsénosides stimulent le monoxyde d'azote, qui joue un rôle dans l'amélioration de la fonction sexuelle. Il y a à l'heure actuelle d'importants enjeux en matière de contrôle de la qualité; certains produits ne contiennent pas de ginsénosides.	Preuves contradictoires en lien avec l'évolution du cancer; peut avoir des effets œstrogéniques. Ont été rapportés : saignements utérins accrus, céphalées, dépression, anxiété, insomnie et aggravation des symptômes de la ménopause. Les femmes souffrant de maladies cardiovasculaires, d'hypotension ou d'hypertension artérielle, ou de diabète doivent consulter un médecin avant de prendre ce produit. Peut accroître la tension artérielle et faire chuter le taux de glucose. Ne pas prendre avec des anticoagulants, du ma-huang, de l'éphédrine, du guarana, d'autres stimulants, des stéroïdes et des médicaments antipsychotiques.
Ginkgo Herbe médicinale.	Résultats inégaux. Les études qui montrent l'efficacité du ginkgo n'avaient aucun groupe témoin.	Le ginkgo est un anticoagulant et ne devrait pas être utilisé de pair avec d'autres médicaments possédant les mêmes propriétés, des anticoagulants ou des médicaments contre l'hypertension artérielle. Il présente des risques accrus d'hémorragie non contrôlée s'il est utilisé avec d'autres herbes, notamment le chrysanthème matricaire, l'ail, le ginseng, le Dong Quai et le trèfle rouge. Parmi les effets indésirables généraux figurent les céphalées, les nausées, la diarrhée, les étourdissements, la faiblesse, les palpitations cardiaques et les irritations cutanées.
Turnera diffus (Turnera aphrodisiaca, Turnera diffusa) Les feuilles séchées d'un petit arbuste du Sud-Ouest américain, du Mexique et d'Amérique centrale.	Des études restreintes montrent que le turnera diffus a une capacité limitée de dilater les vaisseaux sanguins.	Consultez votre médecin avant de prendre le produit si vous avez des antécédents médicaux de cancer du sein, de schizophrénie, de manie, de diabète ou de maladie de Parkinson.
DHEA (déhydroépiandrostérone) Produite par l'organisme par les glandes surrénales; un précurseur de l'œstrogène et de l'androgène. Certains produits à base de DHEA dits « naturels » sont dérivés des ignames velues.	Résultats inégaux pour le traitement d'une libido faible ou de douleurs vaginales. Selon l'opinion répandue, le DHEA tiré de l'igname velue ne se convertirait pas en DHEA dans l'organisme.	Aucune étude à long terme n'a été menée sur la sécurité de la DHEA. En théorie, les risques devraient être les mêmes que pour l'œstrogène ou la testostérone. Comme dans le cas de toutes les hormones, débutez avec une faible dose; de 5 à 10 mg pourraient s'avérer efficaces.

MÉDICAMENTS EN VENTE LIBRE	EFFICACITÉ	EFFETS INDÉSIRABLES POSSIBLES
Yohimbe L'écorce d'un arbre d'Afrique de l'Ouest. Réfère aussi parfois au chlorhydrate de yohimbine, un médicament sous ordonnance aux propriétés chimiques similaires. Ingrédient actif : yohimbine.	Le chlorhydrate de yohimbine est approuvé par la FDA pour le traitement de la dysfonction érectile; selon certains, il pourrait accroître le désir sexuel chez les femmes, mais la recherche à ce jour se limite à des études de piètre qualité. Le National Institutes of Health et la FDA affirment tous deux que les données sur la yohimbine naturelle sont insuffisantes pour déterminer sa sécurité et son efficacité.	La dose efficace est légèrement plus faible que la dose toxique. Parmi les effets indésirables graves figurent l'insuffisance rénale, les crises d'épilepsie et la mort. Le produit est particulièrement dangereux s'il est pris à fortes doses avec du vin rouge, du fromage ou du foie, lesquels contiennent de la tyramine, ou avec un décongestionnant nasal ou des produits pour maigrir à base de phénylpropanolamine. Les personnes souffrant d'hypotension artérielle, de diabète, ou encore de troubles cardiaques, hépatiques ou rénaux devraient aussi éviter ce supplément. Peut entraîner de l'anxiété, des crises de panique et une fréquence cardiaque accélérée.

HORMONES SOUS ORDONNANCE	EFFICACITÉ	EFFETS INDÉSIRABLES POSSIBLES
Estratest et Estratest-HS (demi-dose) Médicament pris par voie orale comprenant un amalgame d'œstrogènes estérifiés et de méthyltestostérone, une version synthétique de testostérone. Non approuvé par la FDA (il peut cependant être prescrit puisqu'il se trouve dans ce qui semble être un vide réglementaire).	Résultats inégaux.	L'œstrogène peut accroître la probabilité de souffrir d'un accident vasculaire cérébral, de la formation de caillots sanguins et de maladies du cœur chez certaines femmes. Des effets indésirables possibles incluent une sensibilité des seins et des saignements utérins. Le risque de cancer du sein chez les femmes plus âgées (dont la plupart utilisaient l'hormonothérapie depuis longtemps) a plus que doublé en comparaison des femmes qui n'avaient jamais utilisé l'hormonothérapie. La testostérone peut causer de l'acné ainsi qu'une masculinisation des traits, y compris une augmentation des poils du visage et le recul de la naissance des cheveux. Les effets à long terme sur l'appareil cardiovasculaire sont inconnus. Les femmes qui ont un utérus intact devront inclure un progestogène au traitement pour réduire le risque de cancer de l'endomètre.

Hormones sous ordonnance	Efficacité	Effets indésirables possibles
Depo-Testadiol (nom générique : cypionate de testostérone / cypionate d'estradiol) Testostérone injectable produite par Pharmacia & Upjohn. Posologie : testostérone, 50 mg; estradiol, 2 mg/ml.	Produit développé pour les hommes; utilisation hors spécifications chez la femme. Une recherche de bonne qualité montre que la testostérone améliore la fonction sexuelle chez certaines femmes, mais la posologie optimale et la sécurité à long terme du produit n'ont pas été définies.	La testostérone peut causer de l'acné et l'apparition de poils non désirés. Ses effets à long terme sur l'appareil cardiovasculaire et les seins demeurent peu connus.
Delatestryl (nom générique : énanthate de testostérone) Testostérone injectable produite par Savient. Posologie : 200 mg/ml.	Produit développé pour les hommes; utilisation hors spécifications chez la femme. Une recherche de bonne qualité montre que la testostérone améliore la fonction sexuelle chez certaines femmes, mais la posologie optimale et la sécurité à long terme du produit n'ont pas été définies.	La testostérone peut causer de l'acné et l'apparition de poils non désirés. Ses effets à long terme sur l'appareil cardiovasculaire et les seins demeurent peu connus.
Depo-Testosterone (nom générique : cypionate de testostérone) Testostérone injectable produite par Star. Posologie : 200 mg/ml.	Produit développé pour les hommes; utilisation hors spécifications chez la femme. Une recherche de bonne qualité montre que la testostérone améliore la fonction sexuelle chez certaines femmes, mais la posologie optimale et la sécurité à long terme du produit n'ont pas été définies.	La testostérone peut causer de l'acné et l'apparition de poils non désirés. Ses effets à long terme sur l'appareil cardiovasculaire et les seins demeurent peu connus.
Testopel (nom générique : testostérone) Produit par Bartor en doses de 75 mg. Granules à insérer chirurgicalement sous la peau, qui libèrent de la testostérone de façon régulière pendant 4 à 6 mois.	Produit développé pour les hommes; utilisation hors spécifications chez la femme. Une recherche de bonne qualité montre que la testostérone améliore la fonction sexuelle chez certaines femmes, mais la posologie optimale et la sécurité à long terme du produit n'ont pas été définies.	La testostérone peut causer de l'acné et l'apparition de poils non désirés. Ses effets à long terme sur l'appareil cardiovasculaire et les seins demeurent peu connus.

Hormones sous ordonnance	Ça marche ?	Effets indésirables possibles
Testostérone préparée à base de pétrole Gels et pommades préparés en pharmacie selon les indications du médecin. Vendus en doses de 1 % à 8 %. Peuvent s'appliquer partout sur la peau, mais surtout utilisés sur les organes génitaux, l'abdomen et les fesses.	Produit développé pour les hommes; utilisation hors spécifications chez la femme. Une recherche de bonne qualité montre que la testostérone améliore la fonction sexuelle chez certaines femmes, mais la posologie optimale et la sécurité à long terme du produit n'ont pas été définies.	Les mêmes effets indésirables que les autres produits à base de testostérone. De plus, les médecins hésitent à prescrire ces produits parce que le dosage manque d'exactitude, ce qui accroît la possibilité d'en utiliser trop et de ressentir des effets indésirables.

Médicaments non hormonaux sous ordonnance	Efficacité	Effets indésirables possibles
Livial (tibolone) Stéroïde synthétique. Non vendu aux États-Unis.	Le produit s'est révélé efficace pour soulager la sécheresse vaginale et améliorer le désir sexuel faible. Il augmente la masse osseuse et réduit les bouffées de chaleur.	Des études cliniques sont en cours dans le but de déterminer la sécurité à long terme du produit au regard du cancer du sein ou du cancer de l'utérus.

Note

Page 105 : Diagramme adapté de *Blackwell Publishing and the Association of Reproductive Health Professionals.*

CHAPITRE 7 : LES MALAISES

Note

Page 184 : « Un journal de miction », adapté du National Institute of Diabetes and Digestive and Kidney Diseases.

CHAPITRE 9 : LA RÉFLEXION ET LA MÉMOIRE

Notes

Page 227 : Tableau « Les types de mémoire », adapté de « *Types of Memory* », Vani Roa, M.D., « *A Woman's Journey* » (conférence), Johns Hopkins Medicine.

Pages 230 et 231 : Illustrations tirées de *Alzheimer's Disease Research (ADR)*, un programme de l'American Health Assistance Foundation. Tableau adapté de D. A. Evans, N. H. Funkenstein, M. S. Albert et *al.*, « Prevalence of Alzheimer's Disease Revisited », *American Journal of Public Health,* 1994, p. 84.

CHAPITRE 10 : LES OS

Ostéoporose secondaire

L'âge n'est pas la seule cause de la fragilité des os. Bon nombre de maladies et d'affections affaiblissent la charpente osseuse et sont considérées comme des causes de l'ostéoporose secondaire. Autant que le tiers des femmes à la postménopause souffrant d'ostéoporose primaire feront aussi de l'ostéoporose secondaire. Voici les causes les plus courantes de l'ostéoporose secondaire.

Troubles génétiques
Hémophilie
Thalassémie
Hypophosphatasie de l'adulte
Hémochromatose
Chondrodysplasie
Fibrose kystique

Troubles de l'équilibre du calcium
Hypercalciurie
Carence en vitamine D
Apport excessif en vitamine A
provenant du rétinol

Maladies endocriniennes
Excès de cortisol
Insuffisance gonadique
Hyperthyroïdisme
Diabète sucré, type 1
Hyperparathyroïdisme
Acromégalie
Hyperprolactinémie

Maladies gastro-intestinales
Syndrome de malabsorption
et de malnutrition
Maladie cœliaque
Maladie hépatique chronique
Chirurgies gastriques
Maladie intestinale inflammatoire
(maladie de Crohn et colite ulcéreuse)

Maladies du métabolisme du collagène
Ostéogenèse imparfaite
Homocystinurie par déficit
en cystathionine bêta-synthase
Syndrome d'Ehlers-Danlos
Syndrome de Marfan

Médicaments
Glucocorticoïdes
(prednisone pendant plus de trois mois)
Utilisation à long terme de certains
anticonvulsivants comme la phénytoïne
Excès de thyroxine
Anticoagulants (héparine, warfarine)
Agents cytotoxiques
Antagonistes de la gonadolibérine
Contraceptifs injectables
Immunosuppresseurs
Cyclosporine

Autres
Alcoolisme
Tabagisme
Aménorrhée sportive
Anorexie et boulimie
Polyarthrite rhumatoïde
Myélome multiple
Lymphome et leucémie
Immobilisation
Néphropathie chronique
Mastocytose systémique
Maladie auto-immune
Dystrophie musculaire
Greffe d'organes

Source : North American Menopause Society; American Association of Clinical Endocrinologists; Cleveland Clinic; Surgeon General's Report on Bone Health and Osteoporosis.

CHAPITRE 11 : LES YEUX ET LES OREILLES

Notes

Page 299 : «Maquillez la différence», adapté de «*Make Up the Difference*», Laura Snavely, Bobbi Brown Cosmetics.

Page 310 : Tableau «La règle des cinq décibels», adapté du National Institute on Deafness and Other Communication Disorders.

CHAPITRE 12 : LE CŒUR

Votre armoire à pharmacie et le cholestérol

Ces médicaments sont efficaces pour contrôler le cholestérol et les taux de triglycérides. Votre médecin vous dira lequel vous convient et pourquoi, si votre alimentation et l'activité physique ne suffisent pas à maintenir ces taux à des niveaux sains.

TYPE	OBJECTIF	AVANTAGES ET INCONVÉNIENTS
Statines Marques de fabrique : Lipitor, Lescol, Mevacor, Pravachol, Crestor, Zocor.	Bloquer l'enzyme dont le foie a besoin pour métaboliser le cholestérol, ce qui élimine du LDL du sang.	Les statines sont les médicaments les plus efficaces pour réduire les taux de cholestérol et de LDL. Ils aident aussi à augmenter le HDL. Les effets indésirables rapportés chez 1 à 2 % des patients incluent des douleurs musculaires et des lésions au foie.
Chélateur des acides biliaires Marques de fabrique : Questran, Colestid, WelChol.	Pousser le foie à convertir davantage de cholestérol en acides biliaires, lesquels sont excrétés, réduisant le taux de LDL.	Ces médicaments sont prescrits aux personnes ayant des taux de LDL élevés et des taux de triglycérides normaux.

TYPE	OBJECTIF	AVANTAGES ET INCONVÉNIENTS
Acide nicotinique Marques de fabrique : Niacor, Niaspan.	Réduire la production des lipoprotéines porteuses de triglycérides.	L'acide nicotinique augmente efficacement le taux de HDL, tout en réduisant les taux de LDL et de triglycérides. Des bouffées vasomotrices pourraient survenir 30 minutes après la prise du médicament, mais se résorbent avec le temps. À proscrire pour les personnes souffrant d'un ulcère de l'estomac ou de la goutte. Les diabétiques doivent faire preuve de prudence.
Fibrate Marques de fabrique : Lofibra, TriCor, Lopid.	Stimuler l'activité d'une enzyme qui fractionne les triglycérides.	Le médicament le plus efficace pour réduire les triglycérides. Chez certaines personnes, il peut faire augmenter le cholestérol et le taux de LDL. En outre, il peut causer des douleurs musculaires, des lésions au foie et des calculs biliaires.
Inhibiteur de l'absorption du cholestérol Marque de fabrique : Zetia.	Bloquer l'absorption du cholestérol alimentaire dans l'intestin grêle : peut réduire le taux de cholestérol même chez les personnes qui ont une alimentation faible en cholestérol.	Réduction optimale du cholestérol total, du LDL et des triglycérides lorsque le produit est pris de pair avec des statines (combinaison dangereuse pour les gens souffrant de troubles hépatiques ou montrant un taux élevé d'enzymes hépatocytaires).

Source : Adapté de « *The Johns Hopkins White Papers 2005: Coronary Heart Disease* ».

CHAPITRE 13 : LE CANCER

Cancers les plus diagnostiqués chez la femme

En 2006, classement des cancers diagnostiqués et du nombre de décès selon l'American Cancer Society.

Type de cancer	Nouveaux cas par année	Décès par année
Cancer du sein	212 920	40 970
Cancer du poumon	81 770	72 130
Cancer colorectal	75 810	27 300
Cancer de l'utérus (endomètre)	41 200	7 350
Lymphome non hodgkinien	28 190	8 840
Mélanome cutané	27 930	2 890
Cancer de la thyroïde	22 590	870
Cancer ovarien	20 180	15 310
Cancer de la vessie	16 730	4 070
Cancer du pancréas	16 580	16 210
Leucémie	15 070	9 810
Cancer du rein	14 240	4 710
Cancer du col de l'utérus	9 710	3 700
Cancer du cerveau	8 090	5 560
Myélome multiple	7 320	5 630
Cancer de la vulve	3 740	880
Cancer du vagin	2 420	820

CHAPITRE 14 : L'ALIMENTATION ET L'EXERCICE

Notes

Page 375 : «Maladies associées à l'obésité», adapté de «*Obesity-Related Diseases*», The Endocrine Society.

Page 381 : Graphique «Portions Géantes», adapté de «*Bloated Portions*», National Heart, Lung and Blood Institute.

Page 385 : Tableau «Une meilleure approche», adapté de «*A Better Way*», National Heart, Lung and Blood Institute.

CHAPITRE 15 : UNE BELLE APPARENCE

Votre peau : est-ce le vieillissement ou autre chose ?

Certains changements de la peau sont attribuables au vieillissement, mais certains symptômes sont les témoins d'une maladie grave. Voici quelques indicateurs de problèmes possibles.

SYMPTÔME	PROBLÈME POSSIBLE
Des lésions cutanées qui se manifestent sous forme : • de plaque rouge squameuse ou de groupe de lésions rouge vif ou roses; • d'un grain de beauté qui change de forme, de couleur ou de taille; • d'une nouvelle excroissance de la peau; • d'un grain de beauté ou d'une autre lésion qui saigne ou qui picote; • d'une tache de vieillesse qui grandit, s'aplatit, devient foncée et a des contours irréguliers; • d'ecchymoses qui ne guérissent pas ou qui semblent guérir puis réapparaissent; • d'une raie brune ou noire sous un ongle; • d'une excroissance translucide en forme de perle.	• Cancer de la peau
Douleur qui ne guérit pas ou semble guérir puis réapparaît.	• Troubles circulatoires • Diabète • Cancer de la peau
Lésion cutanée qui présente les caractéristiques suivantes : • des plaques cutanées sèches et squameuses qui vont de la couleur de la peau à un brun roux, de la taille d'une tête d'épingle à celle d'une pièce de 25 ¢; • des gerçures éparses sur la lèvre inférieure qui se fendillent et sèchent; la lèvre peut montrer une décoloration blanchâtre; • des lésions cutanées qui ressemblent à la corne d'un animal. Remarque : Ces lésions apparaissent sur une peau exposée au soleil sans protection pendant des années. Habituellement, la peau est sèche, démange et est ridée.	• Kératose actinique ou solaire • Kératose chéilite (inflammation des lèvres)
Peau très sèche et démangeaisons que les crèmes hydratantes n'arrivent pas à soulager.	• Dermatite • Psoriasis
Douleur, habituellement accompagnée d'une céphalée, suivie de l'apparition de cloques sur la peau.	• Zona
Veine de la jambe qui fait saillie ou qui est très sensible.	• Varices

Source : American Academy of Dermatology.

Notes

Page 429 : Graphique «Signes de danger des lésions cutanées pigmentées», adapté de «*Danger Signs in Pigmented Lesions of the Skin*», National Cancer Institute.

Page 430 : «Auto-examen d'un cancer de la peau», adapté de «*How to Examine Yourself for Skin Cancer*», M.D. Anderson Cancer Institute.

Page 431 : Tableau «Ce que révèlent vos ongles », adapté de «*What Your Nails Say About You*», American Academy of Dermatology.

ANNEXE 2: Ressources

Au fil de notre recherche, nous avons découvert des douzaines de sites Web. Nous vous en présentons quelques-uns que nous avons trouvés particulièrement précis et utiles. Assurez-vous de la validité et de la pertinence de la source lorsque vous effectuez des recherches sur Internet. Les sites gouvernementaux, surtout ceux qui sont constitués sous les auspices d'organismes scientifiques tels que le National Institutes of Health, sont habituellement les plus fiables. Dans tous les cas, il convient de vérifier la date de la dernière mise à jour. Certaines organisations gèrent mieux leur site que d'autres à cet égard. Les sites gérés par un seul médecin praticien présentent souvent un point de vue personnel; lisez-les avec scepticisme. Les compagnies pharmaceutiques ont aussi des sites destinés à décrire les maladies pour lesquelles elles produisent des médicaments. Ces sites se révèlent très utiles pour se renseigner sur une maladie; ils comportent souvent des animations qui simplifient les explications. Rappelez-vous cependant que l'objectif premier des compagnies pharmaceutiques est de vous vendre un produit.

ADRESSES ET RÉFÉRENCES UTILES

AU QUÉBEC

www.passeportsante.net
Le site PasseportSanté.net offre au grand public de l'information pratique, fiable, objective et indépendante sur la prévention des maladies et l'acquisition de saines habitudes de vie.

www.mamenopause.ca
Un site des plus complets traitant uniquement de la ménopause et où vous trouverez de l'information sur tous les sujets qui touchent de près où de loin la ménopause.

sante.canoe.com
Un site d'un grand intérêt où vous trouverez de l'information pertinente.

www.doctissimo.fr/html/dossiers/ menopause/menopause.htm
Un autre site d'un grand intérêt que vous pouvez consulter pour toutes les questions que vous vous posez en regard de la ménopause.

Fondation québécoise du cancer
www.fqc.qc.ca
2075, rue de Champlain
Montréal (Québec) H2L 2T1
Info-cancer : 514 527-2194

Fondation du cancer du sein du Québec
www.rubanrose.org
1155, Boulevard René-Lévesque Ouest
Bureau 1705
Montréal (Québec) H3B 3Z7
Tél. : 514 871-1717
Sans frais : 1-877-990-7171

EN FRANCE

Association française pour l'étude de la ménopause (AFEM)
www.menopauseafem.com
Informe notamment sur les traitements hormonaux de substitution. S'adresse aux médecins, mais sur le site il y a un espace « grand public ».

Cancer Info Service
www.ligue-cancer.net
Tél. : 0810 111 101
Permanence téléphonique de la Ligue nationale contre le cancer.

Vivre comme avant
www.vivrecommeavant.fr
14, rue Corvisart
75013 Paris
Tél. : 01 53 55 25 26
Créée par des femmes opérées d'un cancer du sein, l'association aide les personnes malades qui ont besoin d'une écoute.

Association des femmes contre l'ostéoporose (AFCOP)
90, boul. du général Koenig
92 200 Neuilly
France
Tél. : 01 42 54 92 92
Incite les femmes à une prévention individuelle : œuvre auprès des pouvoirs publics pour un meilleur remboursement du dépistage et des traitements.

AUX ÉTATS-UNIS

www.healthfinder.gov
Un site Web d'information sur la santé du U.S. Department of Health and Human Services et d'autres agences fédérales destiné au grand public. C'est un bon point de départ pour une recherche initiale.

American Medical Women's Association
www.amwa-doc.org
L'AMWA représente 10 000 femmes médecins et étudiantes en médecine. La section « Patient Information » comprend de l'information claire sur les troubles et maladies qui touchent les femmes.

North American Menopause Society
www.menopause.org
Une organisation professionnelle à la fine pointe consacrée à la médecine de la ménopause. Ouvrez la page destinée au grand public afin d'avoir accès au *Menopause Guidebook* et à l'*Early Menopause Guidebook*.

National Cancer Institute
www.cancer.gov
De l'information à jour et détaillée en provenance du National Institutes of Health; disponible en anglais et en espagnol.

The American Heart Association
www.americanheart.org

National Osteoporosis Foundation
www.nof.org

Mayo Clinic
www.mayoclinic.com

REMERCIEMENTS

N ous exprimons toute notre reconnaissance aux nombreux experts en matière de santé des femmes qui nous ont aidées soit en nous aidant à nous y retrouver dans leur domaine d'expertise, soit en révisant des parties de notre manuscrit afin d'en garantir l'exactitude. Nous mentionnons tout spécialement :

Alice J. Adler, Ph. D.
Scientifique principale, Schepens Eye Research Institute, Boston, É.-U.
Professeure agrégée en ophtalmologie, Harvard Medical School.
Membre du conseil exécutif, Women's Eye Health Task Force.

Andrew Berchuck, M.D.
Professeur d'oncologie gynécologique; directeur, Division of Gynecologic Oncology, Comprehensive Cancer Center, Duke University, É.-U.
Président désigné, Society of Gynecologic Oncologists.

John P. Bilezikian, M.D.
Directeur du programme sur les maladies métaboliques des os, New York – Presbyterian Hospital, É.-U.
Chef, Division of Endocrinology; président adjoint, Department of Medicine; professeur de médecine et de pharmacologie, College of Physicians and Surgeons; directeur associé, Partnership for Women's Health, Columbia University, É.-U.

Glenn D. Braunstein, M.D.
Président, Department of Medicine, Cedars-Sinai Medical Center, É.-U.
Professeur de médecine, David Geffen School of Medicine de la UCLA, É.-U.
Ancien président, Endocrinologic and Metabolic Drugs Advisory Committee, U.S. Food and Drug Administration, É.-U.

Jill C. Buckley, M.D.
Urologue, Lahey Clinic, Burlington, Massachusetts, É.-U.

Zachary Chattler, D.P.M.
Chirurgien podiatre, Baltimore, Maryland, É.-U.

Diana L. Dell, M.D.
Directrice du programme Maternal Wellness; professeure adjointe, Department of Psychiatry and Behavioral Sciences, Department of Obstetrics/Gynecology, Duke University, É.-U.

Lorraine Dennerstein, Ph. D.
Directrice, Office for Gender and Health, Department of Psychiatry, Faculty of Medicine, Dentistry and Health Sciences, University of Melbourne, Australie.

Robert R. Freedman, Ph. D.
Professeur, C.S. Mott Center for Behavioral Medicine, Wayne State University School of Medicine, Detroit, Michigan, É.-U.

Robert D. Frisina, Ph. D.
Professeur d'otolaryngologie, de chirurgie, de neurobiologie et d'anatomie ainsi que de génie biomédical, University of Rochester Medical Center, É.-U.
Chercheur scientifique, National Technical Institute for the Deaf du Rochester Institute of Technology, É.-U.

Adriane Fugh-Berman, M.D.
Professeure agrégée au programme de maîtrise sur les médecines alternatives et complémentaires, Department of Physiology and Biophysics, Georgetown School of Medicine, É.-U.

Ilene K. Gipson, Ph. D.
Scientifique principale, Schepens Eye Research Institute Professeur, Department of Ophtalmology, Harvard Medical School.
Présidente du conseil exécutif, Women's Eye Health Task Force.

David J. Gordon, M.D.
Division of Heart and Vascular Diseases, National Heart, Lung and Blood Institute, National Institutes of Health, Bethesda, Maryland, É.-U.

Bernadine Healy, M.D.
Ancienne directrice, National Institutes of Health.
Chroniqueuse, US News and World Report.

Victor W. Henderson, M.D., M.Sc.
Professeur, Department of Health Research & Policy (Epidemiology), Department of Neurology and Neurological Sciences, Stanford University, É.-U.

Hilda Hutcherson, M.D.
Professeure adjointe d'obstétrique et de gynécologie, Columbia University, É.-U.
Codirectrice, New York Center for Women's Sexual Health.

Richard Jadick, D.O.
Médecin membre du personnel, Section of Urology, Medical College of Georgia, É.-U.

Suzanne Jan de Beur, M.D.
Directrice, Division of Endocrinology; directrice associée, General Clinical Research Center, Department of Medicine, Johns Hopkins University, É.-U.

Lore E. Kantrowitz, D.Ed.
Psychologue, Concord, Massachusetts,
É.-U.

Niki E. Kantrowitz, M.D.
Directrice du laboratoire de cathétérisme
cardiaque, Long Island College
Hospital, Brooklyn, New York, É.-U.

Bruce Kessel, M.D.
Professeur agrégé, Department of
Obstetrics and Gynecology and
Women's Health, John A. Burns
School of Medecine, University of
Hawaï, É.-U.
Ancien président, North American
Menopause Society.

Jana Klauer, M.D.
Spécialiste en nutrition et en activité
physique, New York, É.-U.

Samuel Klein, M.D.
Professeur de médecine William H.
Danforth, Center for Human
Nutrition, School of Medicine,
Washington University, St. Louis,
É.-U.

Fredi Kronenberg, Ph. D.
Professeur de physiologie clinique en
médecine de réadaptation.
Directeur, Richard & Hinda Rosenthal
Center for Complementary &
Alternative Medicine, College of
Physicians and Surgeons, Columbia
University, É.-U.

Meir Kryger, M.D.
Directeur, Sleep Medicine Research and
Education, Gaylord Sleep Medicine,
North Haven, Connecticut, É.-U.

Carol Landis, D.Sc.Inf., inf. aut.,
F.A.A.N.
Professeure de nursing comportemental
et de systèmes de santé, University of
Washington, É.-U.

Joan M. Lappe, Ph. D., inf. aut.,
F.A.A.N.
Professeure de médecine; professeure de
nursing; directrice des études cliniques
et pédiatriques, Osteoporosis Research
Center, Creighton University, É.-U.

Lenore J. Launer, Ph. D.
Chef de l'unité de neuroépidémiologie,
Laboratory of Epidemiology,
Demography, and Biometry, National
Institute on Aging, National Institutes
of Health, É.-U.

Kathryn A. Lee, inf. aut., Ph. D.,
F.A.A.N.
Professeure et titulaire de la chaire
Livingston, Department of Family
Health Care Nursing, University of
California, San Francisco, É.-U.

Elliot Levy, M.D.
Membre, The Endocrine Society
Professeur clinicien de médecine, Miller
School of Medicine, University of
Miami, É.-U.

Charles L. Loprinzi, M.D.
Division of Medical Oncology, Mayo
Clinic, Rochester, Minnesota, É.-U.

Barb Mallat, C.P.N.P.
(IP-pédiatrie agréée)
Coprésidente, Menopause and Hormone
Therapy Committee, Association of
Reproductive Health Professionals,
Olmsted Medical Center, É.-U.
Membre auxiliaire du corps professoral,
Family Nurse Practitioner, Winona
State University, É.-U.

Elinor Bond Martin, M.D.
Pratique privée d'obstétrique et de gyné-
cologie (à la retraite), Chevy Chase,
Maryland, É.-U.

Phyllis Kernoff Mansfield, Ph. D.
Professeure, Women's Studies and
Health Education, Pennsylvania State
University, É.-U.
Directrice, Tremin Research Program on
Women's Health.

JoAnn E. Manson, M.D.
Directrice, Division of Preventive
Medicine, Brigham and Women's
Hospital.
Professeure de médecine et professeur
Elizabeth F. Brigham of Women's
Health, Harvard Medical School,
É.-U.

Jean K. Matheson, M.D.
Sleep Disorders Center, Beth Israel
Deaconess Medical Center.
Professeure agrégée de neurologie,
Harvard Medical School, É.-U.

Michael McClung, M.D., F.A.C.E.,
F.A.C.P.
Directeur, Oregon Osteoporosis Center,
É.-U.

Susan H. McDaniel, Ph. D.
Présidente adjointe, Department of
Family Medicine; professeure de
psychiatrie et de médecine familiale;
directrice, Family Programs and the
Wynne Center for Family Research
in Psychiatry, University of Rochester
Medical Center, É.-U.

Laura Miller, M.D.
Professeure agrégée de psychiatrie;
directrice, Women's Mental Health
Program et services cliniques,
Department of Psychiatry, University
of Illinois, É.-U.

John O'Neill, M.D.
Dermatologue, Bethesda, Maryland,
É.-U.

James W. Orr, M.D.
Oncologue, Fort Myers, Floride, É.-U.
Ancien président, Society of
Gynecological Oncologists.

Noreen Oswell, D.P.M.
Titulaire de la chaire de chirurgie
podiatrique, Cedars-Sinai Medical
Center, Los Angeles, É.-U.

Edward Partridge, M.D.
Professeur et vice-président, Department
of Obstetrics and Gynecology,
Division of Gynecologic Oncology,
University of Alabama at Birmingham,
É.-U.

Rochelle L. Peck, M.D.
Ophtalmologiste membre du personnel
au Montefiore Hospital Center et en
pratique privée dans la région de New
York, É.-U.

Judith Penski, D.C.D.
Washington DC, É.-U.

Lawrence G. Raisz, M.D.
Rédacteur scientifique, Surgeon
General's Report on Bone Disease and
Osteoporosis.
Directeur, Musculoskeletal Institute,
University of Connecticut Health
Center, É.-U.

Vani Rao, M.D.
Professeur adjoint, Division of Geriatric
Psychiatry and Neuropsychiatry,
Department of Psychiatry and
Behavioral Sciences, Johns Hopkins
Hospital, É.-U.

Marcie K. Richardson, M.D.
Directrice associée responsable de
la qualité clinique des services
d'obstétrique et de gynécologie,
Harvard Vanguard Medical Associates,
É.-U.

Lisa McPherson Robinson
Travailleuse sociale œuvrant dans
le domaine des troubles sexuels,
Bethesda, Maryland, É.-U.

Clifford Rosen, M.D.
Directeur, Maine Center for Osteoporosis
Research and Education.
Membre auxiliaire du personnel
scientifique, Jackson Laboratory, Bar
Harbor, Maine, É.-U.

Zev Rosenwaks, M.D.
Directeur, Center for Reproductive
Medicine and Infertility; professeur
d'obstétrique et de gynécologie, Weill
Medical College, Cornell University,
É.-U.

Jacques Rossouw, M.D.
Chef de projet, Women's Health
Initiative, National Institutes of
Health, É.-U.

Gail Royal, M.D.
Ophtalmologiste, Myrtle Beach, Caroline
du Sud, É.-U.

Anne B. Sagalyn, M.D.
Professeure clinicienne adjointe
de psychiatrie, George Washington
University School of Medicine, É.-U.

Debra Schaumberg, D.Sc., O.D., M.S.P.
Scientifique adjointe, Schepens Eye
Research Institute, É.-U.
Épidémiologiste adjointe, Brigham and
Women's Hospital, É.-U.
Professeure adjointe, Harvard Medical
School, É.-U.

Isaac Schiff, M.D.
Professeur de gynécologie Joe Vincent
Meigs, Harvard Medical School, É.-U.
Directeur, Vincent Memorial Obstetrics
and Gynecology Service, Women's
Care Division, Massachusetts General
Hospital, É.-U.
Rédacteur en chef, *Menopause*.

Peter J. Schmidt, M.D.
Chercheur principal, Division of
Intramural Research, National Institute
of Mental Health, Bethesda, Maryland,
É.-U.

Sally E. Shaywitz, M.D.
Professeure; codirectrice, Yale Center for
the Study of Learning and Attention,
Yale University School of Medicine,
É.-U.

Jan L. Shifren, M.D.
Directrice du programme sur la ménopause, Vincent Memorial Obstetrics
and Gynecology Service, Massachusetts
General Hospital, É.-U.
Professeure adjointe d'obstétrique,
de gynécologie et de biologie de
la reproduction, Harvard Medical
School, É.-U.

James A. Simon, M.D.
Professeur clinicien d'obstétrique et de gynécologie, George Washington University School of Medicine. Ancien président, North American Menopause Society.

Frank Z. Stanczyk, Ph. D.
Professeur de recherche, Division of Reproductive Endocrinology, Department of Obstetrics and Gynecology, Keck School of Medicine, University of Southern California, É.-U.

John J. Stangel, M.D.
Spécialiste de l'endocrinologie de la reproduction et de l'infertilité, Rye, New York, É.-U.

Marcia L. Stefanick, Ph. D.
Professeure de médecine (recherche), Stanford University School of Medicine, É.-U.

Wulf H. Utian, M.D., Ph. D.
Fondateur et directeur administratif, North American Menopause Society, É.-U.
Expert-conseil, Cleveland Clinic, É.-U.

Arden Wilkins
Physiothérapeute, Silver Spring, Maryland, É.-U.

R. Stan Williams, M.D.
Professeur Harry Prystowsky de médecine de la reproduction; président associé, Department of Obstetrics and Gynecology; directeur, Division of Reproductive Endocrinology and Infertility, University of Florida, É.-U.

Nous souhaitons également remercier Judy Cerne, présidente et chef de la direction de McKinney Advertising and Public Relations; Marcia Stein, anciennement à la National Sleep Foundation; Ann McCall et Rachel Fey de l'Association of Reproductive Health Professionals; Mary Hyde et Greg Phillips de l'American College of Obstetricians and Gynecologists; Sharan Jayne, Terry Long et Diane Striars du National Institutes of Health; Busola Afolabi de l'American Cancer Society; Karen J. Westergaard de l'American Macular Degeneration Foundation; John M. Lazarou, représentant principal des relations avec les médias de Johns Hopkins Medicine; et Amy Niles du National Women's Health Resource Center.

Nous sommes aussi très reconnaissantes envers l'équipe talentueuse de Workman Publishing, qui fut la première à concrétiser notre vision : Peter Workman, Walter Weintz, Brian Belfiglio, Doug Wolff, Irene Demchyshyn, Janet Parker, Janet Vicario, Ron Longe, Kate Hanzalik, Katie Workman, Elizabeth Shreve, Kristina Peterson, Munira Al-Khalili, Victoria Roberts, Randall Lotowycz, Megan Nicolay, Lynn Strong, et enfin, mais surtout, notre éditrice chevronnée, Susan Bolotin. Quelle chance nous avons eue de t'avoir à nos côtés tout au long du projet.

Nous aimerions aussi remercier notre agent littéraire, Rafe Sagalyn, qui a cru en nous dès le début et fut une source intarissable d'enthousiasme et de bons conseils.

Nos éditeurs de Newsweek nous ont accordé tout leur soutien durant la réalisation de ce projet. Nous avons bénéficié des encouragements de Mark Whitaker, éditeur en poste à nos débuts, puis de ceux de son successeur, Jon Meacham. Nos remerciements vont également à

Ann McDaniel, Danny Klaidman, Alexis Gelber, Debra Rosenberg, Deidre Depke, Lisa Miller et Jennifer Barrett Ozols. Nos collègues Wes Kosova, David Noonan, Claudia Kalb, Anne Underwood et Karen Springen nous ont gentiment consacré de leur temps et de leur expertise à de nombreuses occasions. Ruth Tenenbaum nous a apporté une aide inestimable pendant notre recherche.

Pour sa part, Sharon Begley s'est avérée une ressource essentielle dans la mise au point de programmes d'exercices pour le cerveau.

Pat veut particulièrement remercier Ann McDaniel pour son amitié, sa sagesse et son incroyable générosité tout au long de ce projet; Bernadine Occhiuzzo, dont l'aide a rendu possible la préparation de ce livre; ses enfants, Daniel, Laura et Jack (et ses enfants spéciaux, Stas, Carina et Ben) qui ont enduré avec humour et grâce les repas-minute, les corvées supplémentaires et les horaires erratiques. Enfin, elle dit merci à Brian. Son amour, son soutien et sa souplesse l'ont plus que touchée.

Barbara tient à remercier les femmes qui font partie de son club littéraire (le meilleur groupe d'étude qui soit); Joan Liebmann-Smith et Robin Marantz Henig pour avoir transmis un peu de leur sagesse lors de repas et autour d'une tasse de café; Jennet Conant pour ses précieux conseils à toutes les étapes de la réalisation de l'ouvrage; Deborah Heiligman, qui a trouvé le titre original; Susan Heide pour avoir pris tous nos appels; Lore et Andrea pour leur amour et leur soutien au cours d'une période difficile de nos vies; Michael, pour m'avoir laissée utiliser sa chambre; Ben, pour son soutien technique; et enfin Dan, qui s'est assuré que je franchirais bien la ligne d'arrivée. Oui, ce livre est enfin réalité!

INDEX

Index

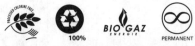